U0339696

甲状（旁）腺外科
少见临床病例汇编

主审　田文
主编　韦伟　徐波　李朋

郑州大学出版社

图书在版编目(CIP)数据

甲状(旁)腺外科少见临床病例汇编／韦伟,徐波,李朋主编. — 郑州：郑州大学出版社,2021.4

ISBN 978-7-5645-7514-4

Ⅰ.①甲… Ⅱ.①韦…②徐…③李… Ⅲ.①甲状腺疾病 – 外科学 – 病案 – 汇编 – 中国 Ⅳ.①R653

中国版本图书馆 CIP 数据核字(2020)第 224216 号

甲状(旁)腺外科少见临床病例汇编
JIAZHUANG(PANG)XIAN WAIKE SHAOJIAN LINCHUANG BINGLI HUIBIAN

策划编辑	张 霞		封面设计	苏永生
责任编辑	刘 莉 苏靖雯		版式设计	凌 青
责任校对	董 珊		责任监制	凌 青 李瑞卿

出版发行	郑州大学出版社有限公司		地 址	郑州市大学路 40 号(450052)
出版人	孙保营		网 址	http://www.zzup.cn
经 销	全国新华书店		发行电话	0371-66966070
印 刷	河南瑞之光印刷股份有限公司			
开 本	787 mm×1 092 mm 1／16			
印 张	31		字 数	898 千字
版 次	2021 年 4 月第 1 版		印 次	2021 年 4 月第 1 次印刷

书 号	ISBN 978-7-5645-7514-4		定 价	298.00 元

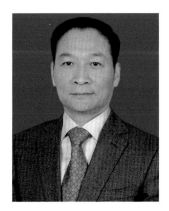

韦伟，男，医学博士，主任医师，教授，硕士研究生导师。北京大学深圳医院外科教研室主任，乳腺、甲状腺外科主任。学术任职：中国医师协会外科医师分会甲状腺外科医师委员会常委，中国研究型医院学会甲状腺疾病委员会常委，广东省医师协会甲状腺专业医师分会副主任委员，深圳市医师协会甲状腺专科医师分会会长。广东省医学会外科学会乳腺疾病学组副组长，广东省医学会乳腺病学分会常委，深圳市医师协会乳腺专科医师分会副会长。

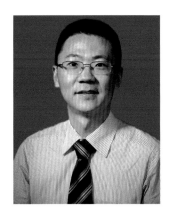

徐波，男，医学博士，主任医师，博士研究生导师。广州市第一人民医院（华南理工大学第二附属医院）甲状腺疾病中心主任，广州市医学重点人才。学术任职：中国研究型医院协会甲状腺疾病专业委员会常委兼青委副主任委员、广东省医师协会甲状腺专业医师委员会副主任委员、广州市医学会甲状腺疾病分会主任委员、《中国普外基础与临床杂志》编委、《中国微创外科杂志》通信编委。

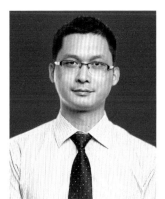

李朋，男，医学博士，北京大学深圳医院甲状腺乳腺外科副主任医师。主要研究方向：甲状（旁）腺术中神经监测技术和甲状旁腺疾病，发表医学论文 20 余篇，其中 SCI 论文 2 篇。主要学术兼职：《中国普通外科杂志》编委；深圳市医师学会甲状腺专业委员会常务理事兼秘书；广东省医师协会甲状腺专业委员会委员；中国研究型医院学会甲状旁腺及骨代谢疾病专业委员会青年委员；亚太甲状腺外科协会（APTS）会员。

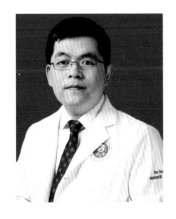

王培松,男,医学博士,副主任医师,硕士研究生导师,吉林大学第一医院第一届人才储备计划获得者,美国俄亥俄州立大学医学中心访问学者。学术任职:中国研究型医院学会甲状旁腺及骨代谢疾病专业委员会青委会常委;中国研究型医院学会甲状腺疾病专业委员会对外交流合作学组委员兼秘书;吉林省抗癌协会甲状腺癌专业委员会青年委员。担任《中华临床医师杂志》《中国普通外科杂志》《国际内分泌与代谢研究》《国际医学与数据杂志》《国际外科研究杂志》《遗传疾病研究》《中华卫生应急电子杂志》等杂志的编委、审稿专家。学术成果:发表论文76篇,其中SCI收录14篇。

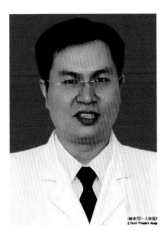

蔡文松,男,医学博士,广州市第一人民医院(华南理工大学第二附属医院)甲状腺疾病中心主任医师。学术任职:中国研究型医院学会甲状腺疾病专业委员会围手术期学组委员;广东省抗癌协会甲状腺癌专业委员会常委;广东省医师协会甲状腺专业医师委员会腔镜学组委员;广州市医学会甲状腺疾病分会委员兼秘书。

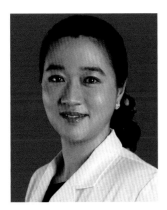

张玉,女,医学硕士,中山大学肿瘤防治中心病理科副主任医师。学术任职:广东省抗癌协会肿瘤病理专业委员会第二届委员;广东省抗癌协会肿瘤病理专业委员会第一届青年委员会常务委员;广东省抗癌协会小儿肿瘤专业委员会第三届委员会委员;广东省医师协会甲状腺专业医师分会第一届委员会青年医师专业组成员;广州市医学会甲状腺疾病分会第一届委员会委员;广东省医学会病理学分会第十届委员会青年委员会委员;广东省抗癌协会甲状腺癌专业委员会第一届委员会委员。

（以姓氏笔画为序）

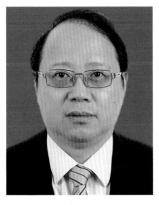

王平 男，主任医师，浙江大学医学院附属第二医院普通外科副主任，甲状腺外科主任。

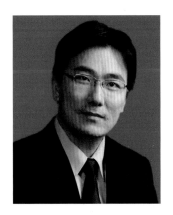

王宇 男，主任医师，硕士研究生导师，复旦大学肿瘤医院头颈外科主任。

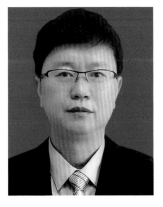

王军 男，主任医师，硕士研究生导师，甘肃省肿瘤医院院长助理，甘肃省头颈肿瘤临床医学中心副主任，甘肃省医科院头颈肿瘤实验室副主任，头颈肿瘤学科带头人。

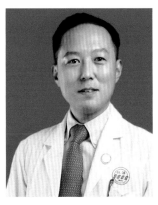

王卓颖 男，肿瘤学博士，主任医师，博士研究生导师，上海交通大学医学院附属仁济医院头颈外科主任。

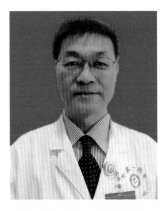

卢秀波 男，二级教授，博士研究生导师，中共党员，郑州大学第一附属医院外科医学部副主任，外科党总支副书记，甲外一科主任。

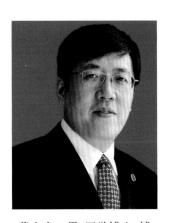

代文杰 男，医学博士，博士后，教授，主任医师，硕士研究生导师，哈尔滨医科大学附属第一医院甲状腺外科主任（兼普外科副主任）。

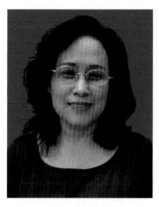

丛淑珍 女,医学博士,主任医师,硕士研究生导师,广东省人民医院超声科主任。

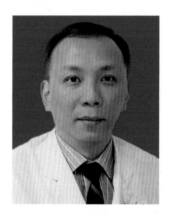

邝建 男,医学博士,主任医师,南方医科大学和汕头大学医学院教授、博士研究生导师,广东省人民医院内分泌科主任。

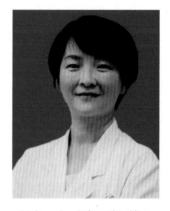

任杰 女,主任医师,博士研究生导师,中山大学附属第三医院学科建设办公室主任、超声科副主任,岭南医院超声介入专科主任。

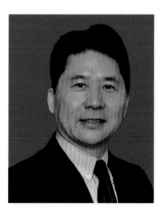

邬一军 男,医学博士,主任医师,硕士研究生导师。浙江大学附属第一医院甲状腺外科主任。

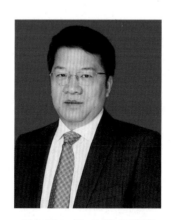

刘仁斌 男,哈佛大学博士后,教授,主任医师,博士研究生导师,中山大学附属第三医院甲乳外科主任。

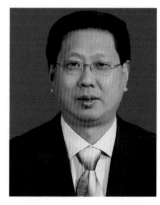

刘文胜 男,博士研究生导师,中国医学科学院肿瘤医院头颈外科主任医师。

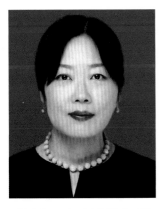

刘志艳 女,医学博士,硕士研究生导师。上海市第六人民医院病理科主任、研究员,美国密歇根大学访问学者。

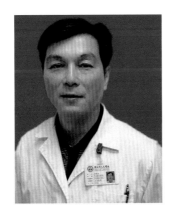

刘新杰 男,主任医师,深圳市人民医院甲状腺乳腺外科副主任。

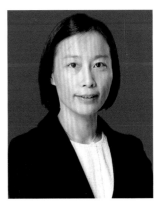

关海霞 女,医学博士,教授,博士研究生导师,广东省人民医院内分泌科主任医师。

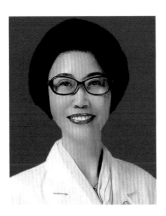

孙辉 女,教授,博士研究生导师,国务院特殊津贴专家,吉林大学中日联谊医院甲状腺外科主任,吉林大学中日联谊医院教育教学委员会主任。

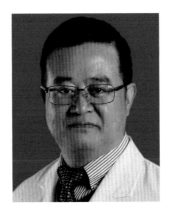

杨安奎 男,主任医师,教授,博士研究生导师,中山大学肿瘤防治中心头颈科科主任。

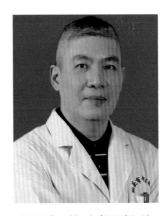

杨熙鸿 男,主任医师,汕头大学医学院甲状腺外科研究中心副主任。

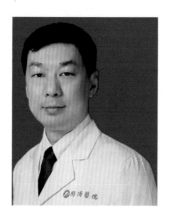

李兴睿 男，教授，主任医师，博士研究生导师，华中科技大学同济医学院附属同济医院甲乳外科室主任。

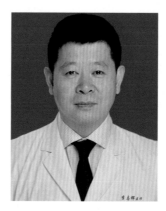

李志辉 男，主任医师，教授，研究生导师，四川大学华西医院甲状腺外科科室主任。

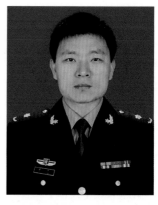

李杰 男，医学博士，中国人民解放军总医院病理科副主任医师，医生组长。

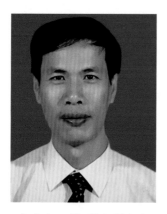

李建文 男，硕士研究生导师，广东医科大学附属医院血管甲状腺乳腺外科主任。

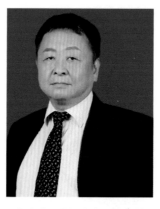

李晓曦 男，主任医师，博士研究生导师，中山大学附属第一医院甲状腺乳腺外科教授。

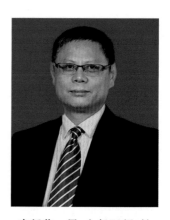

李新营 男，主任医师，教授，博士研究生导师，中南大学湘雅医院甲状腺外科主任，中南大学湘雅医院甲状腺外科诊疗中心主任。

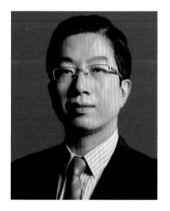

吴国洋 男,德国海德堡大学医学博士,主任医师,教授,硕士研究生导师,厦门大学附属中山医院副院长、普外科主任。

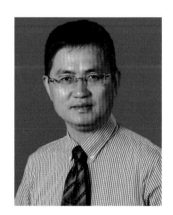

吴高松 男,主任医师,教授,博士研究生导师,武汉大学中南医院甲状腺乳腺外科主任。

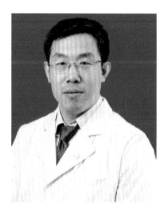

何向辉 男,教授,主任医师,研究员,博士研究生导师,天津医科大学总医院普通外科行政副主任。

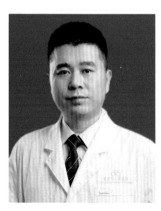

张帆 男,医学博士,主任医师,教授,硕士研究生导师,中国科学院大学重庆医院(重庆市人民医院)乳腺甲状腺外科主任。

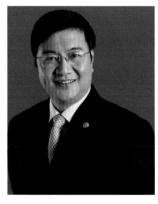

张诠 男,教授,主任医师,博士研究生导师,中山大学肿瘤防治中心头颈外科副主任、党支部书记,。

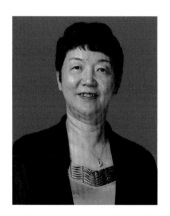

张凌 女,硕士研究生导师,中日友好医院肾病科主任医师。

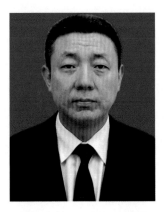

张浩　男,教授,主任医师,博士研究生导师,中国医科大学附属第一医院甲状腺外科主任。

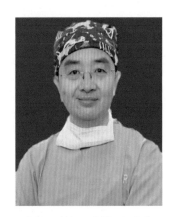

张彬　男,医学博士,主任医师,博士研究生导师,北京大学肿瘤医院头颈外科主任。

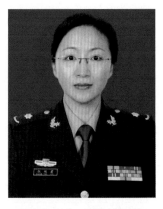

张艳君　女,副教授,硕士研究生导师,中国人民解放军总医院第一医学中心副主任医师。

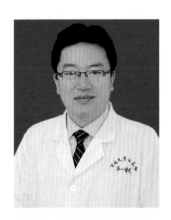

陈光　男,教授,博士研究生导师,吉林大学第一医院甲状腺外科主任,普通外科及内分泌外科中心副主任。

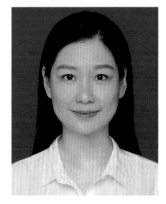

陈曦　女,医学博士,硕士研究生导师,上海交通大学医学院附属瑞金医院外科副主任医师。

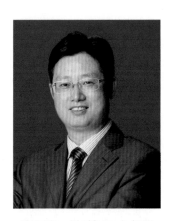

陈立波　男,博士,主任医师,教授,博士研究生导师,上海交通大学附属第六人民医院核医学研究室副主任。

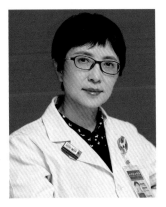

林岩松 女,教授,博士研究生导师,中国医学科学院北京协和医院核医学科主任医师。

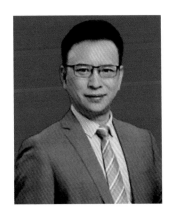

罗定存 男,主任医师,硕士研究生导师,杭州市第一人民医院副院长。

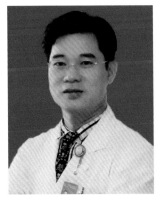

郑炳行 男,中山市人民医院甲状腺外科主任医师,2013年在欧洲比利时根特大学医院进修。

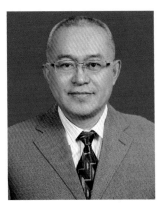

房居高 男,医学博士,主任医师,教授,博士研究生、博士后导师,首都医科大学附属北京同仁医院头颈外科主任,甲状腺中心主任。

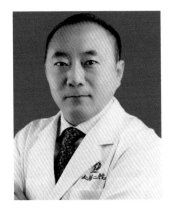

赵永福 男,医学博士,教授,主任医师,博士研究生导师。大连医科大学附属第二医院甲状腺外科主任、外科教研室主任。

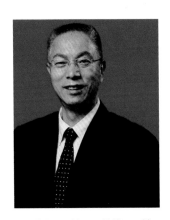

贺青卿 男,医学博士、博士后,主任医师,博士研究生导师,中国人民解放军第九六○医院普通外科主任。

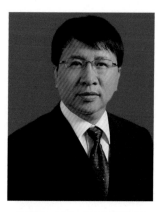

秦华东 男,主任医师,教授,硕士研究生导师,哈尔滨医科大学附属第二医院甲状腺肿瘤治疗中心主任。

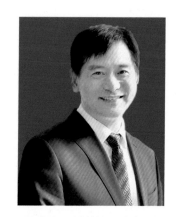

殷德涛 男,博士,主任医师,二级教授,博士研究生导师,郑州大学第一附属医院研究生处副处长,甲状腺外科河医院区主任。

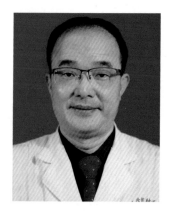

彭汉伟 男,肿瘤学博士,硕士研究生导师,主任医师,汕头大学医学院兼聘教授,汕头大学医学院甲状腺外科研究中心主任,汕头大学医学院附属肿瘤医院头颈科主任。

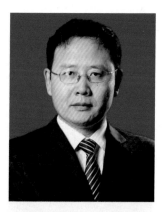

韩志江 男,博士,硕士研究生导师,主任医师,浙江大学医学院附属杭州市第一人民医院放射科科室副主任。

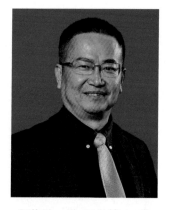

程若川 男,医学博士,教授,主任医师,博士研究生导师,云南省甲状腺外科临床研究中心主任,昆明医科大学第一附属医院普通外科甲状腺疾病诊治中心主任。

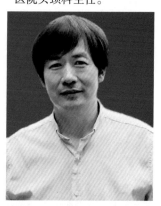

鲁瑶 男,华中科技大学同济医学院医疗系毕业,中日友好医院普外科主任医师、教授。

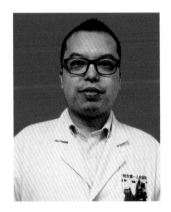

曾涛 男,医学博士,广州市第一人民医院神经内科副主任医师,广州市高层次人才青年后备人才。

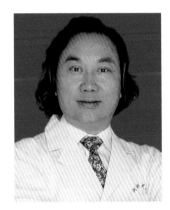

廖海鹰 男,河北医科大学第二医院乳腺甲状腺外科主任医师,河北省医师协会外科分会副主委,河北省医师协会外科分会甲状腺学组组长,河北省抗癌协会乳腺癌专业委员会副主委。

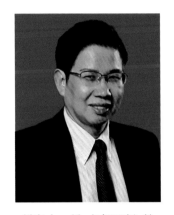

樊友本 男,主任医师,教授,上海市第六人民医院甲乳疝外科暨上海交通大学甲状腺疾病诊治中心主任。

编委会名单

主　审　田　文

主　编　韦　伟　徐　波　李　朋

副主编　王培松　蔡文松　张　玉

秘　书　朱丽璋

编　委　（以姓氏笔画为序）

丁红梅　云浮市人民医院

于国华　青岛大学附属烟台毓璜顶医院

弓　健　暨南大学附属第一医院

王　波　福建医科大学附属协和医院

王　硕　吉林大学第一医院

王东来　北京大学深圳医院

王志宏　中国医科大学附属第一医院

王贵民　吉林大学第一医院

王海涛　吉林大学第一医院

王培松　吉林大学第一医院

韦　伟　北京大学深圳医院

韦杰峰　云浮市人民医院

邓家钦　梅州市人民医院

石元同　青海省肿瘤医院

石臣磊　哈尔滨医科大学附属第二医院

龙淼云　中山大学附属孙逸仙纪念医院

卢麒宇　吉林大学第一医院

代文杰　哈尔滨医科大学附属第一医院

仝海磊　胜利油田中心医院

1

冯键华　广州市第一人民医院

朱丽璋　北京大学深圳医院

刘　宇　中山大学附属第三医院

汤苏成　佛山市第一人民医院

许　楠　深圳市人民医院

许双塔　福建医科大学附属第二医院

孙　颖　重庆大学附属肿瘤医院

孙小亮　中日友好医院

孙百慧　南方医科大学南方医院

孙诗瑶　深圳市第二人民医院

苏　畅　吉林大学第一医院

李　岩　吉林大学第一医院

李　朋　北京大学深圳医院

李　鹏　河南省肿瘤医院

李　蕊　聊城市人民医院

李君久　中山大学附属东华医院

李艳霞　暨南大学附属第一医院

李娟云　深圳龙岗中心医院

李梓毓　深圳市人民医院

李晨瑶　吉林大学第一医院

杨长东　秦皇岛市第一医院

何阳阳　广西壮族自治区南溪山医院

余济春　南昌大学第二附属医院

张　龙　北京大学深圳医院

张　凌　中日友好医院

张　浩　中国医科大学附属第一医院

张　爽　哈尔滨医科大学附属第一医院

张文天　沧州市人民医院

张亚军　中日友好医院

张植诚　南方医科大学南方医院

陈　光　吉林大学第一医院

陈万志　南昌大学第二附属医院

陈伟雄　佛山市第一人民医院

陈红兵　青岛大学附属烟台毓璜顶医院

陈利强　聊城市人民医院

陈雪东　吉林大学第一医院

武元元　甘肃省肿瘤医院

茅建娅　新疆维吾尔自治区中医医院

林　炘　汕头市中心医院

林佳伟　汕头市中心医院

林焕璋　汕头市中心医院

林湘峰　青岛大学附属烟台毓璜顶医院

易　辛　北京大学深圳医院

周　涛　南昌大学第二附属医院

郑丽娟　河南省濮阳市人民医院

郑高平　云浮市人民医院

郑海涛　青岛大学附属烟台毓璜顶医院

孟　伟　吉林大学第一医院

赵　辉　青岛大学附属烟台毓璜顶医院

柳麓畲　吉林大学第一医院

钟洁愉　北京大学深圳医院

姜　华　中山大学附属第三医院

姜　红　中日友好医院

洪　勇　广西壮族自治区南溪山医院

耿中利　新疆维吾尔自治区中医医院

徐　波　广州市第一人民医院

徐　浩　暨南大学附属第一医院

殷向党　吉林省肿瘤医院

郭良峰　深圳市第二人民医院

郭静文　广州市第一人民医院

唐玉玲　云浮市人民医院

崔传友　聊城市人民医院

梁宏伟　广东阳江市人民医院

梁青壮　北京大学深圳医院

梁家耀　云浮市人民医院
彭　友　杭州市第一人民医院
葛军娜　南方医科大学南方医院
董文武　中国医科大学附属第一医院
韩　祎　长治医学院附属和平医院
韩　彬　北京大学深圳医院
韩耀忠　保定市第二医院
喻庆安　哈尔滨医科大学附属第一医院
鲁　瑶　中日友好医院
童纲领　北京大学深圳医院
雷尚通　南方医科大学南方医院
蔡文松　广州市第一人民医院
谭志强　暨南大学附属第一医院
谭雅文　深圳市第二人民医院
黎永艺　云浮市人民医院
潘金强　新疆医科大学附属中医医院
霍红军　深圳龙岗中心医院

序 言

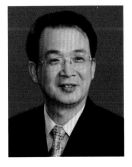

　　甲状腺癌是人体最常见的内分泌系统恶性肿瘤,其发病率呈逐年上升趋势。最新统计表明,甲状腺癌发病率已经跃居全身恶性肿瘤的第四位。甲状腺恶性肿瘤有许多病理类型,其中分化型甲状腺癌约占90%以上,预后良好。其他病理类型临床少见,却预后较差,例如甲状腺髓样癌、甲状腺未分化癌、甲状腺鳞状细胞癌和甲状腺淋巴瘤等。由于这些病例循证医学证据较少,参考书不多,所以临床急需一些专题书籍,供从事甲状腺肿瘤临床工作的医生参考。

　　《甲状(旁)腺外科少见临床病例汇编》一书,以临床病例汇编的形式,共收集、整理了少见临床病例80篇。其中包括甲状腺良性疾病10篇,甲状腺恶性肿瘤27篇,甲状腺术中喉返神经保护4篇,腔镜甲状腺手术4篇,甲状腺手术前后合并症的处理11篇,甲状旁腺疾病21篇,颈部其他少见疾病3篇。病例来自全国36家医疗单位,同时邀请到国内相关领域的51名专家对每个病例进行了评述。

　　本书有若干明显的特点:①所有病例资料均来源于临床一线,包括丰富的临床图片和影像学资料,为读者提供了真实世界临床一手资料;②本书收集的病例,都是甲状腺和甲状旁腺疾病中少见的病例,特别是甲状旁腺少见病例,也收集了21篇,约占总病例数的四分之一,为专科医生临床诊疗工作提供了重要参考建议。③每篇病例均有国内相关领域专家的评述,读者在阅读病例的同时,结合专家评述内容,可以对该疾病有更深刻的认识;④部分病例还同时邀请了外科、内科、超声科和病理科等不同专业领域的专家进行评述,类似多学科病例讨论,有助于读者对该疾病有一个更全面、多角度的认识。

　　专门针对甲状腺和甲状旁腺疾病病例进行汇编的书籍很少,且本书汇编的病例数量也较多,十分珍贵。推荐大家关注本书,相信本书对专科医生的临床工作会有借鉴和帮助。

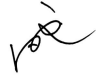

中国医师协会外科医师分会甲状腺外科医师委员会主任委员
中国研究型医院协会甲状腺疾病专业委员会主任委员
解放军总医院第一医学中心普通外科甲状腺专病中心主任

前　言

随着社会经济发展和健康观念的改变,甲状腺疾病的发病率和发现率均逐年增加。在此契机下,伴随专科化发展的大趋势,近十年来,甲状腺外科和甲状腺疾病诊治中心在国内如雨后春笋般地成立起来。

很多同道都是从原来大普外或者头颈-耳鼻喉专业转变成为甲状腺外科专科医生。我自己的历程是从普外科医师、肝胆外科医师到甲状腺外科医师,中间过渡期缺乏亚专科的专业培训。工作初期面临一些甲状(旁)腺疾病领域内的少见病或常见病时,如何去决策和处理,成为头痛和棘手且不可回避的问题,相信许多同道与我有着类似的感受和经历。

我们留意到学术会议每逢"疑难病例讨论"时,与会者各抒己见、争先发言,这一环节常常成为大家最感兴趣和争论最激烈的压轴戏,促使我们产生了编辑少见、疑难疾病案例书籍的想法。

我们通过咨询国内经验丰富的专家和查询相关文献,摸着石头过河,尽可能把汇编的这些病案编辑完善,同时还注意病案的总结、归纳和交流,以利读者多方面学习提高。

在广东省高水平医院建设和"三名工程"项目的支持下,我们召集了全国 36 家单位的中青年医生,撰写了《甲状(旁)腺外科少见临床病例汇编》一书。并邀请全国相关领域的知名专家进行评述。因为时间仓促,再加上原始资料收集与作者水平的局限性,本书难免存在错误和不足之处,请读者批评指正。希望本书对大家的临床工作有些帮助和启发。

北京大学深圳医院甲状腺乳腺外科主任

广州市第一人民医院甲状腺疾病中心主任

目 录

第一章　甲状腺良性疾病

病例 1　侵袭性纤维性甲状腺炎一例

郑海涛,赵　辉

青岛大学附属烟台毓璜顶医院

一、前言

侵袭性纤维性甲状腺炎(invasive fibrous thyroiditis,IFT)是一种较为罕见的甲状腺侵袭性慢性炎症,又名慢性纤维性甲状腺炎、木样甲状腺炎或 Riedel 甲状腺炎,其主要特征为侵入性纤维化取代了正常甲状腺组织,且穿破其被膜后进入邻近器官或组织的炎性疾病[1-2]。该病发生率占甲状腺疾病的 0.04% ~0.30%,女性发病率约为男性的 3 倍,平均发病年龄为 47.9 岁[3]。本病较为罕见,缺乏典型的临床表现,易被误诊为其他自身免疫性甲状腺炎或甲状腺恶性肿瘤。青岛大学附属烟台毓璜顶医院甲状腺外科近年收治 1 例 IFT,现报道如下。

二、病例资料及诊治过程

患者,男性,49 岁,因"发现双侧颈部肿物 4 d"入院。无局部红肿、疼痛、压痛,无声音嘶哑、饮水呛咳、手足抽搐,无呼吸困难、胸闷、憋气。专科检查:甲状腺左侧可触及约 4 cm×3 cm 肿物,右侧可触及约 3 cm×2 cm 肿物;质硬,表面较光滑,界限清楚,无压痛。可随吞咽上下活动,肿物内未闻及血管杂音。双侧颈部未扪及增大的淋巴结。甲状腺超声示:双侧甲状腺不对称增大,形态饱满,边界尚清晰;内回声不均质,均可见低回声结节,左侧约 4.3 cm×2.6 cm×2.6 cm,边界尚清,右侧约 2.7 cm×1.6 cm×1.1 cm,边界不清,内回声不均质。彩色多普勒血流显像示:结节周边及内部测及少量血流信号,左侧锁骨上区近颈部探及约 1.7 cm×0.9 cm 肿大的淋巴结;淋巴结内探及较丰富血流信号,提示左侧甲状腺低回声结节,右侧甲状腺不均质低回声区;左侧锁骨上区近颈部肿大淋巴结。甲状腺增强 CT 示:双侧甲状腺占位,考虑腺瘤或结节性甲状腺肿可能性大。建议结合穿刺活检进一步检查以除外其他疾病。实验室检查(甲状腺功能 5 项):促甲状腺激素(thyroid stimulating hormone,TSH)2.03 mIU/L,FT$_4$ 16.87 pmol/L,FT$_3$ 4.94 pmol/L,A-TPO 17.33 IU/L,TG-Ab 199.6 IU/L。

术中见:左侧甲状腺体积明显增大,可探及 4 cm×3 cm×2.5 cm 的肿物,未见正常甲状腺组织,表面不光滑,包膜不完整,呈实性,与周围肌肉组织尤其是喉返神经致密粘连(图 1A)。行左侧甲状腺腺叶切除,同时切除 0.5 cm 右侧甲状腺组织活检。右叶可见 3 cm×2 cm×2 cm 的肿物,右侧正常甲状腺组织较少。肿物质硬。术中快速病理示:双侧 IFT(图 1B)。补充切除甲状腺峡部,以避免将来压迫气管。

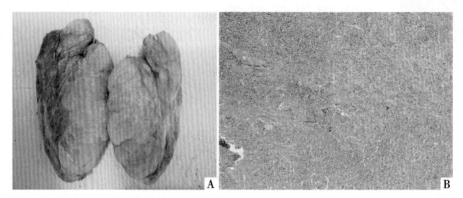

A:甲状腺肿大,质地坚韧,硬如木块,切面结节状,灰白色条索状交叉排列,结构致密;
B:甲状腺滤泡大部分破坏,伴大片纤维组织增生,形成瘢痕样,少量散在淋巴细胞和浆细胞浸润,甲状腺滤泡上皮萎缩,变性坏死(HE,×100)

图 1 病变甲状腺腺体大体标本(A)和镜下(B)观

三、讨论

IFT 是较为罕见的甲状腺疾病,因组织学特征为致密纤维组织增生,这种硬化性纤维性病变常侵入或超出甲状腺固有膜,使甲状腺与周围组织粘连紧密,甲状腺坚硬如木样,活动度很小,甚至不活动,其压迫症状与甲状腺肿大程度不符合,并累及血管和喉返神经[4],出现声音嘶哑、呼吸困难或吞咽困难等症状。

目前 IFT 病因尚不明确,有报道[5]该病或与吸烟有关。多数学者认为与特发性纤维硬化性疾病及自身免疫有关[6-7]。主流观点[8]认为 IFT 是独立的系统性自身免疫病,具有一定的自限性。它不是原发的甲状腺疾病,而是多发性多灶性纤维硬化症在甲状腺内的表现,是属于 IgG4 相关性疾病的范畴。其发病后可进展缓慢,亦可静止多年,也可突然起病。通常是双侧受累,偶可单侧发病。有报道[8]称该病从首发症状到临床确诊时间为 4~10 个月。此病不具有典型临床特征,患者查体后多显示无痛,甲状腺坚硬如木块,表面凹凸,绝大多数患者吞咽时甲状腺不能随之上下活动,较易和甲状腺晚期恶性肿瘤发生混淆。因此,遇有无痛性质地坚硬的甲状腺肿瘤,或者甲状腺腺叶坚硬肿大,颈部一般无肿大淋巴结,伴有声音嘶哑并且与甲状腺肿大程度不符的患者,均应考虑本病的可能。另外,该病也应与桥本甲状腺炎相鉴别,后者早期可以出现甲状腺肿大、疼痛、白细胞升高,常合并甲状腺功能亢进(甲亢),晚期则出现甲状腺功能减退(甲减)。而 IFT 仅 1/3 的患者伴有 TSH 轻度升高,T_3、T_4 水平基本正常;4% 表现为甲亢[9]。

对于 IFT 的诊断,首先要存在甲状腺纤维性炎的炎性的过程,并且向周围组织扩展;另外甲状腺组织有包括淋巴细胞、浆细胞等在内的细胞浸润及局灶性血管炎的病理特点。影像学检查只能对 IFT 的诊断起到辅助作用。一般情况下,CT 和 MRI 可发现纤维化的甲状腺组织,但最终确诊则要依据病理学。一般细针穿刺细胞学检查可发现甲状腺的纤维性改变,但无法看到特征性的纤维组织,不能与其他甲状腺疾病相鉴别。唯一可靠的方法是手术活检,术后病理常有以下特征:①早期表现为广泛的淋巴细胞、浆细胞、中性粒细胞及嗜酸性粒细胞浸润,随后可见密度增高的纤维化条带分散在甲状腺组织中,最后透明样化的纤维组织及少量的淋巴细胞、浆细胞及嗜酸性粒细胞完全取代了甲状腺实质;②纤维化过程不仅只限于被膜内,还进入周围组织,形成的广泛粘连是其所特有的病理学表现;③甲状腺病变不均匀,很少累及整个甲状腺;④病变部位的甲状腺结构完全被破坏,镜下所能观察到的仅是纤维瘢痕组织及其粘连的横纹肌[10]。本例患者病理见甲状腺滤泡大部分破坏,伴大片纤维组织增生,形成瘢痕样,少量散在淋巴细胞和浆细胞浸润,符合 IFT 的病理特征。

在该病的治疗上,不同阶段的治疗方法取决于患者的临床表现。①手术治疗:目的是为了明确诊断,排除恶性肿瘤和解除气管压迫。由于甲状腺出现纤维化,因此腺体非常坚硬,常累及周围组织如神经、气管、血管、肌肉等,此时要想将被侵及的甲状腺组织完全切除难度极大,且容易导致正常甲状腺组织的损伤,术后发生甲减的概率很大。因此对于 IFT 的手术治疗,主要原则为姑息性切除,缓解患者的压迫症状。②非手术治疗:首先是应用肾上腺皮质激素进行治疗。临床发现,肾上腺皮质激素对于部分患者具有明显的疗效,可能是因为这部分患者在炎症的活动期。部分患者在使用肾上腺皮质激素后能得到长期缓解,但仍有些患者会复发,两者有差异的原因尚不明确。IFT 合并甲减时使用甲状腺激素进行治疗,但也可能不会发生甲减,因此可以不用常规应用甲状腺激素进行治疗。所以,对于 IFT,如甲状腺呈坚硬的弥漫性肿大,有压迫症状,可行甲状腺峡部切除;有甲减的给予甲状腺素治疗;对于在炎症活动期的患者,用肾上腺皮质激素和甲状腺激素治疗也是可行的。

有研究[11]提示,IFT 治疗后一般具有良好的预后,还需要患者进行长期随诊,以便对其变化及甲状腺功能进行明确掌握。此外,还有报道[12]称,此疾病的部分患者有一定的其他器官发生纤维化的风险,若发现存在其他部位纤维化时,则需要及时进行诊断和治疗。

四、结论

IFT 是一种全身性自身免疫性纤维炎性疾病,术前诊断比较困难,在临床工作中要注重对疑似病例加以鉴别,特别是遇到如石头般坚硬的甲状腺组织或同时侵犯临近组织,伴随呼吸困难或声音嘶哑的患者,均应考虑本病的可能。建议行超声引导下的穿刺以明确诊断。治疗上要基于患者的临床表现,在不同阶段给予患者针对性的治疗。

五、诊治体会

诊断 IFT 缺乏特异性的辅助检查。甲状腺触诊质地坚硬如石,不痛,通常甲状腺功能正常,对诊断有一定提示作用。本病发病率低,易与其他甲状腺炎和甲状腺恶性肿瘤相混淆;对高度怀疑者,可行甲状腺粗针穿刺检查协助诊断,但最终确诊需手术活检。同时在临床工作中要注意,对诊断一些常见甲状腺疾病缺乏足够证据时,我们要大胆拓展思路,应考虑到一些特殊类型的甲状腺炎的可能。若高度怀疑此类疾病,应积极寻找病理学证据,以协助最终明确诊断。

参考文献

[1]张静祎,季中锟,张庆泉.气管切开术中发现 Riedel 甲状腺炎 1 例[J].山东大学耳鼻喉眼学报,2016,30(2):110.

[2]朱明文,王晓辉,罗斌.Riedel 甲状腺炎一例[J].中华内分泌外科杂志,2015,9(4):334-335.

[3]HONG J T,LEE J H,KIM S H,et al. Case of concurrent Riedel′s thyroiditis,acute suppurative thyroiditis,and micropapillary carcinoma[J]. Korean J Intern Med,2013,28(2):236-241.

［4］YASMEEN T,KHAN S,PATEL S G,et al. Clinical case seminar：Riedel′s thyroiditis：report of a case complicated by spontaneous hypoparathyroidism, recurrent laryngeal nerve injury, and Horner′s syndrome［J］. J Clin Endocrinol Metab,2002,87(8):3543–3547.

［5］FATOURECHI M M,HAY I D,Mciver B,et al. Invasive fibrous thyroiditis（Riedel thyroiditis）：the Mayo Clinic Experience,1976–2008［J］. Thyroid,2011,21(7):765–772.

［6］庞才双,曾妮,申永春.慢性阻塞性肺疾病气道重塑机制及其研究进展［J］.西部医学,2017,29(1):135–140.

［7］刘星,冯旴珠.生物标志物在慢性阻塞性肺疾病急性加重期研究进展［J］.临床肺科杂志,2017,22(5):934–937.

［8］YASMEEN T,KHAN S,PATEL S G,et al. Clinical case seminar：Riedel′s thyroiditis：report of a case complicated by spontaneous hypoparathyroidism, recurrent laryngeal nerve injury, and Horner′s syndrome［J］. J Clin Endocrinol Metab,2002,87(8):3543– 3547.

［9］PAPI G,LIVOLSI V A. Current concepts on Riedel thyroiditis［J］. Am J Clin Pathol,2004,121(5):50–63.

［10］安亚伟,张立阳,马恩陵,等.罕见 Riedel 甲状腺炎的诊断及处理［J］.中国普外基础与临床杂志,2007,14(5):604.

［11］臧丽,田志刚,窦京涛,等. Riedel 甲状腺炎的临诊应对［J］.中华内分泌代谢杂志,2015,31(8):725–728.

［12］张小莉,王俊国,徐新运,等. Riedel 甲状腺炎的临床诊治分析［J］.东南大学学报（医学版）,2015,34(1):88–91.

病例 2　一例 IgG4 升高型桥本甲状腺炎并发术后气管穿孔的诊治过程

蔡文松,徐　波,冯键华

广州市第一人民医院(华南理工大学附属第二医院)

一、前言

桥本甲状腺炎是常见的自身免疫性甲状腺疾病,甲状腺过氧化物酶抗体(TPOAb)及甲状腺球蛋白抗体(TgAb)为其标志性抗体。两种抗体均为 IgG 型,包含 IgG1 与 IgG4 两种亚型[1-2]。有学者[3]根据亚型的差异于 2009 年首次提出了 IgG4 型桥本甲状腺炎的概念,并提出该类型的桥本甲状腺炎具有男性更多见、病程进展更快、甲状腺抗体水平更高、更易出现甲状腺功能减退、病理上甲状腺组织纤维化、淋巴浆细胞浸润及滤泡细胞蜕变的程度更严重、更易合并甲状腺癌等临床及病理特征。现将笔者诊治的一例符合上述特点的桥本甲状腺炎报道如下。

二、病例资料及诊治过程

患者,男性,74 岁,因"发现颈部肿物 3 个月余,伴平卧位呼吸困难半月"入院。患者既往体健,家族中无甲状腺及甲状旁腺疾病相关病史。查体:甲状腺 Ⅱ 度肿大,质地硬,局部无压痛,随吞咽上下活动,吞咽过程中于胸骨上窝不能扪及腺体下缘。外院 CT 提示甲状腺双侧叶肿大,双侧叶下缘向胸骨后延伸。患者入院后完善相关检查。实验室检查:血 TPOAb > 600 IU/mL(正常值 0 ~ 34 IU/mL),血 TgAb>4000 IU/mL(正常值 0 ~ 115 IU/mL),血 Tg 0.463 ng/mL(正常值 3.5 ~ 77 ng/mL),血 FT_3 2.3 pmol/L(正常值 3.5 ~ 6.5 pmol/L),血 FT_4 9.6 pmol/L(正常值 11.5 ~ 22.7 pmol/L),血促甲状腺激素(thyroid stimualating hormone,TSH)20.1 μIU/mL(正常值 0.55 ~ 4.78 μIU/mL),血甲状旁腺激素(parathgroid hormone,PTH)28.5 pg/mL(正常值 15 ~ 65 pg/mL)。彩超提示(图 1):甲状腺形态失常,双侧叶呈对称性肿大(左侧叶:92 mm×31 mm×27 mm;右侧叶:92 mm×39 mm×31 mm),峡部增厚(9.1 mm),腺体内回声增粗、不均匀,其内可见条状高回声及多发散在强回声光点,考虑桥本甲状腺炎。甲状腺核素显像提示甲状腺摄^{99m}Tc 功能减低:0.9(正常值 1.0 ~ 7.0)。综合患者病史、实验室及影像学检查,术前诊断:①胸骨后甲状腺肿;②桥本甲状腺炎。遂拟在全身麻醉下行"甲状腺全/近全切除术"。

术中见甲状腺弥漫性肿大,腺体坚硬,腺体双侧叶下缘均延伸至胸骨后,气管居中,无明显狭窄及软化;腺体双侧叶与周围组织存在一定粘连,两侧 Berry 韧带处尤其坚硬且致密,与气管分界不甚清楚,沿腺体后内侧小心将甲状腺与气管分离开(为避免气管损伤,双侧均保留一层 Berry 韧带组织),切除甲状腺双侧叶,检查 Berry 韧带附近气管,感觉该部位气管壁大约小指尖的大小薄且软,尤以左侧更为明显,但均连续无破损。术中冰冻病理提示:"(甲状腺双侧叶)镜下见纤维组织弥漫增生伴玻璃样变性,大量浆细胞浸润伴淋巴滤泡形成,未见明显甲状腺组织,考虑为 IgG4 相关性硬化性病变"。完成甲状腺近全切除术后再次检查气管完整无破损,遂结束手术(图 2A)。

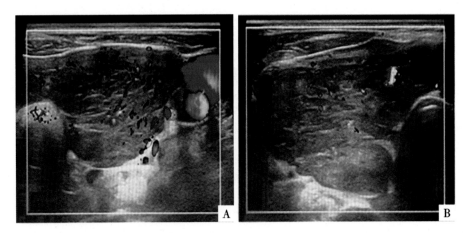

A:甲状腺左侧叶;B:甲状腺右侧叶。双侧叶增大,回声增粗、不均匀,其内可见条状高回声及多发散在强回声光点

图1　甲状腺彩超图像

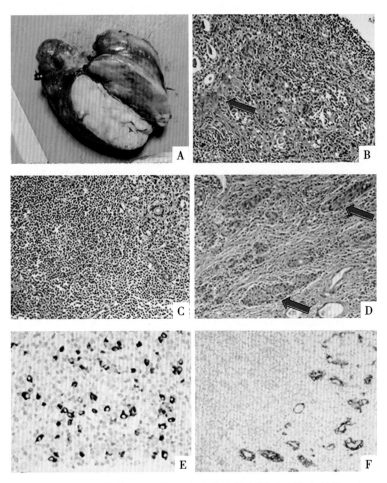

A:甲状腺标本大体情况;B:镜下见腺体弥漫纤维化(箭头所指;HE,×200);C:镜下见腺体内弥漫浆细胞浸润(HE,×200);D:镜下见腺体内鳞状化生(箭头所指;HE,×200);E:褐色细胞为 IgG4 阳性(免疫组化,×400);F:褐色细胞为 TPO 阳性,为萎缩的甲状腺腺泡(免疫组化,×200)

图2　甲状腺大体观及镜下表现

术后给予甲状腺术后常规处理,患者术后当天平卧位呼吸困难即消失。术后第1、2天病情均无特殊。术后第3天下午,患者在剧烈咳嗽后出现颈部伤口及周围皮肤肿胀,无呼吸及吞咽困难。查体:颈部伤口肿胀,伤口周围皮肤可触及捻发感,伤口引流管引流通畅,负压引流瓶内充满气体。结合患者术中情况(Berry韧带处与气管边界不清楚,切除腺体后感觉局部有小面积气管壁薄且软),考虑术后因咳嗽导致气管壁薄弱处破裂穿孔,经引流管持续低负压吸引后患者皮下局部肿胀消退。考虑目前患者一般情况可,引流通畅且有效,无呼吸困难等不适,暂予镇咳、化痰、加强雾化并保持引流管低负压持续吸引。术后第4天夜间,患者引流管通堵塞,头面部、颈部及胸骨前皮肤明显肿胀,遂予床边打开部分手术切口,打开颈白线,暴露气管,见气管壁相当于左侧Berry韧带的位置有一直径约2 mm的小口,清理局部渗出液后,保持切口敞开,无菌纱布覆盖。给予换药、抗感染、镇咳、化痰及加强雾化等处理,并嘱患者注意休息,避免剧烈活动。经上述处理后,患者头面部、颈部及胸骨前皮下气肿逐渐好转。复查颈胸部CT,提示气肿主要位于颈部及胸部皮下,纵隔内气体量少,经胸外科会诊后考虑纵隔气肿程度轻,无需特殊处理。术后第15天,患者头面部及颈胸部皮下气肿完全消退,局部窦道已形成,无呼吸困难等,给予出院,予L-T$_4$替代治疗。患者出院2周后门诊复查,头面部、颈部及胸骨前皮肤无明显肿胀,颈部伤口愈合,无呼吸困难等不适。

术后石蜡切片病理提示(图2B、C、D、E):考虑慢性淋巴细胞性甲状腺炎(IgG4$^+$细胞弥漫性分布),CD38(+++),CD138(+++),TPO染色显示少量萎缩的甲状腺腺泡,CK5/6染色显示鳞状化生细胞巢,不能排除IgG4相关性疾病的可能。术后血清IgG4为3.460 g/L(正常值0.050～1.540 g/L)。鉴于此,该患者最终诊断考虑:①胸骨后甲状腺肿;②IgG4升高型桥本甲状腺炎。此后嘱患者行头颈部、胸腹部CT检查,未见其他脏器有肿胀或肿块。

三、讨论

IgG4相关性疾病是一组以血IgG4升高为特征的慢性纤维炎性疾病,大部分患者病变可累及多个脏器,但少部分患者病变局限于一个脏器。甲状腺是头颈部最常受累的脏器,甲状腺受累所致疾病称为IgG4相关性甲状腺疾病。IgG4型桥本甲状腺炎是IgG4相关性甲状腺疾病的一种[4-6]。

1. 临床、影像学及病理学特点

与非IgG4型桥本甲状腺炎相比,IgG4型桥本甲状腺炎的临床特点是:男性更多见、腺体增大速度往往较快,容易导致局部压迫,TPOAb及TgAb水平更高,更易出现甲状腺功能减退,更易合并甲状腺癌等[3,7]。

彩超检查对于甲状腺疾病的诊断有重要价值,相较于非IgG4型桥本甲状腺炎,IgG4型桥本甲状腺炎患者更倾向于表现为弥漫低回声型及混杂回声型。网格样、线样高回声(提示纤维化)比例也明显高于非IgG4型桥本甲状腺炎[8]。

病理特征是大体上甲状腺弥漫肿大,质地坚韧,甲状腺切面苍白色。镜下可见淋巴浆细胞浸润,不超过甲状腺被膜的显著纤维化,IgG4$^+$浆细胞增多,形成带有生发中心的淋巴滤泡,可见嗜酸性粒细胞,甲状腺滤泡萎缩,少部分病例可出现灶性鳞状上皮化生[9]。本例患者自觉肿大的甲状腺有压迫感,伴有平卧位呼吸困难,且就诊时已经存在甲状腺功能减退,TPOAb及TgAb均大于正常值上限。彩超检查提示腺体内可见条状高回声及多发散在强回声光点。术中见甲状腺肿大,质地坚实,切面为灰白色,病理切片镜下特征为腺体弥漫纤维化、弥漫IgG4$^+$浆细胞浸润、甲状腺滤泡萎缩、腺体内鳞状上皮化生等。

2. 诊断

目前较公认的IgG4相关疾病诊断标准:①一个或多个器官存在典型的弥漫性或局限性肿大或

团块;②血清 IgG4 水平增高(≥1350 mg/L);③弥漫性淋巴浆细胞浸润及纤维化、IgG4⁺浆细胞浸润,IgG4⁺浆细胞/IgG⁺浆细胞>40%,且>10 个 IgG4⁺浆细胞/HPF(高倍镜)[10]。本例患者限于当时条件,切片未做 IgG 染色,故无法判断 IgG4⁺浆细胞/IgG⁺浆细胞值。尽管临床病理等特征均高度符合 IgG4 型桥本甲状腺炎,但结合文献[11]报道,此种情况应诊断为 IgG4 升高型桥本甲状腺炎。

3. 治疗

因 IgG4 型桥本甲状腺炎进展较非 IgG4 型桥本甲状腺炎快,甲状腺功能减退出现早且可能程度更重,故其所需接受 L-T4 替代治疗的患者比例更高且治疗所需要的剂量也更大[12]。糖皮质激素治疗有一定效果,部分学者提出对于 IgG4 型桥本甲状腺炎,确诊后即可早期给予糖皮质激素治疗以改善预后,而不必等到发生甲状腺功能减退再进行干预,但目前尚未达成共识[13]。当肿大的甲状腺出现局部压迫症状时,应该考虑行手术治疗。有学者[6]发现甲状腺全切除术后,血清 IgG4 水平明显下降,有些患者可恢复到正常水平。

4. 并发症

本例术中已关注到 Berry 韧带致密且与气管边界不清这一局部特殊情况,并采取了相应对策,且在切除腺体后两次检查气管壁连续无破损,但在术后第 3 天仍出现气管破裂穿孔。除患者有剧烈咳嗽这一诱因外,其气管局部是否存在其他导致气管破裂穿孔的高危因素?有学者[14]发现 IgG4 相关性疾病可累及气管,最常见的临床表现是咳嗽、气喘、呼吸困难。但气管受累后是否影响其强度而导致其承受压力时更易破裂?气管破裂后如进行手术修复,其愈合能力是否受到影响?目前尚未见相关文献报道。

四、结论

IgG4 型桥本甲状腺炎虽有其相应的特点,但术前确诊并不容易。对于那些考虑桥本甲状腺炎的患者,如果腺体肿大明显,质地坚硬,腺体增大较快,TPOAb 及 TgAb 大幅度升高、较早出现甲状腺功能减退的患者,查血清 IgG4 有助于诊断,最终确诊有赖于手术后的石蜡切片病理结果。

五、诊治体会

该例患者是不常见的病例,腺体肿胀、坚硬,甲状腺功能减退,TPOAb、TgAb 高于正常值上限等,这些结果提示其与常见疾病不同,但遗憾的是术前没有意识到不寻常病例的可能性,因而手术过程颇有些"遭遇战"的味道,尽管手术过程中对于术后可能发生的不良情况有一定考虑,并做了一定干预,但术后仍然出现气管穿孔的并发症。术后发现的气管小穿孔,在患者没有呼吸困难、确保引流管能有效引流的情况下,可以尝试持续的低负压吸引。一旦发现引流管的有效性不确切或者患者出现呼吸困难,则应立即敞开切口,避免气体在局部积累、大量气体进入纵隔而造成严重后果。敞开切口后可给予换药、镇咳、化痰、雾化等处理,以利气管破裂口周边能形成窦道。如果经敞开切口,患者仍有呼吸困难,则应行气管切开。本例处理过程提醒我们在今后工作中,对于那些与常规情况有出入的症状、体征、检查结果等临床信息,要多加注意。手术过程的处理决策要更全面,思路要更宽广。术中对先行切除的一侧腺叶,尽量送冰冻病理,在冰冻结果提示为良性且不常见病理类型时,对侧腺叶的切除一定要充分考虑气管、喉返神经及甲状旁腺等的安全。

总之,在实施手术的过程中一定要采取比常规医疗方案有更大安全考虑的措施,尽量把术后不良事件的发生率降到最低。同时术后还应进一步检查以排查其他脏器是否存在 IgG4 相关疾病的可能性。

参考文献

[1]PARKES A B,MCLACHLAN S M,Bird P,et al. The distribution of microsomal and thyroglobulin anti-
body activity among the IgG subclasses[J]. Clin Exp Immunol,1984,57(1):239-243.

[2]DEVEY M E,BLEASDALE-BARR K M,MCLACHLAN S M,et al. Serial studies on the affinity and
heterogeneity of human autoantibodies to thyroglobulin[J]. Clin Exp Immunol,1989,77(2):191-
195.

[3]LI Y,BAI Y,LIU Z,et al. Immunohistochemistry of IgG4 can help subclassify Hashimoto′s autoim-
mune thyroiditis[J]. Pathol Int,2009,59(9):636-641.

[4]CARRUTHERS M N,KHOSROSHAHI A,AUGUSTIN T A,et al. The diagnostic utility of serum IgG4
concentrations in IgG4-related disease[J]. Ann Rheum Dis,2015,74(1):14-18.

[5]TAKANO K,YAMAMOTO M,TAKAHASHI H,et al. Recent advances in knowledge regarding the
head and neck manifestations of IgG4-related disease[J]. Auris Nasus Larynx,2017,44(1):7-17.

[6]KOTTAHACHCHI D,TOPLISS D J. Immunoglobulin G4-related thyroid diseases[J]. Eur Thyroid J,
2016,5(4):231-239.

[7]王珊,冯瑞娥.IgG4 相关性甲状腺疾病研究进展[J].中华病理学杂志,2017,46(1):67-70.

[8]陈蕾,王彬,张惠,等.IgG4 阳性桥本甲状腺炎超声表现[J].中国介入影像与治疗学,2017,14
(12):738-741.

[9]JOKISCH F,KLEINLEIN I,HALLER B,et al. A small subgroup of Hashimoto′s thyroiditis is associat-
ed with IgG4-related disease[J]. Virchows Arch,2016,468(3):321-327.

[10]UMEHARA H,OKAZAKI K,MASAKI Y,et al. Comprehensive diagnostic criteria for IgG4-related
disease (IgG4-RD),2011[J]. Mod Rheumatol,2012,22(1):21-30.

[11]YANG Y,NAN Y,LU G Z,et al. Hashimoto′s thyroiditis with elevated serum IgG4 concentrations is
not equivalent to IgG4 Hashimoto′s thyroiditis[J]. Clin Endocrinol(Oxf),2018,88(6):943-949.

[12]LI Y,NISHIHARA E,HIROKAWA M,et al. Distinct clinical,serological,and sonographic character-
istics of hashimoto′s thyroiditis based with and without IgG4-positive plasma cells[J]. J Clin Endo-
crinol Metab,2010,95(3):1309-1317.

[13]施书涵,林玲,吴春林,等.桥本甲状腺炎病理组织中 IgG4 的表达及其临床、组织学特征分
析[J].中华内分泌代谢杂志,2015,31(10):883-886.

[14]房婉岚,王慧娟,路跃武,等.累及气管及气管周围软组织的 IgG4 相关性疾病一例并文献复
习[J].中华内科杂志,2017,56(3):199-204.

● **专家点评** ●

浙江大学附属第一医院　邬一军

总体上,侵袭性纤维性甲状腺炎(invasive fibrous thyroiditis,IFT)与 IgG4 型桥本甲状腺炎均可归
类于 IgG4 相关性甲状腺疾病(IgG4 related thyroid disease,IgG4-RTD)。IgG4-RTD 属于一类自身免
疫疾病,特点为病变甲状腺纤维化与 IgG4 浆细胞浸润。目前 IgG4-RTD 大体可以分为 4 类:侵袭性

纤维性甲状腺炎[也称里德尔甲状腺炎(Riedel's thyroiditis,RT)]、IgG4型桥本甲状腺炎、纤维变异性桥本甲状腺炎(fibrosing variant of hashimoto thyroiditis,FVHT)和IgG4型格雷夫斯病(Graves disease)。此类疾病发病原因不明,机制不清,且较为罕见,给临床和科研工作带来较大的困难。

IgG4-RTD在临床表现上缺乏特异性。IFT以女性多见,多表现为颈部硬块,并可伴有气管狭窄、吞咽困难和声音嘶哑等压迫症状;而IgG4型桥本甲状腺炎则以男性多见,进展迅速的甲状腺肿大,容易引起压迫症状,同时合并甲减。尽管血清IgG4水平通常与疾病进程相关,但仍有20%~30%患者的IgG4水平正常,因此血清IgG4的检测仅能作为诊断IgG4-RTD的参考。

尽管IgG4-RTD临床表现多样,但影像学检查在鉴别该类疾病中仍具有一定价值。IgG4型桥本甲状腺炎在超声检查中表现为弥漫性低回声,可区别于非IgG4型桥本甲状腺炎。而IFT在CT或MRI检查下则多表现为甲状腺纤维化组织,为诊断提供一定依据。

IgG4-RTD的诊断目前仍以病理诊断作为金标准,其共同点均为甲状腺纤维化以及IgG4浆细胞的浸润。而区别于IFT的局部侵犯性,IgG4型桥本甲状腺炎是整体病变。

由于IgG4-RTD的表型各异,在治疗上所选方法也存在差别。但可以肯定的是,具有压迫症状的IgG4-RTD,手术治疗是必选手段。

病例3　急性化脓性甲状腺炎脓腔造影诊断梨状窝瘘一例

李　朋，韦　伟

北京大学深圳医院

一、前言

先天性梨状窝瘘(congenital pyriform sinus fistula，CPSF)是一种来源于咽囊结构残留的少见先天畸形，属于耳鼻科诊治范畴，但主要临床表现为反复发作的颈部脓肿和急性化脓性甲状腺炎，甲状腺外科医生可能偶尔收治，如果不能正确诊断，可能致使患者忍受长期反复发作的颈部感染和频繁的切开引流。该病治疗的关键是术前影像学定位瘘管位置和走形，常见影像学检查项目包括下咽 X 射线造影(barium swallow X-ray，BSX)、CT 和 MRI 等。笔者利用颈部脓肿脓腔造影诊断并治疗 1 例 CPSF 患者，报道如下。

二、病例资料及诊治过程

患者，女性，28 岁，因"颈部红肿疼痛反复发作 22 年，再发加重 1 周"入院。患者 6 岁时在无明显诱因下颈部开始出现红肿疼痛，伴畏寒、发热，在当地医院就诊，诊断为"颈部脓肿"，给予抗感染治疗和局部切开引流后好转。此后患者间断性发作上述症状，均经抗炎或切开引流治疗后好转。此次再发 1 周入院。查体：颈部左侧数个陈旧性手术瘢痕，以甲状软骨下缘左侧为中心有一约 3 cm×2 cm 大小肿物，表面皮肤红肿，压痛，有波动感。门诊彩超提示：左侧颈部胸锁乳突肌后方与甲状腺左侧叶腺体之间异常回声区，结合病史，考虑脓肿复发。遂在超声引导下行脓肿穿刺置管引流术，脓腔置入 8F 导管(美国巴德公司)，并用蝴蝶型固定贴固定于皮肤上；抽出 15 mL 淡黄色黏稠无臭脓液。然后取 10 mL 泛影葡胺用生理盐水稀释至 20 mL，注入脓腔内，立刻行颈部 CT 平扫，结果提示：左侧胸锁乳突肌内侧片状异常密度影，大小约 5 cm×3 cm×2 cm，内见造影剂和气体。脓腔中上部内侧有一窦道穿入甲状腺实质内(图 1 红圈内所示)。结合病史、临床表现和影像学检查，考虑诊断：CPSF 伴脓肿形成。遂给予抗炎对症治疗，颈部脓肿冲洗引流。住院治疗 1 周后，患者红肿疼痛症状完全消失，体温恢复正常，复查彩超提示脓腔消失。给予出院，嘱患者 1 个月后返院手术治疗。

出院 1 个月后，患者返院，在全身麻醉下行颈部探查术。在胸锁关节上方 2 cm 处顺皮纹取低领弧形切口，逐层切开，游离至左侧甲状腺，发现左侧甲状腺中上部表面明显粘连，有大量肉芽组织和瘢痕形成，局部穿破皮肤形成窦道，窦道内有少许积脓。游离并切断甲状腺上极，然后向下翻转，发现窦道深入甲状软骨下方，用 5F 输尿管导管插入窦道帮助定位，切除甲状腺部分左侧叶及所有肉芽肿组织，窦道荷包包埋缝合(图 2B 中黑色箭头所示为瘘管)。术后随访 2 年未复发。

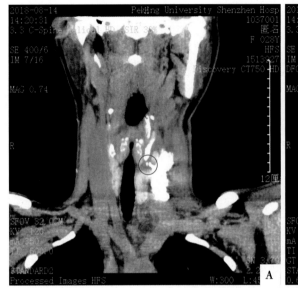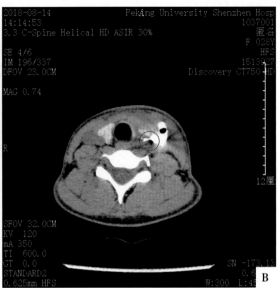

A：冠状面；B：横断面；红圈内所示为瘘管

图1 CPSF 颈部 CT 平扫

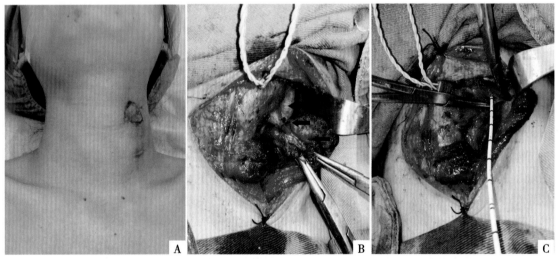

A：患者颈部外观；B：术中所见（黑色箭头所示为瘘管）；C：输尿管导管穿过瘘管

图2 CPSF 颈部探查

三、讨论

甲状腺组织血流丰富,发生急性化脓性炎症罕见,如果反复发生,应首先考虑邻近器官病变的影响,其中 CPSF 是常见原因之一[1]。CPSF 是一种罕见的颈部鳃源性疾病,典型表现为反复发作的颈部脓肿、颈部蜂窝织炎和急性化脓性甲状腺炎等,90% 以上的 CPSF 好发于左颈。该病一般为耳鼻喉科收治范畴,但甲状腺外科医生也可能会诊或收治本病,所以有必要大致了解。

CPSF 是在胚胎发育过程中鳃沟与咽囊发生异常穿破或闭合不完全所致。本病 80% 以上的患者于儿童时期发病,具有女性好发倾向;90% 以上的发病部位位于左颈,可能与胚胎双侧第四鳃弓发育不对称有关。CPSF 常表现为反复发作的颈部脓肿、颈部蜂窝织炎和急性化脓性甲状腺炎。临床以窦道型和瘘管型常见,后者常为继发感染溃破或医源性切开引流所致。支撑喉镜(或食管镜)检查发现内瘘口可确诊 CPSF。BSX 检查是最常见的筛查手段,但受到瘘管炎症、瘢痕组织阻塞和吞咽配合度影响,阳性率仅为 50%[2];有文献[3]报道结合 CT 平扫可以提高阳性率。本病例采用超声引导下脓腔穿刺置管造影检查,不但清晰显示了脓腔位置和瘘管走行,还可以引流脓液,促进炎症消退。我们认为该方法具有简便易行的优点,值得临床尝试,特别是对原因不明的颈部脓肿,在辅助诊断的同时,还有一定治疗作用。

CPSF 急性炎症期首选切开或穿刺引流,同时给予抗炎对症治疗。静止期行彻底手术是根治的关键,而手术的要点是准确定位瘘管,连同瘘管累及的甲状腺组织和周围坏死肉芽组织一并切除,稳妥缝扎瘘管[4]。近年来,文献[5]报道了采用内镜辅助下电烧灼、化学烧灼(三氯醋酸)或 CO_2 激光烧灼瘘管内口治疗 CPSF 的病例,与传统手术相比,内镜手术的优点是创伤较小和并发症少,但其远期疗效仍有待进一步观察。

四、结论

CPSF 是急性化脓性甲状腺炎的常见病因之一;急性期行超声引导下脓腔穿刺置管造影检查可清晰显示脓腔位置和瘘管走行,还可以引流脓液,促进炎症消退,值得临床尝试。

五、诊治体会

甲状腺组织血流丰富,发生急性化脓性炎症罕见。CPSF 是急性化脓性甲状腺炎的常见病因之一,临床上可行 BSX 进一步明确诊断。超声引导下脓腔穿刺置管引流脓液可以快速减轻症状和缩短病程。取适量泛影葡胺注射液用生理盐水稀释 2 倍,缓慢注入脓腔后,立刻行颈部 CT 平扫,可清晰显示脓腔位置和瘘管走行,有助于明确诊断和手术治疗。

参考文献

[1]刀文雯,朱莹莹,祝小莉,等.以急性化脓性甲状腺炎为首发症状的先天性梨状窝瘘的临床诊疗[J].临床耳鼻咽喉头颈外科杂志,2018,32(19):1469-1471.
[2]陈良嗣,张思毅,罗小宁,等.先天性第四鳃裂畸形的诊断和治疗[J].中华耳鼻咽喉头颈外科杂志,2010,45(10):835-838.
[3]吴伟军,韩燕乔,龚振华.食管吞钡造影及造影后 CT 平扫在诊断梨状窝瘘中的价值探讨[J].华西医学,2009,24(12):3104-3105.
[4]黄舒玲,梁璐.先天性梨状窝瘘的外科治疗进展[J].临床耳鼻咽喉头颈外科杂志,2016,30(18):1491-1494.
[5]侯彬.两种手术方式治疗先天性梨状窝瘘的临床疗效分析[D].郑州:郑州大学,2014.

● 专家点评 ●

甘肃省肿瘤医院 王 军

头颈部先天性鳃裂畸形根据胚胎发育来源分为 4 型,其中来源于第二鳃弓、咽囊和鳃裂的Ⅱ型最为常见,约占鳃源性畸形的90%;可以出现在下颌角至胸骨上切迹之间的胸锁乳突肌前缘的内侧任何部位,通常发生于颌下区、胸锁乳突肌前缘深面的鳃裂囊肿最具有代表性,可以有细小内瘘管与咽部扁桃体上隐窝相通;外瘘口如存在,多位于胸锁乳突肌前缘中下1/3。Ⅰ型、Ⅲ型、Ⅳ型鳃裂畸形较为罕见;Ⅰ型与面神经关系密切,合并瘘道形成的内瘘开口于外耳道,少见的外瘘口在下颌下缘,又称为"颈耳瘘管";Ⅲ型、Ⅳ型鳃裂畸形往往发生在舌骨(由第二、三鳃弓发育而成)平面以下的咽部梨状窝水平,内瘘开口于梨状窝侧壁或梨状窝尖部,通常没有外瘘口。它们在解剖上是以喉上神经为界,Ⅲ型在上,自舌甲膜穿出;Ⅳ型在下。但实际在临床中很难区分,往往Ⅳ型鳃裂瘘道位置更低,由环甲膜穿出,更接近甲状腺上极或进入甲状腺上极。组织病理学最常见的区别是瘘道中如含有甲状腺组织和滤泡性C细胞,则起源是第四咽囊;如瘘道中含有胸腺组织,则起源可能是第三咽囊。

先天性梨状窝瘘(congenital pyriform sinus fistula,CPSF)十分罕见,Tucker和Skolnick于1973年首先详细描述了第四鳃裂来源的窦道和瘘管,发病占鳃裂畸形的1%~4%。临床早期表现为颈侧肿物(左侧多见)、脓肿或急性化脓性甲状腺炎。由于发病率低,儿童、女性多见,常因合并上呼吸道炎症后颈部反复发作的感染、脓肿就诊于儿科、普外科(甲状腺外科)、耳鼻喉科、口腔颌面外科以及头颈外科。颈部炎症及脓肿没有特异性,表现不典型,容易与普通淋巴结炎症、偏离中线的甲状舌管囊肿及瘘、结核性寒性脓肿、急性甲状腺炎、甲状腺肿瘤囊内出血等混淆,患者往往有多次就诊史及脓肿反复切开引流的病史。本例患者的就诊经历、治疗经过也符合这一过程。因此,提醒我们要注意侧颈部非常见区域(与常见的颌下、锁骨上对比)反复发作的炎症,尤其是临近甲状腺区域颈中下段的化脓性疾病,要高度怀疑Ⅲ、Ⅳ型鳃源性畸形引发的炎性病变。对于已经有感染表现的脓肿,切开引流和抗生素治疗被视为常规选择,但笔者的经验与本文的作者类似。高度怀疑此类疾病时,除非合并广泛的颈部多间隙蜂窝织炎(易出现纵隔感染、脓肿或气管食管瘘,危及生命),对于局限性病变,应该首先考虑穿刺置管引流及细菌培养。穿刺置管引流可以保证炎症的有效控制,随后可以通过导管进行瘘道逆行造影,有利于明确诊断。细菌培养可以协助鉴别疾病的起源(第四鳃裂瘘合并感染的细菌多来源于口腔的正常菌群),并且针对经验性选择革兰阳性和革兰阴性需氧和厌氧菌感染出现耐药的患者,提供更敏感的抗生素治疗。开放引流虽然能够迅速起效,但会导致局部瘢痕粘连,解剖结构紊乱加重,对最终的根治性瘘道切除有一定的影响,容易出现手术相关并发症。

诊断方面,除了上述的逆行瘘管造影检查外,在非急性炎症期通过电子喉镜或全身麻醉下通过硬性内镜发现梨状窝瘘口是诊断的金标准,也有报道选择在非急性期食管吞钡检查寻找发现梨状窝瘘口,阳性率在50%~80%,但是由于干扰因素较多,尤其是瘘口区域水肿以及瘘口较小的原因,儿童患者不易配合以及出于考虑到射线辐射的原因,可以选择性地采用;颈部CT、超声检查时发现脓腔内含有气体也可辅助诊断。

来源于Ⅲ、Ⅳ鳃源性畸形的梨状窝瘘几乎不可能完全自然消退,并且存在罕见的恶变可能性。反复复发的颈部炎症、甲状腺炎、甲状腺脓肿长期影响患者的生存质量,严重者可能出现颈部蜂窝织炎、纵隔炎、脓胸、脓毒血症等致命的并发症。传统的颈部开放性手术完整切除瘘管、窦道仍然是治疗该类疾病的金标准,特别适合于经过多次切开引流手术后的复杂病例。其他的治疗如内镜下电烧灼、化学烧灼或CO_2激光烧灼封闭内瘘口的方法与传统手术相比创伤较小、并发症较少,不但可避免颈部手术瘢痕,还可降低治疗成本,但施行该类手术需要有一定的专科专业技术要求,其远期疗效仍有待进一步观察。

甲状腺外科医生应该高度重视此类罕见病,提高临床辨识、诊断率,尽可能地选择合理的治疗方式,减少患者复发次数,提高患者的生活质量。

病例4 先天性梨状窝瘘并急性化脓性甲状腺炎一例

王 波
福建医科大学附属协和医院

一、前言

先天性梨状窝瘘(congenital pyriform sinus fistula,CPSF)是一种少见的先天性疾病,占所有鳃源性畸形的10%。CPSF中左侧梨状窝瘘占90%,包括第三和第四鳃裂畸形,其发生为胚胎发育早期咽囊或鳃弓异常穿破或不完全闭锁所形成。理论上,源于第三鳃裂的CPSF起源于梨状窝侧壁,向上越过喉上神经内支,穿甲状舌骨膜,再下行至颈部外侧,终止于胸锁乳突肌前缘中下1/3处,左右两侧走形相同;源于第四鳃裂的CPSF起源于梨状窝尖部,下行于喉返神经后外侧,于甲状腺软骨下角处穿出咽下缩肌[1]。由于胚胎发育的不同,其窦道的走行及手术处理的方式亦不相同。目前所报道的第三、四鳃裂畸形,总结归纳多表现为起源于梨状窝与甲状腺上极关系密切的窦道,临床病例报道的瘘管多为颈部脓肿反复切口引流或者破溃而形成的假瘘。由于对该病的认识不足,常导致患者经受反复颈部感染和频繁的切开引流及假性窦道形成,文献[2]报道最高的复发次数高达24次。

二、病例资料及诊治过程

患者,男性,29岁,因"体检发现左甲状腺结节1个月"入院。查体:左侧甲状腺Ⅱ度肿大,左侧甲状腺可触及一大小约1.5 cm×1.0 cm结节,质硬,无压痛,未触及震颤或波动感,可随吞咽上下活动。右侧甲状腺无明显肿大,右侧腺体未触及明显结节。术前彩超检查提示(图1):左侧甲状腺中份低回声结节,大小约1.4 cm×1.2 cm,纵横比<1,边界界清,形态不规则,中央见部分细小液性区及粗点状强回声,未见明显血流信号,TI-RADS 3B;右侧甲状腺形态大小正常。中央区及双侧颈部未见异常淋巴结。颈部及胸部CT示(图2):左侧甲状腺稍低密度影,内见少许气体密度影,大小约1.4 cm×1.1 cm,余双侧甲状腺形态正常,双侧颈部未见明显肿大淋巴结,请结合临床。血常规、生化及甲状腺功能未见明显异常。术前诊断:"左侧甲状腺结节,恶性肿瘤(malignant tumor,MT)待排?"行"左侧甲状腺腺叶+峡部切除术"。术后病理示:(左+峡部)鳃裂囊肿。周围呈结节性甲状腺肿改变。术后第2、3天连续口服亚甲蓝,未见引流管异常,于第4天拔管出院。

出院后2 d出现发热,体温最高达39 ℃,WBC 25.0×10⁹/L,N 90.8%,术区红肿,并出现声音嘶哑。考虑为CPSF术后并颈部感染再次入院。入院后放置两根双腔管,对口冲洗引流,再次口服亚甲蓝,见蓝色液体流出。细菌培养提示:"正常菌群"。后续予以禁食,全静脉营养支持治疗,头孢曲松及甲硝唑联合抗感染,弥可保营养神经。

经过1周抗感染治疗,患者症状及局部体征完全消失,血常规恢复正常。逐步分次退管,以促进引流管远端窦道闭合。在治疗过程中,患者诉冲洗时有盐水进入口腔,在负压吸引状态下,喉部有气流进入的声音,口服亚甲蓝仍有蓝色液体流出,考虑内瘘口尚无法完全闭合。患者将头转向右侧后可控制瘘口闭合,呈现出明显的"开关现象",遂嘱患者尽量将头转向右侧。3 d后,上述症状消失,复查 WBC $7.4×10^9/L$,N 54.5%,亚甲蓝试验无外漏,进食流质并夹管 2 d,未见感染征象,痊愈出院(图3)。

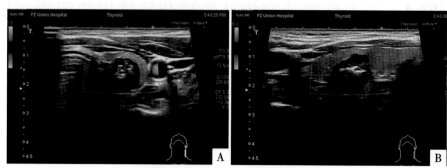

A:术前彩超横切面;B:术前彩超纵切面

图1 术前彩超检查结果

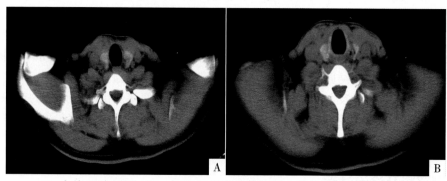

A:术前CT病灶图;B:术前CT环状软骨水平;病灶周围少许气体影,但仍需与食管相鉴别

图2 术前CT检查结果

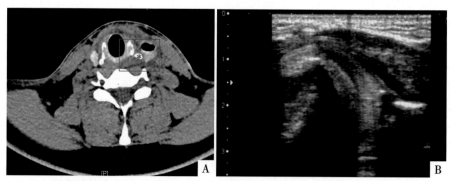

A:甲状腺切除术后CT结果,*处为引流管;B:术后彩超提示引流管位于咽下缩肌附近

图3 术后CT、彩超检查结果

三、讨论

甲状腺血供丰富,聚碘能力强,有完整包膜,不利于细菌侵入与生长,一般不易发生化脓性感染。因此,当遇到急性化脓性甲状腺炎病例时,应该积极寻找可能存在的 CPSF。由于胚胎异常发育的解剖畸形,病原微生物通过先天性梨状窝的瘘管进入颈深部组织,并继发感染。持续存在的梨状窝瘘就是急性化脓性甲状腺炎最主要的病因,约占化脓性甲状腺炎病因的 90% 以上,故临床上出现急性化脓性甲状腺炎改变时,需考虑 CPSF,避免频繁的切开引流。

CPSF 虽然是一种先天性疾病,部分患者可能只表现为无症状的炎症性肿物,仅在发生上呼吸道感染或口腔内感染,微生物经内瘘口进入颈深部引起临床症状时才会被发现。主要表现为颈部肿块、颈部蜂窝织炎、急性化脓性甲状腺炎。累及咽后壁的脓肿如破溃,可导致气道阻塞,严重者可发生窒息或死亡。若感染加重致脓肿范围扩大,可能导致气管食管瘘、纵隔脓肿和脓胸。

主要检查方法有颈部彩超、CT、电子喉镜、食管泛影葡胺造影等。食管泛影葡胺造影可显示瘘管的存在和走行,但急性期因局部水肿或内口及窦道可能形成区域性闭合,常不易发现瘘管,故应在炎性反应消退 6~8 周后做该检查;如发现梨状窝底部内瘘口,即可确诊。在电子喉镜下观察到梨状窝瘘口是诊断梨状窝瘘的金标准,但是对于正处在感染期的患者,内瘘口黏膜会出现肿胀,从而覆盖内瘘口,造成假阴性结果。超声或 CT 检查需要与甲状腺癌相鉴别,其需要高度怀疑 CPSF 的特征包括:①左侧甲状腺肿物;②病灶位于甲状腺上极或者入喉点附近;③内容物可见气体或者超声下点状高回声。根据临床上不同的分期,笔者整理了以下诊断及治疗流程(图4)。

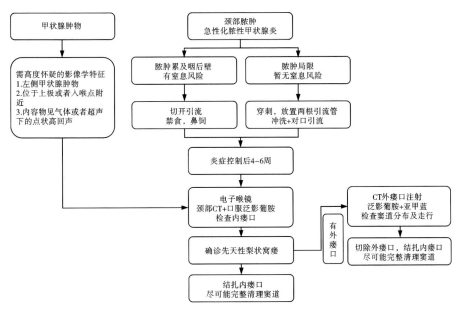

图4 CPSF 及急性化脓性甲状腺炎诊断及治疗流程

梁璐等[3]通过病原菌分析发现,儿童多数为草绿色链球菌及金黄色葡萄球菌感染;成人多数为肺炎克雷伯菌及流感嗜血杆菌感染。由于病原菌多来源于口腔及上呼吸道正常菌群,分离的病原菌对大多数抗菌药物保持着较低的耐药率,对广谱抗生素保持着较高的敏感性。因此多数患者在穿刺抽脓或者切开排脓后,炎症可以得到较好的控制,并可减少因反复切开导致的慢性窦道形成。

目前炎症期穿刺抽脓、炎症控制后手术切除瘘管及累及的甲状腺组织是治疗 CPSF 的最佳选择。在无窒息风险的情况下,优先选择放置引流管排脓。梨状窝瘘治疗的根本在于内瘘口的结扎处理,本组另一患者内瘘口照片见图5,此处需结扎并缝合咽下缩肌。近年国内外学者开始探索更安全微创的治疗手段,如内镜电烧灼、低温等离子及化学烧灼等。内镜术式的机制是通过物理或化学方法使内瘘口及周边黏膜形成手术创面,继而局部形成粘连和瘢痕而闭合,从而在源头上切断感染途径,避免咽腔分泌物、上呼吸道、消化道细菌和病毒进入瘘管而引起继发感染。内镜电烧灼与化学烧灼治疗 CPSF 的并发症主要是喉返神经损伤(0 ～ 33%);低温等离子在一定程度上减轻了对喉返神经可能的损伤,但亦可能出现高达 6.2% 的一过性喉返神经麻痹[2];而化学烧灼有导致食管狭窄的风险,并未广泛使用。但以上方法均存在较高的复发率(30.8% ～ 35.0%)[2-4],部分患者需要多次烧灼处理。因此手术结扎内瘘口为 CPSF 治疗的首选方法。术后留置胃管鼻饲可减少术后下咽唾液积聚,预防下咽创面继发感染,促进内瘘口粘连闭合。

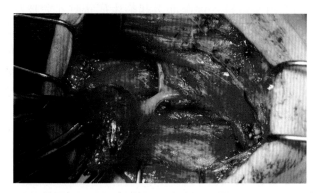

图5　下咽梨状窝瘘,内瘘口术中照片(此图为另一患者,由赵文新教授手术)

四、结论

持续存在的梨状窝瘘是急性化脓性甲状腺炎发生或者复发最主要的感染途径,约占化脓性甲状腺炎病因的 90% 以上,当患者表现为甲状腺脓肿、急性甲状腺炎时,应高度警惕 CPSF 的存在,积极寻找内瘘口。急性炎症消退后进行食管泛影葡胺造影是鉴别梨状窝瘘最有效的方法。在电子喉镜下观察到梨状窝瘘口是诊断梨状窝瘘的金标准,但是对于正处在感染期的患者,可能会出现假阴性结果。CT 和超声检查可辅助诊断。炎症期穿刺抽脓、炎症控制后完整切除瘘管为当前主要的治疗方式,一些更安全微创的治疗手段(如内镜下低温等离子微创治疗)也逐步进入临床。

五、诊治体会

1. 急性化脓性甲状腺炎多同时存在 CPSF,早期可选择穿刺置管或切开的方式排脓,炎症控制后积极寻找内瘘口,择期手术结扎。

2. 对于左侧甲状腺上极或入喉点附近的肿物,如含有气体或者点状高回声,需高度警惕 CPSF,避免手术后出现感染。

3. 如术后出现梨状窝瘘,可在感染控制后利用其体位变化产生的"开关现象"形成局部的压迫,有利于内瘘口愈合。

参考文献

[1] 刁文雯,朱莹莹,祝小莉,等.以急性化脓性甲状腺炎为首发症状的先天性梨状窝瘘的临床诊疗[J].临床耳鼻咽喉头颈外科杂志,2018,32(19):1469-1471.

[2] 王凌芳,刘丽,桑建中,等.支撑喉镜下低温等离子烧灼治疗146例先天性梨状窝瘘的疗效分析[J].临床耳鼻咽喉头颈外科杂志,2018,32(8):610-613.

[3] 梁璐,陈柳勤,陈良嗣,等.先天性梨状窝瘘继发颈深部感染的病原学分析及治疗[J].临床耳鼻咽喉头颈外科杂志,2018,32(7):514-518.

[4] 张亚民,曹华,桑建中,等.低温等离子微创治疗143例先天性梨状窝瘘炎症期患者临床分析[J].临床耳鼻咽喉头颈外科杂志,2017,31(13):1025-1027.

● 专家点评 ●

甘肃省肿瘤医院　王　军

先天性梨状窝瘘较为罕见,属于鳃源性疾病,来源于第三、第四鳃裂发育畸形。首发症状多以左侧颈部舌骨下平面到甲状腺区域之间的炎症、脓肿为主,还可以表现为急性甲状腺炎、甲状腺脓肿或腺内肿块。发病率低,患者往往就诊于不同科室。由于对此类疾病认识的不足,医生往往很难在首诊时做出明确的诊断,通常采取抗感染治疗、脓肿切开引流或部分甲状腺切除等处理方式,几乎所有的患者都会因为脓肿反复复发或急性咽瘘接受再次或多次手术,直至明确诊断,完整切除瘘管、窦道或通过封闭梨状窝内瘘口后得以治愈。尽管有个案报道在反复炎症后瘘道有自行封闭的可能,文中患者也采用体位"开关现象"形成局部的压迫暂时封闭瘘口,但仍然存在极高的复发率,建议严密随访,必要时在静止期通过内镜检查明确内瘘口,采取更为积极的治疗措施。

临床工作中,具有专业知识的耳鼻喉科、头颈外科医师在此类疾病的诊治上较为有利(熟悉局部解剖并可以早期考虑进行喉镜检查明确诊断)。鳃源性疾病发病率低,发病特点不典型,但是如果初次诊疗中有意识地考虑到这类疾病的存在并结合患者的特殊表现,对明确诊断较为有利。病史、体格检查及相关影像学检查包括以下几个方面:①年龄,鳃源性畸形与其他先天性疾病一样,常在婴幼儿期、青春期发病,有研究显示初次发病中位年龄为6.5岁(初次明确诊断的年龄越小,代表接诊医生对此疾病的临床经验更丰富);②左侧发生率较高(文献报道93%~97%);③位于甲状软骨下角到甲状腺区域的侧颈部反复发作的感染、脓肿及急性甲状腺炎,极为罕见的情况下脓肿扩展到咽后壁,导致急性呼吸道梗阻、喘鸣,未合并感染的窦道可进入甲状腺,并以甲状腺内囊性结节的形式出现;④颈部炎症、脓肿、急性甲状腺炎几乎总是伴随上呼吸道感染、咽炎之后发生;⑤通过内镜确定梨状窝开始的窦道或瘘管是诊断的金标准,其他如食管吞钡检查、磁共振成像、CT等检查在梨状窝、甲状软骨下角附近的囊肿、管腔中见到钡剂残留或空气影也可协助诊断;⑥脓肿穿刺细菌培养可以发现来源于口腔的正常菌属(厌氧菌、溶血性链球菌、乳酸菌、棒状杆菌、放线菌、真菌等,文献报道占细菌种类的91.2%),可以帮助明确诊断并有利于抗生素选择。

鉴别诊断包括与甲状腺囊肿、甲状旁腺和胸腺囊肿、囊性转移淋巴结(乳头状甲状腺癌,口咽鳞状细胞癌)、结核性寒性脓肿以及非特异性淋巴结炎等疾病的鉴别。

单纯的切开引流术复发率很高。炎症静止期手术切除窦道、瘘管、修补梨状窝是首选的治疗方法。笔者的经验是充分暴露术野,按区域性淋巴清扫的方式解剖颈鞘,并沿颈鞘向前显露,保护重要结构（迷走神经、喉返神经、甲状腺上动脉、喉上神经）后，明确瘘管来源（第三鳃裂瘘管自舌甲膜穿出、第四鳃裂瘘管自甲状软骨下角附近环甲膜穿出），分离至梨状窝附近（必要时切除部分甲状软骨下角或切开部分下咽缩肌），荷包缝合瘘管后再次内翻缝合加固，可用胸锁乳突肌肌束转移填塞消灭死腔（头颈外科、耳鼻喉科医生有喉切除的经验优势，相比之下更加熟悉梨状窝局部的解剖），受累及的甲状腺是否切除，需要结合具体的情况；延伸进入甲状腺上极（多为左侧）内的瘘道可以考虑甲状腺部分切除；炎症累及的甲状腺组织切除与瘘道复发无关。

20 世纪 90 年代末，开始有研究报道内镜下化学方法烧灼窦道的内瘘口治疗梨状窝瘘；作为颈部开放性手术的微创治疗替代方法，这项技术已变得越来越流行。在充分引流颈部脓肿或炎症静止期，全身麻醉下通过支撑喉镜暴露梨状窝，选择化学烧灼、电烧灼、微波消融等方式封闭内瘘口，其中化学烧灼范围局限在内瘘口，复发率较高；而通过窦道扩张后深入窦道的球形电极电烧灼或微波消融的方法，可以产生更广泛的炎症和瘢痕，有利于瘘口、窦道的闭合，从而降低复发率。相比于颈部开放手术，微创治疗的并发症（声带麻痹、音调低沉、Horner 综合征、瘢痕）更少，同时避免解剖干扰甲状腺及甲状旁腺；内镜下治疗失败率与传统的开放手术相当（18% vs 15%），可以考虑推荐作为梨状窝瘘的初始治疗方法。

病例5　甲状腺功能亢进患者围手术期不服碘剂19例

梁青壮,李　朋,易　辛

北京大学深圳医院

一、前言

甲状腺功能亢进(以下简称"甲亢")患者围手术期使用碘剂是普通外科常用的经典方法,主要目的有两点:一是通过抑制甲状腺激素的释放而降低血液中甲状腺素水平,预防甲亢危象的发生;二是手术前通过服碘减少甲状腺腺体的血流,使甲状腺变小变硬,达到减少术中出血的目的。甲亢患者术前通常需要服碘7~14 d,这不仅延长了住院时间,而且目前国家限制医院自制碘剂的使用也导致经常无药可用。近年来,随着手术技巧的提高以及各种能量器械的使用,甲亢术中止血已经不再困难。并且我们在临床实践中发现术前口服碘剂并不能完全达到减少术中出血的目的。本研究探讨甲亢患者围手术期不服用碘剂的安全性和可行性。

二、病例资料及诊治过程

1. 病例资料

选取2017年北京大学深圳医院甲状腺外科符合手术条件的甲亢患者入组,入组标准:①18~70岁患者;②甲状腺腺体Ⅰ度~Ⅱ度肿大;③有外科手术指征;④接受抗甲亢治疗,FT_3和FT_4基本正常;⑤心率小于90次/min。共有38例患者入组。按围手术期是否服用碘剂分为试验组(围手术期不服碘剂,$n=19$)和对照组(围手术期常规服用碘剂,$n=19$)两组。

试验组中男5例,女14例;年龄22~64岁,中位年龄44岁;甲亢合并甲状腺乳头状腺癌17例,单纯甲亢1例,甲亢合并结节者1例。对照组中男4例,女15例;年龄23~64岁,中位年龄35岁;甲亢合并甲状腺乳头状腺癌18例,单纯甲亢1例。

2. 诊治过程

试验组:采用全甲状腺切除术+双侧Ⅵ区清扫10例,患侧甲状腺切除+对侧甲状腺次全切+单侧Ⅵ区清扫7例,甲状腺次全切1例,甲状腺近全切1例。手术中常规使用50 g/L葡萄糖注射液

500 mL+氢化可的松 200 mg 静脉滴注 1 次；术后使用 50 g/L 葡萄糖注射液 250 mL+氢化可的松 100 mg 静脉滴注，1 次/d，共 3 d。

对照组：采用全甲状腺切除术+双侧Ⅵ区清扫 12 例，患侧甲状腺切除+对侧甲状腺次全切+单侧Ⅵ区清扫 6 例，甲状腺次全切 1 例。术前给予口服卢戈液，10 滴/次，3 次/d，连续口服 7～14 d 后行手术治疗。术后第 1 天继续口服卢戈液，10 滴/次，3 次/d；然后逐日递减 1 滴；至 3 滴，3 次/d 停药。

手术操作：手术中使用超声刀(超声高频外科集成系统超声刀头，HAR9F，美国，强生医疗器械有限公司)和双极消融电极止血(瑞合淋巴镊，D4dyX，中国南昌华安众辉健康科技有限公司)。使用常规手术方法游离甲状腺腺叶，用丝线结扎甲状腺上极血管，其他血管视管径粗细选择性使用超声刀、双极电凝或结扎止血。手术范围均为甲状腺全切或近全切术。如患者合并甲状腺癌，术中常规用纳米炭负显影技术识别和保护甲状旁腺功能，常规使用术中神经监测技术识别并保护喉返神经。

术前 1 d、术中和术后第 1 天分别抽静脉血检测促肾上腺皮质激素(adrenocorticotropic hormone，ACTH)和皮质醇水平，术后密切监测体温、血压和脉搏等生命体征，观察有无甲亢危象发生。

3. 统计学分析

采用 SPSS 21.0 对数据进行分析，应用两独立样本的 t 检验对两组患者术前、术中、术后的资料进行比较，检验水准 $\alpha = 0.05$。

三、结果

两组性别、年龄、甲状腺体积以及围手术期监测的 ACTH、皮质醇、术后心率、体温等指标差异均无统计学意义，所有病例术后均未出现甲亢危象病例。手术中试验组出血量较对照组明显较少($P = 0.021$)。对照组中 1 例患者术后出现暂时性声嘶，1 例患者术后出现永久性声嘶；试验组中均未出现。试验组住院时间、住院费用均低于对照组($P < 0.05$)，差异有统计学意义。详见表 1。

表 1 两组患者基本资料比较

基本资料	对照组($n = 19$)	试验组($n = 19$)	P
性别/(男/女)	5/14	4/15	0.292
年龄/岁	42.5±11.9	38.9±11.8	0.358
甲状腺体积/cm³	81.3±47.8	106.1±43.3	0.711
术前 ACTH/(pg/mL)	11.1±4.4	10.1±4.6	0.481
术前皮质醇/(μg/dL)	5.8±1.8	6.3±2.3	0.502
术前 TSH/(mIU/L)	2.497±1.431	2.814±1.428	0.501
术中出血量/mL	70.5±27.2	42.1±19.7	0.021
术中 ACTH/(pg/mL)	9.4±3.9	9.9±5.6	0.688
术中皮质醇/(μg/dL)	6.2±1.8	5.8±2.1	0.614
术后心率/(次/min)	86.8±15.9	88.3±11.3	0.744

基本资料	对照组($n=19$)	试验组($n=19$)	P
术后体温/℃	36.8±0.4	37.2±0.6	0.052
术后 ACTH/(pg/mL)	9.2±5.4	9.6±3.7	0.792
术后皮质醇/(μg/dL)	5.3±1.9	5.9±2.1	0.367
住院时间/d	12.5±2.5	8.0±2.0	0.001
住院费用/千元	15.5±0.7	14.4±0.4	0.001

四、讨论

碘是合成甲状腺激素(thyroid hormone,TH)的必需原料,主要通过膳食中含碘食物摄取,通常以无机碘(碘化物)的形式在消化道转为离子碘,被肠道上皮细胞吸收入血。血液中的碘主要被甲状腺所摄取,用于 TH 的合成。甲状腺内碘摄入量轻度增高,可促进 TH 的合成。甲亢术前应用碘剂,可造成短时间内甲状腺内碘含量明显增加,大剂量碘剂的应用抑制了甲状腺细胞内的蛋白水解酶,从而阻碍了 TH 的释放入血,即 Wolff-Chaikoff 效应[1],所以碘剂能暂时抑制甲状腺素释放,但不能阻止其合成,反而可能因手术中对腺体的挤压导致 TH 大量释放导致垂体轴抑制,致 ACTH 应激作用降低,最终导致甲亢危象发生。国内教科书建议术前服碘方案为:卢戈液每次 3 滴开始,3 次/d,逐日每次增加 1 滴,至每次 16 滴为止,然后维持此剂量,以 2 周为宜。部分医院直接按每次 10 滴服用,3 次/d,连续口服 7~10 d 后手术。但国内外均有甲亢患者术前不服碘剂准备的报道[2-4],Yabuta 等[2]将 113 例 Graves 病手术患者分为术前用碘剂组和不用碘剂组,均未发生甲亢危象,并且术中出血、手术时间等指标两组相比无统计学差异。本研究也初步提示:在严格筛选合适病例的情况下,术前不服碘剂是安全可行的,而且能明显降低了患者的住院时间及费用。

在国内一项较大样本量(1920 例甲亢患者)的研究[3]结果提示,甲亢患者术后不服碘剂均未出现甲亢危象或其他严重并发症,具有可靠的安全性。本研究结果也提示:部分甲亢患者围手术期采用肾上腺皮质激素替代常规服碘剂均未发生甲亢危象,是安全可行的。术前大量碘剂,手术后如继续服用碘剂,此时处于碘的不应期,服碘难以减少 TH 的合成和分泌;另一方面,手术已切除了甲状腺腺体(或大部分腺体),合成甲状腺激素的"工厂"已经大部分消失,即使术后不服碘剂,释放的 TH 量有限。肾上腺皮质激素对甲状腺功能有抑制作用,使血清蛋白结合碘降低。此外补充肾上腺皮质激素可抑制促甲状腺激素(thyroid stimulating hormone,TSH)的分泌,还可降低 TSH 对甲状腺的兴奋作用。本研究试验组术中使用氢化可的松 200 mg/d,术后常规使用氢化可的松 100 mg/d,静脉滴注 3 d,不仅降低了机体对手术的应激反应,防止甲状腺危象发生,也能减轻术区水肿和喉头水肿。

Erbil 等[4]将 36 例 Graves 患者分成两组,一组给予 10 滴卢戈液/次,3 次/d,连续口服 10 d 后行手术治疗;另一组术前不予服用卢戈液,试验结果发现未服用卢戈液组与服用组相比,术中出血量有所增加(108.7 mL *vs* 54.4 mL)。但近年来,由于超声刀和双极电凝等能量器械的常规性使用,术前服用碘剂对减少术中出血的意义明显下降。本组研究结果提示:试验组术中出血量反而明显小于对照组($P<0.05$),其原因可能为:术前服用碘剂使甲状腺腺体变硬,术中不易牵拉腺体,腺体表面被膜易被撕裂导致出血(图1);另外,甲状腺由悬韧带固定于气管,牵拉腺体有利于手术操作,但服碘后甲状腺变硬不易牵拉,增加了手术操作的困难,增加了喉返神经损伤的风险。本研究中对照组出现 2 例因术中出血较多导致术野不清或过度牵拉导致的喉返神经损伤,术后声音嘶哑。在试验组中,甲状腺腺体较柔软,容易牵拉和暴露,结合术中超声刀和双极电凝等各种能量器械的使用,可以

明显降低出血量。甲亢患者术前服碘不但明显增加住院时间,而且部分患者因甲状腺变硬导致术中出血增多,失去了减少术中出血的意义。国外学者[5]也报道:甲亢患者术前未服碘组患者较服碘组并未增加手术并发症。

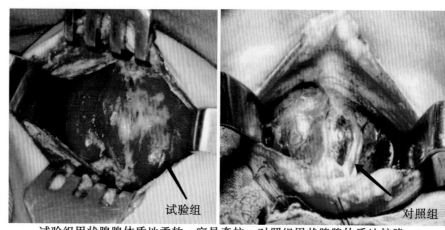

试验组甲状腺腺体质地柔软,容易牵拉;对照组甲状腺腺体质地较脆,钳夹容易出血

图1　两组术中腺体质地情况

基础代谢率是人体在清醒而完全安静情况下不受精神紧张、肌肉活动、食物和环境温度等因素影响时的能量代谢率。临床上一般采用简易方法估算基础代谢率,即在清晨未进早餐前、静卧休息半小时、室温维持20 ℃左右测定患者脉搏和血压,这些条件不易达到,也不能反映患者全天的状态。我们从临床实践中体会到基础代谢率作为甲亢手术的评价指标意义不大。因为患者脉压是相对恒定的,而心率波动幅度较大,所以我们不要求术前基础代谢率绝对小于+20%;如果甲状腺腺体Ⅰ度～Ⅱ度肿大,FT_3、FT_4控制在正常范围,心率控制在90 次/min 以下就可实施手术。

五、结论

部分甲亢患者围手术期不服用碘剂是安全可行的,不仅方便手术操作,还缩短了患者的住院时间,降低了住院费用,值得临床尝试和进一步研究。

六、诊治体会

碘剂应用于甲亢围手术期已有100多年历史,明显降低了甲亢手术死亡率。但随着人们对疾病认识的进步、抗甲状腺药物的应用、术中能量器械的使用和手术技术的提高,临床上可积极尝试围手术期不服用碘剂的相关研究和治疗。不服用碘剂对患者来讲,能提高治疗过程中的舒适度、减少治疗费用和缩短住院时间,但不应忽视患者不服碘仍有出现甲亢危象的可能,所以进行临床研究时应严格筛选患者。

参考文献

[1]MURAKAMI Y,TAKAMATSU J,SAKANE S,et al. Changes in thyroid volume in response to radioac-

tive Iodine for Graves′ hyperthyroidism correlated with activity of thyroid‐stimulating antibody and treatment outcome[J]. J Clin Endocrinol Metab,1996,81(9):3257‐3260.

[2]YABUTA T,ITO Y,HIROKAWA M,et al. Preoperative administration of excess iodide increases thyroid volume of patients with Graves′ disease[J]. Endocr J,2009,56(3):371‐375.

[3]李光益,詹兴云.原发性甲亢术后不服碘1920例报告[J].内分泌外科杂志,2008,2(6):422‐423.

[4]ERBIL Y,OZLUK Y,GIRIş M,et al. Effect of lugol solution on thyroid gland blood flow and microvessel density in the patients with Graves′ disease[J]. J Clin Endocrinol Metab,2007,92(6):2182‐2189.

[5]MERCIER F,BONAL M,FANGET F,et al. Does surgery without Lugol′s solution pretreatment for Graves′ disease increase surgical morbidity?［J］. World J Surg,2018,42(7):2123‐2126.

● **专家点评** ●

河北医科大学第二医院　廖海鹰

关于甲状腺功能亢进(简称甲亢)患者围手术期不服用碘剂的这篇文章,我个人认为:对甲亢围手术期准备医学的认识随着时间的推移而进步是一种客观规律。

1. 对甲亢术前准备认识的问题有了更多更深入的认知,才会使得碘准备意识弱化。

2. 术前用碘准备方法是为了保证围手术期安全。当下问题的认知,由于手术技术技巧改革,对于甲亢手术前是否使用碘剂,我们手术安全都可以保障。目前,美国麻醉医生主要看甲状腺功能(FT_3、FT_4)、心率指标,所以手术技术的提高使甲状腺切除不再是问题。

3. 甲亢术前考量指标的变化,属于现代外科学理念的改变。

4. 从而我们可以得出一个结论:经典的甲亢碘剂准备已经失去过去的认知功效,不使用碘剂做甲亢术前准备也可以作为甲亢的常用术前准备的方法。

● **专家点评** ●

郑州大学第一附属医院　卢秀波

碘剂应用于原发甲亢围手术期准备是经受了长期临床考验的一种行之有效的方法。碘剂可以抑制甲状腺激素的释放,有效预防甲亢危象的发生;又可以减少甲状腺血流量,使甲状腺变小、变硬,从而便于手术操作,减少术中出血。

本研究立意较好,立足于临床,试验结果也令人满意。但入组试验者都是轻中度患者,且术前甲状腺功能处于亚临床状态。故在严格筛选合适病例的情况下,术前不服碘剂可能是安全可行的。但对于大多数病患特别是重度原发甲亢或因各种因素术前甲状腺功能不能有效控制者,围手术期准备还是需要服碘剂。当然,能在本试验的基础上,扩宽入组条件,扩大样本量,也是值得尝试的。

病例6　巨大甲状腺肿瘤诊治体会

李　鹏

郑州大学附属肿瘤医院(河南省肿瘤医院)

一、前言

巨大甲状腺肿瘤是指肿瘤最大直径>10 cm、质量100 g以上或者甲状腺肿大Ⅲ度以上者[1-2]。具体范围指甲状腺两侧叶超过胸锁乳突肌后缘,部分上极可延伸至下颌角,下极可延伸至胸骨后。由于甲状腺肿瘤体积巨大,使气管受压移位或狭窄造成呼吸困难,并推移颈部大血管及甲状腺主要血管使其变形,手术较困难,且并发症多。手术是目前治疗巨大甲状腺肿瘤的主要手段。巨大甲状腺肿瘤多见于碘缺乏或贫困地区,随着人们生活水平的提高,巨大甲状腺肿瘤发病率越来越低[3]。

巨大甲状腺肿瘤手术多具有以下特点:①良性肿物多见,生长缓慢,患者年龄大,病程长,常合并多种慢性疾病;②患者气管多因受压狭窄并移位,造成气管插管困难;③腺体巨大、血管丰富,易出血;④喉返神经(recurrent laryngeal nerve,RLN)及甲状旁腺受压移位,不在正常解剖位置;⑤巨大甲状腺上极可达舌骨或下颌水平,下极可深入胸骨后方,增加手术难度。笔者近期诊治数例巨大甲状腺肿瘤,现筛选2例经典病例(1例为甲状腺乳头状癌,1例为结节性甲状腺肿)总结报道如下。

二、病例资料及诊治过程

病例1:患者(图1),男性,56岁,因"发现左侧甲状腺巨大肿物15年余"入院。查体:左侧甲状腺可触及一大小约21.0 cm×18.0 cm肿物,表面凹凸不平,肿物质地韧,活动度差,边界不清,无压痛,随吞咽上下活动。彩超提示:甲状腺左侧叶多发巨大肿物,考虑甲状腺癌可能;左侧颈部淋巴结见异常肿大。左侧甲状腺及左颈淋巴结细针穿刺细胞学病理示:左侧甲状腺乳头状癌,左颈淋巴结考虑癌转移。增强CT报告:左颈部考虑淋巴结多发转移,胸部及其他部位未见异常。其余检查未见手术禁忌。患者入院后,给予完善相关检查,行双侧甲状腺全切+左颈部Ⅱ、Ⅲ、Ⅳ、Ⅴb和Ⅵ区淋巴结清扫术。手术过程顺利,术后恢复顺利,给予口服左旋甲状腺素片,行促甲状腺激素(thyroid stimulating hormone,TSH)抑制治疗。手术后常规病理提示:(甲状腺左叶及峡部)甲状腺乳头状癌,(甲状腺右叶)结节性甲状腺肿,左颈淋巴结转移(4/31枚),中央区淋巴结转移(2/13枚)。

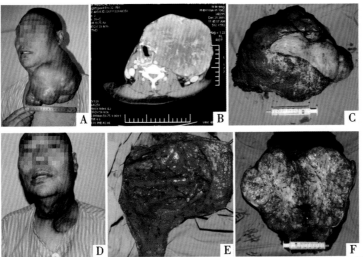

A:术前颈部外观；B:术前颈部增强CT；C:术中标本正面观；D:术后1周颈部外观；E:肿瘤切除后术区；F:术中标本剖面观

图1 甲状腺乳头状癌患者术前、术中、术后图片

病例2:患者(图2),女性,68岁,因"发现左侧甲状腺巨大肿物26年余"入院。查体:双侧甲状腺可触及一大小约17.0 cm×14.0 cm肿物,表面光滑,肿物质地韧,活动度可,边界清,无压痛,随吞咽上下活动。彩超提示:甲状腺双侧叶多发巨大肿物,考虑结节性甲状腺肿可能,双侧颈部淋巴结未见异常。增强CT报告:甲状腺区巨大占位,部分突入胸骨后,气管受压偏移,其他部位未见异常。患者入院后,给予完善相关检查,行双侧甲状腺全切,手术过程顺利,术后恢复顺利,给予口服左旋甲状腺素片替代治疗。手术后常规病理提示:(甲状腺双叶及峡部)结节性甲状腺肿。

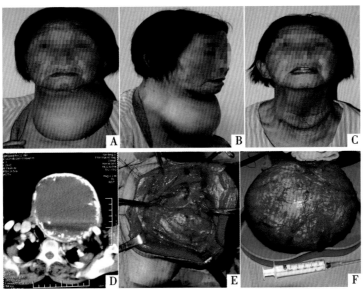

A:术前颈部正面观；B:术前颈部侧面观；C:术后颈部正面观；D:术前颈部增强CT；E:术中切除肿瘤后术区；F:术中标本正面观

图2 结节性甲状腺肿患者术前、术中、术后图片

三、讨论

关于巨大甲状腺肿瘤的定义,目前存在一定的争议。不少学者[1-3]将肿瘤最大直径定义为超过10 cm,也有学者[4-5]认为超过8 cm即可认为是巨大甲状腺肿瘤。笔者结合文献检索发现绝大多数入组标准为肿瘤的最大直径为10 cm以上。但是随着社会整体水平的提高和人们体检意识的增强,无论定义最大直径为8 cm还是10 cm,巨大甲状腺肿瘤在当前社会已经越来越罕见。

与常规甲状腺手术相比,巨大甲状腺肿瘤的手术难点在于:①瘤体巨大,由于腺体重量、吞咽活动及胸腔负压作用,部分腺体可坠入胸骨后;②瘤体填充颈部空间,挤压邻近组织器官,使其移位变形;③肿瘤血供丰富,血管增生及变异常见;④腺体基本瘤样变,残留正常腺体不足以代偿甲状腺功能,术后常常继发甲状腺功能减退。针对各手术难点,笔者个人诊治经验总结如下。

1. 麻醉及切口选择:在美观的前提下,不吝惜刀口。

巨大甲状腺肿瘤使气管受压移位或变窄,术前患者多有呼吸困难,加之术中颈部处于过伸后仰体位而加重气管压迫,手术过程中不可避免的翻动腺体导致气管扭曲,腺体切除后气管软化易塌陷,综合以上原因,应选择全身麻醉下气管插管。且气管插管应选择合适型号的气管导管,最好适当偏细,避免反复试插造成喉头水肿。

切口选择应以暴露瘤体为原则,同时遵守美容原则[1,4]。具体操作:切口位于胸骨上缘1横指处,游离颈阔肌上至甲状软骨下缘,下至胸骨切迹。找到并切开颈白线,游离带状肌群,暴露甲状腺瘤体。根据腺体外侧是否可充分暴露决定是否离断胸锁乳突肌。

2. 巨大甲状腺肿瘤暴露原则:相信手指的感觉。

遵循先易后难的原则,先游离易暴露端[1,3,5]。巨大甲状腺肿瘤通常把颈总动脉、颈内静脉推移向后外侧,术中操作不慎可误伤导致大出血,可通过触摸血管搏动确认颈总动脉的位置和走行,并以此判断颈内静脉的走行,在游离和切除腺体之前,应先将大血管牵开。

具体操作:可用甲状腺拉钩拉开胸锁乳突肌,沿其前缘进入筋膜层,采用边钝性分离边用触摸的方法定位颈总动脉及颈内静脉走行,小心向外侧拉开,避免切除腺体时损伤到血管。可先游离保护下甲状腺旁腺后再分离甲状腺下极,游离出甲状腺下动脉,并沿此水平利用超声刀切入,双重结扎下动脉,并沿气管表面分离腺体。分离甲状腺下极后使上极活动度增加,术者可牵拉一部分腺体使上极暴露更明显;如果不能一次性离断上极,可先切除一部分腺体,再慢慢向上直至离断上极。巨大甲状腺肿瘤下极常达胸骨后,触诊如为囊性肿物可先穿刺减压,胸骨后甲状腺肿90%不需开胸,颈部切口即可处理。手术原则上先离断上极,然后离断峡部及部分Berry韧带,增加术野及腺体活动度,然后找到并结扎中静脉。游离甲状腺上中部后,其下极就得到充分暴露,此时可采用手指拖出或缝扎下极悬吊的方法进行离断下极的操作。处理甲状腺上下动脉是手术的关键,往往巨大甲状腺肿瘤上、下极血管较正常人明显增粗、增长,辨认较容易,处理时最好先牵过线结扎后切断,然后再行结扎并缝扎,以防止线结脱落。一旦撕裂或滑脱发生大出血,切忌惊慌及盲目钳夹止血,应立即用纱布压迫止血,然后尽量扩大切口,充分显露操作视野,用双吸引器对准出血处,缓慢松开纱布,边吸边寻找出血点,准确稳妥钳夹后再结扎。

3. RLN 的保护:神出鬼没的 RLN。

RLN 可以出现在肿瘤区域的任何部位,甚至部分 RLN 可以位于肿瘤被膜中央,使肿瘤呈哑铃形改变。RLN损伤是甲状腺手术严重并发症之一,国外文献[2,5-7]报道甲状腺手术中RLN损伤率为0.5%~5.0%,国内文献[1,4]报道为1.6%~11.9%。甲状腺腺体未移出甲状腺窝之前,难以显露并保护RLN。巨大甲状腺肿瘤手术中RLN的保护具有重要意义。目前寻找RLN有3种常规方法:一是甲状腺下极,以甲状腺下动脉为标志;二是RLN入喉处;三是甲状腺侧后方。似乎找到RLN就能保护好,其实不然,部分RLN会在入喉点上方弯曲或弧形入喉[7-8]。

具体操作:建议在甲状腺的侧后方寻找RLN,使用蚊式血管钳精细分离组织寻找RLN,找寻过程中如损伤到细小血管引起出血,千万不要盲目止血,此时极易损伤RLN。可以使用吸引器吸血,准确找到出血点后再止血。建议用纱布压迫出血点,数分钟后小的出血或渗血会明显好转,确定找到RLN后再去结扎出血点,千万不要轻易结扎、切断并行的组织和不确定的小血管。目前一般认为RLN走行于气管食管沟内,但临床实践发现RLN只有在标本切除后才会走行于气管食管沟内。右侧的RLN大多与气管呈锐角走行,有的入喉处会出现2~3个分支,应注意保护分支避免损伤。找到RLN后,向上追踪其至入喉处。建议使用弧度向下的蚊式血管钳紧贴RLN作隧道前行,这样可以更好地保护神经。如RLN没有直接由下向上入喉,注意神经走形有无弯曲,呈倒"V"字型或弧形入喉。用纱布轻推RLN向下方,这样在直视下保护RLN做腺叶切除术和中央区淋巴结清扫(Ⅵ区)最安全。并非所有的RLN都是灰白色,极少可以有不典型的外观。神经暴露后大多由原来的屈曲、细长状态在短时间内变直、变粗,这可能与神经暴露后神经的兴奋性增加有关。

4. 甲状旁腺的保护:极易高位贴附于肿瘤被膜。

术中损伤甲状旁腺引起的甲状旁腺功能减退也是甲状腺手术严重的并发症之一,且发生率可达12%[9-11]。巨大甲状腺肿瘤的压迫导致甲状旁腺附着点移位,以及术中出血较多影响术野,难以判断甲状旁腺位置,更易损伤甲状旁腺。根据观察发现,因肿瘤巨大,甲状旁腺极易高位贴附于肿瘤背膜处。

具体操作:要有处处皆有可能是甲状旁腺的意识,把每一个甲状旁腺都当作最后一个甲状旁腺看待。采用紧贴腺体分离的被膜解剖技术,保证甲状腺背部完整性,方便找出甲状旁腺。保留甲状旁腺腺体的同时尽量保留甲状旁腺周围血管蒂,操作时要动作轻柔,以免损伤甲状旁腺血供。腺体切除后检查其背侧面,判断有无误切;如有,应及时将其移植于周围肌肉内。研究[12]显示,紧贴腺体分离的被膜解剖技术可以明显降低甲状旁腺损伤的发生风险。

5. 术后气管软化塌陷处理:很罕见,不代表没有。

我们发现巨大甲状腺肿瘤切除后,气管因失去支撑往往有移位和狭窄,但很少出现软化,与文献[1,2,6]报道不同。术中常规检查气管受压部位状态,拔除气管插管一定要在患者充分清醒后进行。

具体操作:对无上述情况者不必常规行气管切开术;对已存在气管软化和明显狭窄者,应在术中做预防性气管切开,以防止气管塌陷和反复麻醉插管引起的喉头水肿及气管前大面积创伤性操作所致气管黏膜水肿、创面渗血或出血而引发狭窄段呼吸道梗阻造成的呼吸不畅。应尽可能不做气管悬吊,尤其是不可做肌肉层悬吊,因悬吊往往不可靠,患者吞咽时可能因牵拉使悬吊撕脱或失败而引起呼吸困难和窒息。如若气管狭窄部位较深甚至位于胸廓内时可延迟拔管。

四、结论

巨大甲状腺肿瘤的发病率越来越罕见,手术要点如下。①刀口:在美观的前提下,不吝惜刀口。②麻醉:术前麻醉评估很重要,必要时可采取清醒插管。③RLN:神出鬼没,可浅可深。④甲状旁腺:无处不在,小心谨慎。⑤分离层次:相信手指的感觉。⑥气管软化:极其罕见,不代表没有。

五、诊治体会

美国斯隆凯特琳癌症中心(MSKCC)的 Shaha 教授有一句关于手术的经典名言:相信手指的感觉,因为手指与大脑相连。个人感觉此句名言尤其适用于巨大甲状腺肿瘤手术。正是因为巨大甲状腺存在解剖结构变异,寻找正确的筋膜层次显得尤为重要。术区暴露后,个人建议可以先用手指(右手示指)钝性分离,切忌用力过猛,以防出血或损伤 RLN。若肿瘤较大无法完整取出,可以先切断峡部,然后"挖土豆"式先将肿瘤下极掏出,再处理上极。该过程中,务必注意神出鬼没的 RLN 和无处不在的甲状旁腺。如果部分肿瘤突入上纵隔或主动脉弓后方,此时患者术前做充分仰伸并做吞咽活动时,手指能触及肿瘤上界,一般来讲,术中行胸骨劈开的可能性极小。巨大甲状腺肿瘤术区创面大,术中注意各个血管的结扎处理,关闭创面时彻底止血也同等重要。

参考文献

[1]卢秀波,张明辉,刘征,等. 良性巨大甲状腺肿手术切除技巧及注意事项[J]. 肿瘤基础与临床,2019,32(1):68-70.

[2]PRADEEP P V,SATTAR V,KRISHNACHAITHANYA K,et al. Huge thyromegaly:challenges in the management[J]. ANZ J Surg,2011,81(5):398-400.

[3]AGARWAL A,AGARWAL S,TEWARI P,et al. Clinicopathological profile,airway management,and outcome in huge multinodular goiters:an institutional experience from an endemic goiter region[J]. World J Surg,2012,36(4):755-760.

[4]杨维良,张东伟. 巨大甲状腺肿手术治疗值得注意的几个问题[J]. 中国现代普通外科进展,2007,10(6):465-466.

[5]LE Q V,NGUYEN H V,MAI N T,et al. Surgical treatment result of giant thyroid tumor:case series in Vietnam[J]. Int J Surg Case Rep,2019,54:103-107.

[6]RUGIU M G,PIEMONTE M. Surgical approach to retrosternal goitre:do we still need sternotomy? [J]. Acta Otorhinolaryngol Ital,2009,29(6):331-338.

[7]CAO B,TIAN W G,Jiang Y,et al. Peri-operative treatment of giant nodular goiter[J]. Int J Med Sci,2012,9(9):778-785.

[8]CHO Y J,KIM D Y,PARK E C,et al. Thyroid fine-needle aspiration biopsy positively correlates with increased diagnosis of thyroid cancer in South Korean patients[J]. BMC Cancer,2017,17:114.

[9]MIYAUCHI A,MASUOKA H,TOMODA C,et al. Laryngeal approach to the recurrent laryngeal nerve involved by thyroid cancer at the ligament of Berry[J]. Surgery,2012,152(1):57-60.

[10]吴高松,马小鹏,刘捷,等. 甲状旁腺原位保护技术在甲状腺全切除术中的应用[J]. 中华耳鼻咽喉头颈外科杂志,2010,45(2):120-123.

[11]李振东,刘宏伟,董慧蕾,等. 甲状腺全切除术中甲状旁腺及其功能的保护[J]. 中华耳鼻咽喉头颈外科杂志,2010,45(11):899-903.

[12]李训海,冯新献,殷德涛. 精细化被膜解剖法在分化型甲状腺癌手术中的应用价值[J]. 中国普通外科杂志,2017,26(5):567-572.

● 专家点评 ●

哈尔滨医科大学附属第二医院 秦华东

尽管巨大甲状腺肿瘤的发病率越来越低,但与常规甲状腺手术相比,巨大甲状腺肿瘤有其特殊的手术难点,临床上更予以重视。

1. 甲状腺的分离

根据巨大腺体的位置不同,分离方式也有所差别。首先,当巨大腺体下极在胸骨角以上,结节上极达舌骨或下颌水平,因其大部分体积可见,在充分颈部切口的前提下,遵循先易后难的方法,先游离下极易暴露端,结扎甲状腺下动脉,分离下极及气管表面后,有将腺体向上提拉的空间后,再处理难度较大的腺体上极。此时不光要注意保护喉返神经,还要注意分离巨大腺体上极时保护喉上神经。其次,很大一部分甲状腺术后复发的患者,体表甚至看不到增大的腺体,巨大腺体下极深至胸骨后或锁骨后,在颈部充分伸展的条件下,原则上先处理甲状腺上极,之后可采用手指拖出或缝扎下极悬吊的方法进行离断下极的操作。操作动作须轻柔,否则如出现出血及气胸处理起来较为棘手。

2. 喉返神经及甲状旁腺的保护

巨大甲状腺肿瘤由于肿块的推移和挤压、气管的受压和变窄,很容易引起喉返神经的走行变异,术中极易出现喉返神经损伤,因此对于其保护的重要意义不言而喻。除了紧贴腺体操作的被膜解剖技术的熟练应用,术者对于气管食管沟、Berry 韧带等解剖标志的识别同样重要。寻找喉返神经的方法,每个术者不尽相同,根据不同情况,一般考虑从甲状腺下极、喉返神经入喉处或甲状腺侧后方进行辨认保护。此外术中神经监测的使用可降低喉返神经及喉上神经损伤的风险。

由于巨大甲状腺肿瘤良性肿物多见,在手术过程中紧贴甲状腺腺体分离、保持甲状腺背面部分的完整性,能减少误切甲状旁腺的发生。遵循"1+X"的原则,即对发现的每一枚甲状旁腺都应当作最后一枚甲状旁腺对待。在分离巨大甲状腺肿瘤时,甲状腺下极的甲状旁腺由于肿块的挤压而移位,而上极的甲状旁腺位置常常固定,因此,保护上极甲状旁腺的血供就显得更为重要。如在手术过程中,不慎误切或血运出现明显破坏,应及时进行甲状旁腺的自体移植。术中应用纳米炭,可以通过淋巴结染色、甲状旁腺负显影的方式有效地辨别甲状旁腺,使得术者更加清晰地分辨,减少对甲状旁腺的损伤,保护甲状旁腺的功能。

病例 7　巨大结节性甲状腺肿合并鳃裂瘘及强直性脊柱炎的诊治

蔡文松,郭静文,徐　波,冯键华

广州市第一人民医院(华南理工大学附属第二医院)

一、前言

当甲状腺疾病合并某些可能改变颈部解剖关系或影响颈部运动的疾病时,因患者可能无法后仰至甲状腺手术最佳体位,不仅术野暴露、手术操作会比常规情况困难,术前麻醉阶段也可能因体位不适合而存在巨大风险。本文报道一巨大结节性甲状腺肿合并鳃裂瘘及强直性脊柱炎(ankylosing spondylitis, AS)患者出现术前困难插管的病例,希望读者能从中吸取教训。

二、病例资料及诊治过程

患者,男性,37 岁,因"发现颈部肿物 9 个月,增大 1 月余"入院。患者于约 9 个月前咳嗽后发现左颈部一大小约 50 mm×40 mm 的肿物,当地彩超检查提示"甲状腺左叶肿物",当时无特殊不适,患者一直未予处理。近 1 个月来患者自觉肿物较前增大,并伴有压迫感。甲状腺彩超提示:甲状腺左侧叶内部回声不均匀,其内可见单个结节,边界清楚,结节大小约 60 mm×47 mm×24 mm,结节内回声不一,强弱不等,以液性为主的混合性回声;甲状腺右侧叶未见结节(图 1)。患者来门诊就诊,要求进行微创(消融)治疗,解决压迫症状。查体过程中发现,颈部右侧有小的陈旧性瘢痕,追问病史,患者从幼时开始间断有多次颈部破溃流脓情况,最近一次出现是 2 年前,经局部清创引流后愈合。患者既往有 AS 病史 20 余年,现颈椎强直。体查:颈椎强直,颈部右侧有陈旧性瘢痕,甲状腺左侧叶可扪及一约 60 mm×50 mm 的肿物,无压痛,肿物质软,表面光滑,活动度好,随吞咽上下活动。入院后,完善检查:血常规、肝肾功能、凝血功能、血电解质、甲状腺功能、甲状腺自身抗体均在正常范围。颈部 CT 提示:甲状腺左叶体积增大,见类圆形病灶,轴位较大层面约 53 mm×36 mm,呈环形强化,边缘光滑,与正常甲状腺分界清楚,甲状腺包膜完整,气管受压向右侧偏曲,未见明显狭窄。右侧颌下腺内侧见管状低密影,轴位呈环形强化改变。颈椎、胸椎呈"竹节样"改变。椎、胸椎骨质改变,符合 AS(图 2)。入院诊断:①甲状腺左叶结节(结节性甲状腺肿可能);②鳃裂瘘;③AS。

考虑患者甲状腺结节及鳃裂瘘均有手术指征,且均为颈部切口,拟两种疾病同期全身麻醉下治疗,未采用甲状腺结节消融治疗方案。手术当日,患者因颈椎强直,无法后仰,张口受限,麻醉诱导后插管困难。更换最细气管插管仍无法顺利经口插管,患者血氧饱和度下降至 90% 左右,间歇面罩给氧,改纤维支气管镜引导下经鼻插管仍不成功,边面罩给氧,维持患者血氧饱和度不继续下降,边尝试经鼻气管插管。外科医生做好紧急气管切开准备,麻醉医生数次尝试后最终经鼻插管成功。术中沿着瘘管伸入导丝(图 3),一直到瘘管内口,喉镜观察内口在扁桃体附近,确定为第二鳃裂瘘,实施甲状腺左侧腺叶切除+右第二鳃裂瘘切除术。手术完成后患者麻醉复苏平稳,顺利拔除气管插管。术后病理:(左侧甲状腺)结节性甲状腺肿伴囊性变;(鳃裂瘘管)镜下见管腔局灶内衬纤毛柱状上皮细胞,其旁可见少许涎腺组织,结合临床,符合鳃裂瘘管。术后诊断:①左侧结节性甲状腺肿;

②右侧第二鳃裂瘘;③AS。

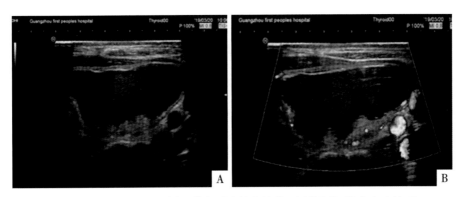

A:甲状腺左侧叶内部回声不均匀,其内可见单个结节,边界清楚,结节大小约 60 mm×
47 mm×24 mm,结节内回声不一,强弱不等,以液性为主的混合性回声;B:甲状腺左侧
叶内结节未见明显血流

图 1　甲状腺彩超检查结果

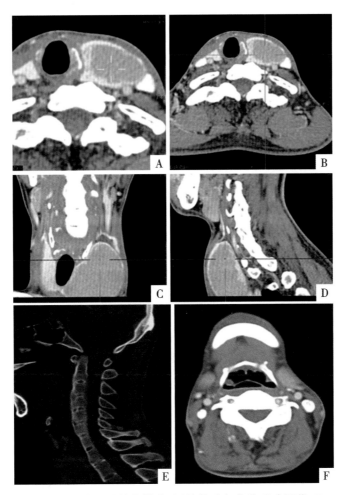

A~D:甲状腺左叶结节轴位、冠状位及矢状位重建图像;E:
AS,颈椎椎体呈竹节样改变;F:右侧颌下腺内侧见管状低密
影,轴位呈环形强化改变

图 2　颈部 CT 检查结果

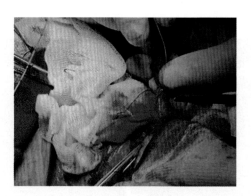

图 3　鳃裂瘘管

三、讨论

AS 是一种主要表现为背痛和进行性脊柱强直的慢性炎症性疾病;也可累及髋关节、肩关节、周围关节起止点及指/趾。AS 通常发生于年轻成人,发病高峰年龄为 20～30 岁。患者可表现为严重疼痛和脊柱僵硬,部分患者最终可发展为完全性脊柱融合伴脊柱过度后凸[1]。AS 合并甲状腺疾病时,因患者无法后仰至甲状腺手术最佳体位,不仅术野暴露、手术操作会比常规情况困难,术前麻醉阶段也存在巨大风险。如果首诊的外科医生没有注意到手术情况以外的风险,则可能会在手术前的麻醉过程中面对插管困难的"遭遇战",而不得不紧急行气管切开。本例术前麻醉诱导过程中即出现插管困难,好在现场主持麻醉的高年资医生富有经验,患者诱导过程中没有使用肌肉松弛剂,能够以面罩给氧维持血氧饱和度,有机会反复尝试,最终在纤支镜引导下经鼻插管成功,避免了还未手术就要进行紧急气管切开抢救的尴尬。

因而,本病例给我们带来警示。首诊医生在发现患者合并存在不常见疾病时,应当做到如下:①有意识的主动向整个治疗团队(包括麻醉医生)预警;②术前应当组织包含麻醉专业在内的多学科会诊,制定相应的手术、麻醉方案,对可能出现的气道意外情况,应当制定出切实可行的应急预案;③术前手术医生应当与麻醉医生一道向患方充分交代可能存在的麻醉插管风险、充分告知应对方案;④麻醉诱导过程手术组医生应当全程在场,随时做好气管切开的准备。

在麻醉医生方面,应当注意:①术前应当仔细评估插管困难的情况,参与多学科讨论的麻醉医生与手术时主持麻醉的医生最好是同一个人;②对于此类预计困难插管的患者,清醒或镇静安定、保留自主呼吸的状态下进行气管插管是最安全的选择;③术前可给予抗胆碱类药物,减少黏膜液体分泌;④充分做好表面麻醉、高流量气道雾化等;⑤给予静脉药前,可让患者在高流量下充分吸氧,可以尝试插管时置入鼻导管持续高流量(10～15 L/min)给氧,延长患者耐受缺氧时间;⑥做好表面麻醉及镇静镇痛后,可在光棒或者纤支镜的引导下进行清醒气管插管;⑦如患者无法配合清醒插管或插管失败后,可先置入插管型喉罩、口咽通气道、I-gel 无囊喉罩,改善通气和氧合,再尝试插管;⑧经过上述努力,仍然无法成功插管,应在喉罩或口咽通气道改善通气的基础上,设法让患者尽快恢复自主呼吸甚至清醒,而不宜再反复插管,即使未能插管成功,也要尽量保证患者的生命安全;⑨如果患者无法成功插管,面罩给氧又无法维持有效供氧,或患者口腔、呼吸道有出血、分泌物等造成梗阻,则必须立即行环甲膜穿刺或紧急气管切开以保证通气;⑩如果患者成功插管并完成手术,在术后复苏过程中,应注意会有喉水肿、颈椎不稳定、呼吸肌疲劳、心力衰竭、误吸或颅内高压等情况[2-3]。

四、结论

对于合并颈部特殊解剖或活动受限的甲状腺疾病,在术前一定要充分考虑到插管困难的可能性,手术医生应与麻醉医生一起评估风险制定合理手术及麻醉方案。

五、诊治体会

本例巨大结节性甲状腺肿合并第二鳃裂瘘及 AS 的患者,术前麻醉风险的评估与应对方案的制定不够充分,导致术前麻醉插管时发生插管困难的"遭遇战"。好在麻醉医生基本功过硬、临场处理得当,最终成功插管,化解了风险。本例给我们敲响警钟,对于合并颈部活动受限、张口受限等情况的甲状腺疾病患者,术前手术医生一定要与麻醉医生一起评估麻醉风险并一同制定应对方案。

参考文献

[1]中华医学会风湿病学分会.强直性脊柱炎诊疗指南[J].中华风湿病学杂志,2003,7(10):641-644.

[2]张文霞,许建中,孙瑞广.强直性脊柱炎患者经鼻气管内插管48例体会[J].郑州大学学报(医学版),2004,39(2):350-351.

[3]赵梅珍,梁亚霞,黄俊霞,等.严重强直性脊柱炎麻醉方式的选择[J].中国实用医刊,2016,43(20):102-103.

● **专家点评** ●

郑州大学第一附属医院　殷德涛

本文报道了一例巨大结节性甲状腺肿合并鳃裂瘘及强直性脊柱炎的诊治过程,并就相关诊治经验进行了讨论。笔者认为,本病例的整体诊治过程非常得当,而且有关方面的总结和分析非常深入和全面,对从事相关临床工作的人员有很大的借鉴作用。现就相关问题做如下几点评论。

1.诊断。本例的诊断方面,笔者认为,最难能可贵的是,能结合病史和相关检查,综合给出了本病正确的全面诊断。如上文中所述,"近1个月来患者自觉肿物较前增大,并伴有压迫感"和"患者既往有强直性脊柱炎病史20余年,现颈椎强直"。这两条重要的病史以及后续的检查,均提示了当巨大甲状腺肿合并某些可能改变颈部解剖关系或影响颈部运动的疾病时,因患者可能无法后仰至甲状腺手术最佳体位,不仅术野暴露、手术操作会比常规情况困难,术前麻醉阶段也可能因体位不适合而存在巨大风险。这些也是本例患者在整个诊疗过程中应重点注意和讨论的问题。另外一条重要病史:"追问病史,患者从幼时开始间断有多次颈部破溃流脓情况,最近一次出现是2年前,经局部清创引流后愈合",结合后续检查,从而明确了颈部同时存在鳃裂瘘。最终得出了"入院诊断:①甲状腺左叶结节(结节性甲状腺肿可能);②鳃裂瘘;③强直性脊柱炎"。而如此全面准确的入院诊断,得益于比较仔细的病史询问和详细的体格检查,值得大家学习。

2.治疗。首先是治疗方案的制定,"患者来门诊就诊,要求进行微创(消融)治疗,解决压迫症状"。然而,"考虑患者甲状腺结节及鳃裂瘘均有手术指征,且均为颈部切口,拟两种疾病同期全身麻醉下治疗,未采用甲状腺结节消融治疗方案"。此方案的选择是合理的,也再次印证了前期正确的全面诊断的重要性。然而,本例中,由于"术前麻醉风险的评估与应对方案的制定不够充分,导致术前麻醉插管时发生插管困难的遭遇战"。随后,"好在现场主持麻醉的高年资医生富有经验,患者诱导过程中没有使用肌肉松弛剂,能够以面罩给氧维持血氧饱和度,有机会反复尝试,最终在纤支镜引导下经鼻插管成功,避免了还未手术就要进行紧急气管切开抢救的尴尬"。手术过程顺利,安全结束。最后的病理结果也最终与入院诊断一致。

3. 讨论。笔者认为,本文的讨论部分非常深入,很有见解。不仅较全面地总结了本病例诊治过程中的经验,更难能可贵的是,深入剖析了存在的教训。AS 合并甲状腺疾病时,因患者无法后仰至甲状腺手术最佳体位,不仅术野暴露、手术操作会比常规情况困难,术前麻醉阶段也存在巨大风险。如果首诊的外科医生没有注意到手术情况以外的风险,则可能会在手术前的麻醉过程中,面对插管困难的"遭遇战",而不得不紧急行气管切开。而且,还较全面地提出了相对应的、具体要求的改进措施,包括了首诊医师和麻醉医师两个方面。对于临床工作中应对此类问题有相当大的借鉴意义。

4. 本病例中的"鳃裂瘘"。由于该内容是非重点讨论部分,故本文中交待较少。鳃裂瘘管为鳃囊与鳃沟相通或鳃沟不消失而生成,鳃裂瘘管的外瘘口及全程位于颈部,故又称颈侧瘘管。根据鳃裂瘘管的胚胎发育来源不同,可分为以下 4 种类型。①第一鳃裂瘘管:临床上较少见。其外瘘口多位于下颌角的后下方,靠近胸锁乳突肌上端的前缘,舌骨以上平面的颈侧皮肤上;内瘘口位于外耳道的软骨部或耳廓的前方或后方,鼓室及咽鼓管。瘘管在咽鼓管的下面,腭帆张肌的后面,颈动脉或茎突咽肌的前面走行,有的靠近面神经干走行。第一鳃裂瘘管伴有耳内流脓,易误诊为化脓性中耳炎,因此应注意两者的鉴别。②第二鳃裂瘘管:临床上较常见。外瘘口多位于胸锁乳突肌前缘的中、下 1/3 交界处,瘘管自外瘘口穿通颈阔肌,沿颈动脉鞘上行,穿过颈内、颈外动脉之间,经舌咽神经、茎突咽肌和舌下神经的浅面,到达扁桃体窝上部,内瘘口位于此处。本病例就属于此类型。③第三鳃裂瘘管:较少见。外瘘口位于胸锁乳突肌前缘的下部,与第二鳃裂瘘管的外瘘口位置相似,瘘管穿过颈阔肌的深部,穿过颈内动脉的后面,沿迷走神经的浅面上行,跨过舌下神经,止于梨状窝的内瘘口。这是与反复发作的甲状腺炎密切相关的一种类型(下文将进行重点阐述)。④第四鳃裂瘘管:少见。外瘘口与第二鳃裂瘘管相似,瘘管穿过颈阔肌深部,沿颈动脉鞘下降到胸部,再自锁骨下动脉或主动脉弓下方上升到颈部,止于食管上端的内瘘口。

梨状窝瘘是一种少见的颈部鳃源性疾病,主要表现为反复发作的颈部感染或化脓性甲状腺炎,临床极易误诊。笔者曾发表两篇相关论文([1]殷德涛,王琳,卢秀波,等.梨状窝瘘两例[J].河南医科大学学报,2001,36(3):353-354;[2]殷德涛,董明敏,朱丽雅.梨状窝瘘的诊断与治疗[J].中国民康医学杂志,2003,15(3):164-166)。为了提高大家对本病的认识,现就相关问题予以讨论。

1)梨状窝瘘的胚胎发生学及局部解剖学

梨状窝瘘为胚胎发育过程中鳃裂组织未完全退化残留而形成,约 90.3% 发生于左侧,可能与哺乳动物胚胎发育过程中原始大动脉的消失或鳃裂组织右侧消失较早有关。大多数学者认为梨状窝瘘起源于第三鳃囊。理由:①瘘管壁内有甲状腺及胸腺组织;②瘘管在喉上神经外支和喉返神经之间走行;③好发于左侧。并通过免疫组化方法研究 4 例梨状窝瘘患者甲状腺组织中的 C 细胞分布,认为梨状窝瘘要么为鳃囊前体的残留或胎儿时 C 细胞迁移的紊乱,要么为两者共同作用的结果。瘘管外口可在沿胸锁乳突肌前缘的任一部位。瘘管可经甲状腺外侧、内侧或贯穿甲状腺组织,到达甲状腺上极,再通过其后方到达舌咽神经和颈动脉内侧,越过舌下神经和喉上神经,然后穿过甲状舌骨膜进入梨状窝。也有一些病例仅有一个内口,而没有外口。

2)梨状窝瘘的临床表现

本病多发生于儿童,男女比例均等。常急性起病,多因口咽及上呼吸道感染而诱发,表现为发热、咽痛、吞咽困难,绝大多数局部皮温升高,红肿疼痛,出现红斑,压痛明显,偶有声带麻痹和区域性交感神经受损表现。炎症进展后局部形成脓肿,自行破溃或切开引流后症状缓解,但易复发。初发时炎症范围较广,再发时较局限。感染也可形成咽后脓肿甚至可扩展至纵隔,引起纵隔脓肿和脓胸。

3）梨状窝瘘的诊断

由于甲状腺有完整包膜,丰富的血供、淋巴回流,局部有高浓度的碘离子,不利于细菌的侵入与生长,一般不易发生化脓性感染。因此,当出现反复发作的急性化脓性甲状腺炎,特别是发生在左侧时,应考虑本病。超声或 CT 检查可显示甲状腺肿大并显现出局部或较大范围的不均质或低密度区。放射性核素扫描可见患侧甲状腺上极呈现放射性稀疏。食管吞钡造影最有诊断价值。急性期因局部水肿,常不易发现瘘管,应在炎症消退 6~8 周后做该检查。如发现梨状窝底部有长 2~3 cm 纤细管道经外侧向前下方延伸,即可确诊。

4）梨状窝瘘的治疗

急性期应给予抗感染治疗。采用包括抑制厌氧菌在内的广谱抗生素或根据细菌培养结果选用敏感抗生素。若脓肿形成,应及时切开引流。感染消退后,需行完整的瘘管切除,才能避免复发。术中需谨慎操作,避免损伤喉返神经和喉上神经外支。应在切断甲状腺上动、静脉后,于甲状软骨下角附近、喉返神经入喉处上方区域寻找瘘管。因该处炎症一般较轻,易于发现瘘管存在。也可应用术中内镜找到瘘口后注入亚甲蓝,或插入导丝做术中引导。正确选择适当的支撑技术对于完整切除瘘管是十分重要的。找到瘘管后,在其根部高位结扎切断,然后将其远端部分游离切除。如瘘管贯穿甲状腺实质,则需切除部分甲状腺组织。若钡餐检查未发现瘘管或瘘管非常纤细,且发作次数少的病例,可暂不手术,随访观察,其瘘管可能会在炎症反应后自然愈合。

病例 8　甲状腺腺瘤致甲状旁腺^{99m}Tc-MIBI SPECT/CT 显像假阳性一例

陈雪东,陈　光,王培松

吉林大学第一医院

(本文已发表于《中华内分泌外科杂志》2018 年第 12 卷第 2 期,收录时有改动)

一、前言

双时相^{99m}锝-甲氧基异丁基甲腈(^{99m}Tc-MIBI SPECT/CT)融合显像是定位甲状旁腺病变的影像学方法,在原发性甲状旁腺功能亢进症(primary hyperparathyroidism,PHPT)的定位诊断中具有较高的临床价值[1],但对于鉴别甲状旁腺病变的良恶性没有特异性。结合 SPECT/CT 的融合显像可明显提高定位的准确性。某些情况可能干扰甲状旁腺显像,导致假阴性(甲状旁腺病变过小、甲状旁腺增生、非典型甲状旁腺腺瘤、伴有液化坏死的甲状旁腺癌、异位甲状旁腺腺瘤)或假阳性(甲状腺疾病如甲状腺癌和结节性甲状腺肿、淋巴结、转移癌等)。我科曾治疗 1 例甲状腺腺瘤致甲状旁腺^{99m}Tc-MIBI SPECT/CT 显像假阳性病例,现报道如下。

二、病例资料及诊治过程

患者,男性,47 岁,因"自觉右侧颈前部不适 10 d"入院。1 周前行颈部超声检查发现右侧颈部肿物,住院拟行手术治疗。实验室检查:多次检查血钙 2.13 ~ 2.24 mmol/L(正常值 2.10 ~ 2.60 mmol/L),无机磷 0.90 ~ 1.20 mmol/L(正常值 0.80 ~ 1.60 mmol/L),碱性磷酸酶 80.60 U/L(正常值 45.00 ~ 125.00 U/L),甲状旁腺激素(parathyroid hormone,PTH)45.80 pg/mL(正常值 12.00 ~ 88.00 pg/mL),促甲状腺激素(thyroid stimulating hormone,TSH)6.50 mIU/mL(正常值 0.27 ~ 4.20 mIU/mL),FT_3 7.34 pmol/L(正常值 3.10 ~ 6.80 pmol/L),FT_4 20.88 pmol/L(正常值 12.00 ~ 22.00 pmol/L)。颈部超声:右颈前(甲状腺右叶下部背侧部位)见结节回声,约 29.0 mm×14.8 mm,边界清,呈实质性近等回声,形状规则,内部回声欠均。彩色多普勒血流显像(color Doppler flow imaging,CDFI):结节内及边缘见条带状血流信号,并可探及动脉血流频谱。超声提示:右颈前结节,待除外甲状旁腺来源(图 1)。^{99m}Tc-MIBI SPECT/CT 甲状旁腺显像:甲状腺右叶下部背侧气管右旁可见异常放射性增高区,不除外功能亢进之甲状旁腺组织(图 2)。初步诊断:右侧颈部肿物性质待查,甲状旁腺肿物不除外。遂行全身麻醉下行颈部探查术。术中游离颈前皮瓣后,于颈前静脉采血,检测 PTH 作为基础值,结果回报为 52.60 pg/mL。继续游离,于甲状腺右叶下部背侧位置见一结节,大小约 3.0 cm×2.0 cm×2.0 cm,呈类圆形,质韧,包膜完整,与周围组织分界清晰。切开肿物后,切面褐色,实性,质软。切除肿物后 20 min,于颈前静脉再次采血,检测 PTH,结果回报为 36.20 pg/mL。甲状腺左叶、峡部及左侧气管旁均未见明显异常肿物,遂行右侧颈部肿物切除术。术后常规病理回报:甲状腺滤泡性腺瘤(图 3)。术后第 2 天,复查血钙 2.02 mmol/L,无机磷 0.70 mmol/L,PTH 36.40 pg/mL。患者术后无声音嘶哑及饮水呛咳,无手足麻木。术后 5 d 出院。出院后随访至今无复发。

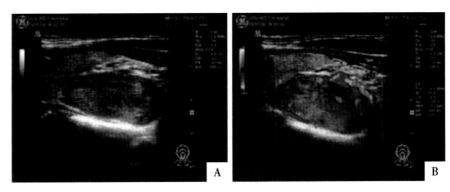

A:右颈前(甲状腺右叶下部背侧部位)见结节回声,约29.0 mm×14.8 mm,边界清,呈实质性近等回声,形状规则,内部回声欠均;B:右颈前(甲状腺右叶下部背侧部位)结节,CDFI 显示结节内及边缘见条带状血流信号,并可探及动脉血流频谱

图1　颈部超声检查结果

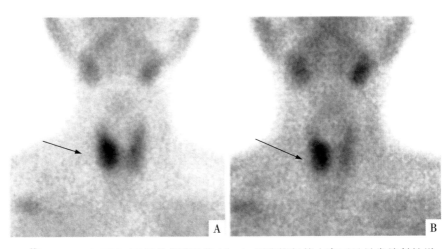

A:99mTc-MIBI SPECT/CT 甲状旁腺显像 15 min 后背侧气管右旁可见异常放射性增高区;B:2 h 后甲状腺右叶下部背侧气管右旁放射性增高区依旧存在

图2　99mTc-MIBI SPECT/CT 显像

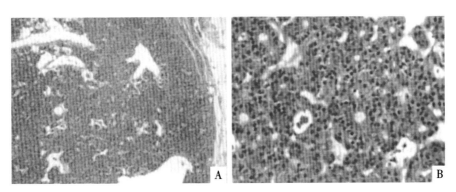

病灶组织包膜完整,镜下形态符合甲状腺滤泡性腺瘤。A:HE,×200;B:HE,×400

图3　甲状腺滤泡性腺瘤病理图片

三、讨论

高分辨率颈部超声和 ^{99m}Tc-MIBI SPECT/CT 显像是甲状旁腺肿瘤术前定位最常用的影像学检查方式,但二者均有自身的优点和局限性。高分辨率颈部超声检查通常是首选的影像学检查方式,该检查简单易行,无辐射,经济实惠,可重复检查,准确率高,同时可提供肿物内部回声、边界、形状、包膜、血流、液化及钙化等重要信息;但也有局限性,对纵隔、气管食管沟附近和咽后等异位甲状旁腺的定位及再次手术的创面诊断有困难,并且对操作者的经验依赖度高。^{99m}Tc-MIBI SPECT/CT 是功能显像与解剖学形态显像的有机融合[1],能够同时提供肿物的功能信息、肿物位置及其与周围组织的解剖学关系,对于寻找异位甲状旁腺肿物具有明显的优势。同时该检查具有主观性影响小,不受检查者经验限制等优点。但由于该检查具有辐射暴露、费用较高、容易出现假阳性及假阴性结果等,也限制了其在临床的应用。

甲状旁腺细胞对 ^{99m}Tc-MIBI 有很强的摄取性,然而,甲状腺细胞也具有对 ^{99m}Tc-MIBI 的高摄取性[2],甲状腺腺瘤细胞的代谢率增加或增生的细胞血流量及线粒体数目增多使其对 ^{99m}Tc-MIBI 的摄取增强[3]。甲状腺腺瘤来源于甲状腺滤泡上皮细胞,其病理特征:包膜外有较丰富的微小血管,包膜外甲状腺组织受压,萎缩退化,周围有少量的淋巴细胞及浆细胞浸润,间质少,部分间质水肿、黏液性变等[4]。核素显像定量参数分析结果显示:甲状腺腺瘤的平均渡越时间、最大峰值强度均大于结节性甲状腺肿[5]。由此可见甲状腺腺瘤细胞的病理学特点决定了其对 ^{99m}Tc-MIBI 的高摄取性。此外,影响放射性核素显像的因素很多:例如腺瘤的重量及嗜酸粒细胞计数都会影响阳性率。文献[6]报道腺瘤>600 mg,嗜酸性粒细胞计数>20%,则阳性率提高 4～10 倍;血液中的维生素 D_3 浓度对诊断灵敏度也有一定的影响;服用某些降钙素类药物可降低诊断灵敏度。

甲状旁腺病变术前定位检查首选超声,因其具有无创、无辐射和成本低等优势,但检查结果受检查者的经验影响较大。另外,超声检查为形态学显像,对于甲状腺腺体后方的病变,不能区分病变来源于甲状腺或甲状旁腺[7]。该例患者术前超声提示肿物不除外甲状旁腺来源,虽然术前血生化检查提示血钙、血磷和 PTH 正常,但无功能性甲状旁腺腺瘤也不能完全排除[8]。术前 ^{99m}Tc-MIBI 显像又提示甲状旁腺病变可能,所以更支持了甲状旁腺腺瘤的诊断,但是术后石蜡病理最终诊断为甲状腺腺瘤。通过该病例的诊治,我们有以下认识:虽然无功能甲状旁腺腺瘤见于文献[8]报道,但临床罕见,所以影像学检查一定要结合血生化检查综合考虑。如果影像学提示颈部占位可疑甲状旁腺病变,但血生化检查不支持,则甲状旁腺病变概率很小;反之,影像学提示颈部占位甲状旁腺病变可能性小,但血生化检查支持,排除其他部位异位病变后,仍需考虑甲状旁腺病变可能。

四、结论

由于甲状腺腺瘤细胞呈高代谢状态等病理学特点,使其对 ^{99m}Tc-MIBI 高摄取,从而出现 SPECT/CT 假阳性。因此,临床上对颈部肿块的 ^{99m}Tc-MIBI SPECT/CT 显像结果提示甲状旁腺腺瘤的病例,一定要结合血生化指标综合考虑,如果血生化指标未提示甲状旁腺功能亢进,可进一步行超声引导下细针穿刺洗脱液 PTH 检测,协助术前明确诊断。

五、诊治体会

仅凭影像学检查不能确诊 PHPT,只有血生化检查提示 PHPT 并决定实施手术治疗时,才需进行影像学定位检查,不准备手术的患者无需行影像学检查。而对于血生化检查提示 PHPT 的病例,即使影像学检查结果为阴性,仍可以实施甲状旁腺探查手术。该患者术前生化检查已经排除 PHPT 诊断,虽然颈部超声提示甲状腺背侧肿物,不除外甲状旁腺来源,^{99m}Tc-MIBI 显像阳性,但不能除外假阳性可能。

甲状旁腺 ^{99m}Tc-MIBI 显像的原理:甲状旁腺细胞能够主动摄取 ^{99m}Tc-MIBI,^{99m}Tc-MIBI 积聚在线粒体内,反映细胞的代谢活性。因此,甲状旁腺增生或腺瘤对 ^{99m}Tc-MIBI 的摄取量与血流量、腺体大小和线粒体活性等因素有关。功能亢进的甲状旁腺肿瘤组织对 ^{99m}Tc-MIBI 的摄取明显高于正常甲状腺组织,洗脱速度明显慢于周围的甲状腺组织。因而,采用延迟显像并与早期影像进行比较能够诊断功能亢进的甲状旁腺病灶。但其并非对甲状旁腺特异,可以出现假阳性及假阴性结果。假阳性常见于结节性甲状腺肿、胸骨后甲状腺肿、甲状腺腺瘤、甲状腺癌、甲状腺癌淋巴结转移癌、转移性肺癌、胸腺瘤、精原细胞瘤、淋巴瘤、畸胎瘤、肿大淋巴结等。假阴性常见于甲状旁腺腺瘤发生囊性变、甲状旁腺瘤异位于甲状腺内、甲状旁腺增生、多发甲状旁腺腺瘤、腺瘤体积偏小、轻度 PHPT、无功能甲状旁腺腺瘤和甲状旁腺癌液化及坏死等。

参考文献

[1]盛矢薇,朱瑞森,樊友本,等.^{99m}Tc-MIBI SPECT/CT 对原发性甲状旁腺功能亢进症的诊断价值[J].上海交通大学学报(医学版),2011,31(10):1423-1427.

[2]袁磊磊,徐海青,阚英,等.核医学显像在甲状旁腺功能亢进症诊治中的应用价值[J].临床和实验医学杂志,2015,11(22):1923-1927.

[3]陈少明,林军,汤冰,等.甲状旁腺癌致甲状旁腺功能亢进^{99m}Tc-MIBI 显像假阴性1例[J].中华临床医学影像杂志,2008,19(1):74-75.

[4]陈国.结节性甲状腺肿与甲状腺腺瘤的超声诊断对比分析[J].海南医学院学报,2009,15(9):1141-1143.

[5]张红丽,姜珏,周琦,等.CD31,CD34 在结节性甲状腺肿和甲状腺腺瘤的表达及其与超声造影的相关性[J].中华临床医学影像杂志,2015,26(4):244-245.

[6]朱瑞森.甲状旁腺功能亢进症的核医学诊断价值[J].中华临床医师杂志(电子版),2010,4(9):1480-1484.

[7]CETANI F,FRUSTACI G,TORREGROSSA L,et al. A nonfunctioning parathyroid carcinoma misdiagnosed as a follicular thyroid nodule[J]. World J Surg Oncol,2015,13:270.

[8]梁艳辉,白珩,朱甍.无功能性不典型甲状旁腺瘤一例(附相关文献复习)[J].罕少疾病杂志,2015,22(2):45-46.

● 专家点评 ●

上海市第六人民医院 陈立波

^{99m}Tc-MIBI 是非特异性显像剂,双时相 ^{99m}Tc-MIBI 甲状旁腺显像主要是用于定位诊断,出现阳性结果时应多方面考虑,而不是直接定性为 PHPT,更不能直接定性为甲状旁腺腺瘤。本文作者分享了一例甲状腺腺瘤患者的误诊误治的详细过程,其中的教训和体会很深刻,十分值得同道们借鉴。点评如下。

PTH 等生化指标的异常是(甲状旁腺腺瘤所致)原发性甲状旁腺功能亢进诊断标准中不可缺少的条件,否则诊断难以成立,后续相关影像学检查和手术亦将缺乏客观指征。本例患者术前血清

PTH、钙、磷完全正常,无法构成原发性甲状旁腺功能亢进的诊断。

甲状旁腺腺瘤的典型超声图像特征:①多位于下位甲状腺旁腺,实质为均匀低回声,较大的瘤体内可伴出血、坏死、囊性变而出现部分无回声;②高频超声尤其是 12 MHz,可见甲状旁腺瘤与甲状腺之间见一强回声带,可以与甲状腺肿瘤鉴别,这也是甲状旁腺腺瘤的特征性表现之一;③彩色多普勒显示肿瘤内有较丰富的血流信号。不难看出,此例患者超声影像特点(与甲状腺等回声、与甲状腺无包膜分隔,"抱球式"血流分布)并不支持甲状旁腺瘤的诊断,而应支持甲状腺瘤之诊断,值得反思。

不少临床医生对 SPECT/CT 成像的定义理解不当,对其典型图像缺乏认知。事实上,此例图像为使用 SPECT/CT 设备做了平面显像。而断层融合图像提供解剖学参照信息,仅凭平面图像做出"甲状腺右叶下部背侧放射性增高区"的图像解释是不可行的,也是不合适的。该平面图像的恰当描述是右叶甲状腺腺体较对侧呈现弥漫性显影增浓。倘若是右叶单发结节本身的假阳性摄取(对于甲状旁腺显像而言),图像应表现为右侧甲状腺叶局灶性摄取增高。因此,本 SPECT/CT 平面影像并不支持甲状旁腺瘤的影像诊断。

值得一提的是,^{99m}Tc-MIBI SPECT/CT 除了明确定位,从 CT 的横断位、矢状位、冠状位不同位置,可以判定病变来源于甲状腺或非甲状腺;其次 CT 的表现对病变的诊断提供额外的信息,有助于术前鉴别诊断,减少误诊(甲状旁腺腺瘤多发生在下位甲状旁腺,50%以上的病变位于甲状腺内缘和食管夹角处,其余的位于甲状腺侧叶和气管之间、甲状腺外侧、颈根部、食管旁或纵隔内)。CT 表现为边界清楚,低密度影,与正常高密度的甲状腺分界清,病变较大时可以推压临近的正常甲状腺组织,但界限清楚;甲状旁腺腺瘤血流丰富,增强时表现为中度明显强化,但没有强化边。甲状旁腺增生病变小时 CT 诊断困难,较大时与甲状旁腺腺瘤类似;甲状旁腺腺瘤多为单发,而甲状旁腺增生则多发。甲状旁腺癌 CT 表现为肿瘤边界不清,内部密度均匀,坏死、钙化多见,25%的肿瘤伴发钙化;肿瘤侵犯临近结构,与周围组织器官分界不清。甲状腺腺瘤分为滤泡状腺瘤、乳头状腺瘤和不典型腺瘤,以滤泡状腺瘤为多见;多见于 40 岁以下(20~40 岁为多见);女性多于男性,男女比例为1:5 左右;沿海地区的发病率要高于内地。甲状腺腺瘤位于甲状腺内,呈圆形或类圆形,边界清楚,实性甲状腺腺瘤 CT 表现为密度均匀的软组织性低密度肿块;混合性甲状腺腺瘤 CT 表现为类圆形软组织性低密度肿块内见不规则液体更低密度区;囊性甲状腺腺瘤 CT 表现为圆形、椭圆形囊状均匀液性低密度影;实性甲状腺腺瘤为多见。CT 增强时表现为瘤组织周边显示完整的强化环囊变区不强化,实性部分可见岛状强化。结节性甲状腺肿以女性患者多见,年龄偏大。病变结节由增生的甲状腺滤泡上皮及不同数量的胶质构成,可伴有出血,其 CT 表现为甲状腺肿大,其内散在性的大小结节,其边缘清楚或模糊,不均匀性强化。甲状腺癌 CT 呈形态不规则,边界不清的不均匀,密度略低于正常甲状腺组织,其内见散在钙化影及坏死区,向临近结构侵犯,颈部可见转移性淋巴结。甲状腺癌淋巴结转移癌好发在颈静脉周围链、气管食管沟及纵隔内;CT 下转移性淋巴结内见颗粒状钙化点。此外,引起双时相 ^{99m}Tc-MIBI 假阳性的转移性肺癌、胸腺瘤、精原细胞瘤、淋巴瘤、畸胎瘤等病变则少见,多见于个案报道。

鉴于甲状旁腺腺瘤和腺癌的病理鉴别诊断存在客观困难,主观上的简单化处理容易留下隐患。除非有明确的浸润特征,后者常常是依靠临床进展(如转移瘤的出现)而做出的回顾性诊断,病理结果报告及其临床解释宜慎重。

总之,就本例而言,包括超声科、核医学科和外科等学科从业者应从本例患者的处理上汲取经验和教训,努力培养实事求是的科学精神和扎实深厚的临床功底。

病例9 甲状腺良性病变颈侧区淋巴结发现甲状腺组织导致诊断困难一例

许 楠

深圳市人民医院

一、前言

甲状腺良性肿瘤颈侧区淋巴结内发现甲状腺组织是一种少见的临床现象,但究其原因尚无定论。属于良性还是恶性、是组织异位还是肿瘤转移和临床上应该如何处理等问题仍然没有明确结论。Gerard-Marchant 等[1]曾对这种现象提出过4种假说:①甲状腺组织从腺体中挤出;②甲状腺隐匿性微癌转移;③胚胎发育异常导致甲状腺异位组织与淋巴组织相关;④所谓的"良性转移性甲状腺病"。为方便讨论,现将笔者遇到的1例病例介绍如下,供大家参考借鉴。

二、病历资料及治疗经过

患者,女性,41岁,因"发现颈前肿物20年伴压迫感1个月"入院。既往体健,无烟酒嗜好,无肿瘤性疾病家族史。专科查体:颈前稍隆起,甲状腺左侧叶、峡部、右侧叶及胸骨上窝可触及数个肿物,最大约4.0 cm×3.5 cm,质地硬,边界不清,活动度欠佳,无压痛。双侧颈侧区未触及明显肿大淋巴结。实验室检查:甲状腺球蛋白升高223.6 ng/mL(正常值1.4~78 ng/mL),甲状腺功能正常[血清总甲状腺素(TT$_4$)74.4 nmol/L(正常值69.9~152.5 nmol/L)、促甲状腺激素(thyroid stimubating hormone,TSH)2.02 mU/L(0.49~4.91 mU/L)],甲状腺过氧化物酶抗体(TPOAb)、甲状腺球蛋白抗体(TGAb)均正常。胸部X线检查无异常。超声检查:"甲状腺切面形态失常,体积增大,右叶上下径81 mm,左右径28 mm,前后径22 mm;左叶上下径77 mm,左右径13 mm,前后径12 mm;峡部厚15 mm,甲状腺实质回声均匀,甲状腺右叶、左叶、峡部可见多个椭圆形结节,边界尚清晰,内部呈较均质的稍高回声。其中右叶最大结节为39 mm×17 mm,位于下极,似两个结节融合而成。左叶最大结节为47 mm×26 mm,位于下部,向胸骨后方延伸。峡部结节大小约32 mm×16 mm。双侧颈部Ⅲ区各可见一异常低回声,大小分别31 mm×12 mm(右侧)、30 mm×8 mm(左侧),纵横比大于2,形状呈卵圆形,内部为稍高回声(类似甲状腺内结节回声),分布均质,边界清楚,未见淋巴门。彩色多普勒血流显像(color Doppler flow imaging,CDFI):其周边可见少量血流信号。详见图1。诊断:甲状腺体积增大,双侧甲状腺多发性实质性病变,两侧颈部大血管旁Ⅲ区淋巴结肿大(回声异常)"。

手术方案为甲状腺全切,术中冰冻备双侧颈侧区淋巴结清扫术。术中所见:双侧及峡部甲状腺增大,腺体内可及多个肿物,占据腺叶全部,左侧叶最大肿物约4.5 cm×3.5 cm,右侧叶最大肿物约4.0 cm×3.0 cm,以上肿物质地硬,切面呈灰白色毛玻璃样,与周围组织无明显粘连。甲状腺腺体下方、气管前、双侧颈总动脉内侧及胸骨上窝范围内可及数枚淋巴结肿大,融合成团,最大结节约3.5 cm×3.0 cm,质地硬,切面呈灰白色毛玻璃状,与周围组织无明显粘连(图2)。

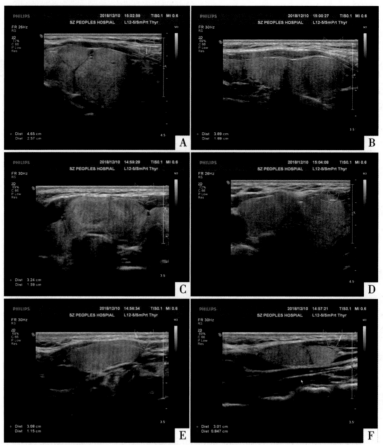

A：左侧叶肿物；B：右侧叶肿物；C：峡部肿物；D：胸骨上窝肿物；
E：右侧Ⅲ区淋巴结；F：左侧Ⅲ区淋巴结

图1　患者的彩超图像

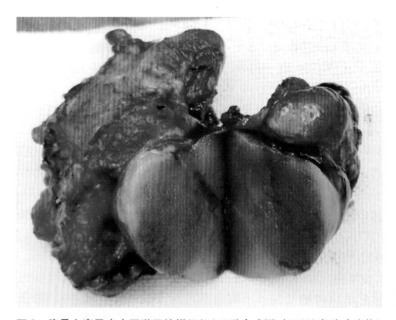

图2　胸骨上窝及中央区淋巴结样组织(已融合成团,切面呈磨砂玻璃状)

　　将左侧叶、峡部及右侧叶肿物、胸骨上窝肿物、中央区淋巴结送快速冰冻病理检查,结果回报"送检组织中见甲状腺组织,部分区域纤维间隔分隔,初步考虑滤泡性上皮性肿瘤,形态未见典型恶性特征,但单个部位均可见病变,尚需广泛取材排除滤泡性癌可能"。因冰冻病理的局限性未能为该例病变定性,但结合彩超提示"双侧颈部Ⅲ区淋巴结肿大,无淋巴门等"临床特征,不能排除恶性可能,遂决定行双侧颈部淋巴结择区清扫活检,并视快速冰冻病理结果再决定下一步手术方案。将双侧颈部Ⅲ、Ⅳ区淋巴结行择区性清扫,术中见多发肿大淋巴结,最大约3.0 cm×1.5 cm,质地中等偏硬,切面无正常淋巴结结构,呈淡红色毛玻璃状,与周围组织无粘连(图3)。冰冻病理结果回报"右侧Ⅳ区淋巴结可见甲状腺组织,细胞分化尚好。左侧Ⅲ区、左侧Ⅳ区、右侧Ⅲ区淋巴结未见肿瘤"。第二次冰冻病理亦未能协助明确诊断,但双侧颈侧区存在异常淋巴结,为避免石蜡病理回报滤泡性癌而行二次手术,决定行双侧颈部淋巴结清扫术(将右侧Ⅱ区、右侧Ⅴb区、左侧Ⅱ区颈部淋巴结予以彻底清扫)。术中曾与病理科医师反复沟通,手术方式与患者家属沟通协商后决定。术后患者恢复良好,无低钙及声音嘶哑。石蜡病理回报"经广泛取材,左侧叶、峡部及右侧叶肿物、胸骨上窝肿物、中央区淋巴结组织中见甲状腺组织呈多结节状,部分区域纤维间隔分隔,未见甲状腺乳头状癌核特征(图4A),但多个部位及多组淋巴结(右侧Ⅳ区、左侧Ⅱ区、右侧Ⅱ区)均可见甲状腺组织(图4B),从生物学行为考虑,滤泡性癌不能除外,建议观察随诊,必要时上级医院会诊;甲状腺BRAF V600E(−)"。出院诊断:双侧甲状腺滤泡上皮性肿瘤(滤泡性癌不除外)。

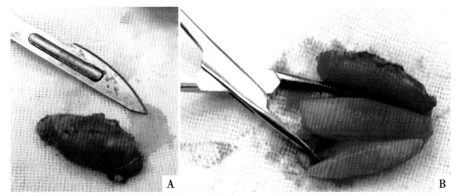

A:双侧颈部Ⅳ区淋巴结呈椭圆形,包膜明显,无明显粘连;B:切面呈磨砂玻璃状,无明显淋巴结结构

图3　双侧颈部Ⅳ区淋巴结大体标本

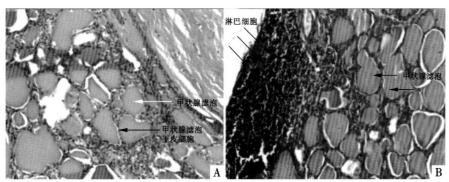

A:双侧及峡部甲状腺肿物石蜡切片;B:右侧颈部Ⅳ区淋巴结石蜡切片

图4　甲状腺及淋巴结的石蜡切片(HE,×100)

因无病理依据,术后未给予患者^{131}I治疗,但给予左旋甲状腺素钠片100 μg行TSH抑制治疗。术后6个月复查,患者TSH 0.02 mU/L,TG 1.3 ng/mL(正常值1.4～78 ng/mL),血钙及甲状旁腺素正常,彩超未见颈部肿大淋巴结。经多次建议,患者携病理切片至上海复旦大学附属肿瘤医院病理科会诊,朱雄增教授给予会诊意见:"双侧甲状腺结节性甲状腺肿,伴腺瘤样增生(腺瘤性甲状腺肿),部分淋巴结可见甲状腺组织。(注:此例较为特殊,甲状腺滤泡缺乏乳头状癌的核特征,也无乳头形成,故甲状腺乳头状癌诊断不成立,而甲状腺滤泡性癌几乎不发生淋巴结转移,淋巴结内甲状腺组织可用结节性甲状腺肿并多结节生长解释。诊断甲状腺滤泡性癌的依据不充分,建议术后密切随访)"。随后笔者将其左旋甲状腺素钠片调整至替代治疗剂量,术后15个月复查TSH 0.46 mU/L,TG 0.51 ng/mL,彩超提示甲状腺床无异常,未见颈侧区淋巴结肿大,长期随访进行中。

三、讨论

颈侧区淋巴结内发现甲状腺组织是一个古老的话题,1779年"lateral aberrant thyroid"(侧方异位甲状腺)的概念已被提出。1942年Frantz等[2]在1例(1/30)甲状腺癌患者中发现颈部淋巴结内存在"单纯的结构正常的甲状腺组织",他认为这种现象属于胚胎发育异常,可能起源于第四鳃裂。1964年,Gerard-Marchant[3]对647名患者的颈部淋巴结组织学检查进行回顾性分析后发现类似现象,他在4名患者的5个淋巴结中发现良性甲状腺滤泡。1965年,Nicastri等[4]在16名非甲状腺肿瘤患者的颈侧Ⅲ-Ⅳ区淋巴结中发现甲状腺滤泡,并建议保守治疗;他们将这类淋巴结内的良性结节性甲状腺滤泡称为"thyroid follicular inclusions"(甲状腺滤泡包涵体),"非肿瘤性甲状腺组织可以通过淋巴途径扩散"的观念在当时得到广泛认可。1969年,Meyer等[5]在5例(5/106)尸检的颈部淋巴结内发现此类甲状腺滤泡包涵体(4.7%);他从组织学形态上将淋巴结内甲状腺滤泡包涵体与相应正常甲状腺组织进行了对比,发现包涵体的细胞核不拥挤、均匀、无乳头状突起、砂粒体或纤维间质,细胞核外观、大小、在囊内或囊旁的位置等都与正常滤泡相似,这进一步佐证了包涵体是良性的观点,并将这些特征作为判断淋巴结内甲状腺组织良恶性的组织学标准。除了常规组织学检查,1964年Gerard-Marchant[3]首次应用免疫组化方法来帮助鉴别包涵体来源。1981年Gerard-Marchant等[1]对前文提到的4种假说进行了详细探讨,并得出结论,良性甲状腺滤泡可以出现在颈部淋巴结中,它们并不全是由甲状腺癌引起的,从组织遗传学的角度看,更倾向于用"发育不良性增生"或"良性转移"来解释这种现象。

那么良性组织为什么会出现"转移",Baker[6]在某些鱼类中发现,生理状态下的甲状腺滤泡迁移能力非常强,并随着年龄的增长正常的甲状腺滤泡可能会侵入许多器官,包括肾脏、脾脏、眼睛,甚至大脑。Jemec[7]用低碘饮食和甲状腺激素治疗小鼠,导致甲状腺腺瘤性增生和肺内"转移"。这些是由组织学正常的甲状腺滤泡组成,免疫荧光技术显示这些滤泡含有甲状腺球蛋白。Jemec的结论是这些结节是甲状腺增生组织的栓塞,而不是肿瘤。Baker还提到了一篇关于结节性甲状腺肿腹腔"转移"的报道,文中认为"甲状腺组织可能沿腹膜表面蔓延",并指出了动物与人体病理学的相似之处。在国内[8-9],同样有一些颅底、心包内迷离性或异位甲状腺肿的临床报道。良性甲状腺组织可能从甲状腺游走迁移,其淋巴结运输方式类似于子宫内膜异位[10]。

然而,另有部分学者[11-12]持谨慎态度,他们认为在颈外侧部检出的异位甲状腺病例都应解释为恶性或者高分化甲状腺癌转移表现。Riva等[13]指出,具有正常原位甲状腺的颈侧区异位甲状腺组织与转移性甲状腺癌的鉴别诊断具有挑战性;他治疗随访了1例切除颈部甲状腺包涵体的患者,在40年后发生了原位甲状腺癌并伴有颈部淋巴结转移;因此,他认为如发现含有甲状腺组织的淋巴结均应视为转移或潜在恶性可能,应仔细检查甲状腺,必要时可行诊断性甲状腺切除。Shah等[14]也同意切除甲状腺来帮助判断淋巴结内甲状腺包涵体的良恶性;然而另有研究[15-16]显示,有甲状腺包涵体的患者行甲状腺切除术后并未找出甲状腺癌的任何证据。同样,Leon 等[17]认为头颈癌患者在颈淋巴结清扫时偶然发现甲状腺组织并不一定意味着需要积极治疗。Lin 等[18]指出,诊断性甲状腺切除必然增加死亡率和并发症,而建议应用免疫组化方法来协助判断甲状腺包涵体良恶性,建议应用 BRAF V600E、Galectin-3、HBME-1 等敏感度较高(93% ~ 98.8%)的指标。无独有偶,Baker等[19]发现 2 例与本病例相似的颈部广泛的淋巴结内甲状腺包涵体的患者,具有良性的组织学特征,没有乳头状癌的核特征,虽然其中 1 例在复检甲状腺标本时发现 1 mm 微小乳头状癌(边界清楚,局限于腺体内,无血管浸润),但并不能证实两者是同一来源;他认为颈部的甲状腺细胞可能是通过淋巴管或其他尚待确定的运输方式播种颈外侧,同时他指出 BRAF 基因突变分析可以帮助鉴别包涵体的良恶性,有利于后续的诊断和治疗。

四、结论

综上,颈侧区淋巴结内发现滤泡形态规则、大小正常、无乳头状结构、细胞核大小均一、无分裂象的甲状腺滤泡包涵体时,尤其是在没有明显甲状腺异常的情况下,应视为良性。但不能仅通过淋巴结的组织学检查排除潜在的甲状腺癌可能,需要仔细检查甲状腺。

五、个人治疗体会

临床中遇到颈侧区淋巴结内甲状腺组织时,笔者给出以下观点和治疗建议:①当淋巴结内甲状腺滤泡包涵体经组织病理学检查后未发现恶性特征时,首先考虑为良性,其生物学行为类似于异位甲状腺;②建议对淋巴结内甲状腺滤泡包涵体进行免疫组化分析,包括 BRAF V600E、HBME-1 和Galectin-3 等,如有条件也可应用荧光 PCR 技术行 BRAF V600E、RAS 等基因检测以提高诊断率;③当发现良性甲状腺滤泡包涵体时,仍不能完全排除原位甲状腺 PTC 的可能,因此建议仔细检查甲状腺;④如甲状腺内无结节或者仅有低风险结节,视情况予以临床随访,以避免不必要的甲状腺切除术;⑤如甲状腺内存在高风险结节,穿刺或手术等处理应更加积极。

参考文献

[1] GERARD-MARCHANT R,CAILLOU B. Thyroid inclusions in cervical lymph nodes[J]. Clin Endocrinol Metab,1981,10(2):337-349.

[2] FRANTZ V K,FORSYTHE R,HANFORD J M,et al. Lateral aberrant thyroids[J]. Ann Surg,1942,115(2):161-183.

[3] GERARD-MARCHANT R. Thyroid follicle inclusions in cervical lymph nodes[J]. Arch Pathol,1964,77:633-637.

[4] NICASTRI A D,FOOTE F J,FRAZELL E L. Benign thyroid inclusions in cervical lymph nodes[J]. JAMA,1965,194(1):1-4.

[5] MEYER J S,STEINBERG L S. Microscopically benign thyroid follicles in cervical lymph nodes. Serial section study of lymph node inclusions and entire thyroid gland in 5 cases[J]. Cancer,1969,24(2):302-311.

[6] BAKER K F. Heterotopic thyroid tissues in fishes. The origin and development of heterotopic thyroid tissue in platyfish[J]. J Morphol,1958,103(1):91-133.

[7]JEMEC B. Studies of the tumorigenic effect of two goitrogens[J]. Cancer,1977,40(5):2188-2202.

[8]宗绪毅,张亚卓,刘方军,等.颅底迷离性甲状腺肿临床特点附1例报告[J].中国神经肿瘤杂志, 2008,6(3):170-173.

[9]屈日荣,田义涛,别磊,等.心包内异位甲状腺一例[J].临床外科杂志,2019,27(11):959-960.

[10]IBRAHIM N B,MILEWSKI P J,Gillett R,et al. Benign thyroid inclusions within cervical lymph nodes:an alarming incidental finding[J]. Aust N Z J Surg,1981,51(2):188-189.

[11]RABINOV C R,WARD P H,Pusheck T. Evolution and evaluation of lateral cystic neck masses containing thyroid tissue:"lateral aberrant thyroid" revisited[J]. Am J Otolaryngol,1996,17(1):12-15.

[12]FELLER K U,MAVROS A,GAERTNER H J. Ectopic submandibular thyroid tissue with a coexisting active and normally located thyroid gland:case report and review of literature[J]. Oral Surg Oral Med Oral Pathol Oral Radiol Endod,2000,90(5):618-623.

[13]RIVA G,VILLANOVA M,FRANCIA G,et al. Lymphnode metastasis of thyroid cancer misinterpreted as lateral aberrant thyroid 40 years before identification of primary tumor:case report and review of the literature[J]. Pathologica,2018,110(4):313-315.

[14]SHAH B C,RAVICHAND C S,JULURI S,et al. Ectopic thyroid cancer[J]. Ann Thorac Cardiovasc Surg,2007,13(2):122-124.

[15]FLIEGELMAN L J,GENDEN E M,Brandwein M,et al. Significance and management of thyroid lesions in lymph nodes as an incidental finding during neck dissection[J]. Head Neck,2001,23(10): 885-891.

[16]ANSARI-LARI M A,WESTRA W H. The prevalence and significance of clinically unsuspected neoplasms in cervical lymph nodes[J]. Head Neck,2003,25(10):841-847.

[17]LEON X,SANCHO F J,GARCIA J,et al. Incidence and significance of clinically unsuspected thyroid tissue in lymph nodes found during neck dissection in head and neck carcinoma patients[J]. Laryngoscope,2005,115(3):470-474.

[18]LIN D M,JAVIDIPARSIJANI S,VARDOUNIOTIS A,et al. Ectopic thyroid tissue:immunohistochemistry and molecular analysis[J]. Appl Immunohistochem Mol Morphol,2018,26(10):734-739.

[19]BAKER L J,GILL A J,CHAN C,et al. Parasitic thyroid nodules:cancer or not? [J]. Endocrinol Diabetes Metab Case Rep,2014,2014:140027.

病例 10　甲状腺透明变梁状肿瘤一例

梁宏伟

阳江市人民医院

一、前言

甲状腺透明变梁状肿瘤(hyalinizing trabecular tumor, HTT)是一种发病率较低的甲状腺滤泡来源肿瘤,肿瘤细胞排列呈小梁状,间质呈明显的透明样变性,常被误诊为副神经节瘤、髓样癌或乳头状癌。室温下,肿瘤细胞质及细胞膜对核抗原 Ki-67 的单克隆抗体(MIB-1)免疫组化染色阳性结果是 HTT 的特征性表现,可作为临床鉴别诊断的要点[1]。其组织类型罕见,且生物学行为属于恶性潜能未定,但有研究发现其临床预后较好。目前临床医师及病理医师对其认识不足,常导致过度诊断及过度治疗。笔者近期诊治 1 例 HTT 病例,报道如下,旨在提高对该肿瘤的认识,尽可能避免过度诊断与过度治疗。

二、病例资料及诊治过程

患者,女性,19 岁,因"发现颈前肿物 1 月余"入院。不伴有四肢乏力、关节疼痛、口干、多尿等。查体:左侧颈部可扪及一肿物,大小约 3 cm×2 cm,质中,边界尚清,皮温不高,无触痛,随吞咽上下活动,未闻及血管杂音。患者入院后,给予完善相关检查,实验室检查:抗甲状腺球蛋白抗体(Anti-TG)136.30 IU/mL,抗甲状腺过氧化物酶抗体(Anti-TPO)40.58 IU/mL。甲状腺功能 5 项:T_3 0.90 nmol/L,FT_3 3.36 pmol/L。甲状腺彩超提示:甲状腺左叶实性结节,TI-RADS Ⅲ类(考虑甲状腺腺瘤)(图1);甲状腺左叶囊性结节,考虑胶质囊肿。电子喉镜提示咽喉未见异常。常规术前评估完善后未发现手术禁忌证,于 2019 年 6 月 17 日在全身麻醉下行经胸乳入路腔镜下左侧甲状腺近全切除术+左喉返神经探查术。术中所见:左叶甲状腺约 6 cm×3 cm×2 cm,表面见一结节约 2.8 cm×1.5 cm×2 cm,囊实性,边界清,包膜完整。结合术前影像学检查,考虑甲状腺腺瘤可能,遂行左侧甲状腺近全切除,送术中冰冻,病理回报:(左侧)甲状腺滤泡性腺瘤,待常规病理和免疫组化进一步确诊。手术顺利,术后恢复良好出院。术后常规病理及免疫组化结果:HE 形态结合免疫组化结果,病变符合 HTT(左侧)。免疫组化:Tg(+)、TTF-1(+)、CK19(-)、TPO(-)、MC(-)、CD56(+)、CgA(-)、Galectin-3(+)、Syn(-)、Vim(+)、CK(+)、EMA(-)、Melan-A(-)、Inhabin(-)、S-100(-)、NSE(+)、CEA(-)、CK20(-)、CKL(极少量细胞+)、CKH(-)、CK7(+)、降钙素(-)(图2)。术后规律服用优甲乐治疗。

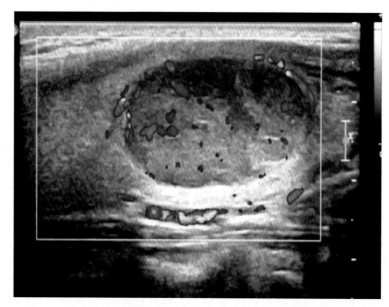

图 1 甲状腺左叶实性结节的彩超检查结果

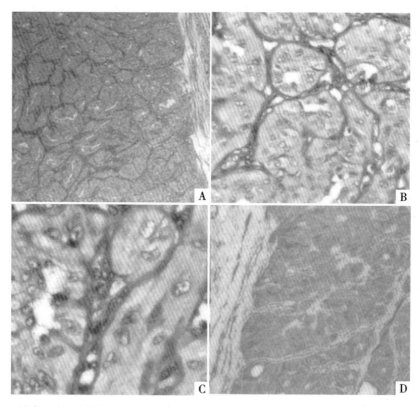

肿瘤细胞呈小梁状生长,部分细胞与胞核垂直小梁,小梁内可见均质红染玻璃样变物质。A:HE,×100;B:免疫组化,Ki-67 细胞膜阳性,×100;C:HE,×400;D:HE,×100

图 2 HTT 的免疫组化染色结果

三、讨论

HTT 的病因尚未明确,其发病可能与慢性淋巴细胞性甲状腺炎、多结节性甲状腺肿、辐射暴露史或 PTC 密切相关[2]。此外,RET 原癌基因重排也可能是 HTT 发病的潜在机制[3]。

HTT 患者发病早期通常无特异性的临床表现,实验室检查亦无特异性指标的变化,影像学检查在 HTT 的早期诊断中发挥重要的作用。研究[4]表明,HTT 在彩超下多表现为边界清晰、低回声的单发结节,罕见钙化,纵/横比通常小于 1,结节血供多为周围型,且少见颈部淋巴结转移。组织病理学检查仍然是 HTT 诊断的金标准。大体观上,HTT 可表现为有包膜且界限清楚,无被膜或血管侵犯,形状可为球形、卵圆形及纺锤形等。切面可见砂砾样小体或钙化颗粒,可突出组织表面,颜色可为黄色、粉色、橙色或白色等。HTT 的镜下组织病理学表现为界限清楚、包膜完整的肿瘤细胞。HTT 通常呈小梁状或嵌套样生长模式,与副神经节细胞瘤相似,其最大的特点是含有致密的透明样基质,且同时存在于细胞内、外。透明样基质可重叠或包埋于一些独立的肿瘤细胞中,并可见少量的砂砾体样钙化。肿瘤细胞通常含有丰富的细胞质,多为嗜酸性,细胞质基质对Ⅳ型胶原蛋白和层粘连蛋白免疫反应呈强阳性[5]。HTT 的细胞形态可为多角形、长方形及梭形等,细胞核的特点与甲状腺乳头状癌(papillary thyroid cancer,PTC)相似,含有纵向的核凹槽与大量的假包涵体,核染色质澄清。此外,其细胞核排列均匀,无拥挤或重叠,且有丝分裂现象罕见或缺如[6]。

目前,因 HTT 的生物学行为尚存在争议,尚未有系统治疗方案,而手术治疗仍然是 HTT 的主要治疗手段。早期研究表明,HTT 的组织病理学结果中并没有观察到恶性表现(如血管、被膜侵袭或高指数有丝分裂)。Gowrishankar 等[7]在一大宗病例的研究中,对 119 例 HTT 患者的侵袭、复发和转移情况进行了研究,有 96% 的患者获得了随访;结果表明,只有 1 例有血管和被膜侵袭及肺转移。可见,绝大多数的 HTT 均表现为良性肿瘤,或恶性度极低。因此,对于 HTT,甲状腺次全切除术在理论上即可取得良好的治疗效果。然而,个别案例的研究结果显示 HTT 也可能呈现恶性表现,可以侵犯血管甚至远处转移,仅行甲状腺次全切除术可能会给患者的远期生存带来巨大的威胁。可见,对于 HTT 患者具体应该采取哪种手术方式不可"一概而论"。若术前细针穿刺细胞学检查和术中快速冰冻切片病理学检查提示为界限清楚、包膜完整的肿瘤细胞,且无血管或被膜侵犯,有丝分裂少见,此时甲状腺次全切除术便可取得良好的治疗效果。若通过术前细针穿刺细胞学和术中快速冰冻切片病理学检查仍无法明确诊断,且与 PTC 或甲状腺髓样癌(medullary thyroid carcinoma,MTC)鉴别困难,则应选择甲状腺全切除术以有效改善患者的预后。此外,由于 Galectin-3 染色阳性的 HTT 恶性程度高[8],此时,也建议行甲状腺全切除术。如没有淋巴结转移的临床和影像学证据,且为了避免损伤喉部神经和甲状旁腺,HTT 患者通常不需进行预防性的颈部淋巴结清扫。

四、结论

HTT 是一种恶性潜能性尚不能确定的肿瘤,目前研究表明 HTT 预后较好。因 HTT 细胞形态与PTC 和 MTC 有相似之处,术前诊断有一定难度,若能通过术前影像学检查、术中快速病理学检查及时地确诊 HTT,则可选择更合适的手术方式,从而避免过度医疗,达到既有效切除病变,又显著提高患者的术后生活质量的双重目的。目前,HTT 的研究尚处于初始阶段,准确的诊断及鉴别诊断仍存在较大困难,因此广大临床医师应加强对其认识,深入细致地探讨其诱因及发病机制,不断提高诊断及鉴别诊断水平,从而改善治疗效果、提高获益。

五、诊治体会

HTT 依赖病理诊断,术前超声特征与甲状腺腺瘤相似,术前细针抽吸活组织检查、术中冰冻病理都难以确诊,腺叶切除应为首选手术方案,尽可能避免再次手术。

参考文献

[1]BAKUŁA-ZALEWSKA E,CAMERON R,GAŁCZYńSKI J P,et al. Hyaline matrix in hyalinizing trabecular tumor:Findings in fine-needle aspiration smears[J]. Diagn Cytopathol,2015,43(9):710-713.

[2]NOSé V,VOLANTE M,PAPOTTI M. Hyalinizing trabecular tumor of the thyroid:an update[J]. Endocr Pathol,2008,19(1):1-8.

[3]KONDO T,NAKAZAWA T,TERADA N,et al. Unusual thyroid carcinoma with excessive extracellular hyaline globules:a case of " hyalinizing papillary carcinoma" [J]. Hum Pathol,2012,43(6):932-938.

[4]JANG H,PARK C K,SON E J,et al. Hyalinizing trabecular tumor of the thyroid:diagnosis of a rare tumor using ultrasonography,cytology,and intraoperative frozen sections[J]. Ultrasonography,2016,35(2):131-139.

[5]OHTSUKI Y,KIMURA M,MURAO S,et al. Immunohistochemical and electron microscopy studies of a case of hyalinizing trabecular tumor of the thyroid gland,with special consideration of the hyalinizing mass associated with it[J]. Med Mol Morphol,2009,42(3):189-194.

[6]BISHOP J A,ALI S Z. Hyalinizing trabecular adenoma of the thyroid gland[J]. Diagn Cytopathol,2011,39(4):306-310.

[7]GOWRISHANKAR S,SA P,CARNEY J A. Hyalinizing trabecular carcinoma of the thyroid gland[J]. Histopathology,2008,52(4):529-531.

[8]GAFFNEY R L,CARNEY J A,SEBO T J,et al. Galectin-3 expression in hyalinizing trabecular tumors of the thyroid gland[J]. Am J Surg Pathol,2003,27(4):494-498.

● 专家点评 ●

浙江大学医学院附属杭州市第一人民医院　罗定存

甲状腺透明变梁状肿瘤(hyalinizing trabecular tumor,HTT)是一种恶性潜能尚不能确定的肿瘤,临床上非常罕见。1905 年 Zipkin 首次报道,1987 年 Carney 等详细描述了临床病理特征,将其命名为 HTT;2004 年 WHO 内分泌系统肿瘤分类正式将其命名为 HTT,并定义为一种滤泡源性的肿瘤,呈梁状生长及明显的间质透明样变性。

HTT 好发于 40～70 岁,男女比例约为 1:5,超声影像上多表现为圆形或椭圆形结节,类似甲状腺腺瘤,边界清晰,彩超可显示结节周边及内部血流信号。细胞质内常更多见直径 2～5 μm 淡黄色圆形物质(胞质黄色小体)位于细胞核周围。RET/PTC 基因重排多见,BRAF 突变少见,绝大多数无侵袭性、无淋巴结转移。病理上因为具有核内假包涵体及核沟等,容易误诊为甲状腺乳头状癌;因为具有间质透明样变性与淀粉样变性物质沉积相似而误诊为甲状腺髓样癌;因为细胞多成巢状、片状排列和细胞质丰富而误诊为甲状腺副神经节瘤。

所以,HTT术前、术中确诊十分困难,往往术后常规病理+免疫组化才能确诊,这给手术方案制定带来一定困难。在手术中,当病理性质难以定夺时,我们建议宜一侧甲状腺腺叶切除;至于颈淋巴结清扫,要因地制宜,根据术者的手术技能综合评估。如果术者能熟练运用颈清扫技术,我们主张同时行预防性中央区清扫;如果术后明确病灶局限于一侧腺叶的HTT,则不必行甲状腺全切,也不必补充预防性颈淋巴结清扫,但手术仅仅行肿块切除者宜补充腺叶切除。手术后需长期随访,因为虽然预后良好,但是仍偶见肺转移。

第二章 甲状腺恶性肿瘤

病例 11　弥漫性硬化型甲状腺乳头状癌一例 CT 表现及病理特征

王培松[1]，王　硕[1]，张文天[2]，陈　光[1]

1）吉林大学第一医院；2）沧州市人民医院

（本文已发表于《中华内分泌外科杂志》2018 年第 12 卷第 1 期，收录时有改动）

一、前言

弥漫性硬化型甲状腺乳头状癌（diffuse sclerosing variant of papillary thyroid carcinoma，DSVPTC）发病率低，是甲状腺乳头状癌中的少见亚型。目前文献[1-4]报道大多集中于超声表现，而关于 CT 特征报道较少。因其无明显肿瘤占位效应，容易误诊和漏诊，所以提高对本病的认识至关重要。吉林大学第一医院甲状腺外科于 2015 年 1 月经 CT 诊断 1 例 DSVPTC，现结合其病理表现，报道如下。

二、病例资料及诊治过程

患儿，女性，9 岁，因"发现颈部增粗 6 个月"于 2015 年 1 月 10 日入院。患儿家属于就诊前 6 个月发现其颈部增粗，后多次就诊于当地医院。行超声检查后考虑为"生理性甲状腺肿"，给予保守治疗（具体不详），6 个月来无明显好转。遂就诊于我院甲状腺外科。经初步体格检查后考虑甲状腺肿大并颈部多发淋巴结肿大，遂收治入院。查体：患儿神清语明，无声音嘶哑，发育正常，正力体型。颈部明显增粗，无颈静脉怒张及颈动脉异常搏动，甲状腺弥漫性Ⅲ度肿大，质硬，未触及明显肿物。双侧颈部可触及多枚肿大淋巴结，上至颌下、下至锁骨上窝，部分淋巴结似与颈部肌肉粘连、固定。其余体格检查未见明显异常。甲状腺超声所见（图 1）：甲状腺明显肿大，未见正常的甲状腺组织，未见明显局灶性病变，呈弥漫性回声改变，回声增高、增粗、分布不均匀，腺体内满布砂粒样钙化回声，呈"暴风雪"征，部分侵透被膜并侵及周围组织；彩色多普勒血流显像（color Doppler flow imaging，CDFI）：腺体内血流信号增多。颈部淋巴结扫查：双侧颈部Ⅱ～Ⅵ区可见多枚肿大淋巴结，部分彼此融合，尤以Ⅱ区及Ⅵ区最多，大部分淋巴结门结构消失，呈略低回声，满布砂粒样钙化回声，最大者位于左侧Ⅳ区，大小为 5.5 cm×4.5 cm×5.0 cm；CDFI：血流信号增多。颈部软组织 CT 二期增强影像所见（图 2）：甲状腺体积增大，形态不规则，密度不均匀，平扫见砂粒样钙化，与周围的食管、气管分界尚清；增强扫描实质不均匀强化，可见多个低强化结节影，边界不清，呈轻度延迟强化。两侧颈旁间隙、颈动脉鞘周围、锁骨上窝、胸骨上窝内见多发肿大淋巴结影，部分有融合趋势，不均匀强化。影像诊断：甲状腺改变，考虑弥漫性甲状腺癌，伴双侧颈部、锁骨上窝及所示上纵隔内淋巴结转移。遂于 2015 年 1 月 14 日行甲状腺癌扩大根治术(全甲状腺切除)并双侧颈部多功能保留淋巴结清扫术,术中见甲状腺弥漫性肿大,质地坚硬,侵犯颈前肌,喉返神经无明显受侵,甲状旁腺原位保留。双侧颈部及中央区多枚肿大淋巴结,部分彼此融合,范围:上至颅底,下至无名动脉上缘。遂行双侧多功能保留颈淋巴结清扫术。大体病理(图 3):甲状腺弥漫性肿大,切面灰白色、实性、质硬,累及甲状腺双叶及峡部,周边仅少许可疑甲状腺组织残留,双侧颈部淋巴结最大的位于左侧Ⅳ区,大小为 5.5 cm×4.5 cm×5.0 cm。病理诊断:甲状腺乳头状癌(弥漫硬化型),侵透甲状腺被膜,累及周围结缔组织,肿瘤大小 9.0 cm×6.5 cm×3.5 cm;双侧Ⅵ区可见癌转移(5/6),并可见癌结节一枚,左侧Ⅱ区可见癌转移(4/6),左侧Ⅲ区可见癌转移(2/2),左侧Ⅳ区可见癌转移(4/4),左侧Ⅴ区未见癌转移(0/3);右侧Ⅱ区可见癌转移(6/6),右侧Ⅲ区可见癌转移(1/2),右侧Ⅳ区可见癌转移(1/3),右侧Ⅴ区未见癌转移(0/1)。患儿术后 1 个月行放射性碘 131 内照射治疗,然后行促甲状腺激素(thyroid stimulating hormone,TSH)抑制治疗。该患儿 5 年后于 2020 年 1 月 8 日复查后发现双侧颈部散在淋巴结复发,再次行双侧多功能保留颈淋巴结清扫。术后病理:左侧颈部Ⅱ~Ⅴ区淋巴结见癌转移(2/20),并见癌结节 2 枚;右侧颈部Ⅱ~Ⅴ区淋巴结见癌转移(1/17),并见癌结节 2 枚。术后恢复顺利,再次给予 TSH 抑制治疗以及放射性核素治疗,门诊定期随访。

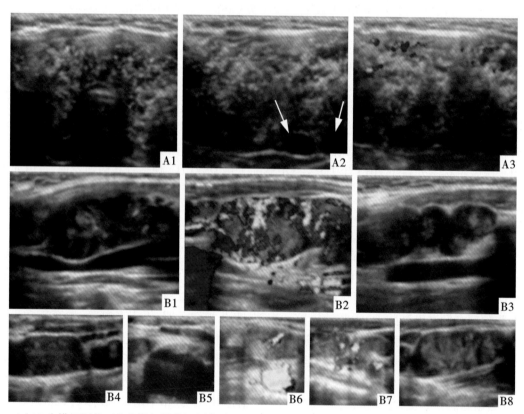

A(A1 为横切图像,A2 为纵切图像):甲状腺弥漫性肿大,未见正常的甲状腺组织回声,内部回声增高、增粗,分布不均匀,无明显局灶性病变,腺体内满布砂粒样钙化回声,呈"暴风雪"征;箭头所示为中央区甲状腺背侧转移的淋巴结;A3 为 CDFI,血流信号略增多。B:侧颈部淋巴结肿大(B1~B8),淋巴结门结构消失(B1~B8),回声增高、增粗(B1~B8),内部见多发微小钙化灶(B1、B3、B4、B8),血流丰富(B2、B6、B7),融合现象(B3),侵犯周围组织(B1),部分淋巴结伴液化回声(B4、B5)

图 1　甲状腺和颈部淋巴结超声检查结果

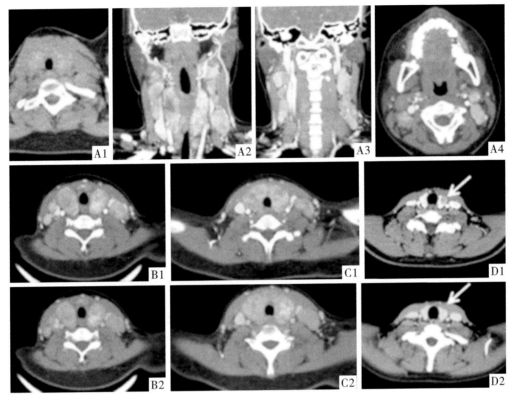

A1(甲状腺平扫):甲状腺体积明显增大,甲状腺双叶内见细沙样钙化;A2、A3:颈部 CT 冠状位;
A4:CT 轴位软腭层面;A2~A4:双侧颈动脉鞘周围、胸锁乳突肌内侧、颈后间隙、锁骨上窝及所示
上纵隔内见多发肿大淋巴结影,部分融合,呈不均匀强化。B1、B2(环状软骨层面):甲状腺体积
增大,形态不规则,增强扫描实质不均匀强化,可见多个低强化结节影,边界不清,动脉期 CT 值约
55 Hu,静脉期 CT 值约 66 Hu,呈轻度延迟强化。C1、C2(甲状腺峡部层面):甲状腺体积明显增
大,增强扫描实质不均匀强化,可见多个低强化结节影,边界不清,动脉期 CT 值约 87 Hu,静脉期
CT 值约 96 Hu,呈轻度延迟强化。D1、D2:同期 1 例经典型甲状腺乳头状癌患者同一层面的动脉
期和静脉期(箭头为肿瘤所在位置)

图2 颈部平扫及增强 CT 检查结果

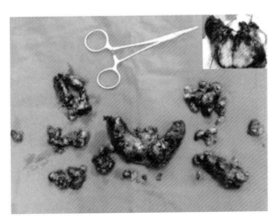

甲状腺弥漫性肿大,切面灰白色、实性、质硬,累
及甲状腺双叶及峡部,双侧颈部及中央区多枚肿
大淋巴结,部分彼此融合

图3 甲状腺大体病理标本

三、讨论

DSVPTC 是甲状腺乳头状癌的少见类型,年轻患者多见[5-6],尤以 20~29 岁居多,其次为 10~19 岁,本例患者 9 岁发病,相对少见。由于该病与桥本甲状腺炎均表现为甲状腺弥漫性肿大、质地较硬,且以年轻人多见,容易造成漏诊及误诊。往往该病被发现时已有颈部淋巴结或者远处转移,因此提高对本病的认识至关重要。既往研究[1-4]报道大多关注 DSVPTC 的超声表现如:甲状腺弥漫性回声增高、增粗、分布不均匀,多发微小钙化散在分布,腺体内未见明确局灶性病变,未见正常的甲状腺组织回声,CDFI 可见甲状腺血流信号增多,伴有双侧颈部淋巴结肿大,肿大的淋巴结内部可见微小钙化及液化回声。然而关于 DSVPTC 的 CT 特征影像目前尚无报道。由于该病甲状腺呈弥漫性改变,需要与结节性甲状腺肿、慢性淋巴细胞性甲状腺炎、Grave's 病等鉴别。结节性甲状腺肿多数是在单纯性弥漫性甲状腺肿基础上,由于病情反复进展,甲状腺滤泡上皮长期的增生性病变和退行性病变反复交替,腺体内出现不同发展阶段的结节,常表现为甲状腺内大小不等、数量不一的低密度结节;增大的腺体边缘线清楚、完整,结节可有囊变、出血、钙化等征象,结节性甲状腺肿的钙化往往为不规则斑片状钙化,环形、弧形钙化等,很少见微小钙化;结节性甲状腺肿囊变区不强化,颈部可无淋巴结肿大。桥本甲状腺炎与 Grave's 病常表现为甲状腺一致性密度降低,增强扫描后均匀或不均匀强化。Grave's 病 CT 平扫及增强扫描提示肿大甲状腺的密度略高于桥本甲状腺炎;桥本甲状腺炎、Grave's 病钙化少见,并且大部分边界清楚,边缘连续完整,增强后边界显示更清楚,很少伴有淋巴结肿大,亦无肿大淋巴结内细小钙化及液化表现。DSVPTC 的 CT 表现为甲状腺密度略减低,可见砂粒样钙化以及不规则钙化,增强扫描不均匀增强;边界模糊不规则,边缘线往往不完整,增强后与周围组织器官分界不清楚,部分侵犯周围组织,常常伴有淋巴结肿大,肿大淋巴结内可以有细小钙化以及液化表现。然而,任何一项检查均需与其他临床资料相结合才能做出最终诊断。

四、结论

DSVPTC 与桥本甲状腺炎和生理性甲状腺肿等均表现为甲状腺弥漫性肿大,触诊质地较硬,且以年轻人多见,容易造成漏诊及误诊。往往该病被发现时已有颈部淋巴结或者远处转移,因此提高对本病的认识至关重要。

五、诊治体会

DSVPTC 恶性程度高、转移早、预后差,因此,手术应当相对激进和彻底;术后应用 TSH 抑制治疗以及放射性同位素治疗,术后按时复查,及早发现复发及远处转移。CT 平扫及增强不但对于 DSVPTC 的诊断有重要帮助,同时可以了解肿瘤及其转移淋巴结与周围组织结构的关系,可为指导术前评估及术中切除范围提供帮助。

参考文献

[1]CHOW S M,CHAN J K,LAW S C,et al. Diffuse sclerosing variant of papillary thyroid carcinoma:clinical features and outcome[J]. Eur J Surg Oncol,2003,29(5):446-449.

［2］FUKUSHIMA M，ITO Y，HIROKAWA M，et al. Clinicopathologic characteristics and prognosis of diffuse sclerosing variant of papillary thyroid carcinoma in Japan：an 18-year experience at a single institution［J］. World J Surg，2009，33（5）：958-962.

［3］KWAK J Y，KIM E K，HONG S W，et al. Diffuse sclerosing variant of papillary carcinoma of the thyroid：ultrasound features with histopathological correlation［J］. Clin Radiol，2007，62（4）：382-386.

［4］LAM A K，LO C Y. Diffuse sclerosing variant of papillary carcinoma of the thyroid：a 35-year comparative study at a single institution［J］. Ann Surg Oncol，2006，13（2）：176-181.

［5］PILLAI S，GOPALAN V，SMITH R A，et al. Diffuse sclerosing variant of papillary thyroid carcinoma：an update of its clinicopathological features and molecular biology［J］. Crit Rev Oncol Hematol，2015，94（1）：64-73.

［6］王培松，金美善，陈光，等.弥漫性甲状腺癌的超声及病理特点分析［J］.实用医学杂志，2011，27（5）：848-850.

● 专家点评 ●

杭州市第一人民医院　韩志江

DSVPTC是乳头状癌的亚型，发病率极低，目前国内外文献报道的样本量多为个位数，缺乏大样本报道总结。DSVPTC早期，CT仅表现为弥漫性密度减低背景上的点状高密度影，易误诊为桥本甲状腺炎基础上残留的正常甲状腺组织，在超声上表现为弥漫性点状高回声影，易与弥漫性回声增高、增粗的桥本甲状腺炎相混淆；随着病情的进展，点状高密度/高回声范围增大，密度增高或回声增强，"暴风雪"征更明显，并出现结节状影，此时做出DSVPTC的诊断并不困难。需要注意，DSVPTC淋巴结转移率极高，几乎100%；因此，一旦意识到DSVPTC的诊断，需要充分对各组淋巴结进行准确评估，包括CT上的淋巴结增大（中央组超过4 mm、侧颈部组超过8 mm）、最小径/最大径>1/2、高强化（强化幅度≥40 Hu或增强后密度/平扫≥2）、囊变、微钙化、形态不规则；超声上的淋巴结增大、最小径/最大径>1/2、淋巴结门结构消失、淋巴结内血流混乱、囊变、微钙化等。

病例 12　弥漫性硬化型甲状腺乳头状癌一例诊治经过

蔡文松，徐　波，冯键华

广州市第一人民医院（华南理工大学附属第二医院）

一、前言

弥漫性硬化型甲状腺乳头状癌（diffuse sclerosing variant of papillary thyroid carcinoma，DSVPTC）是甲状腺乳头状癌（papillary thyroid carcinoma，PTC）一种侵袭性较强的亚型，其淋巴结转移、远处转移及复发率均明显高于经典型 PTC，及时确诊本亚型并选择合适的治疗方式非常重要[1-2]。现将笔者诊治的 1 例 DSVPTC 报道如下。

二、病例资料及诊治过程

患者，女性，24 岁，因"发现颈部肿物 10 月余"于 2015 年 7 月入院。患者 2 月前曾于外院行彩超检查，提示：甲状腺弥漫性肿大，考虑甲状腺炎，未进一步诊治。近期自觉颈部肿物缓慢增大。查体：甲状腺Ⅱ度肿大，质韧，无触痛，甲状腺未触及明显结节，未触及颈部淋巴结。实验室检查：血 TPOAb 20.3 IU/mL（正常值 0～35 IU/mL），TgAb＞4000 IU/mL（正常值 0～115 IU/mL），Tg 1.52 ng/mL（正常值 3.5～77 ng/mL），FT_3 5.3 pmol/L（正常值 3.5～6.5 pmol/L），FT_4 17.4 pmol/L（正常值 11.5～22.7 pmol/L），促甲状腺激素（thyroid stimulating hormone，TSH）0.16 μIU/mL（正常值 0.55～4.78 μIU/mL）。彩超提示：①甲状腺双侧叶增大（左侧叶：51 mm×24 mm×22 mm，右侧叶：53 mm×21 mm×22 mm），形态失常，腺体内可见弥漫分布的细小强回声光点（"暴风雪"样改变）；②颈部双侧Ⅲ区可见多个回声团（左侧最大约 12 mm×4 mm，右侧最大约 10 mm×4 mm）（图 1）。随后行"超声引导下甲状腺双侧叶及双侧颈侧区淋巴结细针穿刺"，病理结果：①双侧叶，镜下细胞具有异型性，考虑甲状腺乳头状癌可能；②双颈部侧区淋巴结未见肿瘤细胞。双侧颈侧区淋巴结穿刺洗脱液 Tg 均低于血清中的质量浓度。

诊断：①甲状腺乳头状癌；②桥本甲状腺炎；③亚临床甲状腺功能亢进。建议患者手术治疗。患者拒绝手术，要求定期复查。1 个月后，再次返院，接受手术治疗。在全身麻醉下行"甲状腺双侧叶全切除＋双侧中央区淋巴结清扫术"。手术过程顺利（图 2），术后病理结果：①（甲状腺双侧叶）弥漫硬化型甲状腺乳头状癌；②中央区淋巴结可见癌转移（右侧 10/10，左侧 5/11）（图 3）。术后恢复良好，术后 1 月复查 TSH＞30 μIU/mL，行 [131]I 治疗（治疗剂量 100 mCi）；随后给予 TSH 抑制治疗，并密切随访。

[131]I 治疗 3 月后，复查彩超提示：颈部双侧（Ⅲ区及Ⅳ区）多发性实性回声团，较 2015 年 7 月的超声图像有所增大，考虑淋巴结转移；血 TgAb＞4000 IU/mL，Tg＜0.04 ng/mL，TSH 0.044 μIU/mL。结合首次手术病理和超声检查情况，不排除存在侧颈区淋巴结转移；与患者沟通，再次行双颈侧方淋巴结穿刺，淋巴结穿刺洗脱液 Tg：左（＋）；右（－）。征得患者同意后于 2015 年 12 月在全身麻醉下行"双颈侧区淋巴结清扫术（左侧Ⅱ～Ⅴb 区，右侧Ⅱ～Ⅴb 区）"；手术过程顺利，术后病理：①左颈

侧区淋巴结（Ⅱ～Ⅴb区）镜下见淋巴结癌转移（7/23）；②右颈侧区淋巴结（Ⅱ～Ⅴb区）镜下见淋巴结癌转移（8/14）。术后1个月行第2次^{131}I治疗（治疗剂量150 mCi）；之后行TSH抑制治疗，并密切随访。截至目前随访4年，血TgAb逐渐下降至低位，血Tg<0.04 ng/mL（图4）。2019年诊断性放射性碘全身扫描未见异常，复查颈部超声、颈部、胸部CT未见异常。

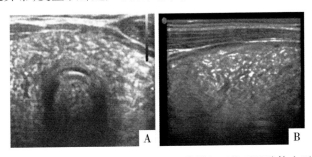

A：甲状腺横切面；B：甲状腺纵切面。横纵切面均可见腺体内可见弥漫分布的细小强回声光点，呈"暴风雪"样改变

图1　甲状腺超声图像

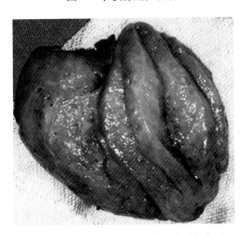

腺体弥漫性改变，无包膜，质地坚硬，灰白或浅灰色，可见颗粒状结构，切开时有磨砂样感觉

图2　甲状腺标本大体情况

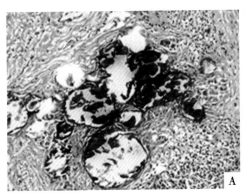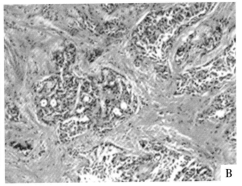

A：肿瘤细胞周围可见大量的淋巴细胞浸润，较多的砂粒体存在；B：肿瘤弥漫性累及甲状腺双叶，肿瘤细胞实性巢团状排列，细胞核增大、拥挤、重叠且不规则，呈毛玻璃样，间质广泛纤维化

图3　甲状腺手术切除标本病理结果（HE，×200）

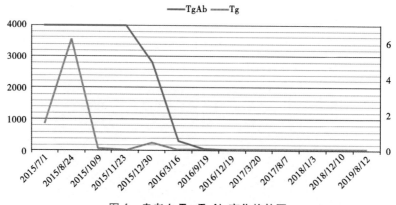

图 4　患者血 Tg、TgAb 变化趋势图

三、讨论

1. 临床、影像学及病理学特点

DSVPTC 属少见类型的肿瘤,占 PTC 的 0.7%~6.6%[1],女性多发,男女比例约为 1∶4.3。相比于经典型 PTC,DSVPTC 更多见青年人[3]。常见的表现为腺体单侧叶或双侧叶弥漫性肿大,部分患者可伴有肿胀感或局部压迫感,这与经典型 PTC 以结节表现为主的临床表现不太一样[4]。DSVPTC 属于高侵袭性 PTC 亚型,淋巴结转移率高,肺、脑、骨等转移也较经典型 PTC 常见[5]。

DSVPTC 的超声表现主要是腺体(单侧叶或双侧叶)弥漫性肿大、低回声、回声紊乱、弥漫性微小钙化及病灶边界模糊,其中弥漫性微小钙化又称为"暴风雪征",是其最典型的超声特征[6-7]。少部分患者可能在甲状腺一侧叶内出现类似结节的不均质区域,微小钙化可能也相对局限地分布在类似结节的区域内,有学者将其称为"局限型 DSVPTC"[8]。DSVPTC 淋巴结转移率高,超声检查常可探及肿大的淋巴结,与经典型 PTC 不同,DSVPTC 转移淋巴结囊性变概率较低,主要表现:①淋巴门消失;②回声增强;③散在微小钙化,钙化模式与原发灶相似[8-9]。DVSPTC 的 CT 平扫主要表现为甲状腺腺体增大,密度稍降低,其内可见不规则或砂砾样钙化,增强扫描甲状腺呈轻度延迟强化,边界模糊,与周边组织器官分界不清,部分侵及周边组织器官。颈部肿大淋巴结则呈不均匀性强化,边界不清楚,可见细颗粒状钙化[8,10]。

DSVPTC 病理组织学特征:①腺体(单侧叶/双侧叶)弥漫性侵犯;②大量微乳头结构;③鳞状上皮化生;④大量砂砾体;⑤淋巴细胞浸润;⑥间质纤维化。其中,鳞状上皮化生、砂砾体、间质广泛纤维化及淋巴细胞浸润被认为是最常见、重要的特征。大量砂砾体也是其超声特征"暴风雪征"的主要成因[11]。

2. 诊断与评估

对于有上述典型临床及影像学表现的病例,应考虑 DSVPTC 可能。进一步行甲状腺细针穿刺细胞学检查(fine needle aspiration cytology,FNAC)则有助于确诊。但因 DSVPTC 属于少见类型,临床医师常欠缺足够警惕性,容易漏诊与误诊。DSVPTC 最易误诊为桥本甲状腺炎。桥本甲状腺炎也可表现为腺体弥漫性肿大,其超声表现为腺体双叶弥漫性增大、普遍低回声、回声粗糙且不均匀。DSVPTC 超声检查所见的"暴风雪征"是其与桥本甲状腺炎鉴别的重要特征。尤其值得注意的是,

DSVPTC 常常合并桥本甲状腺炎,Takagi 等[12]发现 DSVPTC 合并桥本甲状腺炎的比例高达 85% ,冯键华等[9]研究发现 DSVPTC 合并桥本甲状腺炎的比例达 72% ,这使得 DSVPTC 与桥本甲状腺炎的鉴别更加复杂而且困难。因淋巴细胞浸润也是 DSVPTC 病理学特征,即使行 FNAC,如果取材肿瘤细胞稀少,仍有可能诊断为桥本甲状腺炎而漏掉 DSVPTC 的诊断[13]。因而,对于可疑的 DSVPTC,除了关注甲状腺本身的情况外,还应关注颈部淋巴结的情况。DSVPTC 侧颈区淋巴结转移较常见,颈部超声检查常可发现肿大淋巴结,如果淋巴结存在淋巴门消失、回声增强、散在微小钙化等表现,一定要考虑 DSVPTC 的可能性,这也是与桥本甲状腺炎鉴别诊断的重要特征。对于这些可疑淋巴结,可行 FNAC+细针穿刺洗脱液 Tg 水平(FNA Tg)来判定其性质。目前多数学者认可的 FNA Tg 阳性判定标准:FNA Tg/血清 Tg>1。由于 DSVPTC 常合并桥本甲状腺炎,血清 TgAb 是否会对 FNA Tg 结果造成影响,目前尚存在争议[14-15]。这一点在评估病情时应当注意,尤其在血 Tg 低于检测下限时,洗脱液 FNA Tg 的判定更容易受到干扰。必要时可对甲状腺病灶及淋巴结多次穿刺以提高阳性率,以免漏诊。总之,凡临床考虑桥本甲状腺炎这一诊断时,都应注意有无存在 DSVPTC 的可能性,对于明确桥本甲状腺炎的患者,也应当积极的排查 DVSPTC。

3. 治疗

DSVPTC 应采取以手术治疗为核心的综合治疗。因其属于 PTC 的高侵袭亚型,淋巴结转移率高,且远处转移常见[5]。故 DSVPTC 手术的基本术式应该是甲状腺全切除+双侧中央区淋巴结清扫。有学者[16-17]提出,对于 PTC 的高侵袭型亚型,即使是 cN0,在首次手术时也应该一并行患侧的侧颈区淋巴结清扫。笔者认为,术前如果影像学发现侧颈区有明显增大淋巴结,而细胞病理学或 FNA Tg 结果又不支持存在转移的情况下,可以多次穿刺,必要时术中可以探查,不要轻易下“侧颈区淋巴结无转移”的结论。对于 DSVPTC,是否行侧颈区淋巴结清扫可以采用比经典 PTC 更积极的策略,并建议术后行 131I 治疗。

4. 预后

DSVPTC 作为 PTC 的高侵袭性亚型,其无病生存率及无复发生存率均低于经典 PTC,大多数学者[1,2,5,16-17]都认为其预后比经典型 PTC 差,但少数学者[11]认为其 10 年生存率与经典 PTC 无差异。

四、结论

DSVPTC 是 PTC 一种比较少见的类型,多发生于年轻女性,主要表现为甲状腺弥漫肿大。超声检查特征为弥漫性微小钙化,呈“暴风雪征”。临床表现、超声特征、甲状腺及淋巴结穿刺有利于诊断。因其为高侵袭亚型,及时确诊并选择合适而积极的治疗方式非常重要。

五、诊治体会

尽管 DSVPTC 有特征性的临床表现与影像学征象,但因其临床上不多见,大家往往欠缺足够的警惕性,再加上其又常常与桥本甲状腺炎合并存在,容易误诊与漏诊。除了熟悉其特点,不放过临床上可能存在的线索之外,还应当注意:①对于那些准备诊断桥本甲状腺炎的病例,应该多想想有无存在 DSVPTC 的可能性;②对于明确桥本甲状腺炎的患者,也应当主动排查有无合并 DVS-PTC。尽管目前对于 PTC,大家都认同预防性中央区清扫、治疗性侧颈区淋巴结清扫,但因 DSVPTC 是高侵袭性亚型,容易转移,预后比经典 PTC 差,故在治疗上不能拘泥于这些原则。笔者认为 DSVPTC 的初次手术基本术式应当是“甲状腺全切除+双侧中央区淋巴结清扫”,是否行侧颈淋巴结清扫可以采用比经典 PTC 更积极的策略,而不要轻易下"侧颈区淋巴结无转移"的结论。手术之后应行^{131}I 及 TSH 抑制治疗。

参考文献

[1] MALANDRINO P,RUSSO M,REGALBUTO C,et al. Outcome of the diffuse sclerosing variant of papillary thyroid cancer:a meta-analysis[J]. Thyroid,2016,26(9):1285-1292.

[2] VUONG H G,KONDO T,PHAM T Q,et al. Prognostic significance of diffuse sclerosing variant papillary thyroid carcinoma:a systematic review and meta-analysis[J]. Eur J Endocrinol,2017,176(4):433-441.

[3] KOO J S,HONG S,PARK C S. Diffuse sclerosing variant is a major subtype of papillary thyroid carcinoma in the young[J]. Thyroid,2009,19(11):1225-1231.

[4] PILLAI S,GOPALAN V,SMITH R A,et al. Diffuse sclerosing variant of papillary thyroid carcinoma:an update of its clinicopathological features and molecular biology[J]. Crit Rev Oncol Hematol,2015,94(1):64-73.

[5] IMAMURA Y,KASAHARA Y,FUKUDA M. Multiple brain metastases from a diffuse sclerosing variant of papillary carcinoma of the thyroid[J]. Endocr Pathol,2000,11(1):97-108.

[6] ZHANG Y,XIA D,LIN P,et al. Sonographic findings of the diffuse sclerosing variant of papillary carcinoma of the thyroid[J]. J Ultrasound Med,2010,29(8):1223-1226.

[7] KWAK J Y,KIM E K,HONG S W,etal. Diffuse sclerosing variant of papillary carcinoma of thyroid:ultrasound features with histopathological correlation[J]. Clin Radiol,2007,62(4):382-386.

[8] 舒启沛,方可敬,郭燕丽. 弥漫硬化型甲状腺乳头状癌的影像学研究进展[J]. 临床超声医学杂志,2019,21(10):766-768.

[9] 冯键华,沈飞,蔡文松,等. 弥漫硬化型甲状腺乳头状癌的诊断策略[J]. 国际外科学杂志,2017,44(12):832-836.

[10] 徐锦媚,刘言,吴宝萍,等. 合并肿瘤结节的弥漫性硬化型甲状腺乳头状癌的影像学特征分析[J]. 现代肿瘤医学,2017,25(7):1128-1132.

[11] AKAISHI J,SUGINO K,KAMEYAMA K,et al. Clinicopathologic features and outcomes in patients with diffuse sclerosing variant of papillary thyroid carcinoma[J]. World J Surg,2015,39(7):1728-1735.

[12] TAKAGI N,HIROKAWA M,NOBUOKA Y,et al. Diffuse sclerosing variant of papillary thyroid carcinoma:a study of fine needle aspiration cytology in 20 patients[J]. Cytopathology,2014,25(3):199-204.

[13] 郑海兰,沈明,胡金花. 弥漫性硬化型甲状腺乳头状癌并桥本甲状腺炎漏诊报告[J]. 临床误诊误治,2014,27(5):35-37.

[14] 王天笑,宋韫韬,徐国辉,等. 细针穿刺技术在甲状腺乳头状癌侧颈淋巴转移中的预测价值[J]. 中华耳鼻咽喉头颈外科杂志,2019,54(1):23-27.

[15] 杨汶士,张艳,龙厚隆,等. 细针穿刺甲状腺球蛋白检测对甲状腺乳头状癌颈淋巴结转移诊断价值探讨[J]. 中国实用外科杂志,2017,37(9):1032-1034.

[16] 高明,李小龙,高松源,等. 甲状腺乳头状癌组织学变型的临床生物学特性[J]. 中华普通外科杂志,2006,21(8):588-590.

[17]卢燕红,王圣应.甲状腺乳头状癌罕见的侵袭性变异型[J].中华内分泌外科杂志,2014,8(1):71-73.

● **专家点评** ●

大连医科大学附属第二医院　赵永福

甲状腺乳头状癌(papillary thyroid carcinoma,PTC)是起源于甲状腺滤泡上皮的恶性肿瘤,在甲状腺癌病理类型中最为常见。尽管多数PTC呈惰性病程,经"根治性手术、放射性碘治疗和TSH抑制治疗"等规范治疗方案预后良好,但仍有部分PTC具有较强的恶性生物学行为,常引起肿瘤腺外侵犯、区域淋巴结转移和远处转移。本例提到的弥漫硬化型甲状腺乳头状癌(diffuse sclerosing variant of papillary thyroid carcinoma,DSVPTC)是特殊病理类型PTC,通常呈浸润性生长模式,双叶发病,区域淋巴结转移率高达70%,若未尽早引起重视,部分患者可出现远处转移。DSVPTC患者接受根治性手术治疗预后大多良好,但其复发率仍显著高于经典亚型PTC,反复的手术治疗对患者打击较大。针对该患者准确的早期诊断和制定个体化的手术治疗方案尤为重要。临床上对弥漫性甲状腺增大患者,即便有其他甲状腺疾病证据,也应警惕DSVPTC的可能,要注意观察甲状腺增长速度、质地,淋巴结增大情况及形态。若甲状腺增长速度较快,质地较硬,超声示沙砾状钙化且血流丰富,伴有"暴风雪"样征象,并伴颈部淋巴结增大,需考虑DSVPTC,及时行甲状腺细针穿刺细胞学检查,高度警惕假阴性结果,尽量避免误诊、漏诊。诊断明确的DSVPTC患者可住院后行颈胸部增强CT检查,结合双侧颈、锁骨上淋巴结彩超,积极排查淋巴结转移的可能,注意切勿遗漏颈部Ⅱb区、Ⅴ区、咽旁、颈鞘内及前纵隔淋巴结。若发现增强CT下强化显像淋巴结或彩超示可疑的转移性淋巴结,可适度采取"激进"的手术策略,甚至是预防性侧颈区淋巴结清扫和胸骨劈开上纵隔淋巴结清扫。

病例 13　以多灶性甲状腺癌为肠外表现的家族性腺瘤性息肉病一例

李　朋,韦　伟

北京大学深圳医院

一、前言

家族性腺瘤性息肉病(familial adenomatous polyposis,FAP)是一组以结直肠多发腺瘤为特征的常染色体显性遗传的综合征。除了结直肠病变,还可能合并先天性视网膜色素上皮增生、胃与十二指肠息肉、肝胚胎细胞瘤、骨瘤、中枢神经系统肿瘤、遗传性硬纤维瘤病、牙齿畸形和甲状腺癌等肠外病变。有文献[1]报道,FAP合并甲状腺乳头状癌的发生率为2%左右。虽然FAP相关的甲状腺乳头状癌恶性程度低,预后良好,与一般甲状腺乳头状癌相比,其治疗原则并无特殊,但是FAP相关的甲状腺乳头状癌有其独特的形态学改变,甲状腺外科、影像科和病理科医生应该熟悉其病变特点,以免在临床工作中只诊治甲状腺乳头状癌,而遗漏FAP的诊断。笔者近期诊治1例FAP相关的甲状腺乳头状癌,报道如下。

二、病例资料及诊治过程

1. 病例资料

患者,女性,26岁,因"体检发现双侧甲状腺肿物1月余"入院。查体:右侧甲状腺可触及一大小约2.0 cm×1.0 cm肿物,甲状腺峡部可触及一大小约1.0 cm×0.5 cm肿物,左侧甲状腺可触及一大小约1.0 cm×1.0 cm肿物;以上肿物均质地韧,活动度差,边界尚清,表面光滑,无压痛,随吞咽上下活动。门诊彩超提示:甲状腺双侧叶及峡部多发肿物,考虑甲状腺癌可能,双侧颈部淋巴结未见异常肿大(图1)。细针穿刺细胞学检查(fine needle aspiration cytology,FNAC):双侧甲状腺乳头状癌。患者入院后给予完善相关检查,其中游离三碘甲腺原氨酸(FT$_3$)、游离甲状腺素(FT$_4$)、促甲状腺激素(thyroid stimulating hormone,TSH)均基本正常。遂限期行"甲状腺全切+中央区淋巴结清扫术",手术过程顺利;术后恢复顺利,给予口服左旋甲状腺素片行TSH抑制治疗。手术后常规病理提示:"甲状腺右叶及峡部"甲状腺乳头状癌,共6处病灶,最大直径分别为16、14、5、3、1.5、1 mm;"甲状腺左叶"甲状腺乳头状癌,共7处病灶,最大直径分别为9、6、5.5、4、2、2、0.5 mm;"中央区淋巴结"共7枚,均未见转移癌;本甲状腺乳头状癌为筛状-桑葚型改变(cribriform morular variant,CMV),本病变类型与FAP相关,建议行结肠镜检查。

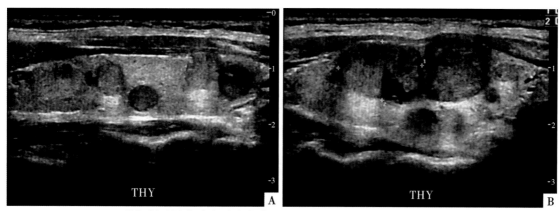

A：彩超提示甲状腺左叶多发病灶；B：彩超提示甲状腺右叶多发病灶

图1　甲状腺彩超影像结果

2. 多器官筛查(表1)

患者初步诊断 FAP 相关的甲状腺癌后,针对结肠和常见的肠外病变部位给予系统的筛查。其中眼底镜发现先天性视网膜色素上皮肥大;胃十二指肠镜发现胃底有4枚息肉,取活检确诊为多发胃底腺息肉;电子结肠镜提示:结肠全段和直肠多发息肉,数量数百枚,分段取活检确诊为多发管状腺瘤。

表1　FAP 相关的甲状腺乳头状癌多器官筛查及结果

筛查部位	筛查手段	筛查结果
视网膜	眼底镜	先天性视网膜色素上皮肥大
胃十二指肠	胃和十二指肠镜	息肉(4枚)
结肠和直肠	结肠镜	息肉(数百枚)
肝脏	CT	阴性
骨骼	ECT 骨扫描	阴性
中枢神经系统	MRI	阴性
牙齿	口腔检查	阴性
皮肤和软组织	体格检查	阴性
乳腺	彩超	阴性
子宫	彩超	阴性

3. 家族史

以患者为中心,对其直系亲属病史进行详细了解。患者父亲健在,母亲死于结肠癌。患者有一个姐姐和一个弟弟,姐姐已婚,育有一子,弟弟未婚未育。患者父亲、姐姐、弟弟和外甥行电子结肠镜筛查,结果均为阴性,但由于种种原因,未行结肠腺瘤样息肉(adenomatous polyposis coli,APC)基因检测。

4. APC 基因检测

取患者的外周抗凝血约 300 μL,分别用 Sanger 测序法和 MLPA 法测序,然后与基因库正常的 APC 基因对比。检测到患者 APC 基因移码突变,突变命名为 NM_000038.5:c.1875_1878del(p. N627fs * 2);第 1875-1878 碱基缺失,使密码子阅读框改变,导致翻译出的蛋白提前终止(图3)。该突变在千人基因组及 ESP6500 数据库中未见收录,在家族性腺瘤性息肉病患者中有报道,根据美国医学遗传学与基因组学学会指南变异序列的分类,该突变为致病突变。

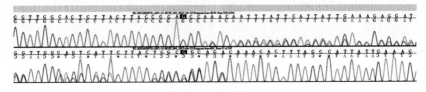

图3　APC 基因突变

三、讨论

FAP 是一组以结直肠多发腺瘤为特征的常染色体显性遗传的综合征,其主要病因为 APC 基因突变导致的蛋白表达异常,APC 基因是一种抑癌基因,位于染色体 5q21 区域,其表达的 APC 蛋白主要功能为调节细胞增殖、迁移、粘着及染色体稳定等[1]。随着年龄增长,几乎 100% 会发生癌变。如果未行预防性结肠切除手术,则平均癌变年龄为 39 岁,平均自然寿命为 42 岁。由于 FAP 癌变率高,所以临床一经诊断,一般均应建议行预防性全结肠切除手术[2]。FAP 除了典型的结直肠病变,还可能合并先天性视网膜色素上皮增生、胃与十二指肠息肉、肝胚胎细胞瘤、骨瘤、中枢神经系统肿瘤、遗传性硬纤维瘤病、牙齿畸形和甲状腺癌等肠外病变[3]。

1949 年,Crail 第一次报道了 FAP 相关的甲状腺癌,其发病率为 FAP 的 1% ~2%,中位发病年龄为 25 ~28 岁,男女发病比例为 1:(3 ~4)。1/3 患者与 FAP 同时诊断,1/3 患者先于 FAP 诊断,1/3 患者迟于 FAP 诊断[4]。所以相关指南建议:FAP 患者至少每年行一次甲状腺彩超检查,如果发现甲状腺结节直径>1 cm,则行 FNAC,排除甲状腺癌[5]。反之,笔者认为:多灶性甲状腺癌特别是双侧叶和峡部均有病灶的患者,应该询问其有无结肠疾病家族史,如果病理学表现符合 FAP 相关的甲状腺癌,则需要行结肠镜检查和多器官筛查。本病例就是以甲状腺癌的病理学诊断为线索,完成了 FAP 的诊断,所以甲状腺外科、影像科和病理科医生应该熟悉 FAP 相关的甲状腺癌病变特点,以免在临床工作中只诊治甲状腺乳头状癌,而遗漏了 FAP。

FAP 相关的甲状腺癌在形态学上除了多病灶的特点,还有其非常独特的病理学改变,叫 CMV。1994 年,Harach 等[6]首次提出 FAP 相关的甲状腺癌具有独特的病理学改变。1999 年,Pradhan 等[7]报道了 4 例 FAP 相关的甲状腺癌,并将这种独特的病理学改变正式命名为 CMV。CMV 的主要病理学特点:①肿物边界清或不清;②构成复杂,以不同比例的乳头、筛状、实性、梁状、滤泡结构,以及伴散在分布的桑葚样结构组成;③筛状区域缺乏纤维血管间质,实性区域可见旋涡状的桑葚样结构,但缺乏角化或细胞间桥;④核分裂和坏死不常见;⑤缺乏胶质;⑥瘤细胞呈立方、柱状或梭形;⑦可见甲状腺乳头状癌样核特征(图4)。FAP 相关的甲状腺癌的独特病理学改变是诊断 FAP 的重要线索和关键点,虽然 CMV 改变比较独特,但是由于该种病例国内外文献报道较少,病理科医生也应该加强学习与认识,以免遗漏 FAP 的诊断。

1986 年 APC 基因首次由 Herrera 等[8]在一位患有直肠肿瘤及智力缺陷的 Gardner 综合征患者

的染色体上发现,该患者的 5 号染色体长臂上有一段缺失。随后发现 APC 基因是 FAP 的致病基因。APC 基因是一个很大的管家基因,全长含有一个 8538 bp 的开放式可读框架,共 15 个外显子。APC 蛋白与 β 连环蛋白(β-catenin)形成复合物,导致 β 连环蛋白降解。如果缺乏 APC 蛋白,过多的 β-catenin 就会在细胞核内的聚集(图 5)。研究显示,APC 基因的损失对细胞成长与细胞死亡之间的平衡有一定的影响,APC 基因可控制细胞数量。

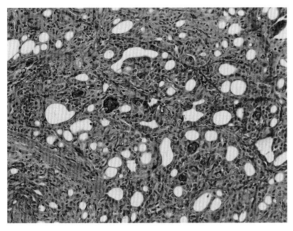
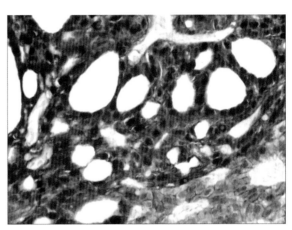

图 4 病理学上 CMV 表现　　　　　　　　图 5 免疫组化提示 β-catenin 蛋白阳性

四、结论

FAP 相关的甲状腺乳头状癌在形态学上具有多灶性特点,CMV 是其典型的病理学特点。临床中如果遇到疑似病例,应该详细询问家族史、行包括肠镜在内的多腺体筛查和检测 APC 基因。如果 FAP 诊断成立,应建议患者到胃肠外科行预防性结肠切除手术,以免延误诊治,影响预后。

五、诊治体会

甲状腺乳头状癌具有若干亚型,虽然在生物学行为上有差异,但一般医疗单位的病理科并未细分。甲状腺乳头状癌的 CMV 亚型因具有典型的病理特征,所以只要病理科医生具有对该疾病的认识,一般能做出早期诊断。因该疾病为 FAP 的肠外表现,所以临床医生除了诊治甲状腺癌以外,应该针对家族史、APC 基因和以结肠为中心的全身器官做系统筛查。因随着年龄增长,结肠息肉几乎 100% 会发生癌变,所以一旦确诊,应建议患者到胃肠外科就诊。

参考文献

[1]LAURENT-PUIG P,BéROUD C,SOUSSI T. APC gene:database of germline and somatic mutations in human tumors and cell lines[J]. Nucleic Acids Res,1998,26(1):269-270.

[2]STRATE LL,SYNGAL S. Hereditary colorectal cancer syndromes[J]. Cancer Causes Control,2005,16(3):201-213.

[3]SEPTER S,SLOWIK V,MORGAN R,et al. Thyroid cancer complicating familial adenomatous polyposis:mutation spectrum of at-risk individuals[J]. Hered Cancer Clin Pract,2013,11(1):13.

[4] CRAIL H W. Multiple primary malignancies arising in the rectum, brain, and thyroid; report of a case [J]. U S Nav Med Bull, 1949, 49(1): 123-128.

[5] GROEN E J, ROOS A, MUNTINGHE F L, et al. Extra-intestinal manifestations of familial adenomatous polyposis[J]. Ann Surg Oncol, 2008, 15(9): 2439-2450.

[6] HARACH H R, WILLIAMS G T, WILLIAMS E D. Familial adenomatous polyposis associated thyroid carcinoma: a distinct type of follicular cell neoplasm[J]. Histopathology, 1994, 25(6): 549-561.

[7] PRADHAN D, SHARMA A, MOHANTY S K. Cribriform-morular variant of papillary thyroid carcinoma[J]. Pathol Res Pract, 2015, 211(10): 712-716.

[8] HERRERA L, KAKATI S, GIBAS L, et al. Brief clinical report: Gardner syndrome in a man with interstitial deletion of 5q[J]. Am J Med Genet, 1986, 25(3): 473-476.

● 专家点评 ●

上海市第六人民医院　刘志艳

筛状-桑葚型甲状腺乳头状癌(cribriform morular variantpapillary thyroid carcinoma, CMV-PTC)是甲状腺乳头状癌(PTC)最罕见的亚型之一,在所有PTC中所占比例不足0.5%。Lam新近总结了全球CMV-PTC,共164例,女性和男性比例约4.9∶1。患者平均发病年龄为24岁。CMV-PTC和家族性腺瘤性息肉病(FAP)相关,但并非唯一与FAP相关的甲状腺疾病,有报道个别高细胞型PTC、甲状腺功能亢进与FAP相关。本章详细阐述了1例少见伴FAP的典型CMV-PTC。

CMV-PTC临床病史缺乏特异性,因少见且细胞学不典型,术前细针穿刺细胞学检查(FNAC)容易漏诊;病理组织学检查时也极易与乳头状增生,腺瘤性甲状腺肿,经典型、柱状细胞型或高细胞型PTC甚至低分化癌相混淆而造成过诊、漏诊或误诊。我们在2018年回顾性研究了全国10例CMV-PTC,对其临床病理学、免疫组织化学及分子生物学特征做了分析。

散发性CMV-PTC多为单发,FAP相关者多为多灶性病变。肿瘤直径为0.8~4.8 cm,多数具有不同程度包膜,呈推挤性边界;切面实性均质,灰白色,质中,可伴囊性变。组织学呈筛状或腺状腔内缺乏胶质成分为其特征性改变。癌细胞呈高柱状。无砂粒体、钙化或骨化。"桑葚体"结构可无、罕见、少量或者多量。偶尔可见病理性核分裂象。

CMV-PTC具有独特的免疫表型及分子特征。TG、TTF-1、β-catenin、ER被认为是诊断该肿瘤较为特异的免疫组织化学指标。TTF-1、ER阳性表达于肿瘤细胞核;TG阴性表达。因肿瘤多数伴有结肠腺瘤样息肉(APC)基因体细胞突变,APC基因突变导致合成APC蛋白截短,而不表达于肿瘤细胞,失去对β-catenin的调控,导致其聚集到细胞质并转移至细胞核,与周围正常甲状腺组织表达于细胞膜明显不同。这4种抗体在"桑葚体"或具有"桑葚体样"细胞特点的区域中均不表达。Ki-67为1%~30%。我们在9个病例中测出6例APC基因体细胞突变,而BRAF V600E均为野生型。10例肿瘤平均随访14.6个月,均未查见复发和转移。其中4例行肠镜检查,仅1例发现APC,外周血基因检测出APC杂合突变。1例患者体细胞APC基因突变与大肠癌相关,其母亲45岁死于结肠癌,提示患者可并发FAP。FAP可发生在CMV-PTC发病前、后,已报道伴发率为20%~50%。应提醒患者及其直系亲属检测APC胚系和体细胞突变,以做到早防、早诊、早治。

本病例为1例典型多发CMV-PTC,检测发现APC基因胚系突变,提示为FAP患者。胃肠镜检查证实患者消化道全段多发性息肉或腺瘤。该病例由准确的病理诊断提示应进行APC基因检测,并进一步检查发现消化道多发性息肉及结肠腺瘤,在减轻患者肠道腺瘤恶变风险、提示其直系亲属FAP筛查方面上具有重要意义。

病例14　靶向药物治疗晚期甲状腺乳头状癌的应用体会

林　炘，林佳伟

汕头市中心医院

一、前言

靶向治疗是指以肿瘤组织或者细胞分子生物学基础上所具有特异性结构分子为靶点，利用一些能与这些靶点特异性结合的抗体或者配体等，将抗肿瘤药物或物质选择性地送达，直接治疗或者导向治疗的治疗方法；这种治疗具有高疗效、低不良反应等优势[1]。索拉非尼是一种口服多激酶抑制剂，也是一种多靶点信号转导抑制剂，能阻断肿瘤细胞增殖、抑制血管生成，且能诱导肿瘤细胞凋亡[2-4]，具有良好的抗肿瘤活性。乐伐替尼是一种小分子酪氨酸激酶抑制剂，可抑制血管内皮生长因子受体 1 ~ 3(VEGFR1 ~ 3)、成纤维细胞生长因子受体 1 ~ 4(FGFR1 ~ 4)、血小板衍生生长因子受体 α(PDGFRα)、干细胞因子受体(KIT)，并在转染期间重新排列(RET)，通过抑制这些受体的功能来抑制肿瘤血管生成[5]。这两种靶向药物治疗放射性碘难治性分化型甲状腺癌(radioactive iodine-refractory differentiated thyroid cancer，RAIR-DTC)都有一定疗效，且有较高的安全性。

二、病例资料及诊治过程

1.病例资料

患者，女性，87 岁，因"进行性吞咽梗阻、不适 1 年余"于 2018 年 3 月 20 日入院。患者 1 年余前无明显诱因出现吞咽不适感，于耳鼻喉科就诊示："右侧咽侧壁隆起"，未再进一步检查和治疗。吞咽梗阻感缓慢加重，近期加重明显，仅能进食少量流质，伴咳嗽、咳痰较多，精神疲乏，无法下床活动，遂拟"吞咽困难查因"收入院。入院体查：咽慢性充血，双侧扁桃体 Ⅱ 度肿大，间接喉镜下右侧喉咽黏膜肿胀，声门难窥及。既往有甲状腺功能亢进(甲亢)病史，长期服用治疗甲亢的药物。入院后完善相关检查，电子喉镜示：喉咽部未见明确占位及新生物。彩超：甲状腺右侧叶实质性结节，考虑甲状腺癌可能(TI-RADS Ⅴ 类)，颈部多发淋巴结。粗针穿刺活检病理示：(右颈部肿物)符合甲状腺乳头状癌。颈部增强 CT 示：①喉咽右侧壁、后壁团块软组织影，考虑喉咽癌，侵犯右侧颈静脉，包绕右侧颈总动脉，喉咽腔变窄；双侧颈部多发淋巴结；②甲状腺肿大，以右叶为主，符合甲状腺癌表现,甲状腺右侧叶上缘内侧包膜不完整,并与喉咽肿块分界不清(图1)。MRI 检查示:喉咽右侧壁、后壁团块状软组织影,考虑喉咽癌,侵犯右侧颈静脉,包绕右侧颈总动脉;喉咽腔变窄;双侧颈深部多个小淋巴结(图2)。遂转至甲状腺外科进一步就诊。转入查体:右侧甲状腺区可扪及质硬肿块,大小约 3 cm×2 cm,与右侧甲状软骨粘连,固定。患者同时合并肺部感染、高血压病、冠心病、低蛋白血症、低钾血症。

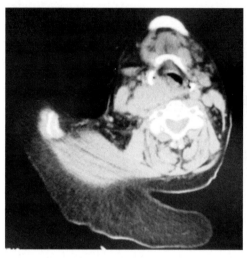
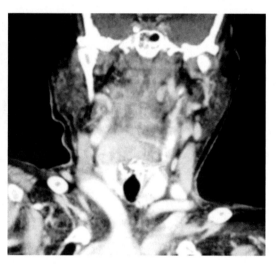

喉咽右侧壁、后壁团块状软组织影,侵犯右侧颈内静脉,包绕右侧颈总动脉

图1 颈部增强 CT 检查结果

喉咽右侧壁、后壁团块状软组织影,病灶累及右侧颈静脉,并突入管腔;包绕右侧颈总动脉;病灶下后缘紧贴右侧甲状腺上缘

图2 颈部 MRI 检查结果

2. 诊治过程

患者行全科病例讨论,诊断考虑右侧甲状腺乳头状癌,侵犯喉咽、颈部大血管;病变范围较广,若行手术治疗,需行全甲状腺切除、全喉及下咽切除、颈部淋巴结清扫术,颈部血管切除及重建术,手术创伤大,风险高;考虑患者年龄较大,一般状况较差,心肺功能一般,手术耐受性及术后生活质量差,不建议行手术治疗。而病理类型为乳头状癌,放疗、化疗均不敏感,若行同位素治疗则可能存在咽喉水肿致呼吸困难,可能引起窒息,并且气管切开难度大。虽然病理未行基因检测,但结合常见的分化型甲状腺癌基因突变情况,可考虑应用靶向药物索拉非尼治疗。

(1)初始治疗:索拉非尼 0.4 g/次(0.2 g×2 片),2 次/d。治疗第 1 个月,患者吞咽梗阻感减轻,可顺利进食流质,咳嗽、咳痰较前减少,精神状态明显提升。治疗第 3 个月,患者精神可,吞咽、进食情况好转,可进食软食,患者出现脱发症状。治疗第 5 个月,患者新发再生,全头为黑发。吞咽、呼吸、咳嗽等症状均明显好转,局部肿物无进展。治疗第 6 个月,索拉非尼减量为 0.2 g/次,2 次/d 维持;症状明显减轻,咳嗽较前减轻,偶有咳痰,复查 CT 显示局部控制稳定(图3)。

(2)调整方案:治疗第 13 个月,患者再次出现吞咽梗阻,进行性加重,仅能进食少量流质,伴咳嗽、咳痰多,痰为白色黏稠状,一般状况较差;考虑患者索拉非尼耐药。治疗第 14 个月,患者症状持续加重,经讨论后予更换为二线靶向药物乐伐替尼 24 mg 口服,1 次/d。治疗第 17 个月(更换乐伐替尼后 3 个月),患者出现恶心、腹泻等消化道症状,伴咳嗽、咳痰增多、食欲缺乏、乏力;生化检查提示出现严重低钾、低蛋白血症,给予补钾、白蛋白治疗。治疗第 18 个月,患者症状进行性加重,考虑乐伐替尼胃肠道不良反应大。经全科讨论及家属商量后,决定改用索拉非尼治疗。治疗第 19 个月(再次索拉非尼治疗后 1 个月),患者反复咳嗽、大量咳痰,黏稠,进食困难,出现低钾血症,一般情况较差,给予补钾等对症治疗。复查 CT(图 4)提示肿瘤进展。治疗第 20 个月,继续索拉非尼、乐伐替尼交替治疗,症状反复,病情进展。治疗第 21 个月,出现肺部感染,经治疗无效,死亡。

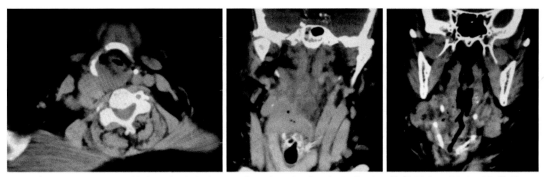

甲状腺右叶软组织影,符合甲状腺癌表现,病灶突破包膜,侵犯喉咽,较前增大,累及颈内静脉,包绕颈总动脉

图 3 治疗第 6 个月后复查 CT 结果

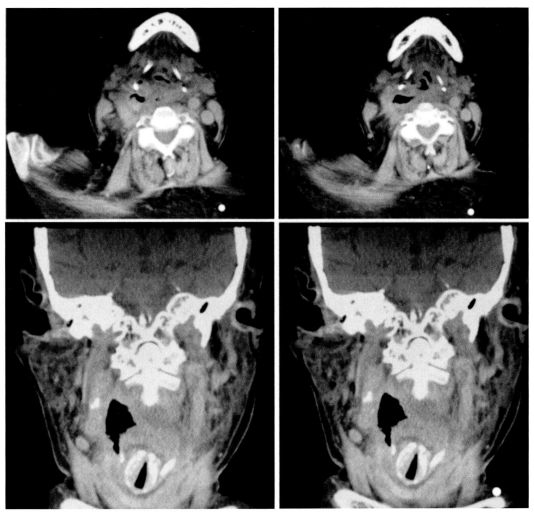

甲状腺肿大程度较前减轻,右叶软组织影范围较前变化不大,病变内空洞较前明显增大,病灶突向喉咽,咽腔较前变窄,周围骨质形态欠规则;病灶累及颈内静脉,包绕颈总动脉;颈部淋巴结较前相仿

图 4 治疗第 19 个月复查 CT 结果

三、讨论

靶向药物治疗出现的相关不良反应非常普遍,有时因为这些并发症难以避免而导致药物减量甚至停药,极个别病例甚至发生药物相关性死亡。此病例主要讨论靶向治疗过程出现的并发症及相应的应对措施,供大家学习,提高甲状腺癌靶向治疗相关不良反应的认识及临床管理,提高患者对药物的依从性,从而掌控靶向药物应用的安全性及治疗效果。

皮肤毒性是索拉非尼最常见的不良反应,主要表现为皮疹或四肢末梢感觉异常。皮疹可能因表皮生长因子受体(EGFR)信号传导通路受到抑制所致;防治光敏性皮炎的措施包括每天局部涂抹类固醇药物,口服抗组胺类药物。另一常见皮肤毒性是脱发。文献[3]报道索拉非尼还可能引起第二原发恶性肿瘤或肿瘤前病变。

胃肠道毒性是乐伐替尼常见的并发症,更换乐伐替尼后,患者胃肠道不良反应明显,表现为腹泻,通常发生在治疗开始的前几个月,症状逐渐减轻,并有反复出现的特点[6]。

此例病例使用乐伐替尼过程中,患者亦发生了严重的呕吐症状,并出现电解质紊乱,为了避免进一步导致脱水和肾损伤等并发症,应密切监测,及时干预。三餐前应用多巴胺受体拮抗剂(如甲氧氯普胺)对轻症患者有效,其他止呕药物包括5-HT3拮抗剂(如昂丹司琼、格拉司琼等),必要时暂停靶向治疗药物,直至毒性降低至G0-G1级,减量后继续治疗。

四、结论

在对晚期分化型甲状腺癌进行靶向治疗之前,首先应当对患者进行基线危险因素的充分评估与干预:①全面评估患者是否存在某些可能导致靶向治疗不良反应发生风险升高的危险因素,权衡治疗利弊,确立个体化的治疗方案;②控制患者的合并症,告知患者及患者家属潜在的不良反应,让患者知晓治疗过程中的临床表现,同时进行心理辅导,减轻患者的心理负担。

治疗过程中应密切观察,患者一旦出现不良反应,要严格按照 NCI-CTCAE 标准进行评估及分级,并制定快速有效的支持治疗措施,尽可能地将不良反应降至最低。对于复杂的不良反应,建议行多学科会诊。如果不良反应程度较轻,重要器官功能良好,应尽可能维持靶向药物的应用,维持靶向药物的有效浓度,从而获得最佳疗效;如果出现G3~G4级不良反应或重要器官受损,应及时停药或减量,待不良反应消失或减弱后再从低剂开始或重新开始用药,以保证治疗安全。

五、诊治体会

甲状腺癌的首发症状可能并非为颈部肿物,此例患者主要症状为吞咽梗阻、咳嗽、咯痰,易误诊为咽喉相关疾病,经 CT、MRI 及穿刺活检才确诊为甲状腺癌;晚期甲状腺癌,可侵犯喉、气管、食管、颈部血管,而未出现颈部淋巴结转移。

对手术及[131]I 治疗不适宜的局部晚期甲状腺癌患者,可应用靶向药物治疗,索拉非尼及乐伐替尼均可有效控制疾病发展。

索拉非尼治疗晚期甲状腺癌,早期可很好地控制病情,晚期可能出现耐药;在应用索拉非尼期间,患者会出现脱发现象,但头发可以再生。

乐伐替尼可作为二线方案替代索拉非尼,但是胃肠道不良反应重,患者耐受性较差,易出现低钾血症。

应用靶向药物治疗后,虽然肿瘤大小无明显变化,但肿瘤会出现空洞,为肿瘤细胞坏死的表现。

应用靶向药物治疗,对于晚期已经出现恶病质的患者仍可延长寿命 1 年余,效果显著。

参考文献

[1] VOGELSTEIN B,KINZLER K W. Cancer genes and the pathways they control[J]. Nat Med,2004,10 (8):789-799.

[2] FLAHERTY K T. Sorafenib:delivering a targeted drug to the right targets[J]. Expert Rev Anticancer Ther,2007,7(5):617-626.

[3] HAMPTON T. Cancer drug trials show modest benefit:drugs target liver,gastric,head and neck cancers[J]. JAMA,2007,298(3):273-275.

[4] LIU L,CAO Y,CHEN C,et al. Sorafenib blocks the RAF/MEK/ERK pathway,inhibits tumor angiogenesis,and induces tumor cell apoptosis in hepatocellular carcinoma model PLC/PRF/5[J]. Cancer Res,2006,66(24):11851-11858.

[5] AMINI L,VALIAN K,SDEGHI A H,et al. Self-confidence in women with and without polycystic ovary syndrome[J]. J Family Reprod Health,2014,8(3):113-116.

[6] HADDAD R I,SCHLUMBERGER M,WIRTH L J,et al. Incidence and timing of common adverse events in Lenvatinib-treated patients from the SELECT trial and their association with survival outcomes [J]. Endocrine,2017,56(1):121-128.

● 专家点评 ●

上海交通大学医学院附属仁济医院　王卓颖

虽然甲状腺癌的总体预后较好,但随着发病率的逐渐增高,晚期或持续复发的患者也不鲜见,成为临床医生所面临的一大挑战。靶向治疗药物的研发为此类患者的治疗带来新的希望,同时也产生了一些新的问题。美国 ATA 和 NCCN 的指南均已将分子靶向治疗列入局部晚期及转移复发的放射性碘难治性分化型甲状腺癌(radioactive iodine-refractory differentiated thyroid cancer,RAIR-DTC)系统性治疗的推荐条款,并对于患者的选择、治疗的时机和不良反应的管控提出了相应的指导意见。

中国临床肿瘤学会(CSCO)也发布了中国的持续/复发及转移性分化型甲状腺癌的诊疗指南,其中明确指出:对于无症状、稳定或缓慢进展的患者通常采用每 3 ~ 6 个月的定期随访策略辅助 TSH 抑制诊疗,而不是即刻选择分子靶向治疗,避免盲目的使用。只有当患者在根治治疗后 12 ~ 14 个月内出现实体瘤反应评价标准进展时,同时符合:①局部晚期;②其他部位转移;③有症状或威胁生存,并不适合局部治疗时才进行系统性治疗。治疗前还需评估患者的预期自然病程、药物不良反应及对生活治疗的影响及存在耐药的可能性。

目前临床批准的药物其适应证均针对的是碘难治的患者,但本病例报道中的患者恰是我们临床医生经常碰到的棘手病例,无法进行或耐受根治性手术,同时又不适合碘治疗,这时则需要通过多学科(超声,放射,病理,外科,核医学,内分泌,放疗及肿瘤科)会诊进行评估是否属于 RAIR-DTC。治疗药物的选择:如有患者肿瘤相关基因变异的检测结果,针对性用药将是最理想的,但目前国内药物的可选择种类有限,索拉非尼已被 FDA 和国内批准上市,而乐伐替尼国内仍在审批流程中。当然还有许多药物正在临床试验中,部分药物显示了一定的肿瘤降期效果,为一些局部晚期癌症患者创造了新辅助治疗后再接受根治手术的可能。

分子靶向药物的不良反应非常普遍,所以对于危险因素的评估、不良反应的监测和患者教育要高度重视,在获得最大疗效的同时保证患者的治疗安全和生存质量。尤其对此类高龄患者一定要充分告知,定期评估治疗效果的同时检测相关实验室指标,及时调整药物剂量或停药。

病例 15 甲状腺乳头状癌肝转移一例

王东来

北京大学深圳医院

一、前言

分化型甲状腺癌(differentiated thyroid cancer,DTC)是头颈部发病率最高的恶性肿瘤,也是近年来发病率增长最快的实体肿瘤,其中甲状腺乳头状癌(papillary thyroid cancer,PTC)占 DTC 的 90%以上。虽然总体预后良好,但我国甲状腺癌患者的 5 年生存率仅为 84.3%[1],与欧美发达国家仍有一定差距。DTC 伴远处转移概率较低,经过规范化手术,[131]I 及促甲状腺激素(thyroid stimulating hormone,TSH)抑制治疗后,仍有 7% ~ 23% 的患者出现远处转移[2]。局部晚期 DTC 多侵犯邻近喉、气管、下咽部和食管等部位,远处转移以肺、骨、脑转移为主,肝脏、胰腺等内脏转移少见。笔者近期诊治了 1 例 PTC 伴肝转移的患者,报道如下。

二、病例资料及诊治过程

患者,男性,71 岁,因"声音嘶哑 4 年,发现左侧甲状腺肿物 1 月余"入院。入院查体:声音嘶哑,甲状腺左侧叶下极可触及一大小约 3 cm×3 cm 肿物,质地硬,边界不清,可随吞咽上下活动;右侧甲状腺及双侧颈部未触及明显肿大淋巴结。甲状腺及淋巴结彩超(图 1)提示:甲状腺左侧叶实性团块,大小约 39 mm×30 mm×33 mm,符合甲状腺癌;左侧颈部Ⅲ、Ⅳ区及双侧锁骨上及Ⅵ区多发异常淋巴结,符合转移性淋巴结。上腹部 CT 提示(图 2):肝脏多发占位,考虑转移瘤可能性大。病理学结果:甲状腺及左侧颈部淋巴结细针穿刺细胞学病理提示甲状腺乳头状癌,颈部淋巴结见转移癌。肝脏肿物空芯针穿刺病理提示:甲状腺乳头状癌肝转移(图 3)。入院诊断:左侧甲状腺癌伴左侧颈部淋巴结转移、肝转移(cT4N1bM1 Ⅳc 期)。入院后完善相关检查,其中喉镜检查提示左侧声带麻痹。气管软化试验(-)。颈胸部 CT(图 4)提示:①甲状腺左侧叶病变,考虑甲状腺癌,伴左侧锁骨上窝、颈动脉鞘多发淋巴结,不除外转移;②右侧颈动脉鞘区多发小淋巴结;③双肺散在多发实性小结节,硬结灶可能性大。拟在全身麻醉下行"姑息性甲状腺全切除+颈部淋巴结清扫术"。术中见甲状腺峡部与气管及颈前肌肉界限不清;左侧喉返神经完全被肿瘤包绕,应用喉返神经探测仪探查左侧喉返神经无神经反射信号,考虑已被肿瘤完全侵袭,无功能,拟连同喉返神经一并切除;探查喉返神经入喉处,气管外壁被肿瘤侵犯,无法完全切除,锐性分离肿物与气管,保留气管壁完整,后使用电刀烧灼灭活残余肿瘤组织,然后清扫双侧Ⅵ区、左侧Ⅱ、Ⅲ、Ⅳ区淋巴结。术中注意保留右侧喉返神经及双侧甲状旁腺。术后患者仍有声嘶,无四肢麻木,无术后出血及淋巴瘘等并发症。术后第 1 天复查甲状旁腺激素(parathyroid hormone,PTH)2.3 pmol/L(正常值 1.3 ~ 9.3 pmol/L);术后恢复良好,拔除引流管后出院。术后病理回报:左侧甲状腺及肿物为甲状腺乳头状癌,最大径 3.5 cm,肿瘤突破被膜,侵犯横纹肌组织,颈部淋巴结见转移癌(18/32)。出院后口服优甲乐治疗,外院核医学科就诊进行[131]I 治疗。

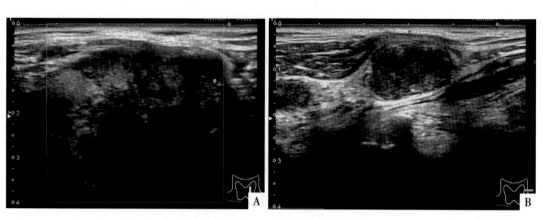

A:甲状腺左叶肿物;B:左侧Ⅲ区淋巴结

图 1　甲状腺及淋巴结彩超检查结果

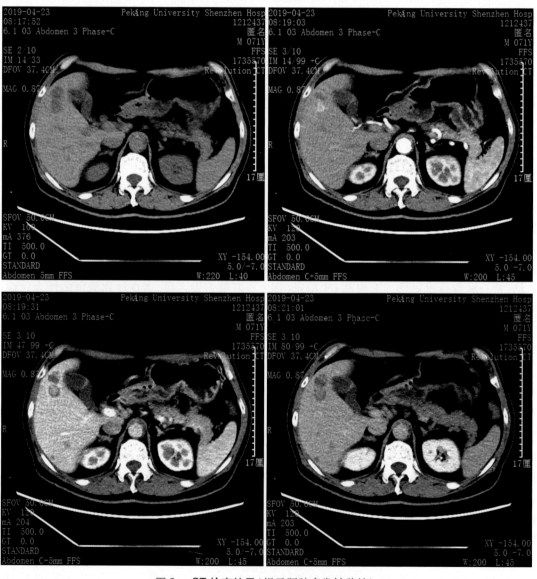

图 2　CT 检查结果(提示肝脏多发转移灶)

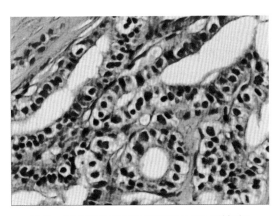

图3　肝脏肿物穿刺病理结果（PTC 肝转移）

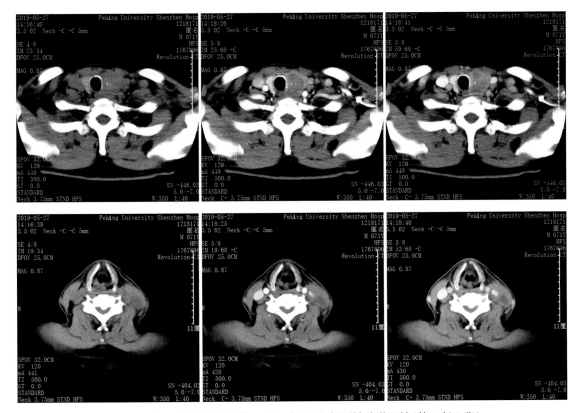

甲状腺左侧叶占位性病变（第一行3张）及左侧颈转移淋巴结（第二行3张）

图4　颈部 CT 检查结果

三、讨论

晚期 DTC 常伴有明显的周围组织器官侵犯，如不及时处理，可能因出血、梗阻造成呼吸困难或功能障碍。治疗上应谨慎选择手术时机，权衡手术风险及获益，在减少医源性损伤的同时降低肿瘤复发和死亡风险。外科治疗的目标应是尽可能地治愈或控制疾病、改善生存，并保留重要器官的功能。初次术中应尽可能地切除肉眼可见的肿瘤。研究[3]表明，经历3次以上手术的患者预后更差。

针对晚期 DTC 合并远处转移的患者,由于切除甲状腺可为 ^{131}I 治疗提供条件,所以如果有局部手术机会,仍应积极选择手术治疗,但施行手术前应对患者进行充分的临床评估。本例患者术前已行甲状腺、颈部淋巴结及肝脏肿物穿刺病理诊断明确,通过颈部超声、CT 等检查评估血管并未受累。喉镜检查提示左侧声带麻痹,提前知晓左侧喉返神经受累并经手术证实。术前临床分期为 IVc 期。同时,还应结合患者的年龄、合并症以及甲状腺癌全身播散情况,告知患者手术的风险和获益,制定合理的手术方案。若患者有威胁生命的合并症、甲状腺癌已经全身广泛播散或局部病灶无法切除时,应慎重决定是否实施手术。若其仅为缓解局部严重并发症的姑息性手术,此类手术应尽量缩小手术范围、控制手术并发症的发生。本例患者虽有远处肝脏转移,但颈部病灶术前评估仍在可手术范围,病情进一步发展会严重侵犯气管,危及患者生命,另外也可为 ^{131}I 治疗提供必要条件,所以本病例我们选择了手术治疗。

术中探查可发现病灶对周围结构侵犯情况,有研究[4] 报道喉返神经受侵率可达 33% ~ 61%。残留较多肿瘤可能导致更大范围的二次手术,所以根治性切除仍是手术的基本目标。制定手术方案时应考虑对侧喉返神经功能、疾病是否有远处转移等情况,以及权衡手术风险和获益[5]。研究[6]报道,3.6% ~ 22.9% 的甲状腺癌手术患者有气管或喉的受累。气道受累的手术方式有肿瘤的剥除、气道壁部分切除、节段切除、广泛的气管切除等等。气管部分切除或节段切除术,应保证既能有足够的切除范围、减少肿瘤残留,又能避免更广泛切除带来的严重并发症,通常手术后需要辅以 ^{131}I、放疗等措施,疗效较好[7]。手术的决策、实施应由有经验的专科医生进行。综合考虑此病例的年龄、远处转移情况及预后,为了避免术后影响患者生活质量,所以仅行肿瘤剥除,未行气管节段切除甚至联合喉部切除的手术。

来自 DTC 的孤立性、可切除的肝转移极少出现。孤立性 DTC 的肝转移灶应考虑手术切除-解剖节段性切除术,为获取更长时间的生存提供可能[8]。此例患者为多发转移病灶,无法根治性切除,故建议患者术后到核医学科进一步诊治;在充分评估患者病灶摄碘能力后,行 ^{131}I 治疗。

另外,对于尚存甲状腺细胞分化功能的 PTC,术后应继续给予 TSH 抑制治疗。如果核医学科评估患者病灶不摄碘,也可对肿瘤部位或远处转移灶进行放射治疗,从而起到辅助和补充治疗作用。目前系统性治疗,包括分子靶向治疗及化疗,专家认为应采取谨慎态度,需对患者病情及进展趋势全面评估[9]。

四、结论

晚期 DTC 患者具有手术难度大、预后差等特点,为挽救患者生命,应充分评估患者疾病情况,多学科协作,其中涉及头颈外科、整形外科、内分泌科、核医学科、肿瘤科等多个学科,共同制定适用的个体化治疗方案。从而在最大限度保证患者功能的情况下对于肿瘤进行根治性切除,后续通过综合治疗延长患者生存期,改善其预后。

五、诊治体会

在综合性医院甲状腺外科,医生多由普通外科医师组成,在晚期 DTC 的诊疗中,其对于头颈部解剖熟悉程度不如头颈肿瘤外科医师,如涉及气管、喉、食管等邻近器官手术操作时需耳鼻喉科、胸外科等科室协作,故也为综合医院甲状腺外科专科医生的未来提出了挑战。而对于晚期 DTC 患者的处理,应在权衡患者预后及远期生活质量后,选择最合适的治疗方案。

参考文献

[1]ZENG H M,CHEN W Q,ZHENG R S,et al. Changing cancer survival in China during 2003-15:a pooled analysis of 17 population-based cancer registries[J]. Lancet Glob Health,2018,6(5):e555-e567.

[2]WANG L Y,PALMER F L,NIXON I J,et al. Multi-organ distant metastases confer worse disease-specific survival in differentiated thyroid cancer[J]. Thyroid,2014,24(11):1594-1599.

[3]CHINN S B,ZAFEREO M E,WAGUESPACK S G,et al. Long-term outcomes of lateral neck dissection in patients with recurrent or persistent well-differentiated thyroid cancer[J]. Thyroid,2017,27(10):1291-1299.

[4]LANG B H,LO C Y,WONG K P,et al. Should an involved but functioning recurrent laryngeal nerve be shaved or resected in a locally advanced papillary thyroid carcinoma? [J]. Ann Surg Oncol,2013,20(9):2951-2957.

[5]WU C W,DIONIGI G,BARCZYNSKI M,et al. International neuromonitoring study group guidelines 2018:Part Ⅱ:Optimal recurrent laryngeal nerve management for invasive thyroid cancer-incorporation of surgical,laryngeal,and neural electrophysiologic data[J]. Laryngoscope,2018,128(Suppl 3):S18-S27.

[6]NISHIDA T,NAKAO K,HAMAJI M. Differentiated thyroid carcinoma with airway invasion:indication for tracheal resection based on the extent of cancer invasion[J]. J Thorac Cardiovasc Surg,1997,114(1):84-92.

[7]SCHARPF J,TUTTLE M,WONG R,et al. Comprehensive management of recurrent thyroid cancer:An American Head and Neck Society consensus statement:AHNS consensus statement[J]. Head Neck,2016,38(12):1862-1869.

[8]DJENIC B,DUICK D,NEWELL J O,et al. Solitary liver metastasis from follicular variant papillary thyroid carcinoma:a case report and literature review[J]. Int J Surg Case Rep,2015,6:146-149.

[9]JIN Y,VAN NOSTRAND D,CHENG L X,et al. Radioiodine refractory differentiated thyroid cancer[J]. Crit Rev Oncol Hematol,2018,125:111-120.

● **专家点评** ●

河北医科大学第二医院　廖海鹰

　　本人认为该病例核心的问题有两个:第一个问题是甲状腺癌原发灶的处理;第二个问题就是转移灶的处理。

　　首先这个病例做得非常好的就是无论是原发灶还是转移灶,都做了病理穿刺,都获得了病理依据,这点非常重要。其次就是甲状腺癌的处理的原则,只要是甲状腺专科医生基本上都没有问题。

　　另外一个核心的问题就是转移灶的处置问题。PTC转移灶除了头部的转移灶之外,还可能存在身体其他部位实质脏器的转移灶。首先考虑核素治疗,而核素治疗的前提,也是核心就是检验转移灶是否摄碘,只要摄碘的转移灶,原则上都会有效。有效程度因人而异。

病例 16   甲状腺滤泡状癌并颈椎转移一例

蔡文松,徐　波

广州市第一人民医院(华南理工大学附属第二医院)

一、前言

甲状腺滤泡状癌(follicular thyroid carcinoma,FTC)由于其血供丰富,容易发生血行转移,临床上其远处转移最常见于肺与骨[1]。FTC 原发灶早期常无明显症状,易被忽略,不少患者以骨转移灶造成的影响为首发症状就诊。因其症状常不能直接指向原发灶,容易造成漏诊、误诊或是不能得到最佳处理。现将笔者诊治的 FTC 并颈椎转移的 1 例患者的诊疗经过报道如下。

二、病例资料及诊治过程

患者,女性,62 岁,因"发现甲状腺结节 2 年,颈肩部疼痛伴右上肢麻 7 个月"入住笔者科室。此前患者已经在当地不同的两家医院住院治疗两次,详情如下。

1. 本次入院前 4 月余,因"颈肩部疼痛伴右上肢麻木 3 个月"就诊于当地骨科专科医院,MRI 检查提示"颈 5、6 椎体及附件骨质破坏,软组织肿块形成,考虑骨转移瘤可能。甲状腺右侧叶结节。"PET-CT 检查提示"颈 5、6 椎体及附件、左侧第 7 肋、胸 10 椎体、右侧骶骨多个高代谢灶,考虑多发骨转移瘤。甲状腺右侧叶结节代谢增高,不除外肿瘤可能。"当地医院给予对症处理后患者出院。

2. 本次入院前 2 月余,患者因"颈肩部疼痛及右上肢麻木 5 个月并加重 1 个月"至当地一大型综合性医院就诊。CT 提示"颈 5、6 椎体及双侧椎弓、椎板、右侧横突及棘突骨质破坏,考虑转移瘤。甲状腺右侧叶结节。"甲状腺右侧叶穿刺提示"意义不明确的细胞非典型病变。"颈椎病灶穿刺,第 1、2 次穿刺,报告"未见明确恶性细胞。"第 3 次穿刺报告"见少量甲状腺滤泡样结构,未见典型恶性肿瘤表现。"经上级医院病理会诊,诊断考虑为甲状腺癌并颈椎转移。当地医院建议患者先处理甲状腺病变,再考虑骨转移灶的处理。

患者为求处理甲状腺病灶,于笔者科室就诊。仔细追问病史,患者 2 年前即发现有甲状腺右侧叶结节,未予重视。查体:甲状腺右侧叶可触及一大小约 30 mm×20 mm 的结节,质地韧,随吞咽上下活动,双侧颈部未触及肿大淋巴结,颈椎棘突有压痛。右上肢感觉稍减退、肌力、肌张力未见异常,其余肢体感觉、运动均无异常,四肢生理反射存在,腱反射无亢进;右侧 Hoffmann 征可疑阳性,余病理反射未引出。入院后查甲状腺功能、TgAb、TPOAb、Tg、CEA、降钙素均正常。甲状腺彩超提示:甲状腺右侧叶实性占位性病变(大小约 25 mm×20 mm×32 mm),考虑甲状腺恶性肿瘤(图 1);甲状腺左侧叶未见异常,双颈部未见异常淋巴结。颈椎 X 射线提示:颈 6 椎体骨质密度不均匀,见囊状骨质密度减低,附件区结构紊乱,考虑肿瘤转移。颈部 CT 提示:颈 5、6 椎体及附件骨质破坏伴软组织肿块影,符合转移瘤(图 2)。胸部 CT 未见明显异常。进一步完善颈椎 MRI,结果提示:颈 5、6 椎体变扁,颈 6 椎体、椎弓及棘突异常信号,考虑肿瘤转移;颈 6 椎体前滑脱约Ⅰ度,颈 6 颈髓明显受压,椎管狭窄(图 3)。

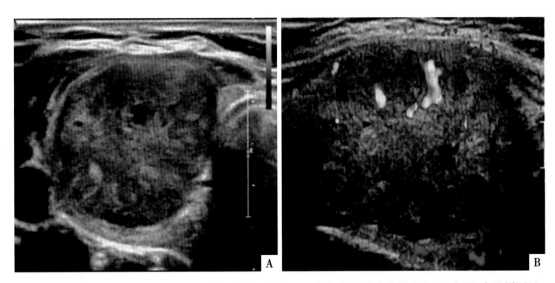

A:甲状腺右侧叶内可见实性为主的占位性病变,其内可见散在分布的点状强光点,无声影,病灶周围见不均匀声晕;B:甲状腺右侧叶病灶内及边缘可见较丰富血流

图1　甲状腺右侧叶超声图像

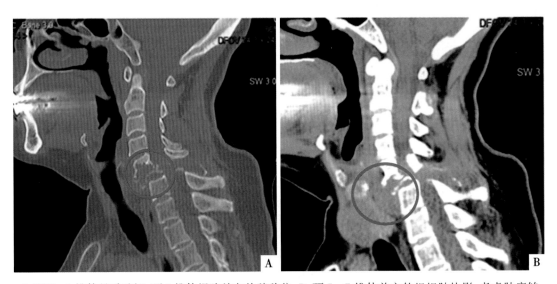

A:颈5～6椎体骨质破坏,颈6椎体塌陷并向前稍移位;B:颈5～7椎体前方软组织肿块影,考虑肿瘤转移灶

图2　颈部CT图像

　　综合患者病史及影像学检查,初步诊断为甲状腺恶性肿瘤[滤泡状甲状腺癌(follicular thyroid cancer,FTC)可能性大]伴颈椎转移,遂组织甲状腺外科、脊柱外科、放射科、核医学科、病理科及麻醉科进行多学科协作诊疗(multiple disciplinary treatment,MDT),考虑患者为甲状腺恶性肿瘤(FTC可能性大)伴颈椎转移,肿瘤破坏椎体并致其移位,存在截瘫风险。经过讨论,制定处理方案如下:先行手术处理颈椎,再行甲状腺切除术。若颈椎手术后能立即实现椎体稳固,可一期行甲状腺手术;如果颈椎术后不能立即稳固,甲状腺手术需要延期进行。待甲状腺术后,再行核医学及TSH抑制治疗。

完善相关术前检查后，在气管插管全身麻醉下行俯卧位颈椎手术，术中见颈 5、6 椎板大部分被肿瘤侵蚀，行"颈椎后路：颈 2～胸 2 固定，颈 5、6 椎板肿瘤切除、椎管减压术"。经颈椎后路手术后，脊柱外科评估椎体稳定度好（图 4），建议一期行甲状腺手术。遂行改仰卧位行"甲状腺全切除＋右中央区淋巴结清扫术"。术中见甲状腺右侧叶肿瘤直径约 3.5 cm，包膜完整，未见侵犯周围组织或器官。甲状腺术后，脊柱外科再行"颈椎前路：颈 5、6 椎体肿瘤切除＋钛笼骨水泥置入＋颈 4～7 钢板内固定术"，整个手术过程顺利，患者术后恢复良好。术后病理提示：①甲状腺右侧叶滤泡状癌（直径 21 mm）；②甲状腺左侧叶未见肿瘤；③中央区淋巴结未见转移（0/7）；④颈 5～6 椎板肿瘤可见甲状腺滤泡状癌转移。最终诊断：甲状腺右叶滤泡状癌并颈椎转移（T2N0M1，Ⅳc 期）。患者术后行 TSH 抑制治疗，并择期行放射性碘治疗。

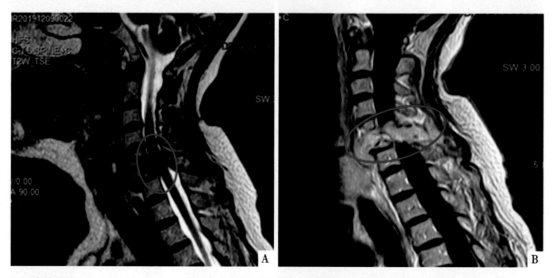

A：椎管狭窄，颈 6 颈髓受压（T2W 信号）；B：颈 6 椎体层面异常信号，考虑为肿瘤转移灶（增强扫描）

图 3　颈部 MRI 图像

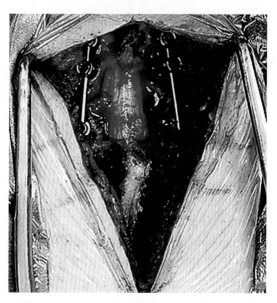

图 4　术中所见（脊柱外科手术后颈椎稳固）

三、讨论

FTC 容易发生血行转移,常见转移部位是肺和骨。FTC 骨转移发生率为 7% ~ 20%,好发于血供丰富的中轴骨和扁骨,如脊柱、肋骨、髂骨等。分化型甲状腺癌合并脊柱转移时,脊柱转移灶造成的症状往往是患者就诊的主要原因。甲状腺的原发灶因常无症状,容易被忽略。小癌大转移、隐匿癌多转移的情况并不少见[2-3]。

这类患者常首诊于脊柱外科,对于脊柱外科医生而言,脊柱转移病灶的发现与评估并不困难,但因脊柱转移瘤可有多种来源,甲状腺原发灶的发现有时并不容易,尤其对于 FTC 脊柱转移则更加困难。首先评估甲状腺最常用的彩超并不容易鉴别滤泡性腺瘤与 FTC。FTC 需要病理对包膜多处取材切片,找到包膜或血管侵犯的证据才能确诊,因而细针穿刺细胞病理学检查无法确诊 FTC,哪怕是术中冰冻病理检查往往都难以确诊 FTC[4]。FTC 骨转移灶的情况也类似,其可能与正常甲状腺滤泡结构相似,仅从滤泡上皮异型性角度无法做出癌的诊断。因而对于 FTC 脊柱转移的情况,即使经过原发灶与转移灶的穿刺病理检查,都有可能无法获得确定的病理诊断,有时可能需要多次穿刺取材、临床医生与病理科医生进行多学科反复讨论才能确诊,本例即是这种情况。无法确定 FTC 脊柱转移的诊断,有可能会影响脊柱外科医生进行手术治疗的评估。对于大部分脊柱转移瘤,脊柱手术的目的常常是缓解神经、脊髓压迫症状,维持脊柱稳定,但对于 FTC 则不限于此。对于孤立、可手术的 FTC 转移病灶,在切除甲状腺的基础上切除转移灶,后续行"131I 治疗+TSH 抑制治疗"的方案可以有效地延长患者生存期并改善生活质量[5],因而对于 FTC 合并脊柱转移的情况,脊柱外科相关干预应当比其他类型脊柱转移瘤更积极。所以,笔者建议骨科或脊柱外科医生在接诊到疑似 FTC 脊柱转移的病例时,可请甲状腺外科医生共同评估病情。

而从另一个角度看,如果这类患者首诊于甲状腺外科,是不是就一定能得到更理想的处理呢?对于 FTC 合并骨转移的情况,因甲状腺切除常常是后续131I 治疗的基础,故其常被作为综合治疗关键的第一步。不少医生甚至形成了"原发灶(甲状腺)"必须优先处理的思维定式,这在多数情况下是可行的,但当 FTC 合并脊柱转移时绝不能简单复制这一定式!脊柱转移灶因其位置特殊,相比于其他部位的骨转移灶,处理上必须高度重视、精准评估!FTC 脊柱转移早期多并无明显症状,随着椎体破坏程度的加重,可能导致脊柱不稳,进而造成脊髓或神经压迫,严重者可导致不全瘫痪或截瘫[6]。如果不能及时识别、正确评估 FTC 脊柱转移并进行正确处理,在 FTC 综合治疗过程中,随着肿瘤本身的进展或其他治疗的影响,突发脊柱失稳或瘫痪等情况将会给患者带来巨大打击,有时甚至是灾难性的后果。

本例患者在颈椎受累并已向前滑脱的情况下,除局部疼痛和右上肢感觉减退及右侧 Hoffman 征可疑阳性外,并无其他过多症状及体征,因而 FTC 脊柱转移早期的隐匿性值得关注。笔者建议在确诊甲状腺癌,尤其是 FTC 时,首诊医生应主动有针对性地询查相关脊柱受累的临床征象,有可疑发现时,应当进行详细的脊柱评估。全身骨扫描和131I 全身显像有助于发现骨转移病灶,但难以有效评估脊柱的力学情况。X 射线片作为简便快捷的检查,有其优势。FTC 脊柱转移 X 射线下主要显示为小片状、虫蚀状骨质破坏,膨胀性或蜂窝状改变等溶骨性表现,同时还可以观察到椎体角度改变、移位、椎间隙改变。故 X 射线片不但可发现转移灶,还可初步评估脊柱稳定性,是性价比较高的检查手段。但因 X 射线片无法多角度显示脊柱情况,且常需骨质要脱矿达到 30% ~ 50% 才能在 X 射线片上看到明显溶骨表现,故难以早期诊断和评估 FTC 脊柱转移[7]。CT 可重建脊柱影像,还可显示肿瘤的血供,在确定 FTC 转移灶、椎骨破坏及评估脊柱稳定性上大大优于 X 射线片[6,8]。脊柱 MRI 可提供非常详细的多平面成像,可以很好地显示骨质、椎体旁组织、神经、脊髓等的压迫及受浸润情况,因而可以更加有效地评估 FTC 脊柱转移[6,9]。笔者建议在考虑 FTC 脊柱转移时,不能仅依据骨扫描或 X 射线片进行临床决策,至少需要做 CT 检查,条件许可的情况下建议做脊柱 MRI 检查。并且一定要邀请脊柱外科会诊,条件许可的应当组织 MDT。在制定综合治疗方案的时候应该由多个学科共同参,要充分考虑到整个综合治疗过程中脊柱稳定性的问题。对于 FTC 合并脊柱转移的情况,甲状腺的切除是整个综合治疗的基础,脊柱的稳定是决定整个综合治疗效果的关键!

四、结论

FTC 合并脊柱转移时,因转移灶可能造成脊柱不稳、滑脱等进而引起脊髓、神经受压,应全面评估患者情况,多学科协作,共同执行并完成综合治疗方案。

五、诊治体会

本例 FTC 合并颈椎转移的患者,甲状腺专业的医生及时充分考虑到了颈椎受累后稳定性的问题,并进行了有效的检查评估,通过包括脊柱外科在内的 MDT 制定了合理的治疗方案:先行手术确保脊柱稳定,再手术切除甲状腺,保障了患者的安全,取得了很好的效果。如果此例拘泥于传统的"分化型甲状腺癌综合治疗,甲状腺切除为先"的定式,忽视脊柱情况的评估与处理,草率地进行甲状腺切除手术,则麻醉,甲状腺切除术中、术后,^{131}I 治疗等任何一个环节中,患者都有可能突发瘫痪或截瘫,对患方和医方都是灾难性的打击。本例提示我们在处理涉及多个脏器、多个系统的疾病时,应开拓思路,多学科协作,才能制定最安全有效的方案。

参考文献

[1] JEHANGIR A, PATHAK R, ARYAL M, et al. Thyroid follicular carcinoma presenting as metastatic skin nodules[J]. J Community Hosp Intern Med Perspect,2015,5(1):26332.

[2] 李韬,尉然,董森,等. 以骨转移为首发表现的甲状腺滤泡型乳头状癌一例[J]. 中华内分泌外科杂志,2019,13(1):86-88.

[3] 寇天雷,李杰. 以骨转移为首发症状的甲状腺滤泡癌病理特征分析[J]. 解放军医学院学报,2015,36(2):130-132.

[4] 蔡赟,陈欢欢,王之笑,等. Bethesda 细胞病理报告系统在甲状腺细针穿刺中的应用[J]. 南京医科大学学报(自然科学版),2015,35(12):1718-1721.

[5] RAMADAN S, UGAS M A, BERWICK R J, et al. Spinal metastasis in thyroid cancer[J]. Head Neck Oncol,2012,4(4):39.

[6] SCIUBBA D M, PETTEYS R J, DEKUTOSKI M B, et al. Diagnosis and management of metastatic spine disease.[J]. J Neurosurg Spine,2010,13(1):94-108.

[7] HAREL R, ANGELOV L. Spine metastases:current treatments and future directions[J]. Eur J Cancer,2010,46(15):2696-2707.

[8] PERRIN R G, LAXTON A W. Metastatic spine disease:epidemiology, pathophysiology, and evaluation of patients[J]. Neurosurg Clin N Am,2004,15(4):365-373.

[9] MOLINA C A, GOKASLAN Z L, SCIUBBA D M. Diagnosis and management of metastatic cervical spine tumors[J]. Orthop Clin North Am,2012,43(1):75-87.

● 专家点评 ●

中南大学湘雅医院　李新营

本文为甲状腺滤泡状癌(follicular thyroid carcinoma,FTC)合并脊柱转移提供了规范化的诊疗思路。FTC发病率较甲状腺乳头状癌低,易发生血行转移,血行转移在广泛侵犯型多见。部分FTC病例以肺和骨转移为首发症状而就诊,而一旦发生远处转移,多数为晚期且多为多发转移灶,严重影响患者的预后,因此早期发现、早期规范化治疗对FTC尤为重要。

FTC的发生是一系列遗传和表观上的改变,这种改变涉及细胞突变的激活及失活、基因表达模式的改变。RAS点突变(NRAS、HRAS和KRAS)和PAX8/PPARG基因重排是驱动FTC发生的关键因素,40%~50%的FTC可出现RAS突变;PAX8/PPARG融合见于30%~60%的FTC,滤泡性甲状腺腺瘤很少表现出PAX8/PPARG基因突变。鉴于此,细针穿刺细胞学检查联合分子诊断学检测(如PAX8/PPARG、DICER1、Galectin-3、MMP、P27及TFRC/CD71)可协助早期鉴别诊断。同时转移灶穿刺也需进行分子标记物检测(TTF-1、CK19、TG)以判断是否来源于甲状腺,单纯的术前彩超和细针穿刺细胞学检查难以提供血管侵犯和包膜浸润的临床病理证据。除此之外,还需警惕甲状腺混合性髓样-滤泡细胞癌和FTC合并未分化癌等情况,这将大大增加FTC的误诊率和漏诊率。

对于合并高危因素的FTC患者,推荐"全甲状腺切除+中央区淋巴结清扫术";对于局限于一侧腺叶内且无淋巴结转移的低危FTC患者,手术范围仍存在争议。术者可结合术中探查和术前分子诊断学结果,制订个体化的手术方案。同时应考虑到FTC较甲状腺乳头状癌(papillary thyroid cancer,PTC)侵袭性更强,更易出现远处转移,预后较差,治疗手段上应较PTC更为积极主动。本文运用MDT模式成功地处理FTC合并脊柱转移所致的脊柱不稳、脊髓受压等问题,为FTC合并脑转移、纵隔转移、胸膜转移以及罕见的食管气管转移的诊疗提供了重要的参考价值。

病例17 伴有颈内静脉巨大癌栓的巨大甲状腺混合性髓样-滤泡细胞癌一例

邓家钦

梅州市人民医院

一、前言

甲状腺混合性髓样-滤泡细胞癌(mixed medullary and follicular cell carcinoma, MMFCC)是一种罕见的肿瘤,一直被视为甲状腺髓样癌的临床病理变化[1]。甲状腺髓样癌起源于神经嵴来源的滤泡旁C细胞,占甲状腺癌的5%~8%[2]。甲状腺癌可表现为微血管侵犯,而颈内静脉癌栓是一种罕见的并发症。MMFCC并颈内静脉巨大癌栓的患者在临床实践中相当罕见,由于合并血栓形成、术后并发症较多、成活率不高等各种原因,多选择放弃手术治疗[3]。

二、病例资料及诊治过程

1.病例资料

患者,女性,62岁,因"发现颈部肿胀1个月"入院。患者5年前曾在外院行甲状腺右叶部分切除术,术程顺利,术后病理为良性(未见报告)。无糖尿病、高血压、甲状腺疾病家族史,家族中也无混合性甲状腺滤泡状癌类似患者。查体:颈前可见长约7 cm横行手术瘢痕,左颈可扪及肿物,约5.1 cm×3.2 cm,表面粗糙,质硬,无压痛,可随吞咽上下活动。彩超检查示:①甲状腺左叶多发实性占位合并钙化,考虑甲状腺癌;②甲状腺右叶切除术后,残余右叶及峡部实性占位合并钙化灶,考虑甲状腺癌;③左侧颈内静脉低回声团,边清,考虑癌栓(图1A)。增强CT示:甲状腺左叶癌伴左颈内静脉癌栓形成可能性大(图1B)。PET-CT示:①甲状腺左叶考虑甲状腺癌;②甲状腺右叶癌未排除;③左侧颈总静脉扩张,考虑癌栓。

2.手术情况

于2016-11-08在全身麻醉下行"甲状腺全切+左侧颈内静脉癌栓取出+双颈Ⅵ区淋巴结清扫+双侧喉返神经探查术"。术中探查示:甲状腺左叶腺体大小约为10 cm×6 cm×5 cm,向下达到胸骨后,呈多发结节,最大约5.5 cm×3.2 cm大小,实性,质硬,与周围组织粘连,左侧甲状腺中静脉处有癌栓,一直延伸到左颈内静脉,癌栓与静脉壁无粘连,颈内静脉内癌栓大小为3.0 cm×1.6 cm(图2、图3)。

3.病理情况

术中冰冻病理提示:(左甲状腺、左颈内静脉内)甲状腺癌。术后常规病理提示:①(左侧)符合MMFCC伴包膜及脉管侵犯;②(右侧)结节性甲状腺肿;③(左右Ⅵ区)未见淋巴结转移。免疫组化提示:CK19、Galectine-3、TTF-1(+)(图4)。

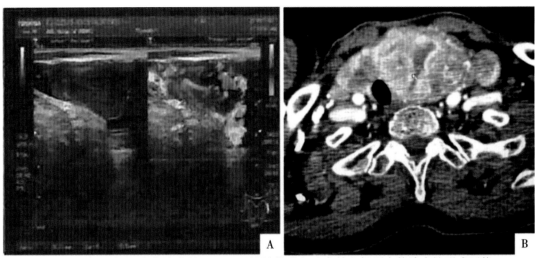

A:彩超下可见左侧颈内静脉癌栓；B:CT可见甲状腺左叶癌并左侧颈内静脉癌栓形成可能

图 1　术前甲状腺彩超及 CT 图像

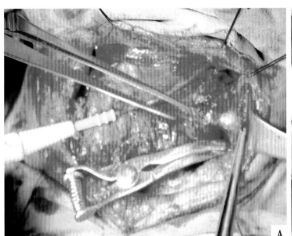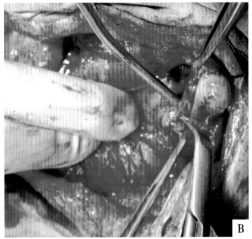

A:术中探查见癌栓由甲状腺中静脉延伸至颈内静脉；B:甲状腺癌肿及颈内静脉癌栓

图 2　术中情况

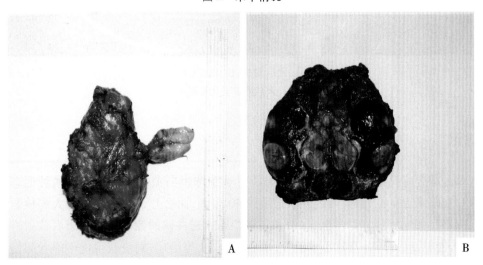

A:甲状腺左叶组织及左侧颈内静脉癌栓(外面观)；B:甲状腺左叶组织及左侧颈内静脉癌栓(内面观)

图 3　甲状腺大体标本

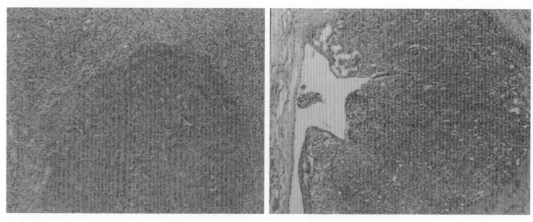

图4　术后病理结果(符合 MMFCC 伴包膜及脉管侵犯)

4. 术后随访

术后 2 周始,患者行[131]I 治疗。术后半年随访,患者生活质量可。术后复查颈部 CT(图 5A)和彩超(图 5B)提示:双侧颈内静脉血流通畅,无淋巴结转移。该患者的血清降钙素和 CEA 水平正常。

5. 家族史

以患者为中心,对其直系亲属病史进行详细了解。患者父母自然死亡。患者有 2 个姐姐、1 个哥哥和 2 个弟弟,下一代有 3 子 2 女,均身体健康。由于种种原因,未行相关基因检测。

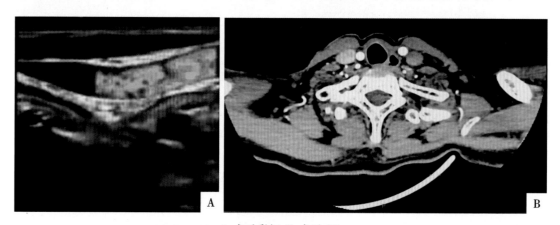

A:术后彩超;B:术后 CT
图5　术后彩超及 CT 图像

三、讨论

MMFCC 是综合降钙素免疫阳性的髓样癌及甲状腺球蛋白免疫阳性滤泡癌两种形态特征的肿瘤。MMFCC 在临床上少见,目前国内外共报道约 40 多例,而合并有颈内静脉巨大癌栓暂未见相关报道[4]。MMFCC 倾向于转移到骨骼,保留和转移积累放射性碘的能力。所以患者放射性碘治疗的反应良好。若能早期诊断,并及时手术治疗,术后联合[131]I 等治疗,则可获得优于甲状腺髓样癌的预后效果[5]。

由于本例患者增强 CT 和 PET-CT 均提示合并颈内静脉巨大癌栓,单纯保守治疗,难以取得确切疗效,为解除患者颈部压迫症状,提高生存质量,遂采取手术治疗,术后针对甲状腺滤泡细胞癌成分采取^{131}I治疗。术中切开大体标本后观察,并根据癌栓由甲状腺中静脉延伸至左颈内静脉这一生物学行为,较符合髓样癌。髓样癌极少通过淋巴结转移,而且术前PET-CT检查未见淋巴结转移,遂未行单侧或双侧颈侧区淋巴结清扫术,而仅清扫双侧Ⅵ区淋巴结。手术前的辅助检查提示左侧颈内静脉部分阻塞,没有侵犯到血管壁,遂术中行颈内静脉癌栓取出,而没有行颈内静脉切除术。

Kawano等[6]指出MMFCC血管内肿瘤扩展是罕见的,但是是一种危及生命的并发症。MMFCC患者有肿瘤与颈内静脉血栓,可能需要行受累血管节段切除或血栓切除术。因此,术前正确的成像评估和制订合适的操作计划对于进行有效和安全的操作是不可或缺的。随访患者的血清降钙素水平和血甲状腺球蛋白水平至关重要,本病容易发生远处转移,常见于肺、纵隔、肝和骨[7]。Mitchell等[8]推荐所有患者已知或怀疑甲状腺髓样癌(medullary thyroid carcinoma,MTC)应该手术前检测血清降钙素和生化筛查嗜铬细胞瘤,所有确诊患者MTC瘤体直径>5 mm应行“全甲状腺切除+中央区颈淋巴清扫术”,若中央淋巴结转移,则行“同侧侧颈区淋巴结清扫术”。

正常情况下,针对甲状腺髓样癌成分,血清降钙素检测的频率为术后每年2~4次[9]。MMFCC的病理学改变中包含的滤泡和髓样癌成分是诊断的重要思路和关键点,由于该种病例国内外文献报道较少,病理科医生也应该熟悉和加强认识,以免遗漏MMFCC的诊断。

四、结论

MMFCC并颈内静脉巨大癌栓的案例在国内外相当罕见。术前正确的成像评估和制订合适的操作计划对于进行有效和安全的操作是不可或缺的。通常情况下,针对甲状腺髓样癌成分,血清降钙素检测的频率为术后每年2~4次。临床中如果遇到疑似病例,应该详细询问家族史,行甲状腺彩超、颈部增强CT扫描和甲状腺结节穿刺病理学检查,必要时PET-CT扫描和基因检测。如果MMFCC诊断成立,应建议患者到甲状腺外科行甲状腺癌根治手术,以免延误诊治,影响预后。

五、诊治体会

MMFCC合并颈内静脉癌栓的病例相当罕见,目前世界上对这类疾病的认识较少,由于合并血栓形成、术后并发症较多、生存率不高等各种原因,患者多选择放弃手术治疗。术前正确的成像评估和制订合适的操作计划对于进行有效和安全的操作是不可或缺的。随访患者的血清降钙素水平和血甲状腺球蛋白水平至关重要。本病容易发生远处转移,常见于肺、纵隔、肝和骨。这类疾病的诊治需要甲状腺外科、影像科和病理科等多学科共同协作。由于这疾病有家族遗传倾向,所以应重视家族直系亲属的定期筛查,若发现甲状腺结节,尽早行甲状腺结节穿刺活组织检查术,以明确诊断,早期治疗,减少并发症。

参考文献

[1]HSIEH M H,LIN M C,SHUN C T,et al. Fine needle aspiration cytology of mixed medullary-follicular thyroid carcinoma:a case report[J]. Acta Cytol,2008,52(3):361-365.

[2]ERHAMAMCI S,REYHAN M,KOCER N E,et al. Simultaneous occurrence of medullary and differentiated thyroid carcinomas. Report of 4 cases and brief review of the literature[J]. Hell J Nucl Med, 2014,17(2):148-152.

［3］张建忠,李振龙,李仕全.甲状腺癌合并双侧颈内静脉血栓手术1例［J］.现代肿瘤医学,2005,13
（4）:450-450.

［4］PAPOTTI M,VOLANTE M,KOMMINOTH P,et al. Thyroid carcinomas with mixed follicular and C-
cell differentiation patterns［J］. Semin Diagn Pathol,2000,17(2):109-119.

［5］BHATNAGAR P,BHATNAGAR A,KISHAN S,et al. Unusual widespread metastatic presentation of
mixed medullary-follicular thyroid carcinoma［J］. Clin Nucl Med,2004,29(5):303-305.

［6］KAWANO F,TOMITA M,TANAKA H,et al. Thyroid carcinoma with extensive tumor thrombus in the
superior vena cava:a case report［J］. Int J Surg Case Rep,2016,29:25-29.

［7］杜雪梅,昌红,陈奕至,等.甲状腺混合性髓样-滤泡细胞癌2例临床病理分析并文献复习［J］.临
床与实验病理学杂志,2012,28(11):1277-1279.

［8］MITCHELL A L,GANDHI A,SCOTT-COOMBES D,et al. Management of thyroid cancer:United
Kingdom National Multidisciplinary Guidelines［J］. J Laryngol Otol,2016,130(S2):S150-S160.

［9］ITO Y,MIYAUCHI A,KIHARA M,et al. Calcitonin doubling time in medullary thyroid carcinoma after
the detection of distant metastases keenly predicts patients' carcinoma death［J］. Endocr J,2016,63
(7):663-667.

● 专家点评 ●

汕头大学医学院附属肿瘤医院　彭汉伟

本文报道了1例罕见的MMFCC合并颈内静脉癌栓形成病例的诊疗过程,给临床实践中如何诊断和处理罕见甲状腺提供了难得的借鉴。

MMFCC是一种罕见且特殊的甲状腺恶性肿瘤,病理学上表现为甲状腺髓样癌(medullary thyroid carcinoma,MTC)和甲状腺滤泡状癌(follicular thyroid carcinome,FTC)同时存在或者肿瘤细胞同时具有MTC和FTC的病理学特性。包括3种情况:①肿瘤组织中可见MTC成分和FTC成分独立存在,两者之间有正常甲状腺组织分隔;②MTC和FTC成分相互接触,中间无正常甲状腺组织[即病理学上所谓的"碰撞瘤(collision tumor)",指由两个独立的原发肿瘤相互碰撞或相互浸润而形成的肿瘤,即两种不同的肿瘤同时发生在同一部位];③MTC和FTC成分完全彼此融合,你中有我,我中有你。

MTC和FTC的组织学和胚胎学基础不同:MTC由滤泡旁细胞(即C细胞)恶变而来,滤泡旁细胞的胚胎学来源为后鳃体的第四鳃弓的神经外胚层;FTC则是滤泡细胞来源的恶性肿瘤,甲状腺的滤泡细胞由胚胎时期的前肠内胚层发育而来。病理学上讲,两种组织学基础不同的肿瘤同时发生在甲状腺组织中有两种可能:①甲状腺中的某种干细胞在恶变的过程中朝向两个方向分化;②某种致病因素(如放射线)同时诱发滤泡细胞和滤泡旁细胞恶变。不管是哪种情况,MMFCC发生的概率都是非常低的。这就是这种疾病往往以个案报道出现在学术期刊中的原因。

MTC和FTC病理形态学上并不难分辨,但是,当两种肿瘤融合存在时往往要求病理学医生有丰富的诊断经验才能考虑到MMFCC的可能性,同时也需要免疫组化检查来帮助判断组织来源以确定诊断。MTC成分表达降钙素(calcitonin,CTn)和癌胚抗原(CEA),而FTC成分则表达甲状腺球蛋白(Tg)和甲状腺转录因子-1(TTF-1)。本文中病理诊断并未免疫组化标记CTn和CEA,因而下病理诊断尚需谨慎。

目前甲状腺结节术前诊断主要依靠彩超和细胞学,由于该病罕见,目前缺乏该肿瘤细胞学特征的可靠资料。几乎所有的关于MMFCC诊断的文献报道均未能在细胞学检查阶段明确诊断,但细胞

学上往往可提示为恶性肿瘤,如果术前检查涉及血清 CTn 和 CEA,则临床上可以考虑到 MTC 可能,既有利于术前精确诊断,又可以作为手术切除干净与否以及术后肿瘤复发监测的基线数据。本例术前未行细胞学检查也未检查血清 CTn、CEA。

术中冰冻病理学检查对滤泡癌的诊断往往有困难,由于组织未脱水处理,且冰冻病理检查无法进行免疫组化检查,很难做出 MMFCC 的诊断。本例术中冰冻病理报告提示为恶性肿瘤,未能分类。这时候临床医生应该根据临床资料和术中所见综合分析做出手术决策。本例术中所见肿瘤外侵明显,合并静脉血栓形成,说明肿瘤侵袭性强、恶性度高,应考虑行"全甲状腺切除+同侧改良性颈清扫术"。

由于 MMFCC 同时有 MTC 和 FTC 病理特性和生物学行为,因而在诊断明确后,临床治疗策略应兼顾两者。文献报道提示 MMFCC 具有血行转移(特别是骨转移)和淋巴道转移的潜能,转移淋巴结内往往可见 MTC 和 FTC 两种成分,因而,对于原发灶外侵明显的 MMFCC 的 cN0 颈部,行至少同侧改良颈清扫术是合理的。另外,MMFCC 的血行转移灶往往有吸碘功能,但是碘治疗对 MMFCC 的治疗作用尚不明确,可能由于转移灶内既存在 FTC 成分,又存在 MTC 成分,而后者并不吸碘,对碘治疗的反应差。

对于有生物分泌功能且该分泌物可检测的肿瘤的随访应,同时关注生物学复发和结构性复发。MMFCC 的随访应常规检查血清 CTn、CEA 和 Tg,临床体检和影像学检查可参考分化型甲状腺癌和甲状腺髓样癌的诊治指南。然而,由于术前并未检测血清 CTn、CEA,其检测价值和参考意义因而下降。

此外,对于颈内静脉癌栓形成病例行术中取栓术应该慎重,一旦栓子脱落可造成灾难性后果,包括肺栓塞、脑动脉栓塞,严重时可导致死亡。本人建议术中探查明确后应先解剖颈内静脉近心端,先行结扎后再处理颈内静脉近心端,将内静脉和原发肿瘤连续整块切除。

总的来讲,甲状腺结节术前评估应到位,对于怀疑恶性的甲状腺结节,除了影像学检查外,细针穿刺细胞学检查(fine needle aspiration cytology,FNAC)和甲状腺肿瘤相关的血清标志物,包括 CTn、CEA、甲状旁腺激素、Tg 等均应该常规检查。一旦术中冰冻病理检查只能诊断为癌,而未能分类,应考虑滤泡癌或其他恶性较高的恶性肿瘤,采用更为激进的手术方案往往是必要的。

病例18　两种病理类型同时存在的分化型
甲状腺癌合并甲状腺异物一例

孙百慧,葛军娜,雷尚通

南方医科大学南方医院

一、前言

鱼骨是上消化道常见的异物之一,线形锋利的结构可以轻易穿透黏膜,并滞留在腭扁桃体、舌根、会厌部或颈段食管等位置[1]。但鱼骨穿入并滞留在甲状腺组织内较为罕见。笔者收治1例同时合并乳头状和滤泡状两种分化型甲状腺癌的病例,并甲状腺内鱼骨残留14个月,且本例异物残留时间较长且无相关不适主诉,现报道如下。

二、病例资料及诊治过程

患者,女性,61岁,因"穿刺确诊甲状腺左叶乳头状癌10余天"就诊我院。查体:甲状腺左叶下极可触及直径1 cm肿物,质地硬,可随吞咽上下活动;右侧颈部可触及直径约2 cm的肿物,质地韧,不随吞咽活动。双颈浅表淋巴结未触及肿大。

甲状腺及颈部淋巴结彩超检查示:①甲状腺右叶中上极不均质回声团,范围约3.5 cm×1.3 cm,边界不清,贯穿前、后被膜,内见一长约1.5 cm条状强回声团(图1A);②甲状腺左叶近峡部一大小约0.4 cm×0.5 cm实性极低回声团,近后被膜,边界欠清、形态欠规则、内回声欠均、纵横比大于1(图1B);③甲状腺双叶多发实性低回声结节(图1C、D)。

进一步追问病史,患者回忆曾于14个月前用餐时不慎发生鱼刺嵌顿,自行吞咽固体食物后自觉疼痛症状明显减轻,随后就诊于当地医院,行纤维电子喉镜及X射线平片检查均未见异物残留。后患者无自觉明显不适,未再进行进一步诊疗。

颈部CT检查提示:甲状腺右叶及右侧咽后间隙条索状高密度影伴周围斑片状低密度影(图2)。MRI检查见同一区域异物影及周围肉芽肿(图3)。甲状腺左叶结节(近峡部处0.5 cm结节)穿刺细胞学检查示:符合甲状腺乳头状癌。纤维电子喉镜、食管镜及血液检查(血常规、肝肾功能、急性期C反应蛋白、甲状腺功能等)均无明显异常。

结合病史和影像学资料,诊断为:①甲状腺左叶乳头状癌;②甲状腺结节;③甲状腺右叶异物存留。在全身麻醉下行"甲状腺全切+中央区淋巴结清扫+颈部异物取出术"。术中见甲状腺散在多发实性结节,游离甲状腺右叶时可见从下咽与食管交界处至甲状腺右叶内部有一长约 3 cm 质硬纤维窦道形成,内探及一长约 3 cm 鱼骨,周围未见明显炎性渗出。术中予以双重结扎窦道,在靠近食管处剪断窦道,小心取出鱼骨,切除甲状腺右侧。探查创面未见异物残留后,包埋缝合窦道残端(图4)。术区给予反复冲洗并留置引流管。术后给予禁食及预防性抗感染治疗 3 d,上消化道造影检查未见明显异常后恢复正常饮食。术后病理结果提示:甲状腺双叶弥漫浸润型滤泡状癌(图5A)伴局部微小乳头状癌(左叶,直径约0.5 cm,图5B),中央区淋巴结未见癌转移(0/17)。患者术后 1 周康复出院,并根据治疗方案给予促甲状腺激素(thyroid stimulating hormone,TSH)抑制治疗及术后 1 个月的[131]I 治疗。在随后 18 个月的随访中,患者未诉明显不适,甲状腺球蛋白<0.01 μg/L,超声检查未发现肿瘤残留或复发。

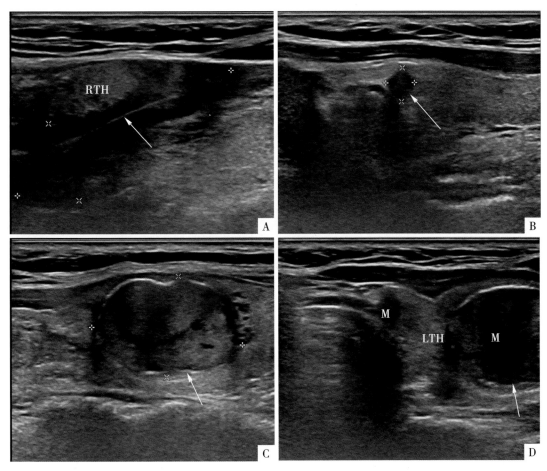

A:位于甲状腺右叶的条状强回声异物(箭头所示);B:位于甲状腺左叶近峡部的实性、不规则、低回声结节;C、D:甲状腺双叶内多个实性低回声结节,内部结构不均匀,边缘欠规则,边界模糊,周围声晕不连续

图 1　甲状腺彩超检查结果

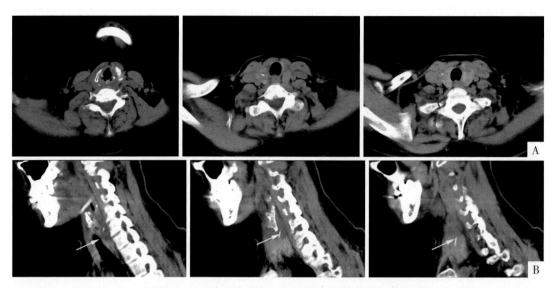

A:横断面;B:矢状位。鱼骨(箭头)位于甲状腺右叶腺体内

图2　颈部 CT 检查结果

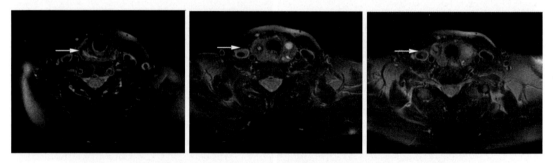

图3　轴位检查 MRI 结果(箭头示甲状腺内的异物及其周围的肉芽肿区)

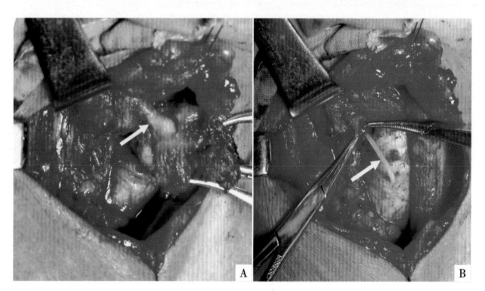

A:从食管延伸至甲状腺右叶上极的瘘管周围的纤维瘢痕组织(箭头所示);B:完整移除甲
状腺右叶后可见自瘘管食管端一长约 3 cm 鱼骨(箭头所示)

图4　甲状腺切除术术中所见

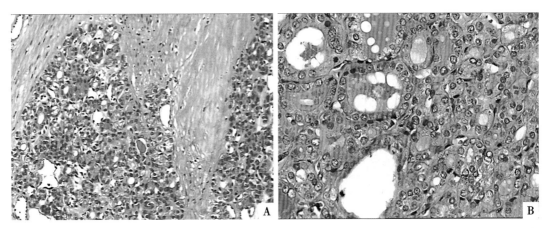

A：甲状腺滤泡状癌（HE，×100）；B：甲状腺乳头状癌（HE，×200）

图 5　甲状腺肿瘤的显微镜下表现

三、讨论

鱼骨穿入并滞留在甲状腺组织内的情况极为罕见。一篇英文综述收录了 1910 ～ 2018 年 PubMed 数据库中 18 例涉及甲状腺内鱼骨滞留的病例[2]，中文期刊也有 3 篇类似病例的报道[3-5]。在这些病例中，自鱼骨嵌入到症状出现的时间从几个小时到 9 个月不等，患者住院多是因为严重的疼痛、局部明显肿胀或脓肿形成。然而鱼骨在该患者甲状腺中滞留了 14 个月，患者并没有表现出上述症状，仅表现为一个颈部可触及的肿块，术后甲状腺组织病理学检查也未观察到典型的炎症反应表现，如果患者没有因甲状腺结节就诊，这根滞留在甲状腺中的鱼骨可能会残留更长时间。

上消化道及颈部异物的检查方法主要有喉镜、食管镜、X 射线平片、超声、CT 等。在大多数急诊病例中，喉镜和食管镜能够在发现异物时将异物取出。然而，在已报道的 21 例甲状腺内鱼骨滞留的病例以及本例病例中，鱼骨发生嵌顿后喉镜、食管镜检查和 X 射线平片检查并没有发现明显异常，而颈部彩超检查却可以发现甲状腺内异物，再进一步利用 CT 检查确认鱼骨位置及其与周围组织的关系。超声检查是目前临床进行甲状腺检查的首选方法，而与超声相比，颈部 CT 扫描能精准评估异物位置以及其对邻近区域相应解剖结构的破坏情况，对于手术方案的制定及风险评估具有重要意义[6-7]。

在本病例中，超声检查显示甲状腺内多发实性结节、内部回声不均匀、边缘声晕不连续，提示滤泡性甲状腺肿瘤（乳头状和滤泡状）可能[8]。术后的病理学检查可见典型的肿瘤突破包膜、侵犯血管表现，证实了弥漫浸润型滤泡性甲状腺癌的诊断。肿瘤的多中心性以及肿瘤对包膜及血管的侵犯预示着肿瘤的高复发风险[9]，因此所有弥漫浸润型滤泡性甲状腺癌患者均应行甲状腺全切及 ^{131}I 治疗[10]，术后亦需维持 TSH 抑制治疗，并每 6 个月或 12 个月监测血清甲状腺球蛋白水平。在此病例中，乳头状和滤泡状甲状腺癌同时存在，且均为分化良好的恶性肿瘤，虽然中央区淋巴结未见转移，且无肿瘤远处转移证据，但两种原发肿瘤同时存在，可能会增加肿瘤复发风险[11]。因此，笔者认为术后的放射性碘治疗、TSH 抑制治疗和积极监测都是必要的。

四、结论

甲状腺异物少见，源自消化系统的异物更为少见，单纯甲状腺异物不合并症状是否需要治疗并无定论。甲状腺异物同时合并甲状腺恶性肿瘤更是罕见，手术治疗的主要目的仍然是治疗肿瘤，可同时处理异物残留。

五、诊治体会

本例甲状腺异物合并两种分化型甲状腺癌的病例实属罕见病例，在临床工作中极少能遇到。该病例是因为发现甲状腺恶性肿瘤就诊，意外发现甲状腺异物。在治疗上遵从甲状腺恶性肿瘤的治疗原则，尤其是甲状腺切除的范围需要依据原发肿瘤而定。该病例具有甲状腺全切除的指征，行甲状腺全切除的决策是正确的。该病例中鱼骨自食管穿出至甲状腺，并形成了窦道，故在手术中以及手术后都需要严格警惕食管瘘的发生。

参考文献

[1] KIM H U. Oroesophageal fish bone foreign body[J]. Clin Endosc,2016,49(4):318-326.

[2] ENHAO W,LEI H,YA Z,et al. Migratory fish bone in the thyroid gland:case report and literature review[J]. Case Reports in Medicine,2018,2018:1-5.

[3] 李欢,黄雪芳,刘群,等. 食管壁内伴甲状腺异物1例并文献复习[J]. 中国社区医师,2018,34(34):52-54.

[4] 张卧,丁金旺,马晨霞,等. 颈部超声和CT联合诊断甲状腺内鱼刺异物1例[J]. 浙江中西医结合杂志,2016,26(11):1039-1039.

[5] 王艳红,吴圆圆,牛家增. 超声诊断甲状腺内鱼刺异物1例[J]. 中国临床医学影像杂志,2014,25(1):69-70.

[6] LIN H H,LEE S C,CHU H C,et al. Emergency endoscopic management of dietary foreign bodies in the esophagus[J]. Am J Emerg Med,2007,25(6):662-665.

[7] ALKHUDHER S,ALOBAID F,SHAFI S. Thyroid cartilage window approach to extract a foreign body after migration into the paraglottic space[J]. Case Rep Otolaryngol,2018,2018:3590580.

[8] SHIN J H,HAN B K,KO E Y,et al. Differentiation of widely invasive and minimally invasive follicular thyroid carcinoma with sonography[J]. Eur J Radiol,2010,74(3):453-457.

[9] RíOS A,RODRíGUEZ J M,FERRI B,et al. Prognostic factors of follicular thyroid carcinoma[J]. Endocrinol Nutr,2015,62(1):11-18.

[10] O'NEILL C J,VAUGHAN L,LEAROYD D L,et al. Management of follicular thyroid carcinoma should be individualised based on degree of capsular and vascular invasion[J]. Eur J Surg Oncol,2011,37(2):181-185.

[11] JACOBSON A S,WENIG B M,URKEN M L. Collision tumor of the thyroid and larynx:a patient with papillary thyroid carcinoma colliding with laryngeal squamous cell carcinoma[J]. Thyroid,2008,18(12):1325-1328.

● 专家点评 ●

中山大学附属第三医院　刘仁斌

　　这是一个非常少见的病例。鱼刺穿透食管壁进入甲状腺本就少见,两种类型甲状腺癌合并甲状腺异物就更加罕见。此病例给我们拓展了视野,在以后的临床工作中也多了一个需要留意的方向。该病如不及时发现,不仅肿瘤会进展,鱼刺也有再次移位戳伤颈部大血管的风险,因此早期准确诊断和尽早手术十分重要。超声和颈部CT的应用非常合理,能精确定位异物,评估手术风险,也为我们留下了非常宝贵的学习素材。手术治疗的主要目的仍然是治疗肿瘤,同时处理甲状腺异物。对于两种类型并存的甲状腺癌,进行双侧甲状腺全切加预防性中央组颈淋巴结清扫的术式选择非常合理。本病例属于罕见病例,处理正确,患者恢复顺利,给我们留下了非常宝贵的临床经验。

病例19 左侧颈部异位甲状腺乳头状癌一例

林 炘, 林焕璋

汕头市中心医院

一、前言

异位甲状腺(ectopic thyroid gland, ETG)是一种胚胎发育畸形, 是甲状腺胚胎形成、迁移过程中发生异常致部分或者全部甲状腺无法正常达到颈前甲状腺床位置, 并最终于颈前正常位置外出现的甲状腺组织。其临床常见异位于颈部正中线上, 少见于侧颈部, 罕见于肺、气管、纵隔、胆囊、肝脏、心包等部位。同正常的腺体一样, ETG 也会发生诸如肿瘤、炎症、功能异常等病理改变[1], 原发于 ETG 的恶性肿瘤就是异位甲状腺癌(ectopic thyroid carcinoma, ETC), 以甲状腺乳头状癌多见。现将作者收治的 1 例 ETC 的诊治经过报道如下。

二、病例资料及诊治过程

患者, 男性, 75 岁, 因"发现左颈部肿物 20 余天"入院。查体: 颈软, 气管居中, 双侧叶甲状腺不大, 未触及明确结节; 左侧颈部Ⅲ、Ⅳ区可触及多发肿大淋巴结, 最大约 5.0 cm×3.0 cm, 质地硬, 边界不清, 无压痛, 活动度尚可。门诊 PET-CT 提示(图 1): 左侧颈深部肿大淋巴结伴代谢活跃, 需高度警惕原发灶不明的恶性肿瘤转移可能; 结核病变待排除, 以左颈部淋巴结活检取得病理依据为准。彩超提示(图 2): 甲状腺左侧叶内侧气管旁实质性包块, 考虑恶性病灶可能, 来源于甲状腺左侧叶可能性大; 左侧颈部Ⅱ、Ⅲ区淋巴结, 考虑转移可能; 右侧颈部Ⅵ区低回声灶, 淋巴结可能, 建议密切观察。左颈淋巴结穿刺活检提示: 左颈淋巴结穿刺组织可见较多甲状腺肿瘤组织, 结合免疫组化结果, 符合甲状腺乳头状癌; 另可见一小块孤立淋巴组织。综合上述所见, 未排除淋巴结转移性甲状腺乳头状癌。血常规、肝肾功能、甲状腺功能、肿瘤标志物等检验指标正常。患者拟"左侧叶甲状腺癌并颈淋巴结转移(cT1N1M0)"收入院。

入院后查颈部 CT(平扫+增强)(图 3), 结果提示: ①甲状腺左侧叶后部见一稍低密度灶, 内可见少许气体, 请结合临床; ②左侧颈部多发肿大淋巴结, 考虑转移癌。排除手术禁忌后, 限期行手术治疗。术中见左侧叶多发小结节, 边界清楚, 甲状腺包膜完整; 左侧叶后方见食管憩室, 腺体内单点注射纳米炭淋巴示踪剂(卡纳琳)0.05 mL, 探查左侧颈深部包块, 质地硬, 边界不清, 与左颈部血管鞘粘连, 遂行"甲状腺左侧叶伴峡部切除术+左侧Ⅱ、Ⅲ区淋巴切除活检术", 术中快速病理报告"甲状腺左侧叶结节性甲状腺肿, 左侧颈淋巴结可见甲状腺乳头状癌", 遂进一步行"右侧叶近全切除术+左侧颈Ⅱ、Ⅲ、Ⅳ、Ⅵ区淋巴清扫术"。术后患者恢复顺利, 无喉返神经损伤、甲状旁腺功能减退等并发症。术后病理报告: ①左、右非毒性结节性甲状腺肿(图 4A)。②送检"左侧颈Ⅱ、Ⅲ区淋巴结"见甲状腺乳头癌(图 4B), 肿瘤最大径 4 cm, 间质脉管可见癌栓, 周围淋巴结(0/6)未见癌转移, 免疫组化未见神经束侵犯, 标记结果: Sy(−)、CD56(−)。考虑: 淋巴结转移性甲状腺乳头状癌与起源于淋巴结异位甲状腺组织发生的甲状腺乳头状癌相鉴别, 请结合临床。③左侧颈Ⅱ区淋巴结

（1/6）转移癌伴 1 个软组织癌结节，左侧颈Ⅲ、Ⅳ区（0/13）、左侧颈中央区（0/9）淋巴结未见癌。最终诊断：原发左侧颈部副甲状腺乳头状癌（pT4N1M0 Ⅳ期）。好转出院后给予促甲状腺激素（thyroid stimulating hormone，TSH）抑制治疗（优甲乐 100 μg 口服，1 次/d），随访至今无肿瘤复发。

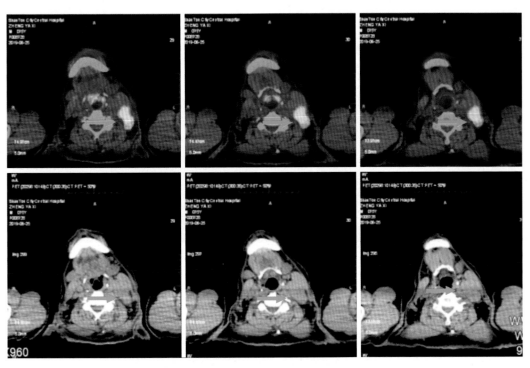

图 1　PET-CT 检查结果（左侧颈高代谢结节，蓝色箭头所指）

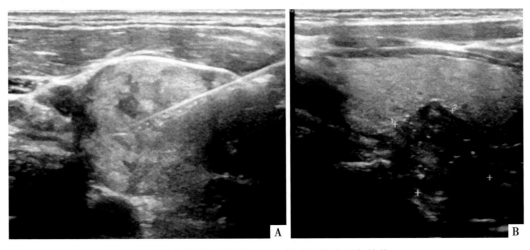

A：超声引导穿刺活检；B：左侧叶甲状腺后方结节

图 2　甲状腺彩超检查结果

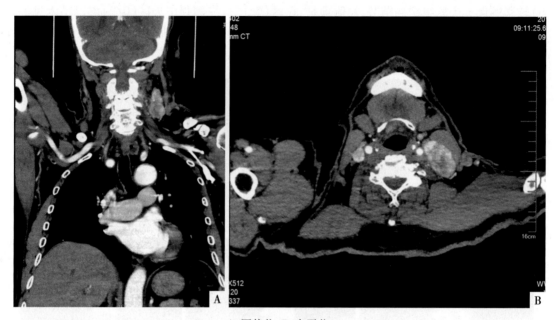

A:冠状位;B:水平位

图3　颈部 CT 检查结果

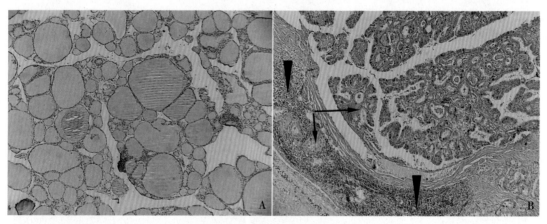

A:甲状腺左侧叶腺体(HE,×100);B:颈部肿物(→示癌灶,▲示淋巴组织)(HE,×100)

图4　术后病理结果

三、讨论

ETG 是甲状腺始基沿着甲状舌管下降过程中出现的一种发育异常的病变。在胚胎第 3~4 周,甲状腺始基由第 1、2 咽囊之间的内胚层增生形成,并借甲状舌管下降;在胚胎第 7 周,始基达气管前并最终发育成甲状腺组织[1-3]。在这一过程中,部分或全部甲状腺始基未下降或下降至正常甲状腺位置以外,即形成 ETG。依据其是否与正常甲状腺腺体并存可分为两大类:副甲状腺与迷走甲状腺。由于正常甲状腺腺体的存在,副甲状腺及其病变往往诊断更加困难,漏诊率更高。

ETG 临床上属于罕见病,临床表现多变且不典型,极易误诊和漏诊[4],很难形成统一的诊疗规范[1]。ETG 可以在其胚胎发育过程中的任何位置存在。自 1869 年报道首例 ETG 至今,临床上以异位于舌底、舌下、舌骨前后等颈部正中线上最为常见,其次是侧颈区域,偶见文献[2]报道异位于肺、气管、纵隔、胆囊、肝脏、心包等罕见部位。

ETC临床表现与肿瘤异位部位和器官相关[5]。异位于颈部者,可无特殊症状,影像学检查、实验室检查不具备典型特征,需要与甲状舌管囊肿、淋巴瘤等以"颈部肿物"为主诉的疾病相鉴别;相对于异位于颈正中线上,侧颈区ETC,尤其是侧颈区副甲状腺癌诊断更为困难。与本例患者情况一致,取得颈部甲状腺乳头状癌明确活检病理报告,由于甲状腺乳头状癌颈部淋巴结转移发生率高且转移早的特点,以及临床上考虑"隐匿癌"[6]的存在,对于肿瘤的原发或者继发的鉴别仍旧是不得不面对的临床难题。

对于本例患者,左侧颈部病灶,术前影像学检查均考虑淋巴结转移瘤可能,结合穿刺活检,主要诊断考虑"左侧叶甲状腺癌并颈淋巴结转移(cT1N1M0)"收入院,行"纳米炭淋巴示踪术+甲状腺左侧叶伴峡部切除术+左侧Ⅱ、Ⅲ区淋巴切除活检术"+"右侧叶近全切除术+左侧颈区Ⅱ、Ⅲ、Ⅳ、Ⅵ区淋巴清扫术"。术后全面细致病理检查,双侧叶及峡部未见甲状腺乳头状癌细胞,免疫组化排除神经源性肿瘤可能,最终病理结论:颈淋巴结转移性乳头状癌与原发侧颈部ETC相鉴别。最终,临床诊断:原发左侧颈部副甲状腺乳头状癌(pT4N1M0 Ⅳ期)。

在临床中,原发病灶微小,影像学检查存在假阴性的可能,原发侧颈部副甲状腺癌往往容易误诊为转移性病灶[7-8]。术后对整个甲状腺切片进行了细致的病理检查,在正常甲状腺内未发现原发肿瘤,这或许是诊断原发侧颈部ETC的最佳证明[1]。Cabibi等[9]提出利用免疫组化技术作为鉴别诊断的有用工具,他们检测了6例侧颈区ETC患者和8例原发甲状腺癌并侧颈部甲状腺转移瘤患者的侧颈部病灶CK19、Galectine-3、HBME-1的表达,发现6例ETC患者的CK19、Galectine-3、HBME-1均为阴性,而转移性甲状腺癌患者的这些标志物均为阳性。目前ETC的病例报道越来越多,但是缺乏区分ETC和甲状腺淋巴结转移癌的术前诊断方法,最终确诊还是需要借助术中探查和术后细致的病理检查。

治疗上,ETC除了原发灶的处理,还需要兼顾原位甲状腺的处理。ETC病理类型绝大多数为甲状腺乳头状癌,原发病灶的处理治疗原则和一般高分化甲状腺癌一致,首选手术治疗,辅助TSH抑制治疗,必要时行[131]I内放射治疗或个体化治疗。颈前甲状腺正常位置腺体缺如的迷走甲状腺癌患者,需要术后长期甲状腺激素替代或者抑制治疗。而对于原位甲状腺存在的副甲状腺癌患者,手术方案则存在着更多的争议。主流的观点认为需切除病灶,清扫同侧颈部淋巴结,并切除全部甲状腺腺体,排除"隐匿癌"的可能;部分学者认为切除病灶并选择性侧颈区域淋巴清扫可能就足够了。

与分化型甲状腺癌一样,经积极手术治疗,辅以内分泌治疗、[131]I内放射治疗,ETC一般预后良好。

四、结论

ETC临床诊断困难,最重要的是临床诊治过程中应意识到并鉴别这种可能性,即使在正常甲状腺存在的情况下,也应该考虑有副甲状腺癌的可能。治疗上以手术治疗为主,辅助内分泌治疗,必要时行[131]I内放射治疗,一般预后良好。

五、诊治体会

ETC发病率低,临床表现差异性大,术前诊断困难,常常需要术后病理最终明确诊断,对于临床高度怀疑患者行免疫组化检查对鉴别诊断可能有一定的意义。治疗上以手术治疗为主,从个体实际情况出发,决定最终术式,必要时辅以内分泌治疗、[131]I内放射治疗。

参考文献

［1］KLUBO-GWIEZDZINSKA J，MANES R P，CHIA S H，et al. Clinical review：ectopic cervical thyroid carcinoma：review of the literature with illustrative case series［J］. J Clin Endocrinol Metab，2011，96（9）：2684-2691.

［2］LIANOS G，BALI C，TATSIS V，et al. Ectopic thyroid carcinoma. Case report［J］. G Chir，2013，34（4）：114-116.

［3］MUSSAK E N，KACKER A. Surgical and medical management of midline ectopic thyroid［J］. Otolaryngol Head Neck Surg，2007，136（6）：870-872

［4］周振玉，姜军. 异位甲状腺癌9例临床分析［J］. 中国临床研究，2012，25（12）：1197-1198.

［5］文明波，吴云阳，陈佑江，等. 异位甲状腺癌的诊断和治疗［J］. 中国普通外科杂志，2004，13（11）：832-833.

［6］WANG Y J，CHU P Y，TAI S K. Ectopic thyroid papillary carcinoma presenting as bilateral neck masses［J］. J Chin Med Assoc，2010，73（4）：219-221.

［7］CHOI J Y，KIM J H. A case of an ectopic thyroid gland at the lateral neck masquerading as a metastatic papillary thyroid carcinoma［J］. J Korean Med Sci，2008，23（3）：548-550.

［8］TAZEGUL G，BOZOĝLAN H，DOĝAN Ö，et al. Cystic lateral neck mass：Thyroid carcinoma metastasis to branchial cleft cyst［J］. J Cancer Res Ther，2018，14（6）：1437-1438.

［9］CABIBI D，CACCIATORE M，GUARNOTTA C，et al. Immunohistochemistry differentiates papillary thyroid carcinoma arising in ectopic thyroid tissue from secondary lymph node metastases［J］. Thyroid，2007，17（7）：603-607.

● 专家点评 ●

武汉大学中南医院　吴高松

异位甲状腺在临床上较罕见，是甲状腺在胚胎发育及下移过程中发生异常所致，可发生正常位置甲状腺的所有病变。由于发病率低，部位多变，致使其极易误诊和漏诊。本例颈部彩超发现有正常甲状腺存在，左侧叶内存在实质性包块，此时左侧异常肿大淋巴结极易被诊断为淋巴结转移性甲状腺癌，最终借助术后仔细的病理检查确诊侧颈部副甲状腺癌。尽管相关术前检查存在假阳性和假阴性，术前B超、CT、^{131}I甲状腺扫描及穿刺细胞学检查等仍是必需的，其中^{131}I甲状腺扫描可鉴别病变是否为甲状腺，并提示正常部位有无甲状腺及其功能状态，对异位甲状腺的鉴别诊断很有帮助。当术前怀疑异位甲状腺时，术中必须探查正常部位是否有甲状腺或正常部位甲状腺是否异常，以及淋巴结有无肿大。

侧颈部异位甲状腺癌目前尚无循证数据建议的最佳治疗。手术切除是治疗的首选，根据患者术前正常位置甲状腺和颈部肿块的影像学检查结果，指导术中个体化手术范围，辅以内分泌治疗和内放射治疗来提高生存率。本病例通过术中快速病理学检查发现左侧叶为结节性甲状腺肿而左侧异常肿大淋巴结为甲状腺乳头状癌后，进行了右侧叶近全切除术+左侧颈区Ⅱ、Ⅲ、Ⅳ、Ⅵ区淋巴清扫。作者的诊疗过程帮助我们对异位甲状腺鉴别诊断并理解治疗思路，同时也提醒我们在临床诊疗过程中需要意识到异位甲状腺存在的可能性。

病例 20　甲状腺乳头状癌合并重型再生障碍性贫血一例

蔡文松,徐　波

广州市第一人民医院(华南理工大学附属第二医院)

一、前言

甲状腺乳头状癌(papillary thyroid carcinoma,PTC)是进展相对缓慢的恶性肿瘤,在恶性肿瘤中病程较长,因而在其病程中合并其他脏器或系统严重疾病的概率高于许多其他类型的恶性肿瘤。恶性肿瘤与许多疾病的治疗存在相互干涉、影响的情况,如何能兼顾 PTC 和这些严重疾病的治疗成为令人头痛的难题。本文报道 1 例 PTC 合并重型再生障碍性贫血(severe aplastic anemia,SAA)患者的诊治过程,希望给读者以启发。

二、病例资料及诊治过程

患者,女性,35 岁,因"头晕乏力 2 个月"入住我院血液内科。入院后结合病史、体格检查、全血细胞计数、骨髓检查以及完善与其他先天性和获得性原因的骨髓衰竭性疾病相鉴别的检查后,诊断为 SAA。同时,该病例在诊断过程中发现异常的甲状腺实验室检查[甲状腺过氧化物酶抗体(TPOAb):72.65 IU/mL(正常值 0 ~ 34 IU/mL),甲状腺球蛋白抗体(TgAb):>4000 IU/mL(正常值 0 ~ 115 IU/mL),促甲状腺素受体抗体(TRAb):1.7 U/L(正常值 0 ~ 1 U/L),甲状腺球蛋白(Tg):2.49 ng/mL(正常值 3.5 ~ 77 ng/mL)],甲状腺功能正常。甲状腺彩超检查(图 1)提示:甲状腺双侧叶弥漫性改变并左侧叶结节,大小约 15 mm×12 mm(TI-RADS 4C 类),左侧颈部 Ⅱ ~ Ⅳ区可扪及肿大淋巴结,最大者约 24 mm×12 mm,内可见不规则液性暗区及点状强回声。颈部胸部 CT 提示:甲状腺左侧叶占位性病变并左侧颈部淋巴结肿大(左侧颈部 Ⅱ ~ Ⅳ区多枚肿大淋巴结),考虑甲状腺恶性肿瘤伴颈部淋巴结转移。肺部未见异常。甲状腺及颈淋巴结细针穿刺细胞学检查提示:甲状腺左侧叶乳头状癌;左侧颈部Ⅳ区淋巴结符合甲状腺乳头状癌淋巴结转移表现。腹部超声提示肝、脾无肿大。补充第二诊断:甲状腺左侧叶乳头状癌并左颈侧区淋巴结转移。

患者入院后依赖输注红细胞、血小板以及使用造血生长因子等支持治疗。基于本病例的特定病情,同时启动了包括血液内科、甲状腺外科、核医学科、输血科、放射科及麻醉科在内的多学科协作诊疗(multiple disciplinary treatment,MDT):①年轻 SAA 患者首选造血干细胞移植(HCT)。②PTC并颈淋巴结转移有手术指征。然而,移植前恶性肿瘤的共存疾病状态是其相对禁忌证;相反,机体全血细胞严重减少的基础疾病状态则是手术的相对禁忌证。经过严谨考量,多学科诊疗团队达成治疗共识:①使用血液制品及造血生长因子支持治疗,包括输注红细胞及血小板,使用粒细胞集落刺激因子以降低感染发生;②支持治疗后血细胞计数稳定且接近正常时,把握时机对 PTC 行手术治疗;③根据 ATA 指南评估术后复发性/持续性病变风险,进行术后促甲状腺激素(thyroid stimulating hormone,TSH)抑制治疗及 ¹³¹I 治疗;④共存疾病因素控制情况下进行造血干细胞移植。

患者经过 2 周的血制品输注和造血生长因子支持后,血细胞基本能维持在接近正常值,随即为患者实施了"甲状腺全切除+双中央区淋巴结清扫+左颈部侧区（Ⅱ～Ⅳ区）淋巴结清扫术"；术中见甲状腺左侧叶病灶直径约 12 mm，与周围组织及器官无粘连；左侧颈部 Ⅱ～Ⅳ区可见多枚肿大淋巴结，最大者约 20 mm，与周围组织及器官无明显粘连（图2）。手术过程顺利，术后病理提示：①甲状腺左侧叶乳头状癌（直径 11 mm）；②甲状腺右侧叶未见癌；③中央区淋巴结见肿瘤转移（4/12）；④左颈侧 Ⅱ～Ⅳ区淋巴结见肿瘤转移（9/27）。术后口服 L-T4 进行 TSH 抑制治疗，并排期行[131]I 治疗，同时开始在中华骨髓库寻找人类白细胞抗原（human leukocyte antigen，HLA）匹配的非亲缘供者。等待[131]I 治疗阶段找到合适的干细胞移植供体，经甲状腺外科、血液内科会诊协商后，决定先行干细胞移植。经干细胞移植相关准备，患者于外科手术后第 4 周接受了"非血缘异基因外周血造血干细胞移植术"，移植后患者骨髓造血功能开始恢复，移植后 3 周，脱离血制品输注后血常规可维持相对稳定（图3），患者一般情况良好，继续给予他克莫司+吗替麦考酚酯治疗，等待[131]I 治疗。

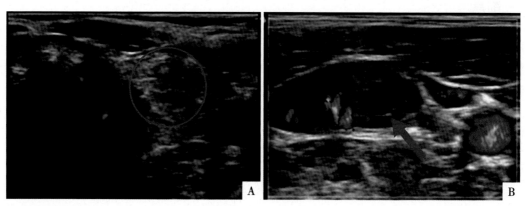

A：甲状腺左侧叶内见一大小约 15 mm×12 mm 结节（红色圆圈处），内部为实性不均质回声，可见斑点状强回声，纵横比>1，形态不规则，边界不清；B：颈部左侧（Ⅱ～Ⅳ区）异常肿大淋巴结（红色箭头处，大小约 34 mm×12 mm），边界清楚，其内可见不规则液性暗区；彩色多普勒血流显像显示淋巴结内可见点条状血流信号

图1　甲状腺左侧叶结节及左侧颈部肿大淋巴结超声图像

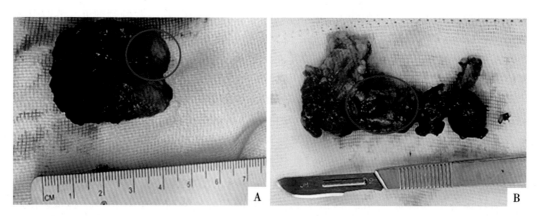

A：甲状腺左侧叶上极内乳头状癌病灶（红色圆圈处，直径约 12 mm），质地硬，边界不清晰；B：颈部左侧 Ⅱ～Ⅳ区淋巴结大体情况，异常肿大的淋巴结呈囊实性（红色圆圈处，最大径约 20 mm）

图2　甲状腺左侧叶乳头状癌及颈部左侧 Ⅱ～Ⅳ区淋巴结大体标本

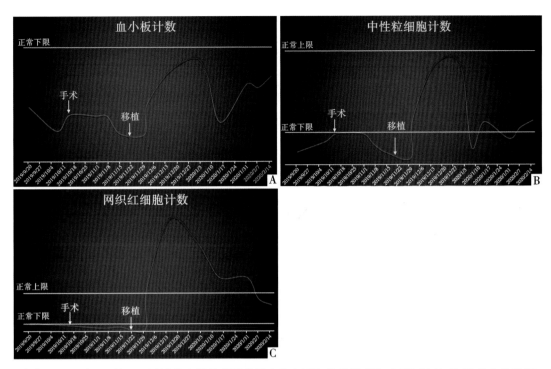

患者于 2019 年 11 月 22 日行"非血缘异基因外周血造血干细胞移植术"。2019 年 11 月 29 日中性粒细胞、血小板及网织红细胞计数开始明显升高,并脱离血制品输注

图 3　血中性粒细胞(A)、血小板(B)及网织红细胞(C)动态变化过程

三、讨论

近年来 PTC 发病率不断升高,且大部分 PTC 进展相对缓慢,其 5 年、10 年、30 年生存率分别为97%、93% 和 76%[1]。这就使得 PTC 患者在漫长的病程中合并其他脏器或系统严重疾病概率要大大高于其他恶性肿瘤。这时,治疗这些严重疾病所需要实施的医学处理与 PTC 的处理之间往往会互相干涉和影响,成为令人头痛的"困局"。

PTC 及 SAA 本属于各自专科的常见性疾病,但当两种疾病共存于同一患者时,难以从单一专科角度制定出"标准选择或标准流程",必须多学科参与对患者共存疾病、基础疾病的疾病状态、所承受治疗的风险评估等因素进行临床判断。对于本病例需考虑几点:①PTC 合并颈淋巴结转移,需要接受以手术为中心的综合治疗,但严重血细胞减少引起复发性感染、出血和贫血的风险均是手术的相对禁忌证;②另一个角度,造血细胞对放射剂敏感,已有报道甲状腺术后[131]I 治疗的相关血液学毒性,对骨髓造血功能可能产生不利影响[2-4];③基于最小化毒性原则,在达到血液学缓解前实施 PTC的综合治疗并不合适,先处理 SAA 似乎更安全;④对于年轻 SAA 患者,一线的根治治疗方式是进行造血干细胞移植。矛盾的是,移植前预处理方案所致的免疫抑制、移植后提供充分的免疫抑制以防止移植物排斥反应的时间周期中,患者原本存在的恶性肿瘤(如 PTC)可能会快速进展,待异基因造血干细胞移植后免疫重建恢复时,PTC 可能会进展到难以根治的地步。

PTC 及 SAA 这两种疾病的处理相互影响、相互干涉,给临床医生制定治疗方案带来严重困扰。理想化治疗策略是同时根治 PTC 与 SAA,但目前的医疗水平无法做到。转换思维模式,是否可先对其中一种疾病给予暂时性的处理,使其不成为处理另一种疾病的障碍? 一种可能是如果先进行造血干细胞移植,对 PTC 只暂时给予 TSH 抑制治疗,但在免疫抑制的疾病状态下,TSH 抑制治疗恐怕难以有效阻止肿瘤进展。另一种可能是对 PTC 迅速实施手术治疗,是否有方法可获得短期血液学缓解,使患者可耐受手术风险?通过多学科评估患者的治疗反应后发现:积极的血制品及造血生长因子支持可以改善患者全血细胞减少的状态。因此,经过分析与权衡,制定以下治疗策略:①积极给予血制品输注及造血生长因子支持;②通过造血支持后,在获得暂时血液学缓解的情况下手术处理 PTC;③术后[131]I 治疗及 TSH 抑制治疗;④进行造血干细胞移植。这一方案为看似无解的困局打开了缺口。

手术后原计划先进行[131]I 治疗后进行造血干细胞移植。幸运的是,术后快速找到 HLA 匹配的非亲缘干细胞供者。考虑到患者手术比较彻底,且干细胞供者获得不易,多学科诊疗团队决定先为患者实施造血干细胞移植。最终患者的 PTC 及 SAA 两种疾病都得到了有效治疗。

本例 PTC 合并 SAA 的治疗,治疗团队面对复杂的病情,经过充分的论证与分析,找到适合的方案,并在实施过程中根据实际情况灵活调整,最终获得成功,充分体现了多学科讨论、多学科协作的优势。

四、结论

对于 PTC 合并其他脏器或系统严重疾病时,甲状腺外科医生应充分把握好 PTC 的生物学特性,紧密结合实际病情,与其他相关专业医生充分商讨与协作,制定出适合方案,不应轻易放弃治疗。

五、诊治体会

分享本例的成功经验是希望能给广大同道带来启示,但绝不希望大家照搬本例的模式。临床情况千变万化,我们应该实时精准分析并因地制宜的采取措施。如果本例患者 SAA 病情再严重一些,无法通过输血、造血生长因子稳定或提升血细胞水平,又或是患者频繁发生严重感染、自发性出血等危重情况,那么就不能先考虑行手术治疗 PTC,而应尽快实施造血干细胞移植治疗 SAA!即先挽救生命,再考虑肿瘤的治疗!以患者利益为核心,紧密结合实际病情,多个学科充分商讨与紧密协作是治疗该类型疾病的关键!

参考文献

[1] 杨雷,王宁. 甲状腺癌流行病学研究进展[J]. 中华预防医学杂志,2014,48(8):744-748.

[2] 支海明,查清,程小辉,等. 分化型甲状腺癌骨转移大剂量[131]I 治疗后出现重度骨髓抑制一例[J]. 国际放射医学核医学杂志,2019,43(1):88-90.

[3] 余永利,朱瑞森,季鸿,等. 甲状腺癌及其转移灶[131]I 治疗过程中外周血象变化[J]. 中华核医学杂志,2001,21(1):38-40.

[4] 张然,夏凌辉. 重型再生障碍性贫血的移植治疗[J]. 临床内科杂志,2017,34(12):803-805.

● 专家点评 ●

四川大学华西医院　李志辉

　　此文章以甲状腺乳头状癌合并重型再生障碍性贫血为例,切入点较为独特,所提到的病案比较少见,目前报道仅有两例[1-2],均为个案报道,具有新颖性和可读性。此文章着重介绍了以甲状腺外科为核心的多学科协作诊疗,针对基础疾病的复杂性,制定个体化诊疗方案,为临床工作中诊治类似的患者提供了参考。

　　目前有研究[3-4]提示甲状腺疾病与贫血存在可能的相关关系,甲状腺功能亢进或者甲状腺功能减退患者贫血风险更高。但对于甲状腺功能正常的甲状腺癌患者,目前并没有明确临床证据支持其与贫血存在相关关系。但也有学者[5]认为驱动结合蛋白基因的 5' 端融合到 RET 基因的表达酪氨酸激酶的区域,导致甲状腺细胞癌变;而认为再生障碍性贫血可能是由于患者体内出现抗驱动结合蛋白抗体所致;从而在分子水平将两者联系起来。因此对于甲状腺癌合并贫血,尤其是再生障碍性贫血的患者,两者之间是属于两种相对独立疾病发生于同一患者,还是两者之间可能存在潜在的相关关系,值得进一步探索。

　　从外科角度分析,对于需要手术的患者,合并贫血会引起术后并发症及死亡率的增加[6-8]。对于需要手术的甲状腺癌患者,同时罹患贫血确实增加了手术风险。有研究[9]发现,与术前无贫血的患者相比,术前贫血患者术后 30 d 的总并发症发生率增加了 1.68 倍,死亡率增加了 3.36 倍。术前输血虽然一定程度上能够降低手术风险,增加患者手术机会,但输血本身存在风险,且可能引起术后感染风险增加[10-11],故而对于贫血患者原发病的治疗与手术时机的选择应当有所权衡。所以对于合并贫血特别是再生障碍性贫血患者,充分的术前评估,对患者进行获益分析,对于疾病整体的把控是有必要的。在充分评估患者的甲状腺癌的总体情况后,应当综合考虑病理类型、TNM 分期、预后和复发危险分层等,并站在多学科角度考虑,最终决定患者手术时机。对于此类患者,一旦决定手术,应当积极地准备输血,并对患者红细胞、白细胞、血小板、造血生长因子进行评估,充分考虑术中出血、术后复杂性感染、延迟愈合等情况发生的可能性,对患者术后贫血的后续治疗有总体规划,保证治疗的连续性。

　　对于此类甲状腺癌患者,术后 TSH 抑制治疗、^{131}I 治疗及定期复查能够使其有更多获益[12];在与原发病的治疗不冲突的情况下,可考虑同步进行,不要顾此失彼。值得注意的是,受原发病的影响,部分此类患者免疫功能受到一定影响[13],复发可能性相对较高,因此术后随访的频率、相关指标的监测和调控应当更为积极。我们建议有条件的医院可考虑联合随访,既可以保证治疗的连续性、完整性,又可以一定程度上降低患者的复发概率。

　　临床工作中可能出现各种合并其他疾病的复杂患者,如何以患者利益为核心,紧密结合实际病情,多学科充分商讨与紧密协作,综合制定合理的治疗方案,值得每个外科医生学习。

参考文献

[1]SMITH C C,KING A J. Aplastic anaemia with carcinoma of the thyroid[J]. Postgrad Med J,1971,47(545):161-163.

[2]YAGASAKI H,INUKAI T,UNO K,et al. Development of severe aplastic anemia in a girl with Hashimoto's thyroiditis and papillary thyroid carcinoma[J]. Rinsho Ketsueki,2003,44(5):328-333.

［3］M'RABET-BENSALAH K,AUBERT C E,COSLOVSKY M,et al. Thyroid dysfunction and anaemia in a large population-based study［J］. Clin Endocrinol（Oxf）,2016,84（4）:627-631.

［4］WOPEREIS D M,DU PUY R S,VAN HEEMST D,et al. The relation between thyroid function and a-nemia:a pooled analysis of individual participant data［J］. J Clin Endocrinol Metab,2018,103（10）:3658-3667.

［5］孙花,罗彬,莫发荣,等. 人类驱动结合蛋白及其与某些疾病的相关性［J］. 生命的化学,2007,27（5）:449-451.

［6］MULVEY C L,BRANT J A,BUR A M,et al. Complications associated with mortality after head and neck surgery［J］. Otolaryngol Head Neck Surg,2017,156（3）:504-510.

［7］VON H C,KAUFNER L,SANDER M,et al. Does the severity of preoperative anemia or blood transfu-sion have a stronger impact on long-term survival after cardiac surgery? ［J］. J Thorac Cardiovasc Surg,2016,152（5）:1412-1420.

［8］OBI A T,PARK Y J,BOVE P,et al. The association of perioperative transfusion with 30-day morbidity and mortality in patients undergoing major vascular surgery［J］. J Vasc Surg,2015,61（4）:1000-1009.

［9］BURTON B N,OKWUEGBUNA O,JAFARI A,et al. Association of preoperative anemia with 30-day morbidity and mortality among patients with thyroid cancer who undergo thyroidectomy［J］. JAMA Oto-laryngol Head Neck Surg,2019,145（2）:124-131.

［10］DESAI N,SCHOFIELD N,RICHARDS T. Perioperative patient blood management to improve out-comes［J］. Anesth Analg,2018,127（5）:1211-1220.

［11］GABRIEL R A,CLARK A I,NGUYEN A P,et al. The association of preoperative hematocrit and transfusion with mortality in patients undergoing elective non-cardiac surgery［J］. World J Surg,2018,42（7）:1939-1948.

［12］LAMARTINA L,GRANI G,DURANTE C,et al. Follow-up of differentiated thyroid cancer- what should（and what should not）be done［J］. Nat Rev Endocrinol,2018,14（9）:538-551.

［13］GALE R P,CHAMPLIN R E,FEIG S,et al. Aplastic anemia:biology and treatment［J］. Ann Intern Med,1981,95（4）:477-494.

病例 21　一组多发性内分泌腺瘤病 2 型家系诊疗体会

李　朋，韦　伟

北京大学深圳医院

一、前言

甲状腺髓样癌是来源于甲状腺滤泡旁细胞的恶性肿瘤，2015 年美国甲状腺协会（American thyroid association，ATA）发布了甲状腺髓样癌诊疗指南[1]（以下简称"指南"），与 2009 版[2] 相比做了一些更新，例如：由于甲状腺乳头状癌病例的增加，甲状腺髓样癌占甲状腺恶性肿瘤的 3%～5% 修正为 1%～2%。甲状腺髓样癌中，75% 为散发性，25% 为遗传性。遗传性甲状腺髓样癌为多发性内分泌腺瘤病 2 型（multiple endocrine neoplasia type 2，MEN2）临床表现的一部分。MEN2 是一种少见的内分泌系统遗传性疾病，发病率为三万分之一。其主要发病机制为位于 10 号染色体 q11.2 的原癌基因 RET 突变。2015 版指南将 MEN2 分为 MEN2A 和 MEN2B 两个亚型，MEN2A 再分为经典型、合并皮肤湿疹苔藓样变型、合并先天性巨结肠型和家族性髓样癌[3]。由于 MEN2 相对少见，表现为多家族成员、多器官的弥漫性病变，临床表现和诊疗相对复杂。笔者近期先后诊治了一组 MEN2 家系，报道如下。

二、病例资料及诊治过程

1.病例资料

患者 1：男性，20 岁，因"发现左侧甲状腺肿物 4 年"入院。患者 4 年前体检发现左侧甲状腺肿物，无特殊不适。近期自觉肿物有所增大，遂到我院门诊就诊，彩超检查提示：左侧甲状腺混合性肿块，进一步行细针穿刺细胞学检查（fine needle aspiration cytology，FNAC），提示：可疑滤泡性肿瘤。故收入院拟手术治疗。查体：血压正常，左侧甲状腺中部扪及大小约 5 cm×4 cm 肿物，质地偏硬，边界尚清，可随吞咽上下活动。入院后再次行彩超检查，提示：甲状腺左叶实质性团块伴钙化（图 1）。考虑恶性病变：髓样癌？滤泡性癌？实验室检查：血清降钙素（CTn）>2000.00 pg/mL（正常值 0～9.52 pg/mL）；血清癌胚抗原（CEA）118.5 ng/mL（正常值 0～10 ng/mL）。初步诊断：甲状腺髓样癌。追问患者家族史：患者有两个姐姐，一个弟弟，均未婚未育，其中一个姐姐和弟弟有甲状腺结节病史；父母健在，否认甲状腺结节病史；爷爷奶奶已故，否认甲状腺结节病史。全身器官及内分泌腺体重点筛查：无多发黏膜神经瘤和类马方综合征表现，甲状旁腺和肾上腺均正常；RET基因检测结果：RET基因检测到杂合突变，突变命名为：NM_020975.4：c.1900T＞C（p.C634R）；该突变为MEN2A或FMTC致病性突变，遂对患者父母和其余3个姐弟行了RET基因检测，结果见图2。综合上述临床资料，考虑诊断MEN2成立，完善术前常规检查后，在全身麻醉下行"甲状腺全切+双侧Ⅱ、Ⅲ、Ⅳ、Ⅴb和Ⅵ区淋巴清扫术"。左侧甲状腺肿物大体标本如图3所示。手术顺利，术后常规病理回报：双侧甲状腺髓样癌，中央区淋巴结转移1/9枚，左侧颈侧区淋巴结转移1/25枚，右侧颈侧区淋巴结转移1/44枚。术后1个月复查CTn为8.45 pg/mL，CEA为9.3 ng/mL，均基本降至正常范围。

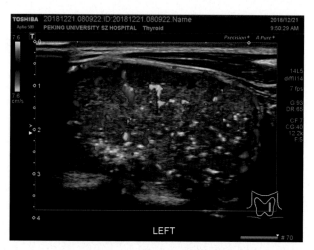

图1　患者1甲状腺左叶肿物彩超图像

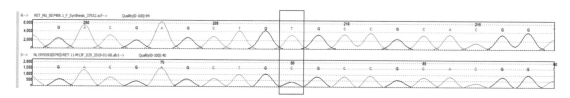

图2　RET基因突变（红色方框处为突变位点）

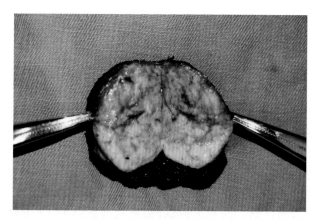

图3　患者1甲状腺左叶术中标本剖面图

患者 2：女性，22 岁，为患者 1 的姐姐。因"发现双侧甲状腺肿物 3 月余"入院，伴有面部、腰部及背部反复潮红，偶有双手震颤。我院门诊彩超检查提示：双侧甲状腺肿块。FNAC 提示：考虑为甲状腺髓样癌，故收入院拟手术治疗。查体：血压正常，甲状腺双侧叶多发肿物，左侧约 4 cm×2 cm 大小，右侧约 3 cm×1 cm 大小，质地偏硬，边界尚清，可随吞咽上下活动。实验室检查：血清CTn>2000.00 pg/mL，血 CEA 84.8 ng/mL。初步诊断：双侧甲状腺髓样癌。家族史与患者 1 相同。全身器官及内分泌腺体重点筛查：无多发黏膜神经瘤和类马方综合征表现，甲状旁腺和肾上腺均正常。RET 基因检测结果：RET 基因检测到与患者 1 相同的杂合突变。综合上述临床资料，考虑诊断 MEN2 成立，完善术前常规检查后，在全身麻醉下行"甲状腺全切+双侧 Ⅱ、Ⅲ、Ⅳ、Ⅴb 和Ⅵ区淋巴结清扫术"。手术顺利，术后常规病理回报：双侧甲状腺髓样癌，中央区淋巴结转移 5/13 枚，左侧颈侧区淋巴结转移4/40枚，右侧颈侧区淋巴结转移 0/40 枚。术后 1 个月复查 CTn 为 118.4 pg/mL，CEA 为 6.3 ng/mL。

患者 3：男性，19 岁，为患者 1 的弟弟。因"发现双侧甲状腺肿物 3 月余"到我院门诊就诊。彩超检查提示：双侧甲状腺混合性肿块。查体：双侧甲状腺中部均可扪及大小约 2 cm×2 cm 肿物，质地偏硬，边界尚清，可随吞咽上下活动。实验室检查：血清 CTn 1294.00 pg/mL，血 CEA 40.3 ng/mL。进一步 FNAC 提示：双侧甲状腺髓样癌。家族史与患者 1 相同；全身器官及内分泌腺体重点筛查：无多发黏膜神经瘤和类马方综合征表现，甲状旁腺和肾上腺均正常；RET 基因检测结果与患者 1 相同。综合上述临床资料，考虑诊断 MEN2 成立，但由于其他原因，患者在外院接受手术治疗，手术方式和术后病理结果不详。

2. 患者家系特点及 RET 基因检测情况

以先证者（患者 1）为中心，对其一级亲属病史进行详细检查。患者 1 父亲在当地医院检查甲状腺彩超提示甲状腺结节，但具体不详。RET 基因检查结果提示：其父亲同样存在 RET 基因 NM_020975.4：c.1900T>C（p.C634R）突变（图 2），但患者 1 的母亲和另一个姐姐未检测到 RET 基因致病性突变。

三、讨论

MEN2 是一种常染色体显性遗传性肿瘤综合征，主要特点是全身多个器官多系统发病，最常见的临床表现为甲状腺髓样癌、肾上腺嗜铬细胞瘤和甲状旁腺功能亢进，比较少见的还有皮肤湿疹苔藓样变[4]、先天性巨结肠[5]和类马方综合征等。MEN2A 占 MEN2 的 95%，MEN2B 为 5%，虽然少见，但在临床上具有发病年龄早、侵袭性强和预后差等特点，多发黏膜神经瘤和类马方综合征是其临床特点[6]。"指南"提出，家族性髓样癌不应该是一个独立的综合征，它应该代表一类 MEN2A 型疾病表达谱的变异，故将家族性髓样癌归入 MEN2A 型[1]。临床上确诊家族性髓样癌也有一定困难，因为除了甲状腺髓样癌，无其他器官发病，可能原因为未随访足够长的时间。本组家系除了甲状腺髓样癌，暂无发现其他器官发病，可能属于 MEN2A 中的家族性髓样癌亚型，但也可能随着随访时间的延长出现多器官发病而确诊为 MEN2A 经典型，所以笔者认为暂时笼统诊断为 MEN2A 较为合理[7]。

根据 2015 版"指南"推荐，MEN2 的诊断标准应该包括临床诊断、家族史和基因诊断 3 个部分。临床诊断主要包括内分泌腺体的形态学和功能学检查；家族史指患者直系亲属中至少有一人患同样疾病；基因诊断主要指 RET 基因检测发现明确的致病突变位点。本家系报道的 3 个病例皆患有甲状腺髓样癌，具有明确家族史，基因检测发现 RET 基因突变，所以诊断 MEN2A 成立。

甲状腺髓样癌有 25% 具有遗传性，所以临床上不能满足甲状腺髓样癌的诊断，需要仔细询问家族史和行 RET 基因检测，同时还应该筛查肾上腺髓质和甲状旁腺，以免漏诊 MEN2。本报道患者 3

为 MEN2 的早期阶段,如果没有明确家族史,仅仅针对甲状旁腺进行诊断和治疗,则非常容易漏诊 MEN2。MEN2A 肯定有甲状腺髓样癌的存在,可能合并肾上腺嗜铬细胞瘤或甲状旁腺增生或二者兼有。所以在临床上,确诊 MEN2A 后,不能仅仅满足于甲状腺髓样癌的诊断,一定要筛查有无肾上腺嗜铬细胞瘤或甲状旁腺增生,尤其是如果合并肾上腺嗜铬细胞瘤,必须由泌尿外科优先治疗,否则术中易发生高血压危象,增加死亡概率。

MEN2 的特点为多器官和多腺体发病,涉及甲状腺外科、神经外科、泌尿外科、肝胆外科、内分泌科等多个学科。所以在诊断明确后,需要在多学科会诊情况下制定合理的治疗方案,决定某个腺体病变是否需要处理及何时处理。甲状腺髓样癌主要治疗方法是外科手术治疗,甲状腺全切+中央区淋巴结清扫是"指南"推荐的手术方案,是否根据 CTn 和 CEA 水平决定预防性颈侧区淋巴结清扫尚存争议[8-9]。

RET 基因是 1985 年被确定的一个原癌基因[10],位于 10 号常染色体长臂(10q11.2),全长 60 kb,包含 21 个外显子,编码 1100 个氨基酸的酪氨酸激酶受体超家族 RET 蛋白。此后分别发现了 RET 基因突变导致了 MEN2A、FMTC 和 MEN2B 的发生,所以 RET 基因突变是 MEN2 发病的主要原因。目前发现的 RET 基因突变位点位于 5、8、10、11、13、14、15 和 16 号外显子。2009 版"指南"根据甲状腺髓样癌的侵袭性强弱将 RET 基因突变分为高危、很高危和极高危,而 2015 年更新为中危、高危和极高危。根据"指南"推荐,具有 RET 基因突变的儿童,高危突变建议 5 岁前行预防性甲状腺切除术,极高危突变 1 岁前行预防性甲状腺切除术[11]。虽然目前预防性甲状腺切除在国内较难开展,但医生具有告知的责任和义务。本家系 RET 基因突变位点 C634R 位于第 11 外显子上,属于很高危[12],所以建议患者家系中 RET 阳性的儿童 5 岁前应该行预防性甲状腺切除术。

四、结论

甲状腺髓样癌诊断后,需要从临床诊断、家族史和基因诊断 3 个部分确认是否为 MEN2。MEN2 诊断成立后,需要多学科讨论制定治疗方案,尤其是需要优先处理肾上腺嗜铬细胞瘤。针对甲状腺髓样癌的治疗,甲状腺全切+中央区淋巴结清扫是"指南"推荐的手术方案,是否根据 CTn 和 CEA 水平决定预防性颈侧区淋巴结清扫尚存争议。

五、诊治体会

甲状腺髓样癌临床少见,临床上遇到该病例,不能仅满足于甲状腺髓样癌的诊断,需要进一步筛查确认是否为 MEN2;MEN2 诊断成立后,需要重点筛查是否合并肾上腺嗜铬细胞瘤和甲状旁腺增生;另外,还需要注意有无多发黏膜神经瘤和类马方综合征等 MEN2B 典型的临床表现;治疗策略上,需要多学科讨论制定治疗方案,尤其是需要优先处理肾上腺嗜铬细胞瘤。

参考文献

[1]WELLS S A, ASA S L, DRALLE H, et al. Revised American Thyroid Association Guidelines for the management of medullary thyroid carcinoma[J]. Thyroid,2015,25(6):567-610.

[2]AMERICAN THYROID ASSOCIATION GUIDELINES TASK FORCE, KLOOS R T, ENG C, et al. Medullary thyroid cancer: management guidelines of the American Thyroid Association[J]. Thyroid, 2009,19(6):565-612.

［3］龚艳萍，刘枫，邹秀和，等.甲状腺髓样癌的诊治进展［J］.中国普外基础与临床杂志，2016，23
（5）：620-625.

［4］QI X P，ZHAO J Q，CHEN Z G，et al. RET mutation p. S891A in a Chinese family with familial medul-
lary thyroid carcinoma and associated cutaneous amyloidosis binding OSMR variant p. G513D［J］. On-
cotarget，2015，6（32）：33993-34003.

［5］IGARASHI T，OKAMURA R，JIKUZONO T，et al. An extended family with familial medullary thyroid
carcinoma and Hirschsprung's disease［J］. J Nippon Med Sch，2014，81（2）：64-69.

［6］吴岚，肖璇，周永梅，等.多发性内分泌腺瘤病2B型特征性口腔黏膜表现家系［J］.临床口腔医学
杂志，2016，32（7）：410-412.

［7］ANDRé M M，LANDSVATER R M，SCHAAP C，et al. Familial medullary thyroid carcinoma：Not a dis-
tinct entity？ Genotype-phenotype correlation in a large family［J］. Am J Med，1996，101（6）：635-
641.

［8］PELIZZO M R，TORRESAN F，BOSCHIN I M，et al. Early，Prophylactic thyroidectomy in hereditary
medullary thyroid carcinoma：a 26-year monoinstitutional experience［J］. Am J Clin Oncol，2015，38
（5）：508-513.

［9］MOMIN S，CHUTE D，BURKEY B，et al. Prognostic variables affecting primary treatment outcome for
medullary thyroid cancer［J］. Endocr Pract，2017，23（9）：1053-1058.

［10］TAKAHASHI M，RITZ J，COOPER G M. Activation of a novel human transforming gene，ret，by DNA
rearrangement［J］. Cell，1985，42（2）：581-588.

［11］MOORE S W，APPFELSTAEDT J，ZAAHL M G. Familial medullary carcinoma prevention，risk evalu-
ation，and RET in children of families with MEN2［J］. J Pediatr Surg，2007，42（2）：326-332.

［12］PIOLAT C，DYON J F，STURM N，et al. Very early prophylactic thyroid surgery for infants with a mu-
tation of the RET proto-oncogene at codon 634：evaluation of the implementation of international
guidelines for MEN type 2 in a single centre［J］. Clin Endocrinol（Oxf），2006，65（1）：118-124.

● 专家点评 ●

广东省人民医院 关海霞

90%以上的MEN2患者可以表现为甲状腺髓样癌（medullary thyroid carcinoma，MTC），50%的
MEN2A和40%～50%的MEN2B患者合并嗜铬细胞瘤，接近一半的MEN2患者临床表现中仅有
MTC。因此，MTC常常是诊断MEN2的重要临床提示，特别是涉及家族多成员患病的MTC。有条件
的情况下，诊断为MTC的患者应进行RET基因突变检测，以鉴别散发病例和MEN2。鉴于生化检验
（血儿茶酚胺、24 h尿儿茶酚胺、血钙、甲状旁腺素等）和影像学（肾上腺、甲状旁腺等）也对诊断内分泌
腺体肿瘤具有很高的准确性，故可应用于无法进行基因检测的医疗机构或经济条件不允许的患者。

因为MTC的治疗以手术为主，而合并嗜铬细胞瘤的MEN2一旦漏诊其肾上腺肿瘤而贸然进行
手术，则围手术期风险显著升高。因此，甲状腺外科医生看到MTC患者时，要有筛查MEN2的主动
意识。如果MEN2表现有多个内分泌腺体肿瘤，应优先处理嗜铬细胞瘤。

早期确诊MEN2有助于改善预后，增加治愈的机会。MEN2患者的进展和死亡常由MTC进展
或复发所致。伴发嗜铬细胞瘤与否主要影响围手术期风险，而与MTC进展或生存期变短似乎无关。
如患者出现临床显性MTC之前及早发现了C细胞增生并给予治疗，均可获得良好预后。因此，在
MEN2家系中筛查和随访尚无症状的RET基因突变携带者非常重要。

病例 22 一个家族的遗传性甲状腺髓样癌的发现及诊疗

龙淼云

中山大学孙逸仙纪念医院

一、前言

甲状腺髓样癌(medullary thyroid carcinoma,MTC)是一种分泌包括降钙素在内多种生物活性物质的甲状腺滤泡旁 C 细胞肿瘤,属于神经内分泌肿瘤。MTC 的临床表现有单侧或双侧甲状腺肿块、呼吸不畅、吞咽困难、声音嘶哑等。有文献[1]报道,MTC 预后较差,早期易发生转移。超声、CT、MRI、骨显像具有特定的诊断价值。降钙素具有诊断特异性,而癌胚抗原有助于评估病情进展。根据是否具有遗传性,MTC 可分为散发性和遗传性两大类[2]。其中,遗传性 MTC 占 MTC 的 20% ~ 25%,一个家族中可以同时或先后有多人患病。遗传性 MTC 又细分为以下 3 种类型:多发性内分泌腺瘤 2A 型(multiple endocrine neoplasia type 2A,MEN2A)、多发性内分泌腺瘤 2B 型(MEN2B)、家族非多发性内分泌腺瘤性 MTC(familial MTC,FMTC)。

二、病例资料及诊治过程

1. 先证患者的发现

患者,男性,53 岁,因"体检超声检查发现甲状腺肿物 10 d"入院。查体:甲状腺左侧叶可触及一大小约 2.0 cm×1.0 cm 肿物,右侧叶可触及一大小约 1.0 cm×1.0 cm 肿物,肿物均质硬,活动度差,边界尚清,表面光滑,无压痛,随吞咽上下活动。彩超提示:甲状腺双侧叶多发肿物,考虑甲状腺癌可能,双侧颈部淋巴结肿大。血清降钙素为 36.1 pg/mL(正常值 0 ~ 18.2 pg/mL),甲状腺功能、癌胚抗原正常。细针穿刺细胞学检查(fine needle aspiration cytology,FNAC):(左右侧甲状腺)髓样癌,不排除合并甲状腺乳头状癌;(左右侧颈部淋巴结)见少量淋巴细胞,未见癌细胞。左/右颈外侧淋巴穿刺洗脱液甲状腺球蛋白质量浓度分别为 300 和 23 ng/mL(血清中甲状腺球蛋白质量浓度为 20 ng/mL)。术前诊断:①双侧 MTC;②甲状腺乳头状癌并左右颈部淋巴结转移? 遂行"甲状腺全切除+双侧喉返神经探查+中央区淋巴结清扫+双侧颈侧区淋巴结清扫术",术后恢复顺利。术后病理提示:(左右侧)MTC(图 1),合并左侧甲状腺乳头状癌;(右中央区、右颈外侧)淋巴结(1/7、0/5)MTC 转移;(左中央区、左颈外侧)淋巴结(0/6、1/63)MTC 转移。

因术后病理确诊为 MTC,笔者建议患者行 MTC 遗传基因检测,经我院细胞分子中心 RET 基因检测:RET 基因 P.C618S 错义突变 NM_020975.4:C.1853G>C(P.CYS618SER),为致病变异(图 2)。该位点的突变证实该患者为遗传性 MTC,因此建议患者家族成员进行相关基因检测。

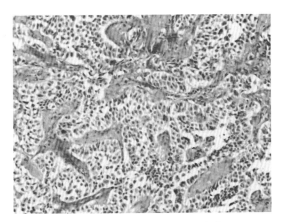

图1　MTC患者的病理学结果(HE染色,×200)

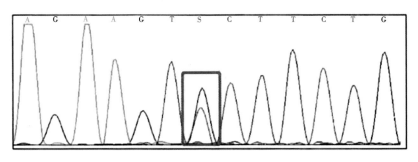

外周血DNA样本：NM_020975.4(RET)：c.1853G=，野生型

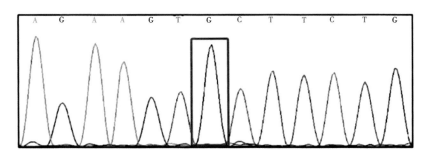

图2　RET变异基因(上,红色方框)与正常基因(下,红色方框)

2. 家族情况

以先证者为中心,其家系图见图3。

因各种原因,先证者家族关系不太紧密,居住分散,能够联系的家族成员参与基因突变检测的意愿不强(在承诺免费的情况下)。但在有限的参与检测成员中4人发现了同一位点的基因突变(4/6),其中3人血清降钙素升高,影像检测发现了病灶并经FNAC证实MTC的存在,遂进行了手术治疗;另外一个出现基因突变的5岁孙辈,其影像学检查和血清降钙素检测均无异常,在告知其亲属预防性甲状腺切除术的利弊后选择了观察随访。

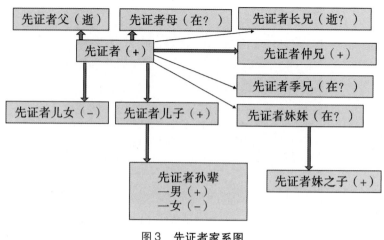

图3 先证者家系图

3. 多器官筛查

先证者诊断为 MTC 后进行了手术治疗，但术前并未对甲状腺外器官给予系统的筛查。先证者术后及其仲兄术前肾上腺 MRI、骨二项（骨碱性磷酸酶、25-羟维生素 D）、骨病三项（β 胶原降解产物、N 端骨盖素、总 I 型胶原氨基端前肽）未见异常，儿茶酚胺定量检测正常；先证者儿子发现肾上腺增生，但无肾上腺嗜铬细胞瘤；先证者妹之子通过影像检查发现并经 FNAC 证实 MTC，经检查发现左肾上腺嗜铬细胞瘤，符合 MEN2A 诊断，并在嗜铬细胞瘤术后行甲状腺癌手术。

三、讨论

遗传性 MTC 占 MTC 的 20% ~ 25%，而 FMTC 占遗传型 MTC 的 10% ~ 20%。FMTC 常以家族出现，家系中至少有 4 人患有 MTC，并且无其他内分泌疾病[3]。FMTC 以多个家族成员仅表现为 MTC 而无其他腺体受累为特征。

当出现单侧或双侧甲状腺肿块、呼吸不畅、吞咽困难、声音嘶哑、手足抽搐、类癌综合征等症状时应警惕 MTC 的发生。同时，有甲状旁腺及肾上腺肿瘤家族史的人群是 MTC 易患人群，应引起注意。

对于有明显甲状腺结节或颈部局部淋巴结转移的患者，影像学检查特别是颈部和上纵隔 B 超检查有助于明确诊断，颈胸部、肝脏 CT 检查和 ECT 骨扫描亦有助于 MTC 的诊断[4]。

此外，MTC 的血清学及基因学改变是诊断的重要线索和关键点，降钙素及 RET 基因的改变具有较高的特异性。但是由于 MTC 仅占甲状腺恶性肿瘤的一小部分（占 3% ~ 10%），病理科医生也应该熟悉和加强认识，以免遗漏 MTC 的诊断。

MTC 发病主要原因是 RET 原癌基因突变。致癌基因 RET 是在 1985 年由 Takahashi 和他的同事发现。研究[5]发现约 95% 遗传性 MTC 和 70% 散发性 MTC 是由位于 10q11.2 原癌基因 RET 突变所致。遗传性 MTC 的突变主要发生在成体细胞，其主要发病机制为 RET 原癌基因突变后，导致甲状腺 C 细胞内外区蛋白构象的改变，进而诱导细胞增生过度而发生癌变；RET 原癌基因定位于 10 号染色体长臂，含 21 个外显子，编码一种属于酪氨酸激酶受体超家族的跨膜蛋白；目前发现与 MTC 有关的 RET 基因突变位点有 20 多个，这些突变可以分别导致胞外区和胞内区蛋白构象的改变，此类构象的改变可增强 RET 的转化能力，激发酪氨酸激酶自动磷酸化，诱导细胞增生过度以致癌变。随着对 RET 基因突变研究的深入,DNA 检测在部分发达国家已被列为 MTC 的常规检查,其结果不但可以作为遗传性 MTC 和 MEN2 的诊断依据,并可用于指导临床治疗工作。目前主要通过对患者成体细胞 DNA 序列的直接测序分析来对 RET 基因种系突变进行检测。

临床诊断 FMTC,需家系中至少 4 人以上患有 MTC,且 MTC 为其唯一临床表现而不伴其他内分泌腺肿瘤。本组家系中先证者外甥经临床和病理诊断为 MTC、肾上腺嗜铬细胞瘤;先证者儿子经临床和病理诊断为 MTC、肾上腺增生,不符合 FMTC 的临床诊断标准,仅符合遗传性 MTC 临床诊断标准,分型为 MEN2A。

MTC 对放疗(包括[131]I 内放射治疗)、化疗均不敏感,手术是目前治疗 MTC 最有效的方法[6]。最近,北美神经内分泌肿瘤学会、美国国家综合癌症网络、美国甲状腺协会(ATA)分别发布指导方针管理散发性 MTC 和遗传性 MTC 患者。4 个"指南"均描述与特定 RET 突变遗传相关的 MTC 疾病表型和基于特定的 RET 突变而推荐早期甲状腺切除术的时机。3 个团体均使用美国癌症联合委员会(AJCC)指定的 TNM 分期,或称为 Ⅰ、Ⅱ、Ⅲ 级,或用"高、较高、最高"来描述 MTC 的分级进展。其侵袭性是基于 MTC 发展在早期的,常与转移性疾病相关。原 ATA 指南使用 A、B、C、D 来分级定义 RET 基因突变与 MTC 侵袭性递增的关系(从 A 到 D)。由于 ATA 的风险分级混乱,因此,工作组建议将类别 D 改为最高风险(HST),类别 C 改为高风险(H);A 和 B 类组合为中度风险(MOD)。

ATA-HST 类别包括 MEN2B 患者和 RET 密码子 M918T 突变患者;ATA-H 类别包括 RET 密码子 C634 突变和 RET 密码子 A883F 突变患者;ATA-MOD 类别包括 RET 密码子除了 M918T、C634、A883F 以外突变患者[7]。

在"甲状腺全切除术+双侧中央区淋巴清扫术"治疗有症状 MTC 的基础上,同时或及时的再次行至少转移侧颈部淋巴结清扫术或可提高疗效;另一方面,如何真正做到甲状腺全切除术和提高处理 MTC(pN+)尤其 pNⅠb+(包括上纵隔淋巴结转移灶)的清除能力,减少 MTC 潜在的残留和转移病灶,以期提高患者 MTC 的远期存活率是当前重要而急迫的课题。

有关"指南"均根据特定 RET 突变遗传相关的 MTC 疾病表型和基于特定的 RET 突变而推荐早期甲状腺切除术的时机。目前已有充分证据[8]表明,常规放化疗对 MTC 疗效有限,仅在无有效控制手段下作为一种姑息治疗方法。另外由于甲状腺滤泡旁细胞不具备摄碘能力,[131]I 内放射治疗也无效。在肿瘤细胞突破腺体发生转移之前行全甲状腺切除术被认为是最为有效的治疗方法。通常认为,MEN2 患者由甲状腺滤泡旁细胞增生发展到髓样癌进而出现区域淋巴结转移和远处转移的过程具有明显的年龄相关性[9]。在临床未发现 MTC 之前进行预防性全甲状腺切除术可极大提高治愈率,由于此时极少发生颈淋巴结转移,也可免除颈清扫手术给患者带来的较大创伤。MEN2B 或者有 RET 883、918 或 922 密码子基因突变的儿童,危险度为 3 级,需要在其 6 个月大时行甲状腺切除术。在 RET 611、618、620 或者 634 密码子突变的儿童,危险度为 2 级,需在 5 岁前行甲状腺切除术。在密码子 634 突变且行早期甲状腺切除术的病例中,已经发现 1 例 2 岁儿童的存在微小 MTC 病变及 1 例 5 岁儿童存在淋巴结转移。一般来说,这些位点突变的病例 MTC 生长比较缓慢。一些学者建议在 5 岁时行甲状腺切除术,另一些学者则建议 10 岁时进行[10]。本家系有一名 5 岁儿童发现基因突变,但降钙素正常而且影像检查无特异发现,根据其突变位点,笔者建议患者家属考虑行预防性甲状腺切除术,但患者家属拒绝了该建议,选择了随访。

四、结论

MTC 具有典型的基因学及血清学特点,RET 基因和降钙素检测等有利于早期诊断。同时,应该详细询问家族史。如果 MTC 诊断成立,应建议患者行规范手术治疗,改善预后;对未发展成肿瘤灶的 RET 原癌基因突变携带者,可根据其降钙素水平,选择恰当的手术时机和手术方式,应实施个体化的预防性甲状腺全切除术或严密随访观察。一旦发现患者有基因突变,应进行分型并建议其进行家族成员的基因检测。

五、诊治体会

MTC虽具有较为典型的基因学及血清学特点,然而其常起病隐匿,临床表现差异较大,需全面细致地评估全身症状、体征。因该疾病常合并肾上腺嗜铬细胞瘤、甲状旁腺增生症、黏膜和消化道神经瘤、马方综合征等甲状腺外病变,所以临床医生除了诊治甲状腺癌以外,应该针对家族史、RET基因和以肾上腺为中心的全身器官做系统筛查。同时,对于肾上腺肿瘤、甲状旁腺腺瘤等为首发表现的疾病,亦应想到MTC的可能性。一旦怀疑MTC,即需行降钙素检测、B超、FNAC等以明确诊断。在确诊为MTC后,应对患者进行RET基因突变检测,明确其MTC的类型,如为遗传性MTC,应同时对家族中其他成员进行降钙素、RET基因筛查。因MTC恶性程度较高,所以一旦确诊,应建议患者行规范手术治疗。

参考文献

[1]CABANILLAS M E,MCFADDEN D G,DURANTE C. Thyroid cancer[J]. Lancet,2016,388(10061):2783-2795.

[2]WELLS S A JR,ASA S L,DRALLE H,et a1. Revised American thyroid association guidelines for the mailagement of medullary thyroid Carcinoma[J]. Thyroid,2015,25(6):567-610.

[3]戚晓平,应荣彪,杜振方,等. 2型多发性内分泌腺瘤的分子遗传学研究进展[J]. 中国优生与遗传杂志,2010,18(12):12-15.

[4]AMERICAN THYROID ASSOCIATION GUIDELINES TASK FORCE,KLOOS R T,ENG C,et al. Medullary thyroid cancer:management guidelines of the American Thyroid Association[J]. Thyroid,2009,19(6):565-612.

[5]QI X P,MA J M,DU Z F,et al. RET germline mutations identified by exome sequencing in a Chinese multiple endocrine neoplasia type 2A/familial medullary thyroid carcinoma family[J]. PLoS One,2011,6(5):e20353.

[6]BALL D W. Management of medullary thyroid cancer[J]. Minerva Endocrinol,2011,36(1):87-98.

[7]JIN L X,MOLEY J F. Surgery for lymph node metastses of medullary thyroid carcinoma:a review[J]. Cancer,2016,122(3):358-366.

[8]BALL D W. Medullary thyroid cancer:monitoring and therapy[J]. Endocrinol Metab Clin North Am,2007,36(3):823-837.

[9]FLEMING J B,LEE J E,BOUVET M,et al. Surgical strategy for the treatment of medullary thyroid carcinoma[J]. Ann Surg,1999,230(5):697-707.

[10]龚艳萍,朱精强,龚日祥,等. 两个遗传性甲状腺髓样癌家系的基因检测及手术治疗[J]. 中华医学遗传学杂志,2016,33(2):272-273.

● 专家点评 ●

广东省人民医院 关海霞

遗传性甲状腺髓样癌(medullary thyroid carcinoma,MTC)中,最常见的类型是多发性内分泌腺瘤2(multiple endocrine neoplasia type 2,MEN2)。与本书中李朋医生记录的另一个MEN2家系相比,两个家系的致病基因突变位点不同:李朋医生报道家系的致病基因为RET C634R突变,而本文家系的致病基因突变为RET P. C618S错义突变。这样的基因检测信息除了帮助我们确诊遗传性MTC之外,也对进一步评估患者MTC风险和制定个体化诊疗方案大有裨益。

如同文中所介绍,RET基因突变的位点与遗传性MTC的侵袭性和恶性度风险密切相关,风险由高到低为M918T(最高风险)>C634F/G/R/S/W/Y,A883F(高风险)>其他RET致病突变(中风险)。携带基因突变但尚未出现临床表现的患者,应当至少每年筛查血清降钙素、癌胚抗原和颈部超声,以发现MTC的临床征象。

理论上,MEN2家系成员只要携带了RET致病基因突变,即便甲状腺尚无病灶,也可以认为其患有MTC。鉴于MTC的干预越早越有利于获得良好预后,因此"指南"建议对MEN2的无症状突变基因携带者进行预防性甲状腺切除。但是,由于这类病例的数量很少,迄今尚无预防性手术使患者远期受益的循证数据,加上预防性手术施行于外表健康的甲状腺、手术存在并发症风险,以及术后需要终身甲状腺激素替代治疗,故在我国国情下,医患双方很少选择预防性甲状腺切除手术;如果选择,必须进行充分的知情同意。在这样的背景下,对MEN2内分泌腺体的定期监测就显得更加重要。

病例 23　胃癌合并甲状腺髓样癌一例

蔡文松,徐　波

广州市第一人民医院(华南理工大学附属第二医院)

一、前言

甲状腺髓样癌(medullary thyroid carcinoma,MTC)是一种少见的甲状腺恶性肿瘤[1],对于多数临床医生而言接触到的都是零星病例,其诊疗过程的各个环节常常都远达不到分化型甲状腺癌"流水线式作业"的熟练与精准,因此容易漏诊和误诊。降钙素(calcitonin,CTn)和癌胚抗原(carcinoembryonic antigen,CEA)检测对于及时发现 MTC 有重要意义。然而,当某些能引起 CEA 升高,又比较常见的肿瘤(如消化系统肿瘤[2])与 MTC 合并存在时,因临床多从"一元论"角度出发,MTC 可能不能及时被发现。现将笔者诊治的 1 例胃癌合并 MTC 的病例报道如下。

二、病例资料及诊治过程

患者,男性,56 岁,因"出现黑便 1 周,胃镜检查发现胃癌"入院。家族中无胃癌发病史,也无甲状腺疾病病史。查体:腹部未及异常,甲状腺双侧叶未见肿大,右侧叶上极可触及结节(大小约 3 cm×3 cm),质软,无压痛,活动度可,随吞咽上下活动。胃镜示:胃角处见一长径 2.5 cm 的肿物,胃底贲门见一长径为 1.5 cm 的肿物;两处活检后病理学结果提示"中−低分化腺癌"。胸部+全腹部增强 CT 示:胃大弯前下壁(近胃角处)局部胃内壁增厚并形成软组织影,符合胃癌 T2~3N0Mx,余未见异常。实验室检查:血清 CEA 199 ng/mL(正常值 0~5 ng/mL),甲状腺功能及甲状腺相关抗体(TPOAb 及 TgAb)检查未见异常。超声提示:①甲状腺右侧叶可见 1 个大小约 36 mm×24 mm×20 mm 的病灶,呈液实混合性回声(实性为主),可见强回声光点,结节未见包膜回声(图 1A),TI−RADS 3~4a 类,结节性甲状腺肿可能;②甲状腺左侧叶未见异常;③双侧颈部未见异常肿大淋巴结。患者无颈部不适,无压迫症状,考虑甲状腺结节良性可能性较大,先处理胃癌。在完善相关术前检查后行"腹腔镜下全胃癌根治术";术后病理:胃底部中分化腺癌。术后诊断:胃底部中分化腺癌 T2N0M0。术后定期化疗,化疗方案为奥沙利铂+卡培他滨。

术后化疗期间多次复查血清 CEA,结果提示 CEA 没有按预期下降,反而较术前有所升高(235.2~350.2 ng/mL,图 2);术后 3 个月复查全腹部 CT,提示未见胃癌复发转移征象。PET−CT 检查提示:①胃癌综合治疗后,对比 2019 年 7 月 30 日我院术区影像学资料,未见明确肿瘤残留征象。②甲状腺右叶肿块,代谢活跃,大小同前,考虑恶性病变可能,建议行细针穿刺细胞学检查(fine needle aspiration cytology,FNAC)。双侧颈部Ⅱ区稍大淋巴结,代谢稍活跃,疑炎性增生。右侧上颌窦黏膜下囊肿(图 3)。复查颈部超声提示:甲状腺右侧叶结节,TI−RADS 3~4a 类,较前未见明显变化。颈部+胸部 CT 检查提示:甲状腺右侧叶增大,内见斑片状稍低密度灶,增强扫描呈不均匀强化,考虑恶性病变(图 4)。甲状腺外科会诊后完善血清 CTn 检查,结果>2000 pg/mL(正常值 0~9.5 pg/mL);甲状旁腺激素正常。结合患者影像学及实验室检查结果,甲状腺右侧叶结节考虑为

MTC。甲状腺核素扫描提示:甲状腺右下极"凉结节"。胃肠外科、甲状腺外科、肿瘤科、消化内科和放射科进行多学科协作诊疗(multiple disciplinary treatment,MDT),会诊意见:患者胃癌术后,复查未见复发迹象,术后血清 CEA 仍处于较高水平,血清 CTn 明显升高,目前甲状腺右侧叶结节,考虑MTC;暂停化疗(已行 4 个疗程),限期行手术治疗 MTC。诊断:①甲状腺右侧叶髓样癌;②胃癌术后化疗后。在全身麻醉下行"甲状腺全切除+双侧中央区淋巴结清扫+右颈侧 Ⅱ ~Ⅳ 区择区淋巴结清扫"。术中见甲状腺右侧癌灶大小约 35 mm×25 mm×20 mm,边界清,未突破包膜,病灶未侵犯周围组织及器官(图 1B)。术后恢复顺利,第 5 天出院。术后病理:①甲状腺右侧叶髓样癌,大小约 35 mm×27 mm×20 mm,边界清,未突破包膜;②甲状腺左侧叶未见癌;③中央区淋巴结可见癌转移(1/8);④右颈侧淋巴结未见癌转移(0/14)。术后诊断:甲状腺右侧叶髓样癌(Ⅲ期 T2N1aM0)。患者术后行多发性内分泌腺瘤 2 型(multipe endocrime neoplasia 2,MEN2)基因检测,结果提示未检测到RET 基因突变。结合基因检测结果,考虑为散发型 MTC。患者术后复查血清 CEA 及降钙素逐渐明显下降,术后 2 月余恢复至正常(图 2)。术后行甲状腺素替代治疗,密切随访。

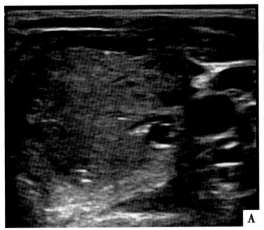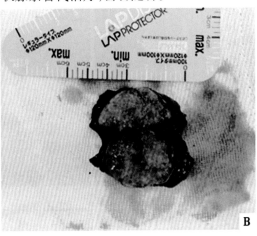

A:甲状腺右侧叶液实混合性回声(实性为主)病灶,大小约 36 mm×24 mm×20 mm,其内可见强回声光点,未见包膜回声;B:甲状腺右侧叶大体标本,切面可见肿物靠近腺体被膜,大小约 35 mm×27 mm×20 mm,边界尚清,病灶切面灰白色,大部分质软,局灶质稍硬

图 1　甲状腺右侧叶结节超声图像(A)及甲状腺右侧叶标本大体(B)情况

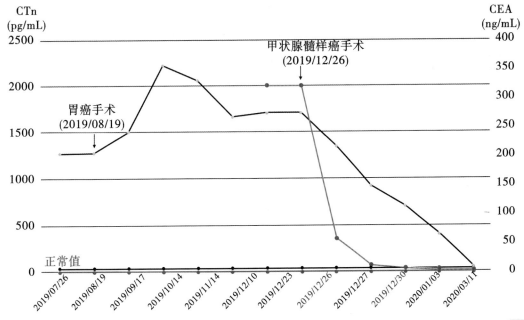

图 2　血清 CTn 及 CEA 动态变化过程

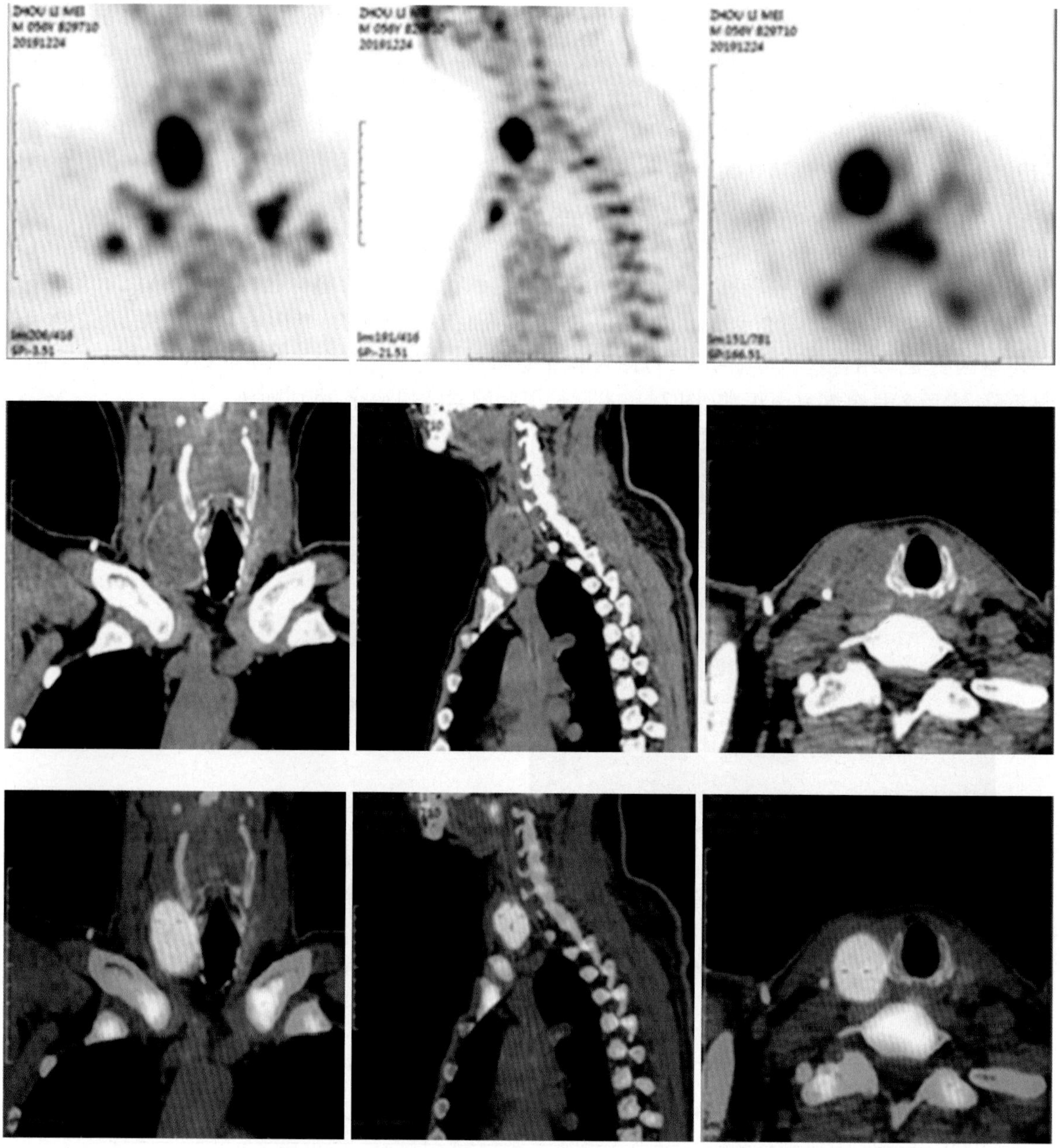

甲状腺右叶可见一稍低密度肿块影,大小约3.0 cm×3.4 cm×3.8 cm,可见异常 FDG 浓聚,SUVmax 约8.3

图3 甲状腺 PET/CT 检查结果

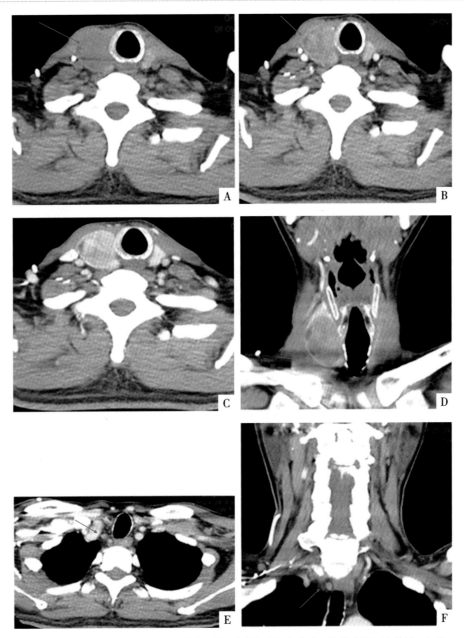

A:平扫甲状腺右叶,见肿块密度均匀,低于同层面肌肉密度,轮廓规则,边缘清,未见"咬饼征",未见钙化;B、C:增强扫描动脉期及静脉期,增强后病变内部不均匀强化,类似磨玻璃状或脏布状,并且病灶与周围可以包膜犬牙交错,凹凸不平,考虑恶性病变;D:冠状位示病灶边缘清晰;E、F:甲状腺下方、上纵隔入口见增大淋巴结

图4　颈部 CT 检查结果

三、讨论

1. MTC 的诊断

MTC 常表现为甲状腺结节,部分患者可能因癌细胞分泌血管活性物质等而出现腹泻、心悸、颜

面潮红以及不明原因高血压等表现[3]。椭圆形结节、低或极低回声、纵横比<1、实性部分伴钙化、边界清晰或毛刺样改变、血流信号丰富等是 MTC 常见的超声表现[4-5]。此外，MTC 常伴颈部淋巴结转移，其超声特征为淋巴结肿大、形态呈圆形、不均质低回声、淋巴结门高回声消失及淋巴结内钙化或囊变等[5]。但总体来说，MTC 的超声表现特征性不强，超声诊断 MTC 的误诊率相较其他甲状腺肿瘤高，大多数临床医师在解读甲状腺超声时依靠图像直接诊断 MTC 有困难，需要提高警惕并仔细辨别。MTC 仅凭超声评估，常无法及时获得预警，导致其确诊来得意外、滞后。这与甲状腺乳头状癌的评估完全不同。

MTC 起源于甲状腺滤泡旁 C 细胞，能够合成并分泌多种激素或因子，其中 CTn 及 CEA 对于早期诊断 MTC 最有帮助[6-7]。CTn 的诊断价值高于影像学检查及 FNAC，同时其还有助于 MTC 患者手术方式选择及预后判断[8-9]，但对于是否将 CTn 及 CEA 作为常规检查，目前尚未达成共识。有学者[10-11]认为对于超声检查发现甲状腺结节的患者，将血清 CTn、CEA 作为常规检查项目可有助于早期发现 MTC，但也有人认为 MTC 是少见病，没必要为了诊断少见病而将 CTn 等作为常规检查。对于 MTC，我国各中心诊疗标准不甚统一，至今未制定符合我国国情的 MTC 诊治指南。我国 2012 版《甲状腺结节和分化型甲状腺癌诊治指南》和 2015 版"ATA 甲状腺髓样癌指南"对于常规筛查甲状腺结节患者的 CTn 均持中立意见[12]，而欧洲一些国家对于甲状腺结节则常规筛查 CTn[13]。我国 2017 版《甲状腺癌血清标志物临床应用专家共识》认为对于怀疑恶性的甲状腺结节，应该筛查 CTn，CTn 异常时应检测 CEA[6]。

笔者认为，对于甲状腺结节，进行 CTn 检查是有必要的。目前 CEA 的检测开展得非常普遍，已成为体检筛查肿瘤的常规项目。目前需优化的是对于 CEA 增高的解读。当发现 CEA 增高时，非甲状腺专科的医生，如全科、肿瘤科、消化内外科医生等，不能仅仅只用"一元论"思维看待问题，要考虑到消化系统肿瘤以外的情况。笔者建议，CEA 增高时，哪怕首诊已经明确为消化系统肿瘤也需要排除 MTC；而对于首诊明确存在 MTC 的情况，也要排除消化系统等其他肿瘤。而对于 CTn，除了观念以外，不少单位还受限于检验条件，并不能常规开展。这种情况下，如何有效早期诊断 MTC？外送其他机构进行检测虽可行但并不算便捷。笔者经验是可用血清降钙素原（PCT）检测达到部分替代。PCT 是 CTn 的前体，为 116 个氨基酸组成的多肽，生理情况下，甲状腺滤泡旁细胞可产生极少量的 PCT，健康人的血清 PCT 含量非常低，MTC 异常增殖的滤泡旁细胞可大量产生 PCT。细菌感染时，PCT 则主要来自甲状腺以外的肺、肠等脏器内的神经内分泌细胞的大量分泌。PCT 常作为细菌感染性疾病的特异性指标[14]，因临床使用较广泛，故大多数单位都开展了 PCT 的检测。在无法检测 CTn 时，如能排除存在细菌感染的情况，则可用检测 PCT 来辅助 MTC 的诊断、评估预后及监测复发[15]。需要注意的是，以 PCT 辅助诊断或评估 MTC 时，除排除细菌感染外，还应当排除组织创伤、血浆中存在大量炎症因子等情况[16]。

综上，临床及超声医生在评估甲状腺结节尤其是有恶性可能的结节时，不能局限于最常见的分化型甲状腺癌的惯性思维。如果甲状腺结节不具备典型的分化型甲状腺癌特征，但其表现不能完全排除恶性时（如见到周边有疑似肿瘤转移的淋巴结等），完善血清 CTn（或 PCT）、CEA 检查有利于发现 MTC，同时应行 FNAC；但值得注意的是大约 50% 的 MTC 在 FNAC 时被诊断为其他肿瘤、良性或不确定性[17]；当 FNAC 不能完全确诊 MTC 时，进一步检测穿刺洗脱液 CTn 有助于诊断[18-19]。

2. MTC 确诊后的进一步评估

MTC 分为遗传性和散发性两类，其中以后者多见（约占 75%），明确 MTC 类型是诊断流程的重要一环。遗传性 MTC 分为 MEN2（2A 及 2B）及家族性 MTC，其中 MEN2 患者可伴发嗜铬细胞瘤及甲状旁腺功能亢进（简称甲旁亢）等[20]。对于确诊 MTC 者，不能仅仅满足于做出诊断，应该进一步评估有无 MEN2 的表现与证据；同时，围手术期应行遗传咨询及基因检测，以发现是否存在 RET 基因突变[2]。对于遗传性 MTC 患者,应向患方告知其家族成员发病的风险,建议其相关亲属筛查 MTC、MEN[20]。

3. MTC 的手术治疗

手术是 MTC 最主要的治疗方式。鉴于 MTC 可能伴发嗜铬细胞瘤及甲旁亢等,所以术前应当完善评估,手术方案的制定一定要考虑到上述合并情况[20]。MTC 侵袭性强,术前应对转移情况进行详细评估。与超声检查相比,尽管 CT 对 MTC 原发灶及转移灶的诊断能力稍有不足,但 CT 具有良好的空间分辨力,能结合多平面重建,可更直观、更清晰地显示病灶与甲状腺正常组织及周围组织的结构关系和病变范围[21-22];因而,超声联合 CT 检查可提高判断颈部淋巴结转移的准确性,同时也有助于评估远处转移情况。除此以外,^{18}F-FDG PET/CT 检查同样可用于 MTC 的术前评估,其主要作用在于全面了解肿瘤的转移情况,利于准确分期[23]。笔者建议,当 CTn>200 pg/mL 时,应当全面评估转移情况,行头颈、胸、腹部 CT 检查是必要的;条件许可的,建议行^{18}F-FDG-PET/CT 检查,以便更准确地评估肿瘤范围。

MTC 侵袭性强,预后不佳;相对于分化型甲状腺癌,手术以外的后续疗效差,其手术治疗应更彻底。根据指南推荐[2],"甲状腺全切除+中央区(Ⅵ区)淋巴结清扫"应为 MTC 基本的手术方式。当术前检查无颈部淋巴结及远处转移证据时,预防性颈侧区淋巴结(Ⅱ~Ⅴ区)清扫仍有争议。有学者[24]认为,对于术前无颈侧区(Ⅱ~Ⅴ区)淋巴结转移证据的患者,预防性颈侧区择区性清扫并未提高患者的生化治愈率,患者从中的获益(生物学治愈情况、局部复发率、远处转移率及生存率)甚微。也有学者[25-26]认为,术前基础 CTn 水平对颈侧区淋巴结清扫有一定指导意义,当血清 CTn 值分别大于 50、200、500 pg/mL 时,分别预示着同侧中央区及侧颈区、对侧中央区及对侧侧颈区、上纵隔区域淋巴结转移的可能。笔者认为,血清 CTn 水平对手术有重要的指导意义,但手术的范围仍需根据患者的具体情况实施个体化决策,应当根据影像学及 FNAC 结果综合决定手术范围。若 CTn>500 pg/mL,应积极处理有影像学阳性发现的区域,但对于没有影像学阳性发现的区域,应当慎重清扫!此外,纵隔淋巴结也是需要关注的区域,必要时应开胸清扫纵隔淋巴结。

4. MTC 的术后评估及随访

血清 CTn 及 CEA 是 MTC 重要的预后指标。MTC 术后血清 CTn 水平常逐渐下降,但下降速度个体差异很大。有学者[2]提出术后 3 个月是检测血清 CTn 的最佳时机。笔者认为,临床医师应考虑到 CTn、CEA 半衰期及代谢等因素,结合患者的肿瘤负荷大小,制订合理的随访计划。专家共识推荐[6],可将血清 CTn 及 CEA 检测时间定为 1 周、1 个月、3 个月及半年;若随访过程中血清 CTn 异常,应根据患者实际情况并结合指南推荐进分析、评估。本例患者术后血清 CTn 及 CEA 下降趋势明显。术后 2 月余,血清 CTn 及 CEA 已恢复正常:CTn 5.24 pg/mL(正常值 0~9.5 pg/mL);CEA 3.7 ng/mL(正常值 0~5 ng/mL)(图 2)。

四、结论

MTC 是一种少见的恶性肿瘤,其临床表现具有一定特殊性。血清 CTn 及 CEA 对 MTC 诊断价值大,术前常规检查有助于早期诊断,降低漏诊概率。MTC 侵袭性强,预后不佳,联合血清学指标、超声、CT、FNAC 及 RET 基因检测等检查综合评估对制定全面的治疗及随访方案有重要的指导意义,同时也有助于改善预后。

五、诊治体会

本例胃癌合并 MTC,术前存在 CEA 升高,且超声检查提示甲状腺存在结节。然而,临床和超声医师可能习惯性地依照甲状腺乳头状癌的思维来评判,且超声检查对甲状腺乳头状癌之外的甲状腺肿瘤的评判效果有限,甲状腺结节判被定为"良性"。再加上首诊的非专科医生对 MTC 不熟悉,没有警惕临床上出现的可疑征象,导致术前甲状腺结节的评估就截止于此,没有再进一步深究。当胃癌术后 CEA 不能按预期下降时,下意识仍然按照"胃癌复发转移"的思路来排查,等到 CEA 变化规律与临床所见存在明显不符合的情况时,才回过头来努力找原因,进而发现合并存在的 MTC。就本病例来看,对于甲状腺结节这一临床上的多发病、常见病,如何及时有效识别出隐藏在其中的MTC 等少见病例是值得重视和思考的。笔者认为,发现甲状腺结节有可疑征象(临床、影像学等等),应进行 CTn(或 PCT)、CEA 检查,对于及时发现 MTC 是非常有价值的。对于 CEA 这一常见指标,目前临床上已经常规用于筛查肿瘤,发现 CEA 增高,医生需警惕:哪怕首诊已经明确为消化系统肿瘤也需要排除 MTC;而对于首诊明确存在 MTC 的情况,也要排除消化系统等其他肿瘤。推广到其他疾病来看,临床上如果碰到"一元论"解释起来比较牵强的病例时,一定不能草率地认为这是常理,要细致认真地审视诊疗过程,以免遗漏少见情况。

参考文献

[1]常敏,张久聪,周琴,等.胃癌流行病学研究进展[J].胃肠病学和肝病学杂志,2017,26(9):966-969.

[2]WELLS S A JR,ASA S L,DRALLE H,et al. Revised American Thyroid Association guidelines for the management of medullary thyroid carcinoma[J]. Thyroid,2015,25(6):567-610.

[3]汪旭,李超,黄璐,等.甲状腺髓样癌的诊治进展[J].中国耳鼻喉头颈外科杂志,2019,54(4):306-310.

[4]朱佳琳,赵静,魏玺.改良甲状腺影像报告及数据系统在甲状腺髓样癌诊断中的价值[J].中华肿瘤杂志,2017,39(8):618-623.

[5]汤珈嘉,张波.超声在甲状腺髓样癌诊断中的应用价值及进展[J].中国医学科学院学报,2019,41(5):690-695.

[6]中国抗癌协会甲状腺癌专业委员会.甲状腺癌血清标志物临床应用专家共识(2017 版)[J].中国肿瘤临床,2017,45(1):7-13.

[7]单凤玲,陆汉魁.血清降钙素在甲状腺髓样癌临床诊疗中的应用进展[J].医学综述,2017,23(2):240-243.

[8]BOSCHIN I M,TORRESAN F,TONIATO A,et al. Incidental medullary thyroid microcarcinoma revealed by mild increase of preoperative serum calcitonin levels:therapeutic implications[J]. Endocrine,2014,45(3):448-453.

[9]BAE Y J,SCHAAB M,KRATZSCH J. Calcitonin as biomarker for the medullary thyroid carcinoma[J]. Recent Results Cancer Res,2015,204(1):17-37.

[10]ELISEI R,BOTTICI V,LUCHETTI F,et al. Impact of routine measurement of serum calcitonin on the diagnosis and outcome of medullary thyroid cancer:experience in 10,864 patients with nodular thyroid disorders[J]. J Clin Endocrinol Metab,2004,89(1):163-168.

［11］HAHM J R,LEE MS,MIN Y K,et al. Routine measurement of serum calcitonin is useful for early detection of medullary thyroid carcinoma in patients with nodular thyroid diseases［J］.Thyroid,2001,11(1):73-80.

［12］中华医学会内分泌学分会,中华医学会外科学分会,中国抗癌协会头颈肿瘤专业委员会.甲状腺结节和分化型甲状腺癌诊治指南［J］.中国肿瘤临床杂志,2012,39(17):1249-1272.

［13］PACINI F,SCHLUMBERGER M,DRALLE H,et al. European consensus for the management of patients with differentiated thyroid carcinoma of the follicular epithelium［J］.Eur J Endocrinol,2006,154(6):787-803.

［14］MARUNA P,NEDELNíKOVá K,GüRLICH R. Physiology and genetics of procalcitonin［J］.Physiol Res,2000,49(Suppl)1:S57-S61.

［15］ALGECIRAS-SCHIMNICH A,PREISSNER C M,Theobald JP,et al. Procalcitonin:a marker for the diagnosis and follow-up of patients with medullary thyroid carcinoma［J］.J Clin Endocrinol Metab,2009,94(3):861-868.

［16］GIOVANELLA L,VERBURG F A,IMPERIALI M,et al. Comparison of serum calcitonin and procalcitonin in detecting medullary thyroid carcinoma among patients with thyroid nodules［J］.Clin Chem Lab Med,2013,51(7):1477-1481.

［17］TRIMBOLI P,TREGLIA G,GUIDOBALDI L,et al. Detection rate of FNA cytology in medullary thyroid carcinoma:a meta-analysis［J］.Clin Endocrinol (Oxf),2015,82(2):280-285.

［18］陈燕,孙德胜,钟洁愉,等.细针穿刺细胞学联合血清降钙素对甲状腺髓样癌的诊断价值［J］.中国医师杂志,2019,21(8):1136-1138.

［19］王韫宏,杨艳,余小蒙.新细针吸取细胞块制备技术在甲状腺髓样癌术前诊断中的应用［J］.诊断病理学杂志,2017,24(7):486-490.

［20］冯尚勇,刘超.美国甲状腺协会《甲状腺髓样癌修订版指南》解读［J］.中华内分泌代谢杂志,2016,32(5):356-360.

［21］王亮,寇红菊,陈伟,等.高频超声与增强 CT 对甲状腺髓样癌的诊断价值比较［J］.浙江医学,2018,40(21):2353-2356.

［22］王琼,王巍,蒋雪.高频彩超与 CT 联合应用在甲状腺髓样癌切除术中淋巴结清扫的临床意义［J］.中国医刊,2016,51(6):105-107.

［23］郑红娜,解敬慧,朱毅,等.甲状腺髓样癌 18F-FDG PET/CT 表现［J］.天津医药,2018,46(2):175-177.

［24］PENA I,CLAYMAN G L,GRUBBS E G,et al. Management of the lateral neck compartment in patients with sporadic medullary thyroid cancer［J］.Head Neck,2018,40(1):79-85.

［25］MACHENS A,HAUPTMANN S,DRALLE H. Prediction of lateral lymph node metastases in medullary thyroid cancer［J］.Br J Surg,2008,95(5):586-591.

［26］PARK J H,LEE Y S,KIM B W,et al. Skip lateral neck node metastases in papillary thyroid carcinoma［J］.World J Surg,2012,36(4):743-747.

● 专家点评 ●

北京大学肿瘤医院　张　彬

　　临床上偶尔会遇到因患者常规体检 CEA 升高、继而发现甲状腺髓样癌的病例。本例患者是胃癌术后血清 CEA 水平不降反升,医生及时发现甲状腺髓样癌并进行了规范性治疗,取得了临床和生化治愈。甲状腺髓样癌诊断更敏感的血清标志物是降钙素,但是由于甲状腺髓样癌发病率低,是否将降钙素列为甲状腺结节筛查的指标在各个国家的甲状腺指南中仍然存在争议,然而重点是不要忘记甲状腺细针穿刺细胞学检查(fine needle aspiration cytology,FNAC)是诊断甲状腺癌的金标准。虽然甲状腺髓样癌术前超声影像表现并不容易像乳头状癌一样明确提示的恶性,但是我们根据 ATA 指南,低危实性或囊实性结节只要超过 2.0 cm 都要进行 FNAC。该患者结节直径为 3.0 cm,符合 FNAC 标准,根据细胞诊断提示再结合血清降钙素升高水平,基本上就可以确诊这例甲状腺髓样癌,而不一定需要昂贵的 PET/CT 检查。该患者最后施行了全甲状腺切除加上中央区和侧颈清扫,预防性侧颈清扫最后病理结果阴性。术前判断病变范围除了影像学以外,术前的降钙素水平也可以参考。鄢丹桂等[1]研究表明,患者术前降钙素>300 ng/L 时侧颈淋巴结转移率是 66.7%。该患者降钙素>2000 pg/mL,应当积极地行预防性清扫。另外还要重视上纵隔淋巴结转移,鄢丹桂等[1]研究表明上纵隔淋巴结转移率为 27.5%,故对于临床上已经发现有侧颈淋巴结转移的患者,建议颈清扫范围包括Ⅱ～Ⅶ区。

　　另外,作者在文中提到如果医院没有常规开展降钙素项目,可以使用血清降钙素原(PCT)来替代,依据的两篇参考文献([15-16])可能证据不够充分,参考文献[15]是一篇髓样癌靶向治疗的讨论文章,文中没有提到 PCT 问题;文献[16]只检测 14 例降钙素高的甲状腺结节患者 PCT 水平,其中只有 2 例髓样癌。我在评述后面给出 2 篇文献,一篇是关于 PCT 用于诊断甲状腺髓样癌的系统回顾[2];另一篇专门针对甲状腺结节进行了 2705 例大样本的筛查的研究结果,供读者参考[3]。

参考文献

[1] 鄢丹桂,张彬,李正江,等. 甲状腺髓样癌颈部淋巴转移规律的临床研究[J]. 中华耳鼻咽喉头颈外科杂志,2015,50(4):290-294.

[2] TRIMBOLI P,SEREGNI E,TREGLIA G,et al. Procalcitonin for detecting medullary thyroid carcinoma:a systematic review[J]. Endocr Relat Cancer,2015,22(3):R157-R164.

[3] GIOVANELLA L,IMPERIALI M,PICCARDO A,et al. Procalcitonin measurement to screen medullary thyroid carcinoma:a prospective evaluation in a series of 2705 patients with thyroid nodules[J]. Eur J Clin Invest,2018,48(6):e12934.

病例 24   儿童甲状腺髓样癌术后复发一例

崔传友,李 蕊,陈利强
聊城市人民医院

一、前言

甲状腺髓样癌(medullary thyroid carcmoma,MTC)是来源于甲状腺滤泡旁细胞,也称 C 细胞或明亮细胞的恶性肿瘤。C 细胞为神经内分泌细胞,其合成并分泌降钙素(calcitonin,CTn)及降钙素基因相关肽等激素[1]。与分化型甲状腺癌不同,MTC 不依赖促甲状腺激素(thyroid stimulating hormore,TSH),也不摄碘,因此对 TSH 抑制治疗和 ^{131}I 治疗无效,手术是其主要治疗方式[2]。CTn 是由甲状腺滤泡旁细胞分泌的一种多肽类激素,是一种广泛应用的、特异性及高度敏感的生物标志物,其水平常与肿瘤负荷相关,同时也能反映 MTC 的分化程度[1]。因此 CTn 是诊断 MTC 发病及评价术后复发的重要参考指标。

二、病例资料及诊治过程

1.病例资料

患者,女性,12 岁,1 年余前因"颈部肿块"首诊于当地医院。入院后超声检查提示:甲状腺右侧叶实性占位,给予"甲状腺右侧叶肿瘤切除术"。术中冰冻病理结果提示:甲状腺肿瘤,细胞呈梭形;建议行常规石蜡切片病理检查,遂结束手术,术后常规病理结果提示:MTC。经上级医院会诊,建议患者再次手术,但患者家属拒绝,密切随访至术后 14 个月时超声检查提示甲状腺左叶低回声结节,进一步行细针穿刺细胞学检查(fine needle aspiration cytology,FNAC),结果发现癌细胞。为行进一步治疗收住我院。

查体:患儿身高属同龄人正常范围,颈软,气管居中,颈部可见陈旧性手术瘢痕,甲状腺左叶可触及一大小约 1.0 cm×1.0 cm 肿物,质硬,边界欠清,活动度可,随吞咽上下活动。甲状腺残余右叶可触及,质硬,固定,与周围组织粘连明显。右侧颈根部可触及肿大质韧包块,与周围组织界限欠清晰,左颈部及双侧锁骨上窝未触及肿大淋巴结。

超声检查提示:甲状腺左侧叶中部实性低回声,大小约 1.1 cm×0.9 cm×0.6 cm,边界尚清,形态不规则,TI-RADS 3 类;左侧颈部探及数个淋巴结,大者约 1.5 cm×0.6 cm;甲状腺右叶大部分及峡部切除术后,残余右叶大小约 1.3 cm×1.0 cm。

FNAC 病理学结果:见到一类细胞,胞体呈梭形,成团排列,排列紊乱,考虑为癌细胞(图 1)。

首次手术甲状腺右叶肿瘤病理会诊意见:甲状腺髓样癌,大小约 2.3 cm×1.8 cm×1.8 cm;免疫组化:CTn(+),Syn(+),TG(-),CEA(+),S-100(-),CD34(-)。

颈部增强 CT 示:左侧甲状腺实质内可见低密度影,轻度强化,病灶边界不清,周围组织、器官无明显推移,气管无明显受压变窄;两侧颈部多发小淋巴结;右侧甲状腺术后改变(图 2)。

CTn 为 12.50 pg/mL,TSH 为 5.430 μIU/mL,FT$_3$、FT$_4$、甲状旁腺素(parathyroid hormone,PTH)、TPOAb、TgAb 均正常。

考虑患者 MTC 术后再次复发且术前影像学结果高度怀疑淋巴结转移,遂制定手术方案为甲状腺全切+Ⅱ、Ⅲ、Ⅳ、Ⅵ区淋巴结清扫术。术后病理结果(图 3)提示:(左叶甲状腺)恶性肿瘤,考虑 MTC,大小约 0.7 cm×0.6 cm×0.4 cm,未侵及甲状腺被摸,背景结节性甲状腺肿,未见典型脉管内瘤栓及神经侵犯。免疫组化结果(图 4):CTn(+),TTF-1(+),Syn(+),Tg(-),S-100(-),Ki-67(5%+);(左喉返神经旁淋巴结)未见癌;(左中央区、喉前、右侧颈血管淋巴结):未见转移癌(0/8,0/1,0/3);(右中央区淋巴结)未见转移癌(0/1)。

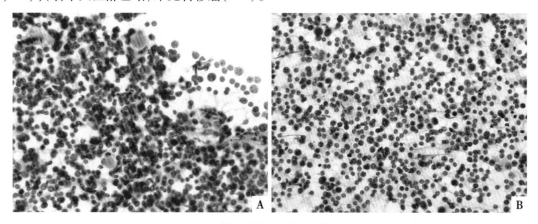

A:HE,×200;B:HE,×100

图1　术前 FNAC 病理学结果

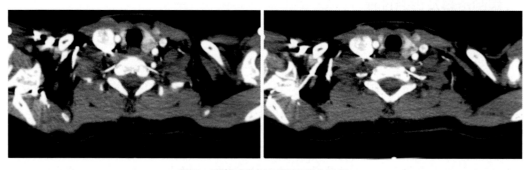

图2　颈部 CT 提示甲状腺占位灶

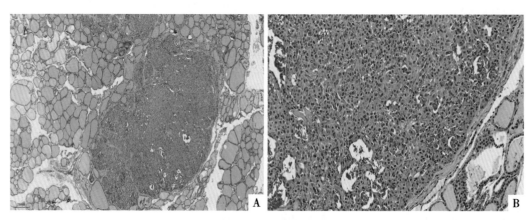

A:HE,×400;B:HE,×200

图3　患者术后病理学结果

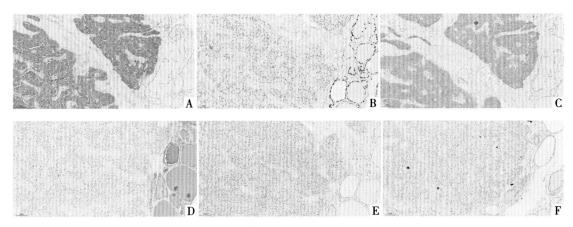

A:CTn;B:TTF-1;C:Syn;D:Tg;E:S-100;F:Ki-67

图4　免疫组化结果

2. 多器官筛查

患者诊断为 MTC 术后复发,胸部正侧位片、心电图及肝胆超声均无明显异常,住院期间血压可。

3. 家族史

以患者为中心,对其直系亲属病史进行详细了解。患者父母均体健,患者有一个哥哥和一个弟弟,均未婚未育,均体健。因此该患者应属散发性 MTC。

4. 术后随访

术后长期监测 CTn 在正常范围内,患儿未发现复发转移及其他内分泌肿瘤。长期坚持口服左旋甲状腺素钠片,发育中等偏胖,学习成绩中等偏上,身高属同龄人正常水平。

三、讨论

MTC 临床上较少见,儿童 MTC 更加罕见。1906 年,Jaquet[3] 将其描述为“含淀粉样蛋白的恶性甲状腺肿”;直到 1959 年,Hazard 等[4] 才明确其组织学结构;1966 年,Williams[5] 提出,MTC 起源于甲状腺滤泡旁细胞即 C 细胞,具有 CTn 分泌能力,分泌的 CTn 可以调节动物体内钙的水平。国内统计 MTC 占甲状腺癌的 5% ~10%,据统计,肿瘤只局限于甲状腺的患者 10 年生存率超过 95%;而处于疾病进展阶段的患者总体生存率为 75%;诊断时即发生远处转移的患者 10 年生存率仅有 40%。遗憾的是,高达 70% 的 MTC 患者诊断时已出现颈部淋巴结转移,15% 患者出现声音嘶哑或吞咽困难等局部浸润的症状,有 10% 的患者发生远处转移[6]。而该病例为 MTC 术后 14 个月复发患者,此次就诊并无任何临床症状,术后病理结果提示淋巴结及远处脏器并无转移,预计有较好的生存率。

MTC 分为散发性甲状腺髓样癌(sporadicme medullary thyroid carcinoma,sMTC)(75%)和遗传性甲状腺髓样癌(hereditary medullary thyroid carcinoma,hMTC)(25%),hMTC 是常染色体显性遗传病,是多发性内分泌腺瘤(multiple endocrine neoplasia,MEN)的一部分。MEN 按照受累器官不同分为 MEN1 和 MEN2,MEN1 也称为 Wermer 综合征,包括甲状旁腺功能亢进症、胰岛细胞瘤、胃泌素瘤及垂体腺瘤。MEN2 可分为 MEN2A 和 MEN2B。MEN2A 包括 MTC、嗜铬细胞瘤、甲状旁腺功能亢进症、皮肤的淀粉样变性和先天性巨结肠;MEN2B 包括 MTC、嗜铬细胞瘤、多发性节细胞神经纤维瘤病和骨骼肌发育不良[7]。本例患者临床表现为颈部快速生长性包块,尽管儿童 MTC 多属于遗传性,但家族中未发现有甲状腺肿物及其他内分泌肿瘤的患者,故本例仍应归入 sMTC。

有 30% ~50% 的 sMTC 患者可发生体细胞的 RET 基因突变,有研究[8]认为这与癌细胞快速有丝分裂有关;突变热点区位于在外显子 10、11 和 16 号,相同突变的 sMTC 与 hMTC 临床特征上无显著差异。M918T 突变最为常见,与 MEN2B 相似,这种 sMTC 的侵袭性强,多伴淋巴结和远处转移,预后差[9]。对于 sMTC 发生体细胞 RET 基因突变的患者,无论是短期还是长期的队列研究[10]都提示 MTC 侵袭性更强,发生淋巴结转移和远处转移的风险更高,生存率更低,是预后不良的标志。故进行 RET 基因检测对 sMTC 的治疗和预后都有重要意义。

MTC 是一种更具侵袭性的疾病,具有多灶性病灶及伴有频繁和早期淋巴结转移的特征。因此,推荐主要治疗方法是"甲状腺全切除术+中央区淋巴结清扫术"。MTC 患者的淋巴结转移率相对较高,一旦肿瘤侵出甲状腺,治愈率明显下降[11]。若肿瘤仅局限于颈部,术前影像学检查没有发现侧颈淋巴转移的征象且没有远处转移,建议将"甲状腺全切除术+中央区淋巴结清扫术"作为首选治疗方案,但不行预防性颈侧淋巴结清扫。该患者影像学术前影像学结果高度怀疑淋巴结转移,所以进行了颈部淋巴结清扫。

四、结论

儿童甲状腺癌与成年人甲状腺癌临床表现类似,多因颈部无痛性包块就诊,结合病史、查体、血清 CTn 等结果以及相应影像学检查,多数可以对髓样癌进行明确诊断,必要时可行超声引导下的 FNAC;一旦确诊,应注意遗传性髓样癌和多发性内分泌瘤综合征的可能。

五、诊治体会

尽管有数据显示儿童甲状腺癌多数为乳头状癌,占比 95% 以上,但是不能忽略其他少见类型可能。本例儿童 MTC 为本院首例,患儿首次临床诊断并未充分考虑 MTC 诊断的可能,也未做相关性检查,加之患儿临床表现为颈部缓慢生长的肿块且未伴有如腹泻、面色潮红等明显内分泌异常表现,其家族也没有内分泌肿瘤的家族史,因此一定程度上造成诊断困难。这也与大多数学者报道的儿童甲状腺癌隐匿性特点相符合。CTn 作为 MTC 特异性和敏感性重要意义的肿瘤标记物应作为术前检查常规检测项目,尤其对年龄偏小患者。

另外儿童甲状腺癌淋巴结转移率较高,因而在手术前应详细评估其区域淋巴结及全身状态。在诊治过程中考虑到外源性甲状腺素对儿童生长发育尤其是神经系统发育的影响,往往手术范围偏保守,但是二次手术给患者带来的伤害似乎更大。考虑到髓样癌总体预后较差,对于髓样癌手术方式应行"甲状腺全切除+中央区淋巴结清扫+患侧侧区(Ⅱ、Ⅲ、Ⅳ区)淋巴结清扫术",若 CTn>200 ng/L,应考虑对侧颈侧区淋巴结清扫。另外 MTC 与分化型甲状腺癌不同,术后无须内分泌抑制治疗,但是对于儿童,考虑其生长发育,应将甲状腺功能维持在正常水平。C 细胞不具备吸碘功能,术后 ^{131}I 治疗对髓样癌无效。

参考文献

[1]汪旭,李超,黄璐,等.甲状腺髓样癌的诊治进展[J].中华耳鼻咽喉头颈外科杂志,2019,54(4):306-310.

[2]MOHAMMADI M,HEDAYATI M. A brief review on the molecular basis of medullary thyroid carcinoma[J]. Cell J,2017,18(4):485-492.

[3]JAQUET J. Ein Fall von metastasierenden amyloidtumoren (lymphosarkom)[J]. Virchows Arch, 1906,185(2):251-268.

[4]HAZARD J B,HAWK W A,CRILE G. Medullary (solid)carcinoma of the thyroid;a clinicopathologic entity[J]. J Clin Endocrinol Metab,1959,19(1):152-161.

[5]WILLIAMS E D. Histogenesis of medullary carcinoma of the thyroid[J]. J Clin Pathol,1966,19(2): 114-118.

[6]AGRAWAL N,JIAO Y,SAUSEN M,et al. Exomic sequencing of medullary thyroid cancer reveals dominant and mutually exclusive oncogenic mutations in RET and RAS[J]. J Clin Endocrinol Metab, 2013,98(2):E364-E369.

[7]MATHIESEN J S,KROUSTRUP J P,VESTERGAARD P,et al. Incidence and prevalence of sporadic and hereditary MTC in Denmark 1960-2014:a nationwide study[J]. Endocr Connect,2018,7(6): 829-839.

[8]KIHARA M,MIYAUCHI A,YOSHIOKA K,et al. Germline RET mutation carriers in Japanese patients with apparently sporadic medullary thyroid carcinoma:a single institution experience[J]. Auris Nasus Larynx,2016,43(5):551-555.

[9]曹文娟,张大奇,孙辉. 甲状腺髓样癌 RET 基因突变的位点分析与靶向治疗进展[J]. 中华内分泌外科杂志,2018,12(5):426-429.

[10]ZEDENIUS J. Is somatic RET mutation a prognostic factor for sporadic medullary thyroid carcinoma?[J]. Nat Clin Pract Endocrinol Metab,2008,4(8):432-433.

[11]ASIMAKOPOULOS P,NIXON I J,SHAHA A R. Differentiated and medullary thyroid cancer:surgical management of cervical lymph nodes[J]. Clin Oncol (R Coll Radiol),2017,29(5):283-289.

● 专家点评 ●

北京大学肿瘤医院 张 彬

甲状腺髓样癌相对来说比较少见,儿童甲状腺髓样癌较为罕见,特别是在基层医院收治该病可能会比较棘手。该患儿经过 2 次手术,最终达到满意的临床和生化治愈效果,实属不易。这里针对该患儿诊治,我提出两个问题供大家参考:①预防性侧颈清扫是否必要? 第二次手术前降钙素仅轻度升高(12.50 pg/mL),考虑甲状腺对(左)侧细针穿刺细胞学检查(fine needle aspiration cytology, FNAC)发现癌细胞,行补充甲状腺全切+中央区淋巴结清扫即可,可以不做预防性Ⅱ~Ⅳ区清扫;最后病理也证实没有淋巴结转移;文献一般支持降钙素>200 ng/L 才考虑颈侧区预防性清扫。遗憾是该患儿第一次术前没有降钙素检测记录,可能是第一次术前没有考虑到罕见的髓样癌可能。②该患儿遗传性髓样癌可能性大:儿童髓样癌特别是双侧甲状腺癌是由 RET 基因突变引起可能性大。散发性甲状腺髓样癌好发年龄为 45~60 岁,遗传性髓样癌一般为 20~40 岁;其中,极高危级(RET基因 918 密码子突变)5 岁就可以发病,高危级(634 突变)10 岁也可以发病。虽然该患儿没有家族史,但她可能是家族的第一个患者(先证者)。建议去有条件的上级医院通过外周血筛查 RET 基因以便确诊是否有遗传性;如确诊,下一步要对直系家族成员进一步排查,为肿瘤早期治疗和阻断遗传提供帮助。

病例 25　降钙素阴性的甲状腺神经内分泌肿瘤两例

郑海涛,于国华,陈红兵

青岛大学附属烟台毓璜顶医院

(本文已发表于《中华内分泌外科杂志》2014 年第 8 卷第 5 期,收录时有改动)

一、前言

神经内分泌肿瘤是一组起源于肽能神经元和神经内分泌细胞的异质性肿瘤,可发生于全身多处器官和组织[1-2]。甲状腺髓样癌是最常见的甲状腺神经内分泌肿瘤,可分为散发性和遗传性。遗传性甲状腺髓样癌为常染色体显性遗传病,并常为多发性内分泌腺瘤 2 型(multiple endocrine neoplasia 2,MEN2)的一种临床表现。多数表现为降钙素(calcitonin,CTn)升高,50% 的患者可出现癌胚抗原(CEA)升高。CTn 阴性的甲状腺神经内分泌肿瘤非常少见,可能是甲状腺癌的一种特殊类型,需要引起临床医师注意。青岛大学附属烟台毓璜顶医院甲状腺外科近年收治 2 例 CTn 阴性的甲状腺神经内分泌肿瘤,报道如下。

二、病例资料及诊治过程

患者 1:男性,51 岁,因"发现右侧颈部肿物 2 d"入院。2 d 前查体发现右侧颈部隆起,可扪及约 30 mm×20 mm 的结节,无发热及颈咽疼痛,无局部红肿及压痛,无寒战。无多饮、多食、多尿、消瘦,无胸闷、心悸、憋气等症状,无饮水呛咳、声音嘶哑等。于外院就诊,超声检查示:甲状腺肿瘤。专科查体:颈软,甲状腺右侧略肿大,腺体内可扪及肿物约 30 mm×20 mm,质韧,边界清楚,活动度可,随吞咽上下活动,无压痛、震颤及血管杂音。左侧甲状腺未扪及明显占位,双侧侧颈区未扪及明显肿大的淋巴结。甲状腺彩超:双侧甲状腺形态体积可,右侧探及 27 mm×15 mm×21 mm 不均匀回声团块,内探及 2 mm 点状强回声,结节内探及少量血流信号(图 1)。实验室检查:促甲状腺激素(thyroid stimulating hormone,TSH)1.21 mIU/L,血清游离甲状腺素(FT$_4$)15.33 pmol/L,血清游离三碘甲腺原氨酸(FT$_3$)5.54 pmol/L,甲状腺球蛋白抗体(TgAb)、抗甲状腺过氧化物酶抗体(A-TPO)及促甲状腺激素受体抗体(TRAb)均正常。入院诊断:甲状腺肿物(性质待定)。

2013 年 1 月 13 日在全身麻醉下行右侧甲状腺腺叶切除术,术中快速病理示:不除外甲状腺髓样癌。石蜡切片结果显示:右侧甲状腺结节性甲状腺肿伴钙盐沉积,滤泡上皮乳头状增生,其中见肿瘤与周边甲状腺组织边界不清,肿瘤细胞呈巢、条索状增生,细胞体积较小、胞质少、粉染,核小、圆形、染色质均质状,未见核仁,核分裂不明显,间质硬化(图 2A)。免疫组化结果显示:CTn(-)(图 2B),CgA(+),Syn(+),Tg(-),CK19(个别+),S-100 NS,Ki-67(个别+),病变符合神经内分泌肿瘤,建议密切随访。向家属讲明病情,家属拒绝再手术,行补充甲状腺切除及侧颈区淋巴结清扫术。术后随访 12 个月未见异常。

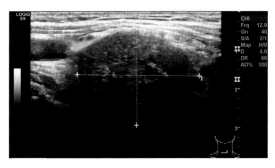

右侧甲状腺探及 27 mm×15 mm×21mm 不均匀回声团块,内探及 2 mm 点状强回声,结节内探及少量血流信号

图 1　患者 1 右侧甲状腺彩超检查结果

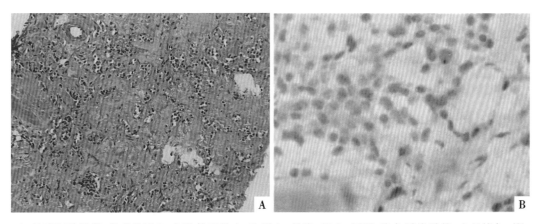

A:肿瘤细胞呈巢、条索状增生,细胞体积较小,胞质少、粉染,核小、圆形,染色质均质状,未见核仁,核分裂不明显,间质硬化;B:免疫组化显示 CTn(−)

图 2　患者 1 右侧甲状腺病理(HE 染色)和免疫组化结果

患者 2:男性,38 岁,因"右颈部疼痛 15 d"入院。患者 15 d 前无明显诱因出现右侧颈部疼痛不适,无局部红肿,有压痛。无寒战、发热。无多饮、多食、多尿、消瘦,无胸闷、心悸、憋气等症状,无饮水呛咳、声音嘶哑等。于我院行甲状腺超声检查,提示:甲状腺肿瘤。查体:颈软,甲状腺右侧可扪及肿物,大小约 30 mm×40 mm,质硬,边界清楚,活动度可,随吞咽上下活动,有压痛,无震颤及血管杂音。左侧甲状腺未扪及明显的占位,双侧侧颈区未扪及明显肿大的淋巴结。甲状腺超声示:甲状腺左叶内探及多发不规则片状低回声区,范围大者约 1.1 cm×0.8 cm,形态不规则,边界欠清晰(图 3A)。甲状腺右叶内探及团块样低回声,占据整个右叶,范围约 5.2 cm×2.5 cm,边界不清,内可见簇状点状微钙化,未见明显血流信号(图 3B)。颈Ⅵ区和颈Ⅳ区探及多发增大淋巴结,大者约 1.7 cm×0.8 cm,形态饱满,边界清晰,淋巴门结构消失(图 3C)。甲状腺增强 CT 示:甲状腺右叶体积增大,内可见稍低密度影,边界欠清,大小约 3.1 cm×4.0 cm,气管受压左偏,增强扫描明显不均匀强化。左侧叶内可见多发稍低密度影,边界欠清,大者直径约 0.6 cm,增强扫描较明显强化(图 4)。实验室检查:CTn 17.14 pg/mL,CEA 1.08 ng/mL,TSH、FT$_4$、FT$_3$、TgAb、A-TPO 及 TRAb 均正常。入院诊断:①双侧甲状腺肿物(髓样癌?);②右颈部淋巴结肿大(转移癌?)。

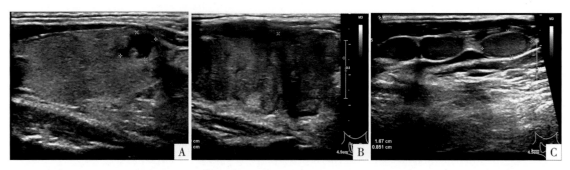

A：甲状腺左叶内探及多发不规则片状低回声区，范围大者约1.1 cm×0.8 cm，形态不规则，边界欠清晰；B：甲状腺右叶内探及团块样低回声，占据整个右叶，范围约5.2 cm×2.5 cm，边界不清，内可见簇状点状微钙化，未见明显血流信号；C：颈Ⅵ区和颈Ⅳ区探及多发增大淋巴结，大者约1.7 cm×0.8 cm，形态饱满，边界清晰，淋巴门结构消失

图3　患者2甲状腺超声检查结果

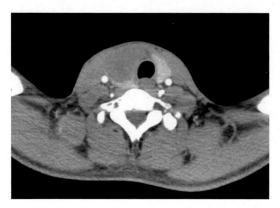

甲状腺右叶体积增大，内可见稍低密度影，边界欠清，大小约3.1 cm×4.0 cm，气管受压左偏，增强扫描明显不均匀强化

图4　患者2甲状腺增强CT检查结果

入院后行甲状腺细针穿刺细胞学检查（fine needle aspiration cytology，FNAC），结果示：送检组织见异性细胞浸润，细胞呈小巢状及梁状排列，细胞核浓染，核仁不明显，嗜酸性，符合恶性肿瘤，倾向上皮来源。鉴于患者有右侧淋巴结肿大，考虑转移，与家属充分沟通后，于2019年8月7日行"甲状腺全部切除术+双侧中央区淋巴结清扫+右侧侧颈部淋巴结清扫术"，术中可见右侧肿瘤侵犯喉返神经和气管。术后病理学结果示：双侧甲状腺及峡部甲状腺髓样癌（图5），免疫组化：CK（+），CEA（+），Syn（+），嗜铬颗粒蛋白（chromogranin A，CgA）（+），TTF-1（+），CTn（-），CK19（+），Tg（-），Ki-67阳性率约20%。标记各组淋巴结，Ⅱa区1/3枚、Ⅱb区0/10枚、Ⅲ区4/7枚、Ⅳ区1/5枚、Ⅴb区0/3枚、喉前1/1枚、气管前1/1枚、左喉返神经上2/2枚、右侧胸锁乳突肌带状肌肌间1/3枚见癌转移。患者术后5 d拔管，术后第7天因患者私自抽烟而出现刺激性咳嗽伴少量痰，憋闷，颈胸部广泛皮下气肿。结合超声表现及手术史考虑气管瘘可能，急诊予置管引流后，高负压吸引1周，瘘管封闭。患者病情恢复，予以出院。术后随访7个月未见复发及转移。

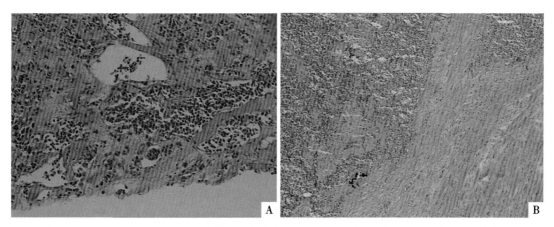

A:送检组织见异形细胞浸润,细胞呈小巢状及梁状排列,细胞核浓染,核仁不明显,嗜酸性,符合恶性肿瘤,倾向上皮来源;B:术后病理显示甲状腺髓样癌。A、B 均为 HE 染色

图5　患者2术后病理学结果

三、讨论

甲状腺 C 细胞源于胚胎时期的神经嵴细胞,属于神经内分泌细胞,是胺前体摄取与脱羧细胞的一种。CTn 是甲状腺髓样癌的特异性指标,免疫组化的检出率是 95.8% ~ 100%[3-4],也是判断髓样癌术后是否复发的指标。由于是甲状腺旁细胞来源,故 Tg 在髓样癌中不表达。甲状腺髓样癌的免疫组化常见结果:CgA 阳性,神经元特异性烯醇化酶(neuron-specific enolase,NSE)阳性,Tg 阴性,CTn 阳性。

CgA 及 NSE 的联合监测可提示神经内分泌肿瘤。甲状腺内分泌肿瘤共同的特征:细胞呈梭形或者圆形,柱状排列,经常含有淀粉样蛋白。1990 年,Eusebi 等[5]首次报道了 2 例 CTn 阴性的甲状腺"燕麦细胞"癌,分别是 63 岁女性和 73 岁男性,作者认为此类癌症应与甲状腺髓样癌相区分。Chemyavsky 等[6]报道 1 例 CTn 阴性的甲状腺内分泌肿瘤,认为可能是一种独立的病种,并首次提出这一命名方式;患者系 40 岁女性,FNAC 结果示甲状腺低分化癌合并神经内分泌分化;增强 CT 未见颈部淋巴结转移,PET-CT 检查全身未见异常;术中行全甲状腺切除,未见淋巴结转移,随访 1 年未见复发。张作文等[7]报道 1 例甲状腺神经内分泌肿瘤伴有气管浸润,Tg 染色阴性,CTn 阴性,排除了甲状腺髓样癌和上皮来源肿瘤的可能。江荷等[8]报道了 1 例 CTn 阴性的甲状腺神经内分泌肿瘤,患者通过超声引导下 FNAC,并行免疫组化检查,结果显示:CTn 和 Tg 均(-),最终诊断为甲状腺内分泌肿瘤,并行甲状腺全切+预防性颈部淋巴结清扫。本报道中,第一例患者因技术限制未行FNAC,由于医院原因术前未查 CTn,认识不够,导致手术范围不够。第二例患者虽行 FNAC,但未行免疫组化,因此术前没有确诊为甲状腺内分泌肿瘤。Zhou 等[9]报道了 19 例 CTn 阴性的甲状腺神经内分泌肿瘤,这也是目前文献报道中最大的一项病例报道。作者观察到此类特殊的髓样癌淋巴结转移率较高,因此肿瘤的大小可作为独立的生存指标。此外,这项研究提示 CTn 阴性的甲状腺神经内分泌肿瘤有更好的预后。Frank-Rauek 等[10]通过对此类"非分泌型"甲状腺髓样癌的患者随访,发现生存期较短的患者 Ki-67 较高且存在 RET 基因突变。

目前关于 CTn 阴性的甲状腺神经内分泌肿瘤的形成机制尚无定论,但大多数学者认为与表观遗传学或 CT/CGRP 基因突变相关[11]。

Sivrikoz 等[12]报道 2 例甲状腺神经内分泌转移癌,分别是 17 岁和 54 岁女性;前者伴有异位

CTH 综合征,后者合并肺癌;免疫组化共同的特征是 CgA 和 NSE 阳性,降钙素、TTF-1 和 Tg 阴性。如果原发灶不明确,甲状腺转移性内分泌肿瘤的诊断可造成混淆。本文报道的两例患者还需密切观察,排除是否有原发灶。

目前,关于 CTn 阴性的甲状腺神经内分泌肿瘤的诊断和治疗具有较大的争议。超声和 CT 作为甲状腺常规的影像学检查可用于髓样癌的初筛。PET-CT 检查对发现肿瘤复发和转移灶有巨大的优势[13]。由于此类髓样癌血清 CTn 在正常范围,Trimboli 等[14]认为可将降钙素原和 CTn 基因相关肽作为替代的分子标记物。超声引导下 FNAC 和免疫组化是不错的诊断手段,但其对髓样癌的诊断率偏低[15]。关于治疗,根据报道,此类髓样癌淋巴转移率较高,且根据甲状腺癌淋巴转移的特点,因此建议在甲状腺全切的基础上,加中央区淋巴结的预防性清扫;目前尚无足够的证据显示施行侧颈部淋巴结预防性清扫可获益。本文报道的第 2 例患者术前的超声和 CT 检查均显示侧颈部淋巴结肿大,因此我们建议可对侧颈部影像学检查阳性的患者采取更积极的手术方式。该类患者碘内照射无效,奥曲肽、依维莫司和舒尼替尼尚在临床试验中,但在甲状腺癌中的应用尚未见报道。已有研究[16]报道,国产安罗替尼作为一种新的多靶点口服酪氨酸激酶抑制剂,可用于甲状腺髓样癌的挽救治疗。

四、结论

CTn 阴性的甲状腺内分泌肿瘤较为少见,可仅表现为甲状腺肿大,而实验室检查无异常,血清降钙素原和 CTn 基因相关肽可作为 CTn 的替代指标,石蜡切片病理及免疫组化可确诊,手术方式应至少行甲状腺全部切除+中央区淋巴结清扫术。此类甲状腺内分泌肿瘤预后尚好,但仍应密切随访。

五、诊治体会

CTn 阴性的甲状腺神经内分泌肿瘤不易诊断,容易误诊,应引起注意。手术方式建议行甲状腺全部切除加中央区淋巴结清扫,同时留意侧颈部淋巴结有无肿大,对有侧颈部淋巴结肿大的患者应加做侧颈部淋巴结清扫。

参考文献

[1]中国胃肠胰神经内分泌肿瘤病理专家组.中国胃肠胰神经内分泌肿瘤病理学诊断共识[J].中华病理学杂志,2011,40(4):257-262.

[2]崔元庆,李宝元,姜立新,等.以癌胚抗原升高为特点的甲状腺髓样癌三例[J].中华内分泌外科杂志,2012,6(4):281-282.

[3]李梅,孟迅吾,戴为信,等.降钙素在甲状腺髓样癌诊治中的意义及甲状腺髓样癌临床特点分析[J].基础医学与临床,2003,23(6):639-642.

[4]张再兴,李正江,唐平章,等.甲状腺髓样癌的外科治疗及预后分析[J].中华耳鼻咽喉头颈外科杂志,2011,46(3):209-213.

[5]EUSEBI V,DAMIANI S,RIVA C,et al. Calcitonin free oat-cell carcinoma of the thyroid gland[J]. Virchows Arch A Pathol Anat Histopathol,1990,417(3):267-271.

[6]CHERNYAVSKY V S,FARGHANI S,DAVIDOV T,et al. Calcitonin-negative neuroendocrine tumor of the thyroid:a distinct clinical entity[J]. Thyroid,2011,21(2):193-196.

［7］张作文,刘胜春.甲状腺神经内分泌肿瘤伴气管浸润1例［J］.重庆医科大学学报,2012,37(8)：747-748.

［8］江荷,江小林,姜勇,等.降钙素阴性的甲状腺神经内分泌肿瘤临床病理特征分析［J］.西部医学,2018,30(4):498-502.

［9］ZHOU Q,YUE S,CHENG Y,et al. Clinical and pathological analysis of 19 cases of medullary thyroid carcinoma without an increase in calcitonin［J］. Exp Toxicol Pathol,2017,69(8):575-579.

［10］FRANK-RAUEK F,MACHENS A,LEIDIG-BRUCKNER G,et al. Prevalence and clinical spectrum of nonsecretory medullary thyroid carcinoma in a series of 839 patients with sporadic medullary thyroid carcinoma［J］. Thyroid,2013,23(3):294-300.

［11］NAKAZAWA T,CAMESELLE-TEIJEIRO J,VINAGRE J,et al. C-cell-derived calcitonin-free neuroendocrine carcinoma of the thyroid:the diagnostic importance of CGRP immunoreactivity［J］. Int J Surg Pathol,2014,22(6):530-535.

［12］SIVRIKOZ E,OZBEY N C,KAYA B,et al. Neuroendocrine tumors presenting with thyroid gland metastasis:a case series［J］. J Med Case Rep,2012,6:73.

［13］DORA J M,CANALLI M H,CAPP C,et al. Normal perioperative serum calcitonin levels in patients with advanced medullary thyroid carcinoma:case report and review of the literature［J］. Thyroid,2008,18(8):895-899.

［14］TRIMBOLI P,CREMONINI N,CERIANI L,et al. Calcitonin measurement in aspiration needle washout fluids has higher sensitivity than cytology in detecting medullary thyroid cancer:a retrospective multicentre study［J］. Clin Endocrinol (Oxf),2014,80(1):135-40.

［15］BUGALHO M J,SANTOS J R,SOBRINHO L. Preoperative diagnosis of medullary thyroid carcinoma:fine needle aspiration cytology as compared with serum calcitonin measurement［J］. J Surg Oncol,2005,91(1):56-60.

［16］SUN Y,DU F,GAO M,et al. Anlotinib for the treatment of patients with locally advanced or metastatic medullary thyroid cancer［J］. Thyroid,2018,28(11):1455-1461.

● 专家点评 ●

中国人民解放军总医院　李　杰

甲状腺内最常见的神经内分泌肿瘤为甲状腺髓样癌,髓样癌起源于滤泡旁细胞(C细胞),甲状腺髓样癌分为散发性和遗传性,多数病例存在RET基因突变。甲状腺髓样癌的病理形态学特征主要为肿瘤细胞排列为小梁状或者巢团状排列,肿瘤细胞的形态比较多样,可表现为圆形、多角形、梭形等形态。免疫组化也会表达TTF-1、降钙素及其他神经内分泌标记物。甲状腺内降钙素阴性的神经内分泌肿瘤实为罕见,主要难度在于诊断环节,本文中总结了2例该类病例,为大家加深对该类肿瘤的认识提供了很好的资料。

从病理学角度看,该类肿瘤的形态学特征表现为梭形细胞、"燕麦样"细胞,而甲状腺内具有此类形态学特征的肿瘤均需要纳入鉴别诊断的范畴,要充分评估病变的形态学及免疫组化特征。对此类病变的病理诊断思路也需要更开阔一些,要从原发和继发两个方面考虑。从原发思路来看,在日常病理活检工作中,遇到甲状腺内的小圆细胞、梭形细胞肿瘤,首先要进行是否为甲状腺滤泡上皮来源的鉴别,甲状腺滤泡上皮来源的可有甲状腺间变性癌等鉴别诊断,而非滤泡上皮来源的最常见的是髓样癌,其他诸如甲状腺内具有胸腺特征的肿瘤、间叶源性肿瘤等也时常需要列入鉴别诊断选项;而从继发肿瘤角度出发,需要识别其他器官的神经内分泌肿瘤转移至甲状腺。另外,我们经常在甲状腺切除标本中"意外"发现一些小圆细胞巢,此类细胞巢一般体积不大,且形态学无明显异型,许多学者称之为"实性细胞巢"(SCN),此类细胞巢的组织学起源存在很多争议,而此类细胞巢的进一步演进也存在诸多不确定性,还需要更多数据和病例的研究,此类细胞巢的存在也给神经内分泌肿瘤的诊断带来很大难度。本文中患者 2 肿瘤细胞表达 CEA、TTF-1,但降钙素为阴性,这符合髓样癌的免疫表型特征。本例患者血清降钙素亦不高,这说明该病例可能存在一些抑制降钙素表达的因素,可通过分子生物学手段进行分析,以探讨该类肿瘤的分子病理学特征;另外,亦可对此类肿瘤的家系进行回访,探讨此类肿瘤的是否具有特殊的遗传学特征。总之,随着甲状腺肿瘤发病率的逐年提升,各类甲状腺肿瘤的诊断及鉴别诊断范围将不断扩大。

病例26　以声门上型喉癌为临床表现的甲状腺未分化癌一例

孙　颖,赵彦广,吴　剑,周晓红

重庆大学附属肿瘤医院(重庆市肿瘤医院)

一、前言

甲状腺未分化癌(anaplastic thyroid carcinoma,ATC)是一种高度侵袭性的甲状腺恶性肿瘤,占所有甲状腺恶性肿瘤的2%[1-2],预后差,死亡率高,诊断后患者的生存期为3~5个月,死亡率超过90%[3-4]。初步诊断时近50%的患者已经发生了远处转移,另外25%的患者在疾病进展期间发生了转移[5]。肺是最常见的转移部位(78%),其次是胸腔内淋巴结(58%)、颈部淋巴结(51%)、胸膜(29%)、肾上腺(24%)、肝脏(20%)和大脑(18%)[6]。ATC的治疗包括原发灶的手术切除、术后进行大剂量外放疗(external beam radio therapy,EBRT),并同时进行或不进行放射增敏化疗[7];对于无法切除病灶的患者,可以进行EBRT姑息治疗,伴或不伴同时化疗[8]。然而,多模式疗法(MMT)后会出现与疗法相关的大量毒性反应,即使使用最积极的治疗方法,Ⅳc期疾病的患者获益仍有限[9]。本文通过分析1例10年前收治的临床表现为声门上型喉癌的ATC患者,与大家共同探讨ATC的诊治。

二、病例资料及诊治过程

患者,男性,60岁,因"发现颈部肿块2个月"就诊于当地医院,考虑"淋巴瘤"可能,后转诊至我院内科。入院查体:轻微声音嘶哑,左颈部可触及一肿大淋巴结,大小约3 cm×4 cm,右颈部可触及一肿大淋巴结,大小约2 cm×3 cm,质硬,边界尚可,活动度差,压痛(-)。颈部淋巴结超声检查提示:双颈多枚淋巴结肿大,考虑淋巴结转移灶伴局部坏死(图1)。颈部淋巴结细针穿刺细胞学检查(fine needle aspiration cytology,FNAC)提示:颈部淋巴结低分化鳞癌(图2)。进一步完善CT、喉镜检查,CT检查结果提示:"声门上型喉癌"可能(图3、图4)。喉镜下活检结果提示:鳞癌(图5)。转入我科时临床诊断:喉癌(声门上型 T4aN2cM0,Ⅳa期)。拟行甲状腺穿刺活检,患者拒绝,要求直接手术。手术方式:全喉切除术+双侧颈部淋巴结清扫术+甲状腺切除术。术中送甲状腺左叶活检,冰冻病理结果提示:未分化癌。术中切缘达肉眼净。术后病理结果(图6)证实为ATC侵犯喉,伴颈部淋巴结转移,修改诊断为甲状腺未分化癌(T4aN1bM0,Ⅳa期)。

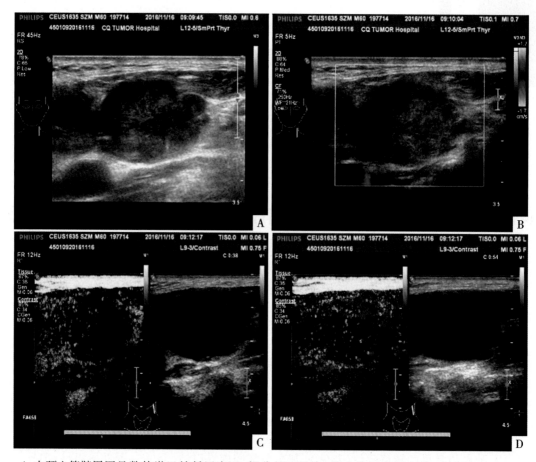

A:右颈血管鞘周围见数枚淋巴结低回声区,部分相互融合,较大位于右颈上段,大小约 21 mm×32 mm,回声减低,门部消失,部分内见点状稍高回声,长径约 1.5 mm,部分内见无回声区。B:彩色多普勒血流显像(color Doppler flow imaging,CDFI)示淋巴结内见点条状血流信号。C:左颈血管鞘周围见少许淋巴结低回声区,部分相互融合,较大位于左颈上段,大小约 21 mm×50 mm,回声减低,门部消失,部分内见点状稍高回声。D:CDFI 见点条状血流信号,PW 检出动脉频谱,流速 9.2 cm/s,RI 0.81

图 1 颈部淋巴结彩超检查结果

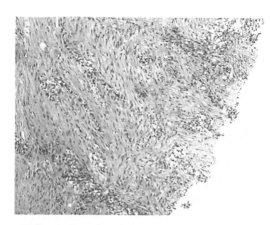

纤维组织中见恶性肿瘤浸润,符合低分化鳞癌

图 2 左颈淋巴结穿刺活检结果

术后 20 d 于放疗科开始放疗［放疗方式:适形调强放疗技术(intensity modulated radiation therapy,IMRT)］,计划剂量:54 Gy/27 F。术后 37 d,患者出现胸背部疼痛,胸部 CT 提示:双侧多发肋骨及椎体转移。ECT 提示:双侧肩关节、双侧肋骨多处、多个椎体、双侧髋臼、右侧踝关节骨转移(图7)。拟联合化疗,患者与家属协商后要求按计划放疗,结束后出院,未能完成补充放疗,出院诊断为甲状腺未分化癌(T4aN1bM1,Ⅳc 期),后未进一步治疗。术后随访,家属告知术后 195 d 患者死亡。

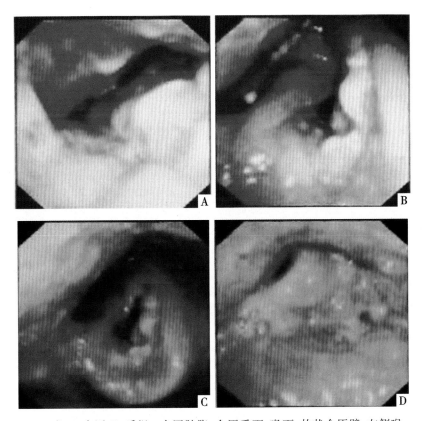

A、C:喉;B:会厌;D:舌根。会厌肿胀;会厌舌面、喉面、杓状会厌襞、左侧喉室见弥漫性、结节状新生物,表面欠光滑,遮盖声门,不能查见声带及声门下情况

图3　电子纤维喉镜检查结果

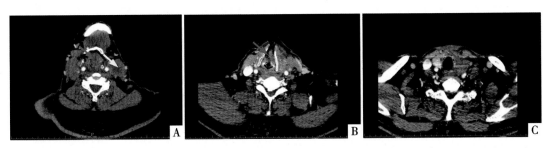

A:红色箭头示会厌及双侧杓状会厌襞增厚伴肿块形成,提示新生物,黄色箭头示颈部肿大淋巴结;B:新生物累及左侧声带、室带及喉旁间隙;C:甲状腺左叶增大,甲状腺左叶及峡部密度均匀减低

图4　颈部 CT 检查结果

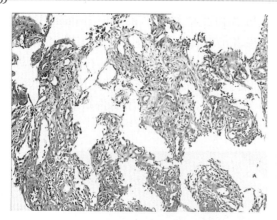

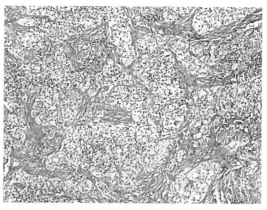

(会厌喉面)送检组织变性、坏死,其中散在少量异型细胞,结合免疫组化符合鳞状细胞癌

(甲状腺左叶峡部)未分化癌,鳞状细胞型,脉管内见癌栓。(喉)见未分化癌累及

图5　喉镜下新生物活检结果

图6　术后甲状腺新生物、喉新生物病理结果

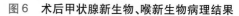

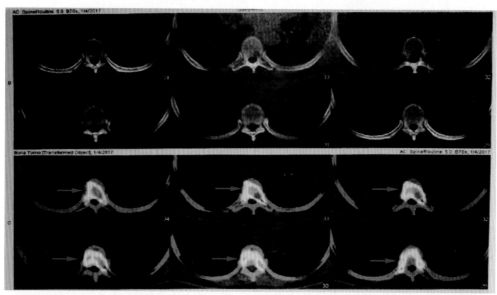

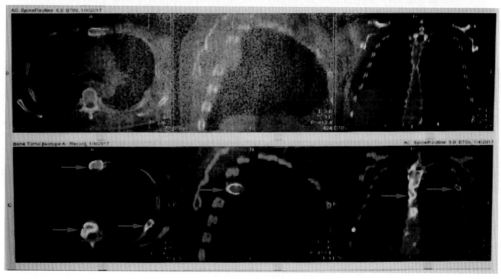

双侧肩关节、双侧肋骨多处、多个椎体、双侧髋臼、右侧踝关节有放射性浓聚区(红色箭头)

图7　ECT检查结果

三、讨论

甲状腺癌具有广泛的组织学谱,从惰性的肿瘤(如乳头状癌)到侵袭性的肿瘤(如 ATC)。将 ATC 与分化差的甲状腺癌分开是非常重要的。然而,区别这些恶性肿瘤的特征有时可能很微妙,应依靠经验丰富的病理学家对组织学的评估。FNAC 抽吸物通常是细胞,表现出各种形状的细胞,并常与急性炎症细胞(如中性粒细胞)混合;20% ~ 50% 的 ATC 病例与分化型甲状腺癌(differentiated thyroid carcinoma,DTC)共存,细胞涂片可能表现为 DTC;ATC 具有各种组织学亚型,包括肉瘤、鳞癌、破骨细胞等。所以 FNAC 通常不可能明确诊断并进行具体的分型,需要更多的组织样本或至少需要进行粗针穿刺活检。

尽管 ATC 具有多样的组织形态学特征,但迄今为止,对于预测预后没有较大意义[2]。现有有关 ATC 的大多数知识都来自对少数患者和短期随访的单机构研究。为了进一步了解这种疾病,日本 ATC 研究联盟(ATCCJ)于 2009 年 1 月成立了一个全国性的多机构合作研究小组[10-11]。Sugitani 等[11]根据 4 个不利的预后因素设计了 ATC 的预后指数(PI):①急性症状(严重的症状持续时间,如发声困难,吞咽困难,呼吸困难和<1 个月的快速肿瘤生长);②白细胞增多症(白细胞计数>10 000 个/mL);③肿瘤大小>5 cm;④远处转移。患者的 PI 评分为 1 ~ 4[12]。在他们的研究中,PI=1 的患者在 6 个月时的存活率为 62%;若 PI=3,没有存活时间超过 6 个月的患者;PI=4 的患者均死亡。本例患者入院评估时 WBC $9.97×10^9$/L,无明显急性症状,肿瘤>5 cm,未行全身检查,不能明确是否有远处转移,综合评分<3,从诊断至死亡生存期为 195 d。

ATC 患者通常表现为颈部肿块迅速增大,可伴有局部皮肤红肿以及颈部血管、食管或气管等局部结构受压的症状,也常由于邻近喉返神经的侵犯伴有单侧声带麻痹,导致声音嘶哑、发声困难,有时还因局部侵犯和压迫气管引起气道窘迫。患者还可出现吞咽困难、呼吸困难、咳嗽、疼痛或远处转移、脑转移的症状,很少出现咯血。

尽管目前尚无针对 ATC 的治疗策略,并且其预后非常差,但目前有一些文章报道了手术切除可改善预后的案例,外科手术的作用也得到了认可。从众多基于人群的研究表明,手术是提高 ATC 受试者生存率的一个独立变量。同时大于 40 ~ 45 Gy 的放疗剂量是治疗 ATC 的最佳选择[13]。在过去的几十年中,基于紫杉醇的疗法尽管尚无数据支持,但联合系统治疗可能更有效。细胞毒性化学疗法与放疗同时使用,多西他赛和阿霉素,或卡铂和紫杉醇,通常与 IMRT 每周同时给药。有学者[9]建议患有无法切除病灶的Ⅳb 期患者应同时进行联合细胞毒性化疗和传统放疗,最好是 IMRT。不能切除的Ⅳb 期患者可以接受新辅助治疗,然后进行手术切除[13]。明显广泛转移或Ⅳc 期疾病的患者应改用姑息性全身疗法或支持治疗。

FDA 已批准 BRAF 抑制剂达拉非尼和 MEK 抑制剂曲美替尼联合用于治疗不理想的 ATC 患者[14]。其他激酶抑制剂,例如乐伐替尼和帕唑帕尼在 ATC 患者中也显示出一定的疗效,可用于没有 BRAF 突变的患者或药物耐药后,作为挽救疗法,长期获益不佳。目前 ATC 免疫研究有限,以上药物尚在临床试验中,未进入 ATC 的临床治疗。

四、结论

ATC 是一种罕见且致死率高的癌症。早期积极的多模式疗法能提高总体生存率,尤其对于Ⅳa 和Ⅳb 期的患者。但该治疗方法毒性大,获益不明确,因此,在选择最初治疗方案时,应仔细权衡利弊。

五、诊治体会

此例 ATC 患者,因其临床表现较特殊,且初期病理活检结果诊断为"鳞状细胞癌"而对临床医生有所误导。ATC 在病理表现上具有多样性,因此穿刺或者活检得到的组织标本是否足以让病理医生得到肯定的结论有待商榷。对于一个 ATC 患者,进行多学科联合诊疗具有十分重要的意义,从外科、内科、放疗、病理学、超声影像等各方面进行评估和预判可让患者得到最合理的诊治方案。我们建议常规进行全身检查,如胸部 CT、ETC、PET-CT 等,充分评估病情、是否存在远处转移。充分与患者沟通,使其对该疾病有正确的认识并配合治疗。癌肿对气管和食管的侵犯迅速,如果不尽快缓解梗阻,生命将受到威胁,应将 ATC 视为肿瘤急症。Ⅳa 和 Ⅳb 期的患者进行手术治疗可显著提高其整体生存率,以减瘤为目的手术并没有明显改善预后,手术应达到 R0 或 R1。无法完整切除病灶的Ⅳb 期患者应同时进行联合化疗和放疗,病灶广泛转移或Ⅳc 期疾病的患者应改用姑息性全身疗法或支持治疗。靶向药物和免疫疗法为 ATC 带来了希望。

参考文献

[1] NIKIFORV Y E, BIDDINGER P W. Thompson LDR: Anaplastic carcinoma[M]// Diagnostic pathology and molecular genetics of the thyroid, 2009: 228-248.

[2] HIROKAWA M, SUGITANI I, KAKUDO K, et al. Histopathological analysis of anaplastic thyroid carcinoma cases with long-term survival: a report from the anaplastic thyroid carcinoma research consortium of Japan[J]. Endocr J, 2016, 63(5): 441-447.

[3] NAGAIAH G, HOSSAIN A, MOONEY C J, et al. Anaplastic thyroid cancer: a review of epidemiology, pathogenesis, and treatment[J]. J Oncol, 2011, 2011: 542358.

[4] DENARO N, NIGRO C L, RUSSI E G, et al. The role of chemotherapy and latest emerging target therapies in anaplastic thyroid cancer[J]. Onco Targets Ther, 2013, 9: 1231-1241.

[5] AYAZ T, SAHIN S B, SAHIN O Z, et al. Anaplastic thyroid carcinoma presenting with gastric metastasis: a case report[J]. Hippokratia, 2015, 19(1): 85-87.

[6] BESIC N, GAZIC B. Sites of metastases of anaplastic thyroid carcinoma: autopsy findings in 45 cases from a single institution[J]. Thyroid, 2013, 23(6): 709-713.

[7] STAVAS M J, SHINOHARA E T, Attia A, et al. Short course high dose radiotherapy in the treatment of anaplastic thyroid carcinoma[J]. J Thyroid Res, 2014, 2014: 764281.

[8] RAO S N, ZAFEREO M, DADU R, et al. Patterns of treatment failure in anaplastic thyroid carcinoma[J]. Thyroid, 2017, 27(5): 672-681.

[9] PRASONGSOOK N, KUMAR A, CHINTAKUNTLAWAR A V, et al. Survival in response to multimodal therapy in anaplastic thyroid cancer[J]. J Clin Endocrinol Metab, 2017, 102(12): 4506-4514.

[10] SUGITANI I, MIYAUCHI A, Sugino K, et al. Prognostic factors and treatment outcomes for anaplastic thyroid carcinoma: ATC Research Consortium of Japan cohort study of 677 patients[J]. World J Surg, 2012, 36(6): 1247-1254.

[11] SUGITANI I, ONODA N, ITO K I, et al. Management of anaplastic thyroid carcinoma: the fruits from the ATC research consortium of Japan[J]. J Nippon Med Sch, 2018, 85(1): 18-27.

[12] SUGITANI I, KASAI N, FUJIMOTO Y, et al. Prognostic factors and therapeutic strategy for anaplastic

carcinoma of the thyroid[J]. World J Surg,2001,25(5):617-622.

[13]PEZZI T,MOHAMED A,SHEU T,et al. Radiation therapy dose is associated with improved survival for unresected anaplastic thyroid carcinoma:outcomes from the national cancer data base[J]. Cancer, 2017,123(9):1653-1661.

[14]CABANILLAS M E,FERRAROTTO R,GARDEN A S,et al. Neoadjuvant BRAF- and Immune-directed therapy for anaplastic thyroid carcinoma[J]. Thyroid,2018,28(7):945-951.

● 专家点评 ●

中山大学肿瘤防治中心　张　诠

这篇文章报道了一例"以声门上型喉癌为临床表现的甲状腺未分化癌(anaplastic thyroid carcinoma,ATC)"病例,因其临床表现不典型,导致在诊断、治疗上存在了一些偏差。文章对该病例的诊治过程进行了讨论、分析,内容紧密结合临床,对广大的甲状腺专科医师有很大帮助。ATC诊治非常复杂和棘手,文章中一些内容观点不一定正确。以下就文章内容,探讨几个问题。

1. 术前检查中缺乏甲状腺超声检查的影像资料,无法更好评估甲状腺肿瘤情况。对于一个以"颈淋巴结肿大"为主诉的肿瘤患者,仅做颈淋巴结的超声检查是不够的,甲状腺、涎腺都是需要排查原发灶的重要器官。另外,超声检查报告对于颈淋巴结描述不够规范,没有采用颈淋巴结分区方法进行描述,不利于临床资料的总结与交流。(作者答复:因该患者是10年前经治病例,当时我院彩超淋巴结分区还未能规范,且首诊并非我科,患者辗转多个医院及科室后已不愿进一步检查,所以当时医疗组根据之前的影像学检查及病检诊断"声门上型喉癌",制定了手术方案)

2. 从文中所提供的3帧CT图片看,仅提示"甲状腺左侧叶稍增大,密度减低",没有明显的甲状腺恶性肿瘤的侵袭性表现,没有气管软骨、甲状软骨及环状软骨破坏,这很难解释原发于甲状腺的恶性肿瘤如何侵犯到喉内(声门上区)。电子纤维喉镜检查没有描述左侧声带活动情况,病史中也无"声音嘶哑"的描述,无法判断是否有喉返神经受累。如果以(声门上)喉鳞状细胞癌左侧气管食管沟淋巴结转移,侵犯甲状腺腺体组织来解释,可能更容易被接受。故此本病例的术前诊断为喉癌(声门上型,T4aN2cM0,Ⅳa期)。(作者答复:术前患者轻微声嘶,其声音嘶哑是否为喉返神经受累或癌肿累及声带所致尚未可知,图3喉镜检查可见因声门上病灶遮挡不能查见声门情况,所以术前不能判断声带活动情况)

3. 手术行了"全喉切除术+双侧颈部淋巴结清扫术+甲状腺切除术",术中冰冻甲状腺左侧叶病理检查提示为"未分化癌"。文中没有交代甲状腺是双侧叶全切除还是只切除了左侧叶及峡部(文后提供的病理结果中,只有左侧叶及峡部),中央区淋巴结是否做了清扫术(文后提供的病理结果中,左侧叶及峡部旁淋巴结1枚,没有气管食管沟淋巴结的病理结果),如果没有做甲状腺全切除及中央区淋巴结清扫,不符合ATC的治疗规范。(作者答复:该患者先行双颈部淋巴结清扫,处理咽喉病灶时发现甲状腺左叶质地硬,考虑有未分化癌可能性,送甲状腺左叶冰冻病理检查证实为未分化癌。术中谈话与家属沟通病情后告知病情预后不良,患者家属要求终止手术,术后患者要求继续放疗,后放疗科行放疗;患者放疗至54 Gy/27 F后出院,不愿继续治疗)

4. 文中提供的病理诊断报告过于简单:对一个术前诊断为喉癌的病例,病理报告中竟然没有描述喉的各部结构受累情况(特别是甲状软骨、环状软骨是否有破坏),不全面。(作者答复:图注中已做补充说明)

5. 手术后必须根据手术所见及病理诊断结果,做出术后的更正诊断(TNM分期),才能更好地制订下一步的治疗计划。[作者答复:根据术后病检结果,术后更正诊断为甲状腺未分化癌

(T4aN1bM0,Ⅳa 期),放疗过程中 ECT 提示骨转移,出院诊断修改为甲状腺未分化癌(T4aN1bM1,Ⅳc 期),文中已做补充]

6. 文中资料:本例术后放疗[适形调强放疗技术(IMRT),剂量:54 Gy/27 F]联合紫杉醇化疗。文中没有说明选择紫杉醇的依据(目前 FDA 批准的甲状腺癌化疗用药只有阿霉素)、化疗剂量与用法(系统化疗或放疗增敏治疗)。(作者答复:是我表达不当,当时发现患者骨转移后拟联合化疗,但患者及家属未采纳化疗意见,仅要求按计划放疗后出院,因是 10 年前的病例,咨询了当时的经管医师,查过文献有推荐紫杉醇化疗方案)

7. 术后放疗期间,发现了远处转移。是否按计划完成了放疗? 是否采用了多药联合的系统化疗? 文中未交代。(作者答复:文中已说明患者后未继续治疗)

以上内容,与作者商榷。如果有更加完善资料,请予补充。

众所周知,ATC 是恶性程度最高、最具侵袭性和致死性的甲状腺恶性肿瘤。比较庆幸的是,本病的发病率低,只占甲状腺癌的 1%左右。近年来文献报道,ATC 在甲状腺癌各病理类型的构成比有下降趋势。是乳头状癌的发病率增加了,还是未分化癌的发病率确实降低了,目前还没有定论。还有研究认为,加碘盐饮食可以降低 ATC 的发病率。其机制尚未明确。

ATC 好发于中老年人(60~70 岁),它的临床特点是进展迅速,短时间内肿瘤迅速侵犯整个甲状腺腺体并很快累及周围的组织器官,出现颈部及纵隔淋巴结转移以及全身的远处转移。因此,对于快速发展的甲状腺肿瘤患者,要警惕 ATC 的可能。所有的疑似患者,行超声引导下穿刺可明确诊断,同时要完善颈、胸部增强 CT、喉镜/气管镜、PET-CT 等检查,完成 TNM 分期评估。

因为 ATC 进展迅速,应该把它当作肿瘤急症来处理。ATC 的治疗需要一个多学科团队的参与(包括肿瘤外科、放射肿瘤专科、肿瘤化疗专科、肿瘤姑息治疗专科、内分泌专科、营养专科、心理治疗专科等),在全面系统评估后,为患者制定一个合适的治疗方案。

争取根治性切除肿瘤是 ATC 治疗的关键。就目前的诊疗水平,只有Ⅳa 期及少数Ⅳb 期的病患能够进行根治性切除,但大多数患者就诊时已是难切除的Ⅳb 期甚至Ⅳc 期了,失去了根治性切除的机会。

放疗是 ATC 治疗的重要组成部分,可以作为原发灶根治性切除后的辅助治疗,也可以作为不能完全切除后的积极姑息治疗。因 ATC 相对的放射抵抗及肿瘤细胞的快速繁殖,放射治疗医师会采用超分割法来提高放射剂量;用 IMRT 来满足靶区足够放射剂量,同时降低周围组织器官的放射毒性。在放疗过程中,放射治疗医师应用化疗药物(通常是低剂量阿霉素)作为增敏剂,但目前没有足够证据证明增敏治疗可以提高 ATC 放疗的疗效。

ATC 的临床生物学特性,决定了绝大多数的患者就诊时已经处于一个全身性疾病的状态。且不幸的是,绝大多数的化疗药物对 ATC 都是无效的。阿霉素是 FDA 批准的唯一可用于甲状腺癌治疗的抗肿瘤药物,但在临床上应用的效果并不理想。近年来,一些靶向治疗药物的发明,为 ATC 的全身治疗带来一线曙光,FDA 已批准 BRAF 抑制剂达拉非尼和 MEK 抑制剂曲美替尼联合用于治疗局部区域治疗方案不理想的 ATC 患者。目前,此两药物尚未在中国上市,且价格昂贵。ATC 的发病率低,不可能开展像乳头状癌或髓样癌那么多病例的临床研究,这也阻碍了一些新药在未分化癌上的临床研究。

由于解剖上的关系及 ATC 的迅速发展特性,许多患者很快出现声带麻痹、呼吸困难、吞咽困难等表现。一旦出现上述症状,必须尽快解除(或减轻)气道梗阻,改善通气。气管插管、气管内支架置入或气管切开术是摆在接诊医师面前的一道难题,建议由经验丰富的医师尽快完成。解决气道梗阻问题后,胃造瘘肠内营养是进行下一步治疗的营养保证。

ATC 的高侵袭性和致命性,导致许多患者就诊时就没有了根治的可能性。此时心理治疗医师及医学伦理专家的介入尤为重要。这方面也是目前国内肿瘤治疗最为薄弱的环节之一。

病例 27 原发性甲状腺未分化癌一例

霍红军,李娟云

深圳市龙岗中心医院

一、前言

甲状腺未分化癌(anaplastic thyroid carcinoma,ATC)发病率低,仅占甲状腺恶性肿瘤的2%~5%,但其死亡率却高达15%~50%,是甲状腺癌中恶性程度最高的一种病例类型[1-2]。该病好发于60~80岁的老年女性,男女比例约1:2.3。多数患者表现为颈部突然增大的肿块,伴有呼吸困难、吞咽困难、声音嘶哑及远处转移。中位生存期为3~9个月,1年生存率仅为20%[3]。

根据甲状腺癌TNM分期规定,所有ATC患者确诊时皆为Ⅳ期[4],其中Ⅳa期:肿瘤局限于甲状腺包膜内,可予手术切除;Ⅳb期:侵及包膜外,不可手术切除;Ⅳc期:伴有远处转移。由于ATC侵袭性强,恶性程度高,单纯手术、放疗、化疗或靶向治疗通常不能控制疾病进展,ATC患者的主要死亡原因为局部肿瘤的不可控性生长和远处转移[5]。

二、病例资料及诊治过程

患者,女性,65岁,因"发现颈前肿物60余年,突发肿大1月余伴呼吸困难1周"入院。查体:气管偏右,双侧甲状腺明显不对称性肿大,甲状腺右叶可触及一肿物,大小约为8 cm×5 cm,质地硬,表面欠光滑,边界欠清,无压痛,肿物不随吞咽上下活动(图1)。颈部CT示:甲状腺明显肿大,甲状腺右叶团块状影,约63 mm×56 mm,考虑占位性病变(甲状腺癌待排),气管明显受压,最窄处约11.7 mm,双侧颈深部淋巴结肿大(图2)。入院诊断:甲状腺巨大肿物性质待查(甲状腺癌?结节性甲状腺肿?)。患者入院后完善相关检查,其中电子喉镜提示"双侧声带运动正常",其余术前检查未见手术禁忌证,遂在全身麻醉下行"甲状腺全切+右侧颈部淋巴结清扫术"。术中甲状腺右侧叶内可见一个巨大肿物,约10 cm×8 cm×6 cm,质硬,表面欠光滑,活动度差,上极与胸锁乳突肌粘连紧密;左侧甲状腺腺叶内见一肿物,约7 cm×6 cm×3 cm,质地韧,边界清楚,活动好;右侧颈部Ⅲ、Ⅳ区多发肿大淋巴结,并互相融合(图3)。术中冰冻病理结果提示:右侧甲状腺恶性肿瘤,组织分型待石蜡切片病理确诊;左侧结节性甲状腺肿。术后石蜡切片免疫组化结果:CKpan(-)、Desmin(-)、CD34(-)、CD45(-)、Myogenin(-)、HMB45(-)、S-100(+),考虑右侧ATC,右颈侧区淋巴结见转移(5/5),左侧结节性甲状腺肿。患者术后恢复顺利,出院时告知患者及家属,ATC预后差,建议患者术后辅助放疗,患者及家属拒绝。术后2个月,患者因"胸闷、气促3 d"入住我院肿瘤科,患者自诉上次出院后10 d即发现右侧颈部新生肿物,约黄豆大小,并进行性增大。入院查CT示:气管周围巨大占位,约13.2 cm×11.1 cm×8.4 cm。患者住院期间因家人喂食面包后出现面色紫绀、呼之不应,紧急行环甲膜穿刺及气管插管失败,耳鼻喉科医师复看CT,发现气管管腔已被肿瘤完全包裹填塞,无法行气管切开及紧急插管,积极行心肺复苏,患者生命体征仍未恢复,于当日死亡。

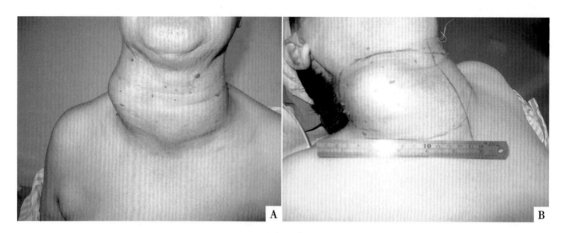

A:正面照;B:侧面照

图1　患者手术前颈部情况

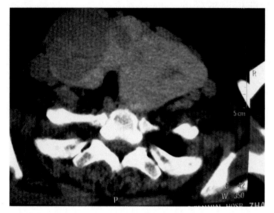

甲状腺明显肿大,甲状腺右叶团块状影,约63 mm×56 mm;气管明显受压,双侧颈深部淋巴结肿大

图2　患者术前颈部CT影像结果

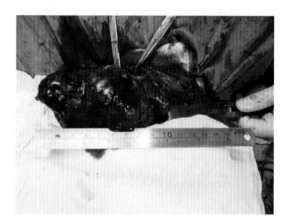

图3　患者术中所见

三、讨论

ATC多发生于70~80岁的老年人,女性多于男性,年龄≥55岁是预后不良的独立危险因素[3,6-7]。ATC首发症状为快速增大的甲状腺肿物,就诊时常伴声音嘶哑、呼吸困难、吞咽困难和颈部疼痛等症状,易并发肺部等远处转移。原发肿瘤直径在5~8 cm,1/3以上患者表现为既往甲状腺结节突然增大,或者接受治疗的甲状腺乳头状癌或滤泡状癌患者突然出现远处转移病灶。患者病情进展迅速,预后差。本病例为老年女性,肿物突发增大伴憋气,虽然曾行手术治疗,但出院后10 d即出现新生物,并进行性增大,压迫气道导致患者呼吸困难。

ATC相关的手术治疗包括根治性切除术、甲状腺切除术、减瘤手术、活检术和气管切开术。一般来说,当肿瘤局限于腺体内未侵及包膜时,应行根治性切除手术,但仅约10%的ATC患者病变局限于腺体内[8],大部分患者诊断时已属于局部晚期,不能完全切除病灶,但为避免气管狭窄引起窒息,可尽量切除肿瘤和周围侵犯的组织。Brian等[9]和Kihara等[10]建议:对于ATC,即使不能实施根治性手术,尽可能切除肿物也是必要的,因为手术一方面可以延缓或避免将来气管受压导致的窒息,另一方面也减轻了体内肿瘤负荷。

ATC 患者死亡的主要原因包括局部浸润而窒息,即便对于肿瘤局限于甲状腺内的Ⅳa 期患者,单纯手术治疗的局部控制效果仍不理想,且多数患者确诊时已无法手术,因此,放疗对肿瘤的局部控制具有重要作用,而对于无法根治性切除的Ⅳb 和Ⅳc 患者,也可行姑息性的放疗。Yau 等[11]和 Chen 等[8]的研究显示手术联合放疗可以提高局部控制率,在 Swaak-Kragten 等[12]的研究中,Ⅳa 期 ATC 患者仅占 9%,10 例 R0/R1 切除联合同步放化疗患者的完全缓解率高达 89%,但中位生存期仅为 7 个月,高临床缓解率并未延长总生存期。采用包括调强放疗在内的适形放疗技术,不良反应较轻,患者对治疗的耐受性提高,颈部肿块可得到一定的控制,从而避免了因气管压迫而造成的呼吸困难,并改善了患者的生活质量。但遗憾的是本病例由于个人原因,未接受手术后辅助放疗。

远处转移是导致 ATC 患者死亡的另一主要原因,因此,除手术、放疗等局部治疗手段外,化疗也是重要的治疗手段。但 ATC 对化疗的敏感性较低,可供选择的化疗药物也较少。传统的抗 ATC 化疗药物以多柔比星为主,并被认为单药有效[13],单独应用约 30% 的患者可获得部分缓解。但化疗是否可以延长患者生存期、改善预后仍然存在争议[14-15]。由于 ATC 病情发展迅速并且患者多为合并其他基础疾病的老年人,身体状况差,常不能耐受化疗药物的毒性作用,因此根据患者身体状况制定合适的化疗方案尤为重要。

大部分 ATC 难以彻底切除,且多对放化疗敏感性不高,分子靶向治疗或许有望成为治疗的发展方向之一[16]。目前 ATC 分子靶向治疗主要以抑制肿瘤新生血管和抑制肿瘤细胞增殖为主。Savvides 等[17]报道一项多中心二期临床试验,20 例 ATC 患者口服索拉非尼,400 mg,2 次/d;结果 2 例部分缓解,5 例稳定,中位生存时间 3.9 个月,1 年生存率 20%。

四、结论

ATC 病情进展迅速,预后差,ATC 的治疗仍是世界各肿瘤中心所面临的挑战,目前仍未找到预后佳的治疗方法。根治性手术能明显改善预后,放疗有助于控制局部症状,手术、放疗、化疗及其他生物治疗的综合运用可以提高疗效。具体治疗方案应结合患者自身状况及患者意愿综合选择。

五、诊治体会

ATC 是最恶性且迅速致命的肿瘤之一,中位生存时间约为 6 个月,大部分患者死于窒息。颈部肿物短期内迅速增大伴呼吸困难,应考虑 ATC 的可能,需根据患者自身情况及意愿行手术、放化疗及靶向治疗等治疗。目前常规治疗的疗效非常有限,或许需要寻找治疗 ATC 更加有效的新方法以降低由肿瘤快速生长和重要局部结构(如气管和食管)的侵袭而导致的死亡率。

参考文献

[1] WENDLER J, KROISS M, GAST K, et al. Clinical presentation, treatment and outcome of anaplastic thyroid carcinoma: results of a multicenter study in Germany[J]. Eur J Endocrinol, 2016, 175(6): 521-529.

[2] DERBEL O, LIMEM S, SéGURA-FERLAY C, et al. Results of combined treatment of anaplastic thyroid carcinoma (ATC)[J]. BMC Cancer, 2011, 11: 469.

[3] SUN C, LI Q, HU Z, et al. Treatment and prognosis of anaplastic thyroid carcinoma: experience from a

single institution in China[J]. PLoS One,2013,8(11):e80011.

[4]SMALLRIDGE R C,AIN K B,ASA S L,et al. American Thyroid Association guidelines for management of patients with anaplastic thyroid cancer[J]. Thyroid,2012,22(11):1104-1139.

[5]张宗敏,徐震纲,唐平章,等.重新认识甲状腺未分化癌[J].中国医学科学院学报,2006,28(3):322-324.

[6]SUGITANI I,KASAI N,FUJIMOTO Y,et al. Prognostic factors and therapeutic strategy for anaplastic carcinoma of the thyroid[J]. World J Surg,2001,25(5):617-622.

[7]LIU T R,XIAO Z W,XU H N,et al. Treatment and prognosis of anaplastic thyroid carcinoma:a clinical study of 50 cases[J]. PLoS One,2016,11(10):e0164840.

[8]CHEN J,TWARD J D,SHRIEVE D C,et al. Surgery and radiotherapy improves survival in patients with anaplastic thyroid carcinoma:analysis of the surveillance,epidemiology,and end results 1983-2002[J]. Am J Clin Oncol,2008,31(5):460-464.

[9]BRIAN H L,CHUNG-YAU L. Surgical options in undifferentiated thyroid carcinoma[J]. World J Surg,2007,31(5):969-977.

[10]KIHARA M,MIYAUCHI A,YAMAUCHI A,et al. Prognostic factors of anaplastic thyroid carcinoma[J]. Surg Today,2004,34(5):394-398.

[11]YAU T,LO C Y,EPSTEIN R J,et al. Treatment outcomes in anaplastic thyroid carcinoma:survival improvement in young patients with localized disease treated by combination of surgery and radiotherapy[J]. Ann Surg Oncol,2008,15(9):2500-2505.

[12]SWAAK-KRAGTEN A T,DE WILT J H,SCHMITZ P,et al. Multimodality treatment for anaplastic thyroid carcinoma:treatment outcome in 75 patients[J]. Radiother Oncol,2009,92(1):100-104.

[13]MICCOLI P,MATERAZZI G,ANTONELLI A,et al. New trends in the treatment of undifferentiated carcinomas of the thyroid[J]. Langenbeck's Arch Surg,2007,392(4):397-404.

[14]BAEK S K,LEE M C,HAH J H,et al. Role of surgery in the management of anaplastic thyroid carcinoma:Korean nationwide multicenter study of 329 patients with anaplastic thyroid carcinoma,2000 to 2012[J]. Head Neck,2017,39(1):133-139.

[15]KäSMANN L,BOLM L,JANSSEN S,et al. Prognostic factors for survival in patients treated with multimodal therapy for anaplastic thyroid cancer[J]. Anticancer Res,2016,36(9):4697-4700.

[16]SIIRONEN P,HAGSTRÖM J,MäENPää H O,et al. Anaplastic and poorly differentiated thyroid carcinoma:therapeutic strategies and treatment outcome of 52 consecutive patients[J]. Oncology,2010,79(5/6):400-408.

[17]SAVVIDES P,NAGAIAH G,LAVERTU P,et al. Phase Ⅱ trial of sorafenib in patients with advanced anaplastic carcinoma of the thyroid[J]. Thyroid,2013,23(5):600-604.

● 专家点评 ●

中国医学科学院肿瘤医院　刘文胜

本病例为经典的甲状腺未分化癌的转归过程,快速生长是其主要临床特征,并会在短期内出现呼吸困难。呼吸困难的发生是由肿瘤压迫或侵犯所致。肿瘤表现为颈前肿物,多数固定,少数半固定。影像学上多可见周围组织侵犯,尽管有些肿瘤表现为界限清楚,但手术中仍可见周围组织侵犯或粘连。该病例术前 CT 显示边界清晰,但手术中可见带状肌粘连紧密,肿瘤固定。因此,该病例的术前诊断应首先考虑甲状腺未分化癌。有学者认为,良性甲状腺肿瘤不会癌变,但我们从临床观察发现,多数甲状腺未分化癌或分化差的癌症患者存在长期发展缓慢的甲状腺结节病史;如出现突发快速生长,考虑与肿瘤的去分化有关。在术后的肿瘤标本中包含结节性甲状腺肿和未分化癌的成分,有些患者还存在乳头状癌。

　　甲状腺未分化癌的治疗,因其发病率低、预后极差,仍在探究之中。除早期位于腺体内的小病灶外,外科手术疗效不好,多数患者短期内复发或转移,且复发后肿瘤生长迅速。因此有学者认为,对于甲状腺未分化癌,外科手术能做到的就是气管切开。气管切开可以使患者生命延长2个月。本例患者的直接死亡原因即为窒息。对于因肿瘤侵犯手术难以切除的患者,过度的手术治疗是没有意义的。但对于肿瘤可以手术切除的患者,如本病例,是否应该手术呢? ①该患者已出现呼吸困难,需手术解除气管压迫。②手术方式的选择:本病例完整切除肿瘤及甲状腺和颈淋巴结清扫,并且延长了患者2个月的生存期。这种情况下,只选择气管切开而不切除肿瘤,对于外科医生是难以做到的,因此,对于肿瘤可切除的患者,应在不造成严重功能损害的前提下,尽可能彻底切除肿瘤。③是否要做气管切开? 从甲状腺未分化癌的转归来看,气管切开对延长患者生命是有意义的,但应权衡气管切开加肿瘤复发对患者生存质量的影响,需征得患者及家属的同意。④综合治疗的应用:手术加术后放疗对延缓肿瘤复发、延长患者生存期是有意义的,特别是对于肉眼切净的肿瘤,但存在的问题是肿瘤短期内复发和转移而影响术后放疗的进行。如该病例,手术后10 d即发现肿瘤再生,因此,术后放疗应尽早开始;即使复发,如条件允许,也应进行放疗干预。⑤化疗的疗效不好,也没有相关的靶向药物,如果患者身体条件允许,可以进行尝试,也可以参加相关新药的临床试验。

病例 28　甲状腺乳头状癌合并未分化癌一例

潘金强,耿中利

新疆医科大学附属中医医院

一、前言

甲状腺未分化癌(anaplastic thyroid cancer,ATC)的发病率低,为(0.1~0.2)/10万,占甲状腺癌的1%~2%,但死亡率却占所有甲状腺癌的14.0%~39.0%。该病病情发展迅猛,确诊时多已侵犯周围组织或器官,如气管、食管、血管、肌肉等[1],且15%~50%的患者已伴肺、骨、脑、肝等远处转移。所有ATC患者确诊时皆为Ⅳ期。ATC患者预后极差,病死率近100%,中位生存期仅为5~6个月,1年生存率约为20%,病死率占甲状腺癌的14%~39%[2],患者常死于局部肿瘤扩张导致的窒息或肿瘤远处转移[3]。

二、病例资料及诊治过程

1. 病例资料

患者,男性,67岁,汉族,因"甲状腺癌术后3年,发现颈部淋巴结肿大2个月"于2017年7月26日入院。患者诉3年前于外院行"甲状腺双侧叶切除术+颈部右侧淋巴结清扫术",术中病理结果示:(右侧甲状腺肿物)乳头状癌,(甲状腺左叶及峡部)结节性甲状腺肿,(气管右侧淋巴结)见癌转移(2/6),(右侧颈静脉周围淋巴结)见癌转移(2/11),(喉前淋巴结)见癌转移(1/3);明确诊断为甲状腺乳头状癌(T2N1M0)。术后给予促甲状腺激素(thyroid stimulating hormone,TSH)抑制治疗,术后行[131]I治疗一次。入院前2个月于原手术医院复查颈部淋巴结彩超示:右侧颈部多发淋巴结肿大并部分淋巴结内部多发微小钙化。结合病史考虑:转移性淋巴结肿大可能。仍然建议随访。入院前患者于我院复查颈部淋巴结彩超示:右侧颈部多发实性结节(较大者伴钙化)。考虑:①转移淋巴结;②复发癌。入院后询问病史发现:入院前半月患者出现吞咽困难,仅能进半流质饮食,伴有进食后呛咳,声音嘶哑,活动后气短。入院查体:气管居中,右侧甲状腺区可触及大小约为5 cm×4 cm肿物,表面粗糙,质地硬,界欠清,活动差,无压痛。入院后超声检查示:右侧颈部可见混合性回声团,大小约40 mm×24 mm,界清,欠规整,内回声不均匀,较大者其内可见多个点状强回声;彩色多普勒血流显像(color Doppler flow imaging,CDFI)提示其内及周边可见少许血流信号;左侧颈部、双侧锁骨上下区未见明显肿大淋巴结回声。CT示(图1A):①双侧甲状腺术后,颈部多发软组织肿块影,考虑肿瘤复发或转移,请结合临床相关检查;②两肺多发结节灶,结合病史考虑转移;③双肺散在感染性病变,请治疗后复查。上消化道钡餐影像结果:食管-气管瘘(图1B)。

2. 诊治经过

手术经过:于2017年8月3日手术。术中见:肿瘤侵犯喉、椎前筋膜及椎旁肌肉,肿瘤组织侵犯气管右后侧,剔除肿瘤后发现肿瘤侵透食管全层。将肿瘤及部分食管送冰冻病理,结果提示:乳头状癌,食管受侵。术式:全喉切除术+右侧甲状腺全切除术+颈部淋巴结清扫+食管部分切除修补+右侧胸大肌带蒂肌皮瓣转移修补术+气管成形术(图2)。术后病理示:①Ⅵ区未见淋巴结癌转移(0/1)。②全喉标本:上下切缘未见肿瘤累及,肿瘤大小 3 cm×2 cm。免疫组化结果:CK19(+),MC(−),TTF-1(+),TG(+),CD56(−)。结合免疫组化结果,符合甲状腺乳头状癌累犯喉组织,气管软骨及固有膜均可见肿瘤侵犯。③肿瘤累犯软骨组织:(甲状腺肿物)甲状腺滤泡性乳头状癌。免疫组化结果:CK19(+)、CD56(−)、MC(−)。④癌侵入横纹肌:(食管壁)低分化癌。免疫组化结果:CK19(+)、CK7(+)、MC(−)、Ki-67(30%+)、Tg(−)、CD56(−)、TTF-1(−)、CgA(−)、P63(−)、CK5/6(−)、CK 广泛(+)、Syn(−)。

2017 年 8 月 26 日气管切开处上方出现红肿,颈部 CT 回报:全喉切除术后,颈前部软组织肿胀、脂肪间隙渗出、积气;考虑食管瘘,术后感染。给予抗感染对症治疗,局部换药处理。术后 6 周换药时发现右颈部肿物,且增长迅速,行颈部 CT 回报(图1C):①气管插管,气管周围软组织肿块较前增大,考虑甲状腺癌复发;②两肺多发结节灶,较前增多,结合病史考虑转移;③双肺下叶感染,左肺下叶局部不张并多发钙化,请治疗后复查。

2017 年 9 月 19 日局部粗针穿刺组织学检查结果:符合 ATC。免疫组化染色结果:CK(+),LCA(−),CD20(−),CK19(+),Ki-67(90%+),Pax-5(−),CD3(−)。

2017 年 9 月 21 日经多学科协作诊疗(multi disciplinary treatment,MDT)讨论后建议在患者耐受的情况下予以同步放化疗治疗,故给予吡柔比星针 60 mg+多西他赛 120 mg 化疗;2017 年 9 月 25 日起,给予颈部放疗,肿瘤生长速度减缓,但仍未停止。

患者于 2017 年 11 月 2 日因呼吸梗阻、呼吸衰竭死亡。

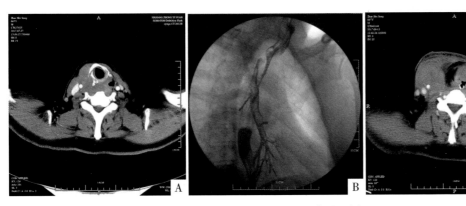
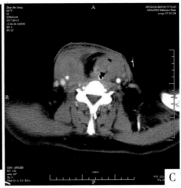

A:术前 CT;B:术前钡餐;C:术后 6 周 CT

图1　患者影像学检查结果

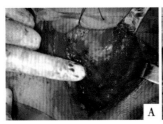
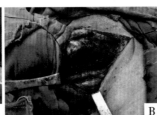
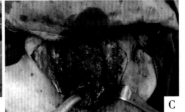

A:肿瘤侵犯喉软骨;B:肿瘤剔除后肿瘤残留;C:全喉切除术

图2　术中情况

三、讨论

1. 手术治疗

ATC 的手术治疗包括根治性切除术、甲状腺全切/次全切除术、减瘤手术、活检术和气管切开术。一般来说，当肿瘤局限于腺体内未侵及包膜，应行根治性甲状腺切除术，仅约 10% 的 ATC 患者病变局限于腺体内[4]，大部分患者不能完全切除；为避免气管狭窄引起窒息，可行减瘤连同全部或部分甲状腺切除手术。Pierie 等[5]报道 44 例手术治疗的 ATC 患者，根治性手术者 1、3 年生存率分别为 92% 和 83%，减瘤手术者为 35% 和 0，非手术者为 4% 和 0，差异有统计学意义。Urciuoli 等[6]分析了 21 例 ATC 患者的术式，发现 7 例甲状腺全切患者的生存时间明显长于 14 例甲状腺部分切除的患者。

临床上 ATC 确诊时，原发肿瘤常伴气管、食管等周围组织器官侵犯，甚至出现颈部淋巴结、远处转移，对于无法切除的 Ⅳb、Ⅳc 期患者，通常先行放化疗，一部分患者可达部分或完全缓解，重新获得手术机会。已有越来越多的研究表明，手术联合放化疗的综合治疗模式可以从一定程度上提高疗效，延长生存。

ATC 一旦确诊，应评估手术可切除性，肿瘤局限于甲状腺或易切除的组织内，可考虑肿瘤连同甲状腺切除，选择性清扫所有或区域淋巴结和器官；对于肿瘤不能完全切除的患者，应积极保证呼吸道通畅，必要时行气管切开术。当肿瘤侵犯气管或双侧喉返神经麻痹时，患者会出现呼吸困难，约 50% 的 ATC 患者死于上呼吸道梗阻和窒息。因此，在 ATC 治疗中保持气道通畅非常重要，可行手术解除压迫或作气管切开。

2. 放疗

ATC 患者死亡的主要原因包括肿瘤局部浸润气管而窒息，即便对于肿瘤局限于甲状腺内的 Ⅳ 期患者，单纯手术治疗的局控效果仍不理想，手术联合放疗可以提高局部控制率，且多数患者确诊时已无法手术，因此，放疗对肿瘤的局部控制具有重要作用，而对于无法根治性切除的 Ⅳb、Ⅳc 期患者，也可行姑息性的放疗。

放疗剂量的高低影响肿瘤局控，Wang 等[7]回顾性分析了 47 例 ATC 患者资料，统计结果表明：6 个月局部控制率在高剂量组(TD>40 Gy)和低剂量组(TD≤40 Gy)分别为 94.1% 和 64.6%($P=0.02$)，中位生存时间分别为 11.1 个月和 3.2 个月($P<0.001$)。适形放疗技术可同时满足肿瘤区高剂量和邻近危及器官、组织低剂量，避免了严重的放疗不良反应，包括咽部、食管、气管黏膜炎和颈部皮肤、脊髓放射性损伤等。大多数 ATC 患者的生存期短，严重的急性放射性损伤降低了患者的生活质量。有文献[8]报道了 53 例 ATC 患者行适形放疗(13 例调强放疗，40 例三维适形放疗)，治疗中 5 例患者需要饲管支持，全组无治疗相关性死亡；治疗后 2 例出现严重的食管狭窄，1 例依赖胃管。因此，采用包括调强放疗在内的适形放疗技术，患者的不良反应减轻，对治疗的耐受性提高，颈部肿块得到控制，从而避免了因气管压迫而造成的呼吸困难，并明显改善了患者的生活质量。

3. 化疗

远处转移是导致 ATC 患者死亡的另一主要原因。因此，除手术、放疗等局部治疗手段外，化疗等全身治疗也很关键。但 ATC 对化疗的敏感性较低，可供选择的化疗药物也较少。传统的抗 ATC 化疗药物主要有多柔比星、顺铂、博莱霉素、依托泊苷和米托蒽醌等，近年来一些新的化疗药物开始被应用于 ATC 的治疗中，如紫杉醇、吉西他滨、长春瑞滨等。其中以多柔比星最为常用，并被认为单药有效,单独应用约 30%的患者可获得部分缓解。而一项来自 ECOG 的随机临床试验[9]显示,多柔比星与顺铂联合应用较多柔比星单药效果更佳,共有 39 例 ATC 患者接受治疗,其中单药组 21 例,仅 1 例获得部分缓解;联合组 18 例,各有 3 例获得完全缓解和部分缓解;两组总缓解率分别为 5%和 33%($P=0.030$)。而 Tennvall 等[10]采用放疗或手术辅以多柔比星单药化疗也取得了较好疗效,多柔比星(每周静脉滴注 20 mg)联合超分割放疗(TD 46 Gy)或手术(手术者 40 例)治疗 55 例患者,无一例因毒性中断治疗,9%患者生存时间超过 2 年,60%患者无局部复发。一项来自日本的前瞻性研究[11]应用多西他赛 3 周方案单药 60 mg/m² 化疗 7 例 ATC 患者,2 例疾病稳定,4 例疾病进展,1 例完全缓解持续 50 周,但中位进展时间仅 6 周。

总之,化疗对部分患者有效,但整体而言对改善本病的预后作用不是太大,单用化疗效果不佳,与放疗、手术等综合应用可望延长患者的生存时间。

4. 靶向治疗

目前,针对 ATC 的分子靶向治疗研究主要以抑制肿瘤新生血管和抑制肿瘤细胞增殖为主,包括组蛋白去乙酰化酶抑制药、酪氨酸酶抑制药(TKI)、雷帕霉素靶蛋白通路靶向药物等。其中酪氨酸激酶抑制药作为极具潜力的靶向药物,已经在 Ⅱ 期临床试验中进行过测试或正在进行当前评估。

酪氨酸激酶的异常活化在癌症发展和进展中具有重要作用。阻断酪氨酸激酶酶促作用的 TKIs 已应用于癌症治疗。TKI 通过不同的机制发挥作用:竞争酪氨酸激酶结构域的 ATP 结合位点,或通过与活性位点外的位点结合起到变构作用,并通过诱导酪氨酸激酶结构域中的构象变化来影响酪氨酸激酶活性[12-13]。BRAF V600E 突变、TP53 突变、表皮生长因子受体(EGFR)表达上调和血管内皮生长因子(VEGF)分泌增加以及 RAS-RAF-MAPK 途径的异常激活,都是 ATC 发生发展的重要驱动因素[14-15]。针对这些分子病理状态,使用 TKIs 抑制 VEGF 或 EGFR 介导的增殖并克服凋亡途径缺陷,可望降低 ATC 转移潜能[16]。

帕唑帕尼是血管内皮生长因子受体(VEGFR)、血小板源性生长因子受体(PDGFR)和干细胞生长因子受体(KIT)激酶的口服抑制药,通过阻断细胞生长所需的关键酶和限制肿瘤血流来减缓肿瘤细胞的生长。罗非替尼是 BRAF 激酶抑制药,已经被美国食品药品管理局(FDA)和欧洲药品管理局(EMA)批准用于治疗晚期黑色素瘤。伊马替尼是 ABL 激酶、KIT 以及 PDGFR 的抑制药。研究表明,ABL 激酶在 TP53 突变或缺失的 ATC 细胞系中过度表达,且伊马替尼可显著抑制细胞生长。索拉非尼是一种口服活性 TKI,靶向 BRAF、VEGFR1、VEGFR2 和 RET,在体内具有促凋亡和抗血管生成作用。索拉非尼可抑制 ATC 荷瘤小鼠的肿瘤生长并提高存活时间。乐伐替尼是一种口服有效的多靶点 TKI。乐伐替尼并不能显著抑制肿瘤细胞增殖,但可以抑制细胞迁移和侵袭;曲美替尼作为一类 MEK 抑制药,与达拉非尼(BRAF 抑制药)联用已被 FDA 批准用于治疗 BRAF V600E 突变的不可手术或转移性黑色素瘤及转移性非小细胞肺癌。克唑替尼作为 ALK 及 c-MET 抑制药,可用于治疗 ALK 阳性局部晚期或转移的非小细胞肺癌。

四、结论

ATC 的治疗仍是世界各肿瘤中心所面临的挑战,目前常规治疗的疗效仍然非常有限。根治性手术能明显改善预后,而手术、放疗、化疗及其他生物治疗的综合运用可以提高疗效。对局限于腺体内或一部分腺体外浸润较局限的患者,可先行手术治疗,术后辅以放疗和化疗;对于腺体外浸润显著无法手术者,可先行放化疗,再评价手术可行性,从而决定进一步系统性治疗方案;对于局部浸润广泛且常规治疗无效或伴远处转移的患者,建议结合患者及家属的意愿给予系统性的药物治疗或姑息治疗;当病变压迫气管造成呼吸困难时,应先手术解除压迫或作气管切开后再行系统性的治疗。针对肿瘤微环境及肿瘤细胞本身的分子靶向治疗为 ATC 的治疗提供了新思路。单独使用 TKI 或免疫检查点抑制药的临床效果仍存在局限性。因此,联合用药可能是提高 ATC 疗效的潜在策略。其他生物治疗尚处于探索阶段,希望可以成为本病理想的治疗方法。

五、诊治体会

对于分化型甲状腺癌,首次手术非常重要,首次手术的彻底性决定了患者的预后。对于有临近脏器浸润的患者,争取 R0 手术,对受侵气管、食管予以修补可增加患者远期生存率。

参考文献

[1] SAMIMI H,FALLAH P,SOHI A N,et al. Precision medicine approach to anaplastic thyroid cancer:advances in targeted drug therapy based on specific signaling pathways[J]. Acta Medica Iranica,2017,55(3):200-208.

[2] MANZELLA L,STELLA S,PENNISI M S,et al. New insights in thyroid cancer and p53 family proteins[J]. Int J Mol Sci,2017,18(6):1325.

[3] TIEDJE V,STUSCHKE M,WEBER F,et al. Anaplastic thyroid carcinoma:review of treatment protocols[J]. Endocr Relat Cancer,2018,25(3):R153-R161.

[4] 崔志宏,陈帅. 伴有纤维瘤病样间质的甲状腺乳头状癌1例并文献复习[J]. 临床与实验病理学杂志,2018,34(4):447-449.

[5] PIERIE J P,MUZIKANSKY A,GAZ R D,et al. The effect of surgery and radiotherapy on outcome of anaplastic thyroid carcinoma[J]. Ann Surg Oncol,2002,9(1):57-64.

[6] URCIUOLI P,GHINASSI S,IAVARONE C,et al. Thyroid anaplastic tumor:our experience[J]. Chir Ital,2003,55(6):835-840.

[7] WANG Y,TSANG R,ASA S,et al. Clinical outcome of anaplastic thyroid carcinoma treated with radiotherapy of once- and twice-daily fractionation regimens[J]. Cancer,2006,107(8):1786-1792.

[8] SWAAK-KRAGTEN A T,DE WILT J H,SCHMITZ P,et al. Multimodality treatment for anaplastic thyroid carcinoma:treatment outcome in 75 patients[J]. Radiother Oncol,2009,92(1):100-104.

[9] SHIMAOKA K,SCHOENFELD D,DEWYS W D,et al. A randomized trial of doxorubicin versus doxorubicin plus cisplatin in patients with advanced thyroid carcinoma[J]. Cancer,1985,56(9):2155-2160.

[10] TENNVALL J,LUNDELL G,WAHLBERG P,et al. Anaplastic thyroid carcinoma:three protocols combining doxorubicin,hyperfractionated radiotherapy and surgery[J]. Br J Cancer,2002,86(12):1848-1853.

[11] KAWADA K,KITAGAWA K,KAMEI S,et al. The feasibility study of docetaxel in patients with anaplastic thyroid cancer[J]. Jpn J Clin Oncol,2010,40(6):596-599.

[12] HOSSEINPOOR H,IRAJI A,EDRAKI N,et al. A series of benzylidene linked to hydrazinecarbothioamide as tyrosinase inhibitorsSynthesis,biological evaluation and structure-activity relationship[J]. Chem Biodivers,2020. doi:10.1002/cbdv.202000285.

[13] GOTINK K J,VERHEUL H M. Anti-angiogenic tyrosine kinase inhibitors:what is their mechanism of action? [J]. Angiogenesis,2010,13(1):1-14.

[14] JEON M J, CHUN S M, KIM D, et al. Genomic alterations of anaplastic thyroid carcinoma detected by targeted massive parallel sequencing in a BRAF (V600E) mutation-prevalent area [J]. Thyroid, 2016, 26(5): 683-690.

[15] 倪烨钦, 荀延萍, 赵盼, 等. BRAFV600E 突变比值在预测甲状腺乳头状癌颈部淋巴结转移中的临床价值 [J]. 国际耳鼻咽喉头颈外科杂志, 2020, 44(1): 6-10.

[16] WEI W J, LIU Q F, JIANG D W, et al. Tissue factor-targeted immuno PET imaging and radioimmunotherapy of anaplastic thyroid cancer [J]. Adv Sci (Weinh), 2020, 7(13): 1903595.

● 专家点评 ●

汕头大学医学院附属肿瘤医院　　彭汉伟

甲状腺未分化癌恶性度极高, 预后极差, 往往是外科医生不愿意又不得不去面对的困境。

本文报道了 1 例甲状腺乳头状癌合并未分化癌的诊治过程和结果, 并进行了全面的文献复习和综述。资料翔实, 讨论条理性强。如果能重视患者主诉、病程变化过程中患者的主要症状, 提供术中照片, 给所附图片加上文字说明, 更新参考文献的话, 不失为一个精彩的病例呈现。

事实上, 甲状腺未分化癌有 50% ~80% 的病例是在原有甲状腺病变的基础上去分化而来, 这种去分化过程便是肿瘤恶性度增高、侵袭性增强、往往伴有区域淋巴结和(或)远处转移的过程。本例便是典型的甲状腺乳头状癌去分化病例。当然, 临床上有 20% ~50% 甲状腺未分化癌可以直接来源于正常甲状腺滤泡上皮。

该病例 3 年前甲状腺乳头状癌行手术切除+术后[131]I 治疗及 TSH 抑制治疗, 入院前出现局部及区域淋巴结复发, 此时 CT 提示肺部多发转移, 双肺感染性病变, 上消化道钡餐检查提示食管-气管瘘。临床上应考虑肿瘤侵犯气管食管所致肺部吸入性炎症, 同时有肺部转移均提示肿瘤侵袭性增强, 不太符合一般分化型甲状腺癌的生物学行为特点, 应注意肿瘤失分化可能。如果有可能, 可以借用 3 年前手术的病理玻片会诊, 重点注意是否为高细胞亚型乳头状癌、嗜酸细胞癌或经典滤泡癌等易发生去分化的甲状腺癌; 另外, 肿瘤局部浸润严重, CT 对软组织分辨能力有限, 最好行 MRI 扫描进一步判断气管、食管以及颈总动脉受累程度。当然, 由于肿瘤发展迅速、侵袭明显且有肺转移, 手术目的为姑息治疗, 应注意和患者及家属沟通, 告知手术的意义、术式、预期疗效以及手术的风险, 取得知情同意。

术后病理提示: 食管壁为低分化癌, Tg、TTF-1 均为阴性, 非甲状腺来源; 临床表现排除食管癌可能, 此时应考虑甲状腺乳头状癌发生局部去分化。术后应及时补充放化疗。当然, 术后 23 d 便出现局部进展伴有食管瘘, 肺部转移灶进展, 符合甲状腺乳头状癌去分化。组织学活检证实为甲状腺未分化癌。

至此, 甲状腺未分化癌诊断明确, 患者预后极差, 是否进一步治疗应在多学科会诊后和患者沟通。美国甲状腺协会 2012 版《甲状腺未分化癌处理指南》第 15 ~18 条建议中讨论的主要内容是医患沟通, 强调面对预后极差的甲状腺未分化癌的治疗, 应充分告知患者治疗的目标, 可能发生的并发症、风险、后遗症, 预期疗效, 替代手段, 医生的倾向, 最终由患者及其家属或指定代理人决定治疗策略。

病例29　原发性甲状腺鳞状细胞癌一例

孙百慧,葛军娜,雷尚通

南方医科大学南方医院

一、前言

原发性甲状腺鳞状细胞癌(primary squamous cell carcinoma of thyroid,PSCCT)是一种发生率低于1%的罕见甲状腺恶性肿瘤[1]。典型的临床症状为快速增长的颈部肿物,并早期发生腺外侵犯及远处转移,多发生于50岁以上女性。PSCCT预后较差,初诊后3年内死亡率高达80%[2]。目前对于PSCCT的治疗方法主要为手术治疗,辅以术后放疗及化疗。

二、病例资料及诊治过程

患者,女性,42岁,因"发现右侧颈前区肿物半年"就诊。既往无特殊疾病及外伤史。查体:甲状腺右叶区域肿物,直径约3 cm,质地硬,表面尚光滑,可随吞咽上下活动。甲状腺及颈部淋巴结彩超检查示:甲状腺右侧叶增大,形态饱满,可见　大小为3.5 cm×2.3 cm×2.3 cm的实性低回声团,边界欠清,形态不规则,内回声欠均,内见多个点状钙化灶;甲状腺左叶及峡部大小形态正常,甲状腺引流区未见明显异常淋巴结(图1)。甲状腺功能、降钙素及癌胚抗原无异常,胸片、心电图及纤维电子喉镜检查未见异常。

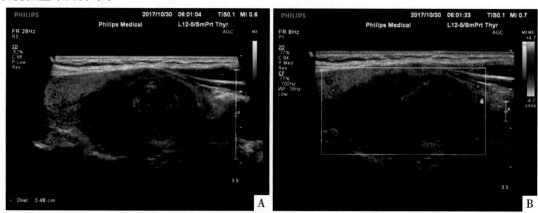

A:超声下测量肿瘤最大径为3.48 cm;B:CDFI显示腺体内彩色血流信号正常

图1　甲状腺及颈部淋巴结彩超见甲状腺右叶内实性结节

　　患者随后接受了"甲状腺全切+双侧中央区淋巴结清扫术"。术中将标本切开,可见甲状腺右叶单发实性肿物,大体观察见肿物包膜完整,形态表现符合术前超声影像(图2)。组织病理学显示(图3):甲状腺右侧叶组织内见瘤细胞呈巢团状,浸润性生长伴灶状坏死,瘤细胞圆形或卵圆形,胞质红染,细胞核大深染,核分裂象易见,可见角化珠,局部纤维组织显著增生,局部形成厚壁纤维间隔。免疫组化结果显示:CK(+),Ki-67(60%+),P63(+),CK19(少部分+)。术后病理诊断:①(甲状腺右侧叶)高-中分化鳞状细胞癌;②(甲状腺左侧叶)大致正常,未见癌浸润;③(中央区)淋巴结未见癌转移(0/15)。

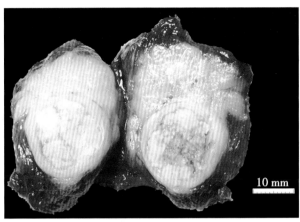

图2　甲状腺右叶肿瘤大体观

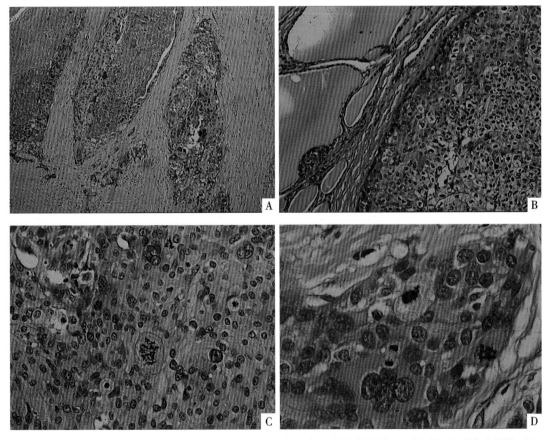

　　A、B:瘤细胞呈巢团状,浸润性生长伴灶状坏死;C、D:瘤细胞圆形或卵圆形,胞质红染,细胞核大深染,核
　　分裂象易见,可见角化珠

图3　甲状腺右叶肿瘤病理表现

第1次手术后5个月复查颈部淋巴结彩超(图4),见右侧颈部Ⅲ~Ⅳ区两处异常淋巴结,最大直径为1.7和1.5 cm,形态尚规则,内回声欠均。淋巴结穿刺活检病理报告:符合淋巴结鳞癌转移(图5)。为进一步排除其他系统转移性疾病,患者进行了全身 PET-CT 扫描,结果显示右侧颈部Ⅲ、Ⅳ区两处代谢活跃淋巴结,未见其他组织及器官有异常活跃病灶(图6)。结合所有检查结果,证实右侧颈部淋巴结为 PSCCT 转移。

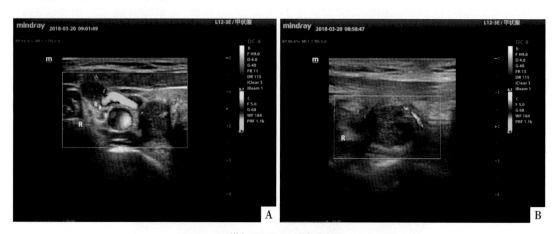

A:横切面观;B:纵切面观

图4 颈部淋巴结彩超见右侧颈部异常淋巴结

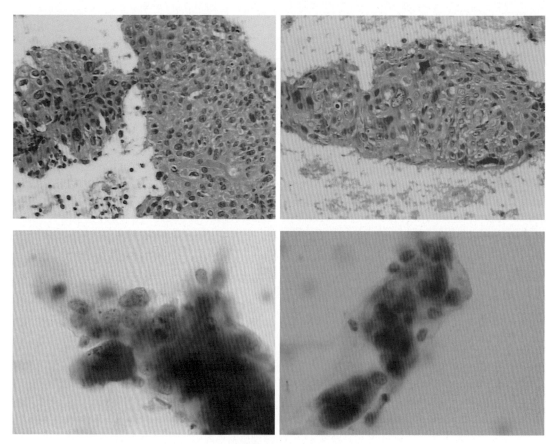

图5 颈部异常淋巴结穿刺活检病理结果(淋巴结内见鳞癌转移)

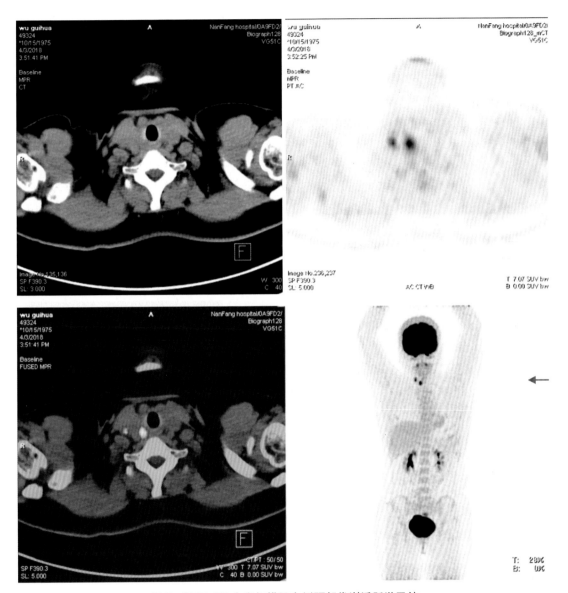

图6　PET-CT全身扫描见右侧颈部代谢活跃淋巴结

　　患者因个人原因未马上接受第2次手术治疗,但分别于第1次手术后7个月和9个月返院行超声检查动态监测淋巴结变化。术后9个月超声检查提示:右侧颈部Ⅱ～Ⅳ区多个实性低回声团,边界尚清,内回声不均,内见部分点状强回声区,较大者位于Ⅲ区,大小约3.9 cm×2.7 cm×2.4 cm(图7)。患者接受了第2次手术,手术方式为"右侧颈部淋巴结清扫+颈血管探查术"。术中见颈部转移性淋巴结明显侵犯周围组织,包括右侧胸锁乳突肌及右侧颈内静脉(图8A),手术进行了右侧颈部Ⅱ～Ⅴb区淋巴结清扫,同时切除受侵犯的颈内静脉及胸锁乳突肌(图8B、C)。术后病理结果提示:(右侧颈部)淋巴结符合鳞状细胞癌转移(1/29)(图9)。

　　患者第2次手术后1个月内在放疗科接受了31次连续的外放射治疗,在接下来的18个月的术后随访中没有发现肿瘤复发。患者诉放疗后半年内有咽干及吞咽不适感,随后逐渐减轻,并无其他不适主诉。

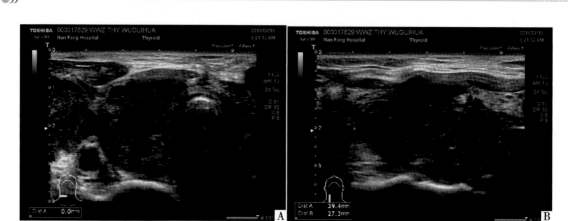

A:横切面观;B:纵切面观

图7 甲状腺及颈部淋巴结彩超见右侧颈部转移性淋巴结明显增大

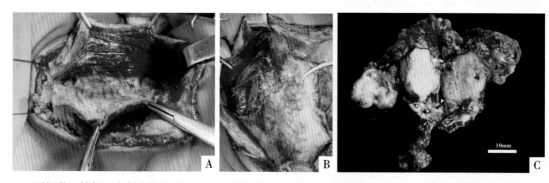

A:颈部淋巴结侵犯右侧胸锁乳突肌及右侧颈内静脉;B:手术彻底清扫淋巴结及侵犯组织后;C:切除病灶大体观

图8 右侧颈部淋巴结清扫术中表现

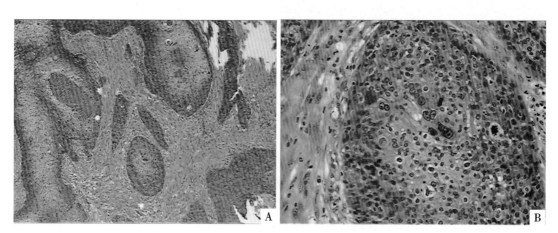

A:瘤细胞呈片巢状分布(HE,×40);B:瘤细胞大小不一,形状不规则,内见角化、核分裂象(HE,×100)

图9 术后病理结果(右侧颈部淋巴结符合鳞状细胞癌转移)

三、讨论

从临床表现特点、肿瘤的进展及预后来评估,PSCCT 与甲状腺未分化癌类似[3]。PSCCT 要与以下几种疾病鉴别:甲状腺乳头状癌的鳞状细胞分化(PTC-SD)、PTC 与 PSCCT 共同存在的混合性肿瘤、其他系统来源的鳞状细胞癌发生甲状腺转移和已存在的 PTC 发生肿瘤细胞去分化等[4-5]。在这一病例中,颈部超声、PET-CT 等术前检查未见鼻咽、喉部、食管、肺等鳞癌高发组织内有肿瘤表现,排除了鳞状细胞癌转移到甲状腺的可能。免疫组化检测中的分子指标也同时验证了 PSCCT 的诊断[6]。

PSCCT 的主要治疗方式为甲状腺全切、肿瘤侵犯组织切除以及甲状腺引流区域淋巴清扫,影响PSCCT 预后的最关键的因素是术中有无肿瘤残留[2]。而对于是否辅助治疗仍存在争议,一方面PSCCT 对放疗及化疗不敏感,另一方面单纯手术治疗后 PSCCT 复发率极高[2,7-8]。但关于 PSCCT 的现有报道中,几乎所有无肿瘤复发的病例均接受了术后辅助放疗或者化疗。

PSCCT 预后不佳,Cho 等[2]在 2014 年发表的一篇综述中总结了 39 篇文献中的 89 例 PSCCT 病例。还有研究[9]报道患者多因颈部肿物求诊,而有 72% 的患者早期即存在周围组织受侵犯。该类型的肿瘤中位生存期为 9.0 个月,而 3 年生存率仅为 20.1%;除了少数病例报道的 PSCCT 预后较好外,大多数患者预后均较差。

四、结论

PSCCT 发病率低、缺乏特异性影像学诊断依据、预后差,容易漏诊,必要时可以结合其他影像学评估手段以及细胞学诊断方法。该病的主要治疗方法仍然是手术治疗,手术后辅助放疗。

五、诊治体会

PSCCT 预后差,但手术是有效的治疗手段,必要时需要扩大手术范围。该病例治疗过程中,侧方淋巴结后续随访过程中表现出转移,积极扩大首次手术的范围在该类肿瘤中是否有意义虽有待循证学依据证实,但不妨作为一种尝试。术后放化疗虽然不敏感,但因为预后差且缺乏相应的治疗手段,术后放疗还是需要积极进行。目前一些分子靶向药物以及免疫治疗是否对鳞癌有效有待商榷,但可以持续保持关注。

参考文献

[1] SHRESTHA M,SRIDHARA S K,LEO L J,et al. Primary squamous cell carcinoma of the thyroid gland:a case report and review[J]. Head Neck,2013,35(10):E299-E303.

[2] CHO J K,WOO SH,PARK J,et al. Primary squamous cell carcinomas in the thyroid gland:an individual participant data meta-analysis[J]. Cancer Med,2014,3(5):1396-1403.

[3] BOOYA F,SEBO T J,KASPERBAUER J L,et al. Primary squamous cell carcinoma of the thyroid:report of ten cases[J]. Thyroid,2006,16(1):89-93.

[4] RAUSCH T,BENHATTAR J,SUTTER M,et al. Thyroid carcinoma with papillary and squamous features:report of a case with histogenetic considerations[J]. Pathol Res Pract,2010,206(4):263-269.

[5]SYED M I,STEWART M,SYED S,et al. Squamous cell carcinoma of the thyroid gland：primary or secondary disease? ［J］. J Laryngol Otol,2011,125(1):3-9.

[6]VARDAR E,ERKAN N,BAYOL U,et al. Metastatic tumours to the thyroid gland：report of 3 cases and brief review of the literature［J］. Radiol Oncol,2011,45(1):53-58.

[7]ITO Y,HIROKAWA M,HIGASHIYAMA T,et al. Biological behavior of papillary carcinomaof the thyroid including squamous cell carcinoma components and prognosis of patients who underwent locally curative surgery［J］. J Thyroid Res,2012,2012:230283.

[8]COOK A M,VINI L,HARMER C. Squamous cell carcinoma of the thyroid：outcome of treatment in 16 patients［J］. Eur J Surg Oncol,1999,25(6):606-609.

[9]WYGODA A,RUTKOWSKI T,SZCZENIAK-KUSEK B,et al. Primary squamous-cell thyroid carcinoma：a successful treatment with five-year follow-up［J］. Endokrynol Pol,2017,68(5):592-596.

● 专家点评 ●

中国医科大学附属第一医院　张　浩

原发性甲状腺鳞状细胞癌(PSCCT)临床罕见,约占所有甲状腺恶性肿瘤1%以下。对于少数局限在腺体内的PSCCT,早期诊断并根治性切除是最佳选择,患者术后预后较好,可长期生存。然而,对于大多数PSCCT患者,诊断时肿瘤已处于晚期,严重侵犯周围重要器官或出现远处转移,导致不能完全切除。对于这样的患者,目前治疗方法以扩大根治手术为主。术后大剂量放疗并辅以化疗,可最大限度地延长生存期。本文系统论述了1例PSCCT的诊治经过,有助于读者认识和了解PSCCT。努力筛选早期诊断标志物,积极开发PSCCT治疗的新方法,将是PSCCT治疗的新方向。

病例 30　甲状腺乳头状癌合并原发性甲状腺鳞状细胞癌一例诊治体会

许双塔

福建医科大学附属第二医院

一、前言

原发性甲状腺鳞状细胞癌(primary squamous cell carcinoma of thyroid,PSCCT)是甲状腺罕见的恶性肿瘤,在甲状腺所有恶性肿瘤的发病率低于1%,常见于中老年人,其生物学行为类似未分化癌[1]。该类肿瘤恶性程度高,对放化疗不敏感,侵袭性强、预后差,生存期常常不超过1年。既往研究多将PSCCT其归入甲状腺未分化癌,但目前多数学者认为有必要将PSCCT单独分类研究[2]。由于PSCCT罕见,目前临床尚缺乏足够的资料指导该病诊断与治疗。笔者将诊治的1例PSCCT报道如下。

二、病例资料及诊治过程

患者,男性,44岁,汉族,已婚,以"发现右颈前区肿物1周余"为主诉于2019年5月16日入院。不伴颈部疼痛,表面皮肤无红肿、破溃,无发热,无声音嘶哑、饮水呛咳,无咳嗽、咯血,无多饮、多食、消瘦,无头痛、骨骼疼痛、腹痛等。查体:神志清楚,全身皮肤黏膜无黄染、皮疹及出血点,颈前区等浅表淋巴结未及明显肿大,颈软,气管居中,右颈前区右甲状腺中下极扪及一大小约1.5 cm×1.5 cm×1.0 cm肿物,质偏硬,表面光滑,界欠清,无压痛,肿物表面皮肤无红肿、破溃,左甲状腺未触及明显肿物,双侧颈部未闻及血管杂音。辅助检查:甲状腺功能、PTH、CEA、CA199正常。彩超示:甲状腺右叶中下部可探及一低回声,大小约1.1 cm×1.3 cm,界清,纵横比>1,内部回声不均匀,可探及多个强回声,最大约0.12 cm。诊断:①甲状腺右叶实性病变(TI-RADS 4b类);②双侧颈部未见明显肿大淋巴结(图1)。颈部CT示:右侧甲状腺区见不规则状异常密度影,增强扫描强化不均,大小约1.6 cm×0.9 cm,局部向外突起。诊断:甲状腺右叶病变(TI-RADS 4b类)(图2)。

常规术前评估完善后,在全身麻醉下行手术治疗,于2019年5月20日行"右甲状腺腺叶切除术+喉返神经探查+右中央区淋巴结清扫术"。术中所见:气管居中,右侧甲状腺中下极触及一肿物,质硬,大小约1.5 cm×1.5 cm×1.0 cm,边界欠清,与颈前肌群粘连,与气管无粘连,左甲状腺及峡部未扪及明显肿物。右侧喉返神经旁见数枚肿大淋巴结,质软,大小约0.5 cm×0.5 cm×1.0 cm。将右甲状腺腺叶完整切除,并切除与之粘连的颈前肌,取出标本,仔细检查标本未见甲状旁腺附着。术中冰冻病理示:(右甲状腺肿物)结节性甲状腺肿,局灶细胞增生活跃,间质玻璃样变,符合滤泡型乳头状癌,余等石蜡切片病理结果。将甲状腺峡部切除,并清扫右侧第Ⅵ区淋巴结。术后病理结果示:(右甲状腺肿物)滤泡型乳头状癌,局灶细胞散在分布于玻璃样间质中,增生活跃伴有异型性,胞质嗜酸性变,可见细胞间桥,间质玻璃样变及钙化,甲状腺肿物侵犯包膜,可见侵犯颈前肌群;(右中央区淋巴结)见淋巴结6枚;未见转移癌。免疫组化结果:CK19(+),Galectin-3(+),CD56(局灶-),TPO(局灶-),CK1、CK4阴性;考虑甲状腺乳头状癌合并PSCCT(图3)。嘱患者行放疗和化疗,患者因自身原因考虑暂不行治疗,目前随访无复发转移。

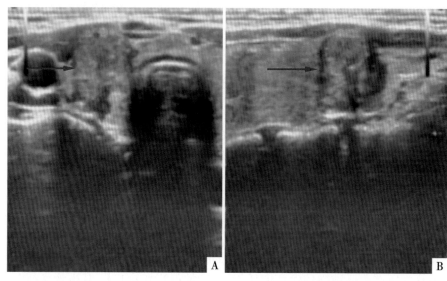

A:横切图;B:纵切图。甲状腺右叶中下部可探及一低回声(红色箭头),大小约1.1 cm×
1.3 cm,界清,纵横比>1,内部回声不均匀,可探及多个强回声,最大约0.12 cm

图1 甲状腺彩超影像结果

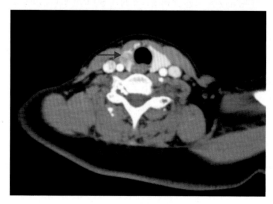

右侧甲状腺区见不规则状异常密度影(红色箭头),增强扫描强化不均,大小约1.6 cm×0.9 cm,局部向外突起

图2 颈部CT影像结果

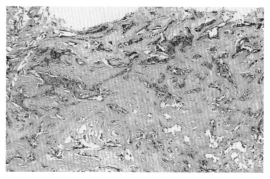

考虑甲状腺乳头状癌合并PSCCT

图3 PSCCT术后标本石蜡切片结果

三、讨论

由于甲状腺主要由滤泡上皮细胞组成,缺乏鳞状细胞,故PSCCT的组织来源及发病机制仍存在较大争议。目前关于PSCCT组织来源可归纳为以下3点:①胚胎发育过程残留理论,该理论认为PSCCT是由胚胎发育时期残留的后腮弓上皮巢或甲状舌骨管和腮裂组织的上皮细胞恶变而来[3]。②滤泡上皮化生理论,该理论认为甲状腺微环境的刺激(如炎性反应及桥本甲状腺炎)导致鳞状上皮化生[4]。③去分化理论,该理论认为PSCCT是由甲状腺恶性肿瘤(如甲状腺乳头状癌、滤泡癌、髓样癌等)细胞及其鳞状化生部分去分化发展而来[5]。

PSCCT好发于中老年人,男女发病率无差别。该病初始症状无特异性临床表现,常为颈前区出现无痛性肿块,界欠清,质硬固定。同时,影像学检查中早期PSCCT亦无特异性表现,术前甲状腺细针穿刺诊断率低,晚期易侵犯邻近组织、器官及血管,出现声音嘶哑、吞咽困难症状伴炎症改变、气管移位、颈部淋巴结增大,病程长者会出现远处转移[6]。本例患者右甲状腺中下极扪及一无痛性肿物,质偏硬,表面光滑,界欠清,肿物表面皮肤无红肿、破溃,符合文献报道。PSCCT病理表现瘤体一般包膜不清,局部结节状,质地硬,切面呈灰白色,有纤维化;显微镜下可分为单纯型和混合型,瘤细胞呈巢状排列,均可见细胞间桥、角化珠及单个细胞角化等鳞癌典型形态改变。个别鳞癌残余甲状腺组织中有乳头状腺癌,在混合型中可见乳头状腺癌与鳞癌彼此掺杂,但无明确移行过渡,均有纤维组织增生,大量淋巴细胞、浆细胞、单核细胞浸润,肿瘤组织间残留正常甲状腺滤泡。本例患者甲状腺鳞癌与乳头状癌共存现象,表明PSCCT与分化好的甲状腺乳头状、滤泡癌关系密切。甲状腺鳞癌可向周围甲状腺、肌肉、脂肪组织内、气管和食管浸润生长,并向颈部淋巴结转移[7]。PSCCT的免疫表型常表现为CK19呈强免疫阳性反应,CK1、CK4、CK10/13和CK20呈免疫阴性,在一些肿瘤内可见到灶性CK7和CK18免疫阳性,偶见病例报道Tg免疫阳性,但多被认为是邻近细胞非特异吸收所致[2]。

目前尚无理想的实验室指标可帮助PSCCT的诊断,通常要待病理切片免疫组化检查后才能确定诊断。术前认真询问病史,全面仔细地体检辅以甲状腺超声检查证实甲状腺实性肿物,甲状腺同位素扫描了解甲状腺肿物缺乏吸碘功能,颈部CT发现气管受压移位,术中探查侵犯周围组织器官等加以综合分析,有助于本病的诊断。细针穿刺活检可于术前进行,并获得病理诊断。但仍需手术探查,明确病例,争取根治性手术切除的机会。需要指出的是,PSCCT可由气管或食管的鳞状细胞癌直接蔓延而来,故PSCCT的诊断应排除其他部位癌的转移。术前如怀疑PSCCT的可能,需积极完善术前相关准备,排除其他部位癌的转移。

目前,因甲状腺癌根治术后联合放疗成为PSCCT的常选治疗方案,因为放疗可明显延长患者的存活时间[8]。当晚期肿瘤巨大或已侵犯大血管而无法进行手术时一般考虑行姑息性放疗,但放疗对PSCCT远处转移病灶的效果仍有待进一步的观察。PSCCT不具有促甲状腺激素受体,也不具有滤泡细胞,对^{131}I并无摄取作用,因此,^{131}I及促甲状腺激素抑制治疗等辅助治疗并无效果[9]。术后是否常规给予化疗在国际上仍存在较大争议;部分学者[10]坚持认为化疗效果并不满意,不良反应大,不建议常规使用;但仍有学者[11]认为术后应同时行放化疗以尽可能保证治疗效果、改善预后,常用的化疗药物包括顺铂、博来霉素、环磷酰胺、氟尿嘧啶、氮芥及长春新碱。本例患者行右甲状腺癌根治手术,术中一并切除与肿物粘连的颈前肌。考虑患者术中病理提示甲状腺乳头状癌,术后病理明确为甲状腺乳头状癌合并PSCCT,无淋巴结转移,无远处转移,建议术后进一步行放化疗处理,但患者因自身原因考虑不行放化疗,嘱其定期随访。目前患者随访无局部及远处复发转移。

四、结论

PSCCT临床罕见,在诊断上也有困难。在临床工作中,首先应该具备诊断PSCCT的意识,术前评估善于发现与甲状腺乳头状癌、滤泡癌的差异,术中发现肿瘤侵犯周围组织器官,应果断行包括肿瘤在内的扩大整块切除手术,并术后联合放疗,这样才能达到减少复发和改善预后的目的。

五、诊治体会

PSCCT临床罕见,形态学、影像学往往不典型,恶性程度高,临床及病理诊断往往困难。如果术前影像学尤其甲状腺核素扫描提示甲状腺肿物无摄碘功能及术中发现肿瘤侵犯临近组织器官及颈部淋巴结的确切证据,应考虑到PSCCT的可能,果断行包括临近组织器官的整块切除,并术后联合放疗,这样才能达到减少复发和改善预后的目的。当术前怀疑PSCCT可能时,还需积极评估是否存在远处转移可能,为后续治疗提供决策依据。

参考文献

[1] ZIMMER P W,WILSON D,BELL N. Primary squamous cell carcinoma of the thyroid gland[J]. Mil Med,2003,168(2):124-125.

[2] 张永侠,张彬,吴跃煌,等. 原发性甲状腺鳞状细胞癌28例临床分析[J]. 中华耳鼻咽喉头颈外科杂志,2013,48(2):143-147.

[3] LICHIARDOPOL C,SURLIN V,FOARFǎ M C,et al. Primary squamous cell carcinoma of the thyroid: a case report[J]. Rom J Morphol Embryol,2016,57(2 Suppl):831-836.

[4] SAHOO M,BAL C S,BHATNAGAR D. Primary squamous-cell carcinoma of the thyroid gland:new evidence in support of follicular epithelial cell origin[J]. Diagn Cytopathol,2002,27(4):227-231.

[5] SON D H,ROH JL,CHO K,et al. Combined squamous cell carcinoma and fouicular carcinoma of the thymid[J]. Korean J Pathol,2014,48(6):418-422.

[6] 李世杰,张大奇,边学海,等. 原发性甲状腺鳞癌1例报告及文献复习[J]. 中国实验诊断学,2011,15(5):936-937.

[7] 闫庆娜,战忠利. 原发性甲状腺鳞状细胞癌:附11例临床病理分析[J]. 天津医药,1998,26(11):690-691.

[8] GHOSHAL S,BHATTACHARYYA T,SOOD A,et al. Palliative radiation in primary squamous cell carcinoma of thyroid:a rare case report[J]. Indian J Palliat Care,2013,19(3):192-194.

[9] DONG S,SONG X S,CHEN G,et al. Mixed primary squamous cell carcinoma,follicular carcinoma,and micropapillary carcinoma of the thyroid gland:a case report[J]. Auris Nasus Larynx,2016,43(4):455-459.

[10] BATCHELOR N K. Primary squamous cell carcinoma of the thyroid:an unusual presentation[J]. J Bronchology Interv Pulmonol,2011,18(2):168-170.

[11] CHAVAN R N,CHIKKALA B,BISWAS C,et al. Primary squamous cell carcinoma of thyroid:a rare entity[J]. Case Rep Pathol,2015,2015:838079.

● 专家点评 ●

中国医科大学附属第一医院 张 浩

原发性甲状腺鳞状细胞癌(PSCCT)发病率较低,占所有甲状腺恶性肿瘤1%以下,甲状腺乳头状癌合并PSCCT则更为罕见。PSCCT的组织来源尚有争议,可由胎发育过程中残留的甲状腺舌管和后腮体组织中的鳞状细胞恶变或由甲状腺的滤泡上皮转化或化生而来。由于在影像学、生化指标上PSCCT没有与甲状腺其他恶性肿瘤相鉴别的特异性表现,这使得术中及术后的病理诊断显得尤为重要。免疫组化及癌基因检测对PSCCT的诊断也能发挥重要的提示作用。在治疗上,由于PSCCT的恶性程度远高于乳头状癌,中位生存时间仅5~8个月,应主要以PSCCT治疗为主。全甲状腺切除伴颈部淋巴结清扫术、术后辅以放疗和化疗是PSCCT的首选治疗方法。本文报道的甲状腺乳头状癌合并PSCCT的原发灶仅侵及颈前肌肉,且没有出现淋巴结转移。尽管术后没有进行放化疗,随访过程中仍无复发和转移。这提示我们,虽然甲状腺鳞癌恶性程度较高,如能早期诊断并将肿物完整切除,可有效降低病死率,延长患者的生存时间。

病例 31　以囊性成分为主的原发性甲状腺鳞状细胞癌一例

武元元

甘肃省肿瘤医院

一、前言

原发性甲状腺鳞状细胞癌(primary squamous cell carcinoma of thyroid,PSCCT)是一种高度恶性、预后很差的甲状腺恶性肿瘤。其侵袭性强、进展迅速,对放疗、化疗不敏感,确诊后生存期不足1年[1-2]。PSCCT 临床罕见,多表现为颈前渐进性增大的实性肿块,早期无明显症状。以囊性成分为主的 PSCCT 者更为罕见,且缺乏特异性的临床表现,容易误诊[3-4]。因此,甲状腺外科、影像科和病理科医生在日常临床工作中应积极了解以囊性成分为主的 PSCCT 的病变特点及诊治要点,以免在临床工作中误诊为甲状腺良性病变或甲状腺乳头状癌(papillary thyroid carcinoma,PTC),造成治疗不足及再次手术,影响患者预后。

二、病例资料及诊治过程

1. 病例资料

患者,女性,69 岁,主因"左颈部无痛性肿物 30 余年,气短 3 月"入院。查体:声音无嘶哑,气管右偏,甲状腺左叶触及大小约 7.0 cm×4.0 cm 肿物,质中,活动度差,边界尚清,压痛(-);甲状腺右叶触及大小约 2.5 cm×1.5 cm 和 2.0 cm×1.0 cm 肿物,质中,活动度差,边界尚清,压痛(-),可随吞咽上下活动。左颈中下部可触及大小约 6.0 cm×3.0 cm 肿物,质中,活动度差,边界欠清,压痛(-),与周围组织粘连。外院 CT 示:左侧甲状腺囊性占位;气管左偏;右侧甲状腺实性占位,多考虑良性;左侧锁骨上囊实性占位,性质待定;颈段食管、喉及梨状窝未见明显异常。入院后行超声检查,结果示:右侧甲状腺内多发实性占位并钙化,TI-RADS Ⅲ级;左侧甲状腺内囊性成分为主混合性占位(图1A),TI-RADS Ⅲ级;双侧颈部可见肿大淋巴结,左侧颈部部分淋巴结门结构消失(图1B);左侧颈部中下部囊实性混合性占位(图1C)。胸部 X 射线检查示:颈部肿物;气管右移并狭窄;心、肺、膈未见明显异常。甲状腺功能全项示:抗甲状腺球蛋白抗体 228.5 ng/L(正常值 3.5～77 ng/L),抗甲状腺过氧化物酶抗体 93.96 IU/mL(正常值 0～34 IU/mL),其余均正常。尿碘 35.9 μg/L(正常值 100～300 μg/L),肺功能、心脏超声及血管超声检查未见明显异常。

2. 手术治疗

全身麻醉下行"甲状腺左叶及峡叶切除+甲状腺右叶部分切除术+左锁骨上肿物切除术",术中冰冻病理结果示:①左叶甲状腺多考虑良性(因肿物成囊性,囊壁广泛钙化,期间见少量呈巢状分布的上皮样细胞),具体定性待石蜡切片病理结果;②右叶甲状腺良性;③左锁骨上肿物恶性,分类待石蜡切片病理结果及免疫组化。遂行左颈侧颈淋巴结清扫术(Ⅱ～Ⅴ区)。术后病理结果示:①(左叶甲状腺肿物)鳞状细胞癌,Ⅱ级,癌组织浸润囊肿壁(肿物呈囊性)(图2),囊壁广泛纤维化及钙化。免疫组化结果:P63(++),CK5/6(++),EMA(++),P53(40%+),CK19(++),CK8/18(+),CD5及CD117(-),CK20(-),Tg(-),Ki-67(30%+);②(右叶)结节性甲状腺肿,伴囊性变;③(左锁骨上肿物)转移性鳞状细胞癌,癌组织穿透淋巴结被膜并累及周围软组织,淋巴结转移(6/18)。

3. 术后生存情况

术后1周行气管镜及食管镜未见明显异常。根据手术情况及术后病理结果建议患者行对侧残余腺体切除及放射治疗,患者家属拒绝手术及放疗,要求出院。出院后3个月因肿瘤侵犯食管出现吞咽困难伴疼痛,半年内死亡。

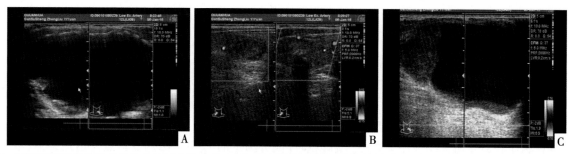

A:左侧甲状腺内囊性成分为主的混合性占位;B:左侧颈部部分淋巴结门结构消失;C:左侧颈部中下部囊实性混合性占位

图1 入院后彩色超声影像结果

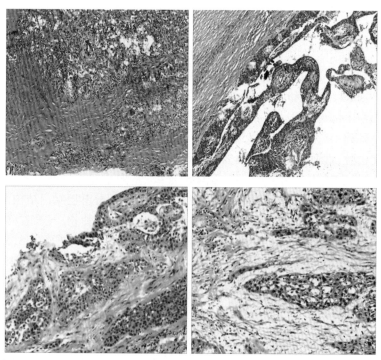

鳞状细胞癌,Ⅱ级,癌组织浸润囊肿壁(肿物呈囊性),囊壁广泛纤维化及钙化

图2 甲状腺左叶肿瘤的石蜡切片病理结果

三、讨论

PSCCT 发病率不足甲状腺恶性肿瘤的 1%，最早由 Von Karst 于 1858 年报道。该病好发于中老年人，尤以老年女性多见。目前关于 PSCCT 的组织来源尚有争议，大多数研究者认同滤泡上皮发生鳞状化生进而恶变的"化生学说"理论。笔者团队曾报道 7 例 PSCCT，其中 2 例合并 PTC，与该理论相符[5-6]。

有文献报道 30 例以囊性成分为主的甲状腺癌(predominantly cystic thyroid carcinoma, PCTC)，除 1 例为滤泡状癌，其余均为 PTC。PCTC 仅占囊实混合性结节的 0.39% ~0.60%，以囊性成分为主的 PSCCT 尚未见报道。通常来说，甲状腺结节囊性成分比例越高，其恶性风险越低，而淋巴结囊性变则是 PTC 的颈淋巴结转移的典型表现[7]。

由于甲状腺结节囊性成分恶性风险极低，美国甲状腺协会(American thyroid association, ATA)指南及其他甲状腺超声指南更关注于囊实性结节的实性成分，对囊性成分的比例及风险特征未具体描述。囊性成分为主的甲状腺结节在超声图像中多呈卵圆形，且边缘光滑，很少有可疑恶性的超声特征出现，使得超声医师放松警惕，甚至将其诊断为良性病变。多项研究表明，实性成分偏心与囊实性甲状腺结节的恶性风险相关，且偏心的实性成分与囊壁的夹角为锐角时比钝角更能预测其恶性。囊实性结节中的实性成分表现为向周围组织浸润性生长，边缘不规则，呈小分叶状或毛刺样，可作为诊断 PCTC 的超声依据。有研究[8-9]认为除实性成分呈偏心性结构和边缘不规则之外，血流丰富也是 PCTC 的预测因素；若囊实性结节出现上述 3 项可疑超声恶性特征时，可通过完善甲状腺增强 CT 观察其实性成分是否也具备边缘不规则、不均匀强化或乳头状结构的可疑恶性征象。

对于实性成分较少的 PCTC 来说，细针穿刺细胞学抽吸活检(fine needle aspiration biopsy, FNAB)诊断难度增加。再者，FNAB 对 PSCCT 诊断不准，超过 50% 的患者被误诊为 PTC，约 15% 的患者无法诊断。病理诊断 PSCCT 需排除气管、食管、喉、下咽等邻近器官的鳞状细胞癌直接侵犯或远处器官转移性甲状腺鳞状细胞癌(squamous cell carcinoma of thyroid, SCCT)，同时还应与甲状腺未分化癌、胸腺样分化性甲状腺癌相鉴别。TTF-1、PAX-8、CK7/19、P63 和 CD117 等免疫组化指标有助于 PSCCT 的诊断和鉴别诊断。术中冰冻病理诊断 PSCCT 较为困难，尤其对于缺乏典型鳞状细胞癌表现的 PCTC。但病理科医生也应该熟悉和加强认识，以提高术中诊断准确率，从而指导外科医师选择正确合理的手术方案。

由于缺乏足够的研究证据，目前 PSCCT 的治疗尚未达成共识。研究表明手术可减少肿瘤负荷及局部侵犯，延长生存期。因此，对于原发肿瘤可切除的患者首选手术治疗，推荐行甲状腺全切联合颈淋巴结清扫术，术后辅助放疗。

四、结论

以囊性成分为主的 PSCCT 在超声图像上表现为结节中实性成分呈偏心性结构、边缘不规则及血流丰富等恶性征象，增强 CT 对诊断有一定帮助。临床中如遇到疑似病例，应根据超声及 CT 表现做出临床诊断。对于原发肿瘤可切除的 PSCCT 患者首选手术治疗，推荐行甲状腺全切联合颈淋巴结清扫术，术后辅助放疗，以期达到改善患者预后的目的。

五、诊治体会

以囊性成分为主的甲状腺结节恶性风险低，容易被忽视。目前临床医师已逐渐开始重视

PCTC,并归纳出一些可作为诊断依据的影像学特征,包括超声图像中结节实性成分呈偏心性结构、边缘不规则及血流丰富,增强CT显示其实性成分边缘不规则、不均匀强化或乳头状结构。虽然以囊性成分为主的PSCCT非常罕见,但仍属于PCTC的范畴,可参照PCTC影像学表现进行诊断。当然,PSCCT也具有鳞状细胞癌的特点,易发生颈部淋巴结广泛转移,可行可疑淋巴结FNAB,若查到鳞状癌细胞则进一步支持PSCCT的诊断。另外,以囊性成分为主的PSCCT颈部转移性淋巴结也可以表现为囊性变,因此临床中遇到淋巴结囊性变的PCTC,不应只考虑到PTC,还应考虑到PSCCT的可能。若术前诊断为PSCCT且可行根治性手术,建议行"甲状腺全切+颈淋巴结清扫术",术后辅助放疗;若术后病理确诊,建议补充手术,术后行放疗。因此,只要外科、超声、放射及病理科医师加强对该病的认识,并在术前及术中积极沟通,对该病诊断率的提高会有很大帮助,对于指导手术方式及治疗方案亦具有重要价值,从而合理规范治疗,达到改善患者预后的目的。

参考文献

[1] BOLFI F,DOMINGUES M A,SOBRINHO-SIMõES M,et al. Primary squamous cell carcinoma of the thyroid diagnosed as anaplastic carcinoma:failure in fine-needle aspiration cytology? [J]. Case Rep Pathol,2014,2014:301780

[2] CHO J K,WOO S H,PARK J,et al. Primary squamous cell carcinomas in the thyroid gland:an individual participant data meta-analysis[J]. Cancer Med,2014,3(5):1396-1403

[3] GHOSHAL S,BHATTACHARYYA T,SOOD A,et al. Palliative radiation in primary squamous cell carcinoma of thyroid:a rare case report[J]. Indian J Palliat Care,2013,19(3):192-194

[4] KLEINHANS H,SCHMID K W,VERSE T. Primary squamous cell carcinoma of the thyroid gland[J]. Head Neck Oncol,2013,61(7):661-663

[5] BOOYA F,SEBO T J,KASPERBAUER J L,et al. Primary squamous cell carcinoma of the thyroid:report of ten cases[J]. Thyroid,2006,16(1):89-93

[6] AU J K,ALONSO J,KUAN E C,et al. Primarysquamous cell carcinoma of the thyroid:a population-based analysis[J]. Otolaryngol Head Neck Surg,2017,157(1):25-29

[7] 范向达,武元元,王军,等. 原发性甲状腺鳞状细胞癌的诊断及治疗(附7例报告)[J]. 中国普通外科杂志,2019,26(11):1417-1421

[8] 黄加鹏,杨彤,刘虎,等. 以囊性成分为主的甲状腺癌影像学特征分析[J]. 中华内分泌外科杂志,2019,13(1):13-16

[9] JANG J Y,KWON K W,KIM S W,et al. Primary squamous cell carcinoma of thyroid gland with local recurrence:ultrasonographic and computed tomographic findings[J]. Ultrasonography,2014,33(2):143-148

● 专家点评 ●

中国医科大学附属第一医院 张 浩

囊性成分为主的甲状腺癌(PCTC)仅占囊实混合性结节的0.39%~0.60%。传统观点认为以囊性为主的结节大多数为良性,导致PCTC容易出现漏诊。术前的超声及增强CT有助于对PCTC进行早期识别和诊断。我们团队通过回顾性分析30例PCTC病例,发现实性成分呈偏心结构、边缘不规则及结节血流丰富是 PCTC 较为典型的超声图像,而在 CT 上 PCTC 多表现为边缘不规则、强化不均匀及乳头状结构。应改变传统观点中以囊性成分为主的甲状腺结节即为良性的观点。对此类结节内囊性成分的影像学表现引起足够重视,谨防 PCTC 的误诊和漏诊。

对于原发性甲状腺鳞癌(PSCCT),术前诊断上主要通过超声、CT 以及细针穿刺检查,但很难与其他的甲状腺恶性肿瘤相鉴别。PSCCT 的诊断主要依靠术中及术后病理以及一系列的蛋白标志物如 CK19、p63、Tg 和 CK20 等。而对于 PSCCT 的治疗,由于其发病率较低且预后极差,目前并无统一的方法。多数人认为激进的手术治疗和术后放疗对于延长生存期发挥重要作用。而化疗与手术治疗、放疗相比,发挥的作用几乎微乎其微。最新的研究显示多靶点的激酶抑制剂可在 PSCCT 的治疗中发挥重要作用,努力筛选早期诊断标志物和靶向治疗的新靶点,将是 PSCCT 未来治疗研究的热点和方向。

病例 32　原发性甲状腺鳞状细胞癌合并乳头状癌一例

刘　宇，姜　华

中山大学附属第三医院

一、前言

原发性甲状腺鳞状细胞癌(primary squamous cell carcinoma of thyroid, PSCCT)是一种十分罕见的恶性肿瘤,占原发性甲状腺恶性肿瘤的比例不到1%[1]。PSCCT可以发生在任何年龄阶段,但是以50~60岁高发[2]。PSCCT发病早期隐匿性强,患者无明显的症状及体征,因此就诊时多已经处于中晚期,并有周围组织浸润。PSCCT最常见的临床表现为颈部肿块(60%),其次为呼吸困难以及吞咽困难(20%)和声音改变(15%)[3],而且这些改变往往预示肿瘤已侵犯气管或食管,继而危及生命。目前,国内外对于PSCCT的研究仅限于少量个案报道,合并乳头状癌更是鲜有报道,缺乏大样本的临床研究结论。因此,分析PSCCT的临床特点,将其与甲状腺其他恶性肿瘤进行鉴别诊断,达到早期发现、早期诊断、早期治疗的目的,对降低患者病死率以及改善患者的生存质量有重要作用。

二、病例资料及诊治过程

患者,男性,81岁,因"发现颈部肿物2年"于2018年11月入院。患者2年前无意中发现右颈侧肿物,约2 cm×1 cm大小,无疼痛、发热、声音嘶哑、吞咽困难,无心悸、气促、怕热、多汗、突眼、双手震颤、多食易饥、烦躁、易怒,未进一步检查。1周前自觉颈部不适,至外院行超声检查示:甲状腺右叶及峡部实质占位病变,考虑甲状腺癌可能;颈部右侧多发低回声团块,考虑转移淋巴结可能。既往史无特殊,否认恶性肿瘤家族史。

入院查体:右甲状腺Ⅱ度肿大,右甲状腺中部可扪及一肿物,约4 cm×4 cm大小,质硬,边界欠清,按压无明显疼痛感,可随吞咽上下活动,触诊甲状腺无震颤,听诊无血管杂音,右侧颈部可扪及多个肿大淋巴结,最大约3 cm×2 cm,质硬,部分融合,活动度差。

入院后完善颈部超声检查,描述如下:①甲状腺右侧叶内见一个不规则的混合回声团,范围约37 mm×37 mm,几乎占据整个右侧叶,病灶边界部分清,部分不清,内部回声不均匀,内可见结中结,内部结节大小为10 mm×8 mm,周边贝壳样钙化,后方回声衰减。彩色多普勒血流显像(color Doppler flow imaging, CDFI):混合回声团周边及内部可见较丰富血流信号,呈不规则扭曲状。②甲状腺左侧叶内见低回声结节一个,大小约4 mm×3 mm,类椭圆形,边界清晰,内部回声欠均匀。CDFI:结节内部未见明显血流信号;右侧颈部见多个异常肿大淋巴结,较大约33 mm×13 mm,边界清,内部回声不均匀,淋巴结门结构消失、内可见斑片状无回声区,内部可见较丰富血流信号,以外周供血为主。③部分淋巴结彼此融合。

超声造影检查描述如下:甲状腺右侧叶肿物动脉期大部分呈均匀稍高增强,静脉期及延迟期呈稍低增强,其中结中结呈三期低增强;右颈部肿大淋巴结动脉期呈均匀稍高增强,静脉期及延迟期呈低增强。结果提示:甲状腺右侧叶内实性占位病变,超声造影考虑甲状腺癌可能性大,右侧颈部多发异常肿大淋巴结,考虑淋巴结转移可能性大(图1)。

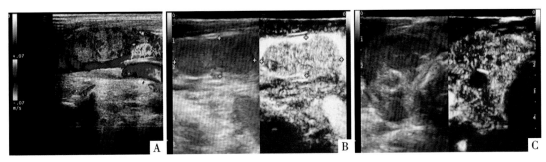

A、B:右侧甲状腺肿物,其中A图可见结中结;C:右侧颈部淋巴结

图1 右侧甲状腺肿物超声造影检查结果

颈部CT平扫+增强+静脉造影(CT venography,CTV)描述如下:甲状腺右侧叶密度减低,可见不规则低密度影,边界欠清,范围约27 mm×28 mm,其内可见环状钙化灶,增强扫描可见斑片状、结节样不均匀延迟性中度强化,强化程度低于正常甲状腺组织,邻近甲状腺包膜欠规整,相应水平气管受压向左侧移位;周围脂肪间隙欠清晰,右侧颈部血管旁见多个肿大淋巴结,较大直径约17 mm,增强扫描不均匀强化;右侧颈内静脉管腔可见条片状附壁充盈缺损影,右侧颈内静脉明显受压变扁,管壁欠光整,邻近多发肿大淋巴结,与颈内静脉分界欠清。结果提示:①甲状腺右侧叶占位,考虑甲状腺癌,右颈部多发淋巴结转移;②右侧颈内静脉受侵(淋巴结结外侵犯)并栓子形成(图2)。

患者T_3、T_4、TSH、TgAb、TPOAb均在正常范围内,降钙素未见升高。

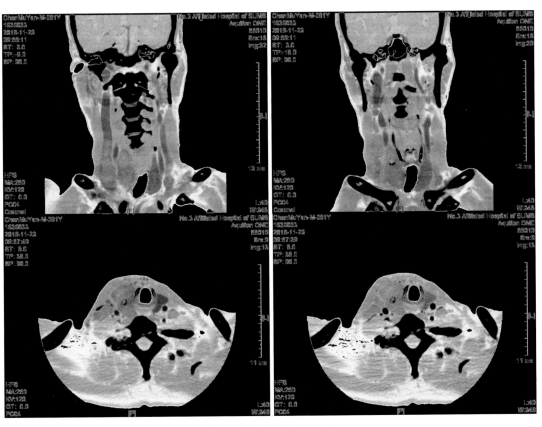

图2 颈部CTV检查结果

完善术前检查,未见手术禁忌证,于全身麻醉下行"双侧甲状腺全切+双侧喉返神经探查+右侧中央区淋巴结清扫+右侧侧颈淋巴结功能性清扫术+右侧颈内静脉探查术"。术中探查右侧甲状腺可触及一大小为 4 cm×4 cm 肿物,质硬,与带状肌以及周围组织边界不清;右侧颈淋巴结多发肿大,质硬,部分融合;右侧颈内静脉被转移淋巴结包绕,静脉壁完整,腔内无癌栓。

术后石蜡标本病理学结果(图 3):(右侧甲状腺)肿瘤排列成腺样、巢状,部分细胞胞质透亮,核呈毛玻璃状,可见核沟,部分区域肿瘤细胞呈巢片状,细胞胞质丰富,胞界清晰伴灶性坏死,两种癌界限清晰,未见移行过渡现象,形态结合免疫组化结果,符合甲状腺乳头状癌合并鳞状细胞癌(各约50%),可见脉管内癌栓形成。免疫组化结果:①鳞状细胞癌成分:TPO(+),CK19(+),Galectin-3(+),P40(+),CK5/6(-),Calcitonin(-),CEA(+),Tg(-),TTF-1(-);②乳头状癌成分:TPO(-),CK19(+),P40(-),CK5/6(-),Calcitonin(-),CEA(-),Tg(+),TTF-1(+),Galectin-3(+);③(左侧甲状腺)送检甲状腺组织,小叶结构存在,可见脉管内癌栓并见散在多出小灶甲状腺乳头状癌;④右侧中央区淋巴结(0/4)未见转移癌,右侧侧颈淋巴结(6/14)查见转移癌,转移癌灶中为甲状腺乳头状癌。术后碘扫描提示:甲状腺癌及右颈淋巴结清扫术后改变,全身诊断性碘扫描阴性。肝胆胰脾彩超以及胸部 CT 未见转移瘤征象。

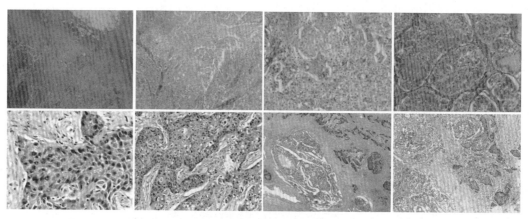

可见甲状腺乳头状癌和鳞状细胞癌两种成分,两者分界较清,无明显移行
图 3　病理学结果

术后患者拒绝行放射治疗,考虑合并甲状腺乳头状癌成分,且有侧颈淋巴结转移,仅行[131]I 治疗以及甲状腺素替代治疗。术后 5 个月患者因气道梗阻死亡,考虑为肿瘤复发引起气管压迫所致。

三、讨论

PSCCT 是一种十分罕见的恶性肿瘤,其发病率不足原发性甲状腺恶性肿瘤的 1%[1],大多数已发表的文章仅报道了少数病例的经验,没有进行全面和系统的综述[4]。因其具有高侵袭性,所以大多数病例诊断时已处于晚期且预后不良[1,5]。

关于 PSCCT 的起源尚不清楚,因为甲状腺缺乏鳞状上皮,目前有 3 种理论,具体如下:①胚胎巢理论认为,鳞状细胞来源于胚胎残留物,如甲状舌管、胸腺上皮和支气管体[6];②化生理论认为,环境刺激(炎症和桥本甲状腺炎)导致鳞状化生[7];③去分化理论认为现有的乳头状、滤泡状、髓样和未分化甲状腺癌分化为鳞状细胞癌[8]。该例患者病理表现见甲状腺乳头状癌和鳞状细胞癌界限清晰,未见移行过渡现象,未见鳞状上皮化生的成分,因此我们推断该例鳞状细胞癌可能来源于胚胎时期甲状腺内残存的鳞状上皮,在致癌因素的作用下发生恶变所致。

PSCCT 与继发性甲状腺鳞状细胞癌的鉴别是甲状腺鳞状细胞癌诊断的难点,诊断应该结合临床表现、放射线(医学影像)、内镜及病理、免疫组化检查结果。颈部及胸部 CT 扫描是不可缺少的,该项检查是排除肺及喉部鳞癌转移到甲状腺的重要手段[9]。同时免疫组化有助于排除一些常见的肿瘤[10]。

目前尚无公认的 PSCCT 标准治疗方案,但对于初诊的患者,如果可以手术则多首选手术治疗,甚至有学者[11]认为手术完整切除是治疗本病的唯一机会。另外,大多数学者认为手术的方式对甲状腺鳞状细胞癌患者的生存率没有影响,有研究甚至认为盲目扩大手术范围反而会因为增加术后并发症而不利于患者的生存质量[12]。大多数学者[10]认为辅助性放疗对患者的生存率是有影响的,化疗对患者的生存率则无明显影响。

甲状腺鳞状细胞癌预后差,预计生存期不超过 1 年。Struller 等[13]对既往的一些病例报道回顾显示:尚存在少许生存期大于 1 年的病例报告,但此类病例均是早期肿瘤局限在腺体内且无淋巴结转移,行了完整的手术切除,术后联合放疗和(或)化疗的患者。早期手术且能完整切除肿瘤被认为是影响预后以及生存期的关键因素。然而,对于初诊即为进展期的患者,无论给予什么治疗,生存期均为 6 ~ 12 个月。

四、结论

综上所述,甲状腺鳞状细胞癌虽然罕见,但逐渐被临床工作者所熟悉。由于早期诊断、早期治疗对于患者的生存质量和生存时间具有决定性的作用,临床工作的重点应放在早期诊断上。治疗上首选手术,可适当辅以放化疗进一步延长患者的生命,提高生活质量。

五、诊治体会

PSCCT 较罕见,首发症状为甲状腺肿物,影像学表现不易与常见甲状腺恶性肿瘤鉴别,因此容易造成误诊与漏诊。大多数 PSCCT 首诊时已为中晚期,局部已出现转移病灶,因此在手术前应尽可能完善评估术区情况,包括完善颈部 CT,甚至颈部血管检查。手术应在保留功能的前提下尽可能切除肿瘤,术后可予以局部放射治疗,如合并乳头状癌亦可予以 ^{131}I 治疗。

参考文献

[1]SYED M I,STEWART M,SYED S,et al. Squamous cell carcinoma of the thyroid gland:primary or secondary disease? [J]. J Laryngol Otol,2011,125(1):3-9.

[2]AB H I,BLISS R D,LENNARD T W,et al. Primary squamous cell carcinoma of the thyroid gland:a case report and role of radiotherapy[J]. Surgeon,2007,5(4):249-251.

[3]CHO J K,WOO S H,PARK J,et al. Primary squamous cell carcinomas in the thyroid gland:an individual participant data meta-analysis[J]. Cancer Med,2014,3(5):1396-1403.

[4]TUNIO M A,AL A M,FAGIH M,et al. Primary squamous cell carcinoma of thyroid:a case report and review of literature[J]. Head Neck Oncol,2012,4:8.

[5]SHRESTHA M,SRIDHARA S K,LEO L J,et al. Primary squamous cell carcinoma of the thyroid gland:a case report and review[J]. Head Neck,2013,35(10):E299-E303.

[6]GOLDBERG H M,HARVEY P. Squamous-cell cysts of the thyroid with special reference to the aeti-

ology of squamous epithelium in the human thyroid[J]. Br J Surg,1956,43(182):565-569.

[7]SANCHEZ-SOSA S,RIOS-LUNA N P,TAMAYO B R,et al. Primary squamous cell carcinoma of the thyroid arising in Hashimoto's thyroiditis in an adolescent[J]. Pediatr Dev Pathol,2006,9(6):496-500.

[8]SAHOO M,BAL C S,BHATNAGAR D. Primary squamous-cell carcinoma of the thyroid gland:new evidence in support of follicular epithelial cell origin[J]. Diagn Cytopathol,2002,27(4):227-231.

[9]JANG J Y,KWON K W,KIM S W,et al. Primary squamous cell carcinoma of thyroid gland with local recurrence:ultrasonographic and computed tomographic findings[J]. Ultrasonography,2014,33(2):143-148.

[10]BATCHELOR N K. Primary squamous cell carcinoma of the thyroid:an unusual presentation[J]. J Bronchology Interv Pulmonol,2011,18(2):168-170.

[11]ZIMMER P W,WILSON D,BELL N. Primary squamous cell carcinoma of the thyroid gland[J]. Mil Med,2003,168(2):124-125.

[12]GHOSHAL S,BHATTACHARYYA T,SOOD A,et al. Palliative radiation in primary squamous cell carcinoma of thyroid:a rare case report[J]. Indian J Palliat Care,2013,19(3):192-194.

[13]STRULLER F,SENNE M,FALCH C,et al. Primary squamous cell carcinoma of the thyroid:case report and systematic review of the literature[J]. Int J Surg Case Rep,2017,37:36-40.

● 专家点评 ●

中国医科大学附属第一医院　张　浩

原发性甲状腺鳞状细胞癌(PSCCT)是一种罕见的疾病,占所有甲状腺癌的0.2%～1.1%,而合并乳头状癌的PSCCT更是鲜有报道。在术前诊断上,PSCCT与其他的甲状腺恶性肿瘤很难相互鉴别。但正如本文所报道的病例,对于短期内颈部肿物增长较快、肿瘤侵犯临近组织器官并伴有颈部淋巴结转移的老年病人,外科医生应考虑到PSCCT的可能。因PSCCT多有严重的局部侵犯或广泛远处转移,一旦病理确诊,建议对PSCCT行激进性的手术治疗。术后尽管PSCCT常出现放化疗抵抗,但多数学者认为放化疗对于降低患者的肿瘤负荷、延长患者生存期可发挥一定作用。而最新的研究显示,对4例PSCCT患者口服乐伐替尼进行治疗,其中1例患者部分缓解,3例患者反应良好,达到状态稳定。这表明以乐伐替尼为代表的多受体酪氨酸激酶抑制剂可在PSCCT治疗中表现出巨大的潜力,有望成为新的治疗方法。

病例33　原发性甲状腺淋巴瘤11例

王海涛,王贵民,苏　畅,王培松

吉林大学第一医院

一、前言

原发性甲状腺淋巴瘤(primary thyroid lymphoma,PTL)是一种罕见的恶性肿瘤,占所有甲状腺恶性肿瘤的1%~5%,占所有结外淋巴瘤的1%~2%[1]。根据组织病理学检查,PTL患者合并桥本甲状腺炎的概率接近100%[2],桥本甲状腺炎患者发生PTL的风险是普通人群的40~80倍[3]。PTL的最典型表现是桥本甲状腺炎背景下迅速增大的甲状腺肿物,然而,数年病史的PTL患者亦不少见[4],极易被误诊为桥本甲状腺炎、甲状腺未分化癌或其他疾病,国内外相关病例的诊治程序及方案报道较少。本研究对2004年7月至2019年4月吉林大学第一医院收治的11例PTL患者的临床、生化、影像学特征及诊治方案进行探讨,旨在提高临床医生对该病的认识。

二、病例资料及诊治过程

1.临床资料

11例PTL患者,均有完整治疗前影像学资料。其中男性2例,女性9例,男：女为1：4.5。年龄为45~72岁,中位年龄为56岁。11例患者中10例为甲状腺肿物初诊,1例于14年前行甲状腺腺瘤切除术;均以甲状腺肿物或颈前肿物进行性增大(3.0±0.4)个月为主要症状就诊。伴有不同程度呼吸困难者6例,声音嘶哑者1例。其中促甲状腺激素(TSH)升高4例,合并桥本甲状腺炎8例,β2-微球蛋白(β2-MG)升高7例,乳酸脱氢酶(LDH)升高2例(表1)。

表1　11例 PTL 患者临床资料

编码	性别	年龄	病史/月	伴随症状	甲状腺功能			乳酸脱氢酶[g]	β2-MG[h]
					TSH[d]	Tg-Ab[e]	TPO-Ab[f]		
1	男	53	3	b	5.30	275	651	236	2.35
2	女	56	0.5	b,c	2.60	371	18	—	—
3	女	54	1	—	4.26	674	98	172	2.47
4	女	61	0.5	—	2.90	178	354	172	3.03
5	女	65	1[a]	—	20.22	192	400	198	3.03
6	女	57	4	b	23.37	482	875	214	2.08
7	女	62	0.5	b	1.59	20	7	224	1.68
8	男	72	12	b	3.22	16	18	279	3.72
9	女	45	6	b	3.08	194	456	196	2.13
10	女	55	3	b	3.78	225	569	—	—
11	女	53	1	—	1.75	123	478	216	1.48

a:甲状腺腺瘤术后14年病史;b:呼吸困难;c:声音嘶哑;d:正常值0.27~4.20 μIU/mL;e:正常值<115.0 IU/mL;f:正常值<35.0 IU/mL;g:正常值135~226 U/L;h:正常值0.7~1.8 mg/L;—:资料缺失

2.超声资料

11例患者均行彩超检查,肿瘤最大径达10.3 cm;其中结节型 PTL 9例(9/11),弥漫型 PTL(术后大体标本见图1)及混合型 PTL 各1例。所有 PTL 患者中,肿瘤彩超影像与残余甲状腺组织相比,均表现为显著低回声且肿瘤后方伴回声增强(11/11)(图2A),未见钙化(微钙化和大钙化)形成(0/11),血供丰富者居多(9/11)(图2B)。超声提示淋巴结转移5例,术后证实转移者3例,余2例未手术,直接转肿瘤科治疗。

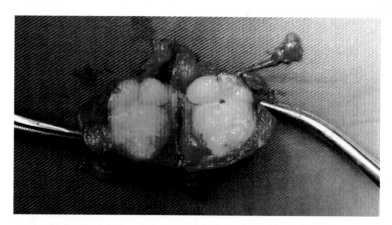

实性肿物占据整个甲状腺腺叶,切面呈鱼肉状,灰黄色,均质细腻,质地软,浸润周围组织

图1　弥漫型 PTL 大体标本切面观

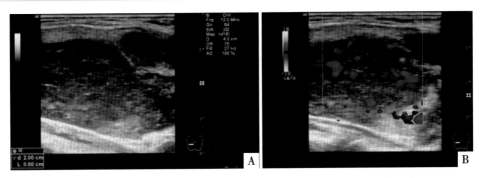

A:肿瘤内部呈低回声,后方伴回声增强;B:彩色多普勒超声显示肿瘤内血供丰富

图2 PTL彩超检查结果

3.其他资料及临床分期

11例患者中有10例行PET-CT检查,其中有9例发现甲状腺、肿瘤同侧侧颈部淋巴结、气管食管旁及胸骨上窝淋巴结高代谢(2例胃小弯、肝门区、腹主动脉旁及下腹小肠走行区考虑淋巴瘤浸润,2例提示肿瘤同侧横膈、腹股沟淋巴结受累),1例未提示肿瘤转移。根据Ann Arbor结外淋巴瘤分期标准:本组患者Ⅰ期1例,Ⅱ期5例,Ⅲ期2例,Ⅳ期2例。行免疫球蛋白重、轻链基因重排检测的5例患者中有4例发现基因重排单克隆;7例行骨髓穿刺,均未见明显异常。

4.诊治及预后(表2)

本组患者术前临床诊断:甲状腺癌4例,桥本甲状腺炎7例。6例行术前穿刺,其中3例粗针穿刺组织学检查确诊为非霍奇金淋巴瘤(non-Hodgkin's lymphoma,NHL),另3例细针穿刺细胞学检查(fine needle aspiration cytology,FNAC)未定性;5例直接行手术。10例患者接受辅助化疗,应用CHOP(环磷酰胺、多柔比星、长春地辛、泼尼松)方案,R-CHOP(利妥昔单抗、环磷酰胺、多柔比星、长春地辛、泼尼松)方案或CHOP-E(环磷酰胺、多柔比星、长春地辛、泼尼松、依托泊苷)1~9个周期,均获得完全缓解;单纯行手术1例。随访时间8~50个月,7例存活,4例死亡。

表2 11例PTL患者诊治及预后资料

编码	术前诊断	诊治过程	手术方式	诊断	临床分期	辅助化疗	总生存/月
1	c	d,e	双侧近全	DLBCL[g]	Ⅲ期	R-CHOP	38
2	a	e	扩大根治	DLBCL	Ⅱ期	R-CHOP	47[b]
3	a	f	未手术	FL	Ⅲ期	R-CHOP	50[b]
4	c	e	峡部根治	DLBCL	Ⅳ期	CHOP	55
5	a	f	未手术	DLBCL	Ⅳ期	R-CHOP	10
6	a	d,e	扩大+右颈清	DLBCL	Ⅱ期	R-CHOP	11[b]
7	c	e	双叶全切	DLBCL	Ⅰ期	CHOP	42[b]
8	a	f	未手术	DLBCL	Ⅱ期	CHOP-E	19
9	a	d,e	扩大+右颈清	DLBCL	Ⅱ期	R-CHOP	22[b]
10	c	e	左叶切除	DLBCL	-	-	19[b]
11	a	e	单侧根治	FL	Ⅱ期	R-CHOP	8[b]

DLBCL:弥漫性大B细胞淋巴瘤(diffuse large B-cell lymphoma);FL:滤泡淋巴瘤(follicular lymphoma);a:甲状腺癌;b:随访仍存活;c:桥本甲状腺炎;d:FNAC;e:手术;f:粗针穿刺组织学检查;g:该患者EB病毒阳性;-:资料缺失

5.病理结果（表3）

免疫组化结果显示,所有 11 例甲状腺淋巴瘤患者 CD20(+),而 T 细胞标记 CD3、CD5 均(-),EB 病毒相关淋巴瘤患者 EBER(+),甲状腺滤泡上皮源性肿瘤细胞标记 CKpan、Thyroglobulin 和 TTF-1均(-),但可显示残存的滤泡上皮,甲状腺髓样癌标记 Calcitonin 均(-)。11 例甲状腺淋巴瘤 Ki-67 为 30% ~90% 阳性。

本组 11 例均符合 Ansell 等提出的诊断 PTL 的条件。按 WHO NHL 分类进行组织学分型,有 9 例为 DLBCL(其中 1 例为老年性 EB 病毒阳性 DLBCL),2 例为 FL。

表3　11 例 PTL 患者病理及免疫组化资料

编码	组织分型	CD3	CD20	CD5	CD10	CD21	Ki-67	Bcl-2	Bcl-6	Mum-1	Cyclin D1	ALK
1	a,b	-	+	-	-	+	70%+	+	+	+	-	-
2	a	-	+	-	+	-	70%+	-	-	-	-	-
3	c	-	+	-	+	+	30%+	-	+	-	-	-
4	a	-	+	-	+	-	70%+	+	+	+	-	-
5	a	-	+	-	-	+	90%+	+	+	+	-	-
6	a	-	+	-	-	-	80%+	+	+	+	-	-
7	a	-	+	-	-	-	90%+	+	+	+	-	-
8	a	-	+	-	+	-	70%+	+	+	+	-	-
9	a	-	+	-	+	+	60%+	+	+	+	-	-
10	a	-	+	-	-	-	90%+	+	-	-	-	-
11	c	-	+	-	+	-	70%+	+	+	+	-	-

a:GCB-DLBCL;b:EBER(+);c:FL

三、讨论

PTL 在女性中更为常见[男女比例为 1∶(3~4)],常于 70 岁后发病[5]。主要的临床表现是甲状腺肿物迅速增大,除吞咽困难、喘鸣、声音嘶哑等症状外,30% ~50% 的患者表现为临近结构的压迫症状。发热、盗汗、体重减轻、淋巴结肿大等 B 细胞症状较少见。患者通常有桥本甲状腺炎病史,桥本甲状腺炎使甲状腺淋巴瘤的发病风险增加了 87 倍[6]。本研究 11 例 PTL 患者中 9 例符合桥本甲状腺炎改变。甲状腺淋巴瘤最常见的组织病理学类型是 B 细胞来源的 NHL,其次是黏膜相关淋巴瘤(mucosa-associated lymphoid tissue B cell non-Hodgkin's lymphoma,MALT),霍奇金病和 T 细胞淋巴瘤是罕见的肿瘤类型。与具有弥漫性大 B 细胞类型或混合组织学亚型的患者相比,MALT 表现出更惰性的临床过程和更好的预后,Yang 等[7]报道了 12 例甲状腺淋巴瘤的病理结果均为 MALT,提出部分 DLBCL 可能是从已有的 MALT 转化而来。本研究中 EB 病毒相关淋巴瘤 1 例,目前 EB 病毒与淋巴瘤的直接关系尚不明确。有报道[8]证实,EB 病毒诱导的自身免疫反应、B 细胞转化为增殖淋巴母细胞是甲状腺淋巴瘤的发病基础之一。

超声检查是甲状腺疾病最实用的诊断手段,超声检查有助于缩小 PTL 与其他甲状腺疾病的鉴别诊断范围,特别是与甲状腺快速增大有关的疾病,如腺瘤、囊内出血、亚急性甲状腺炎、甲状腺未分化癌。本研究中 11 例 PTL 超声均表现为显著低回声且肿瘤后方伴回声增强,这可能是由淋巴瘤的病理生理学特点所决定的。淋巴瘤内淋巴细胞分布密集,呈均匀增殖,反射和吸收超声波的纤维结构罕见,因而肿瘤的回声信号较弱,超声易于透过而导致肿瘤后方回声增强[9]。上述两个特点是甲状腺淋巴瘤和腺瘤样甲状腺肿、严重慢性甲状腺炎鉴别的要点。腺瘤样甲状腺肿不表现为极低回声、团块后方也无明显回声增强。严重慢性甲状腺炎在滤泡细胞破坏后出现纤维结构,因此对超声波的吸收会增加,故后方一般不出现回声增强。PTL 往往比甲状腺癌回声分布更均匀,钙化或囊性变/坏死极少见[10]。甲状腺未分化癌(ATC)占甲状腺恶性肿瘤的 1% ~ 2%,具有相似的临床进展,但有着不同的治疗策略和预后,必须纳入甲状腺淋巴瘤的鉴别诊断。ATC 可能迅速进展并侵犯气管、食管及周围邻近器官,平均存活时间为 6 ~ 7 个月。在放射学评估中,ATC 表现为甲状腺巨大实性肿块,可伴坏死、出血、致密钙化、临近结构的侵犯和颈部淋巴结转移。已知肿瘤内部坏死、钙化是区分 ATC 与 PTL 最有价值的参数之一[10];本研究中 11 例 PTL 超声中均未发现坏死区域和钙化。我们试图将超声征象与组织病理学特征相关联,然而并未发现显著联系:赵鸿[11]指出 PTL 各型在超声上所呈现的影像表现各不相同,极可能与病变处于病程的不同时期有关。

然而超声检查在评估恶性甲状腺疾病方面具有局限性,特别是在评估咽后间隙、纵隔和相邻器官及淋巴结受累情况时。与超声检查相比,CT 检查在评估位置较隐匿的淋巴结中可发挥更重要的作用,并且可以更明确评估肿瘤与邻近结构是否有侵犯。

由于缺乏标准化的诊断程序和方法,PTL 很容易被漏诊或误诊。FNAC 可诊断 30% ~ 80% 的甲状腺淋巴瘤患者[10],有部分报道[5,12]FNAC 可诊断 50% ~ 90% 的 PTL,均建议 FNAC 作为一线诊断方式。但由于其灵敏度和特异度较低。因此,当 FNAC 不确定时,粗针穿刺组织学检查可提供足够的组织用于鉴别侵袭性甲状腺肿物,如 ATC。本研究中 3 例粗针穿刺组织学检查确诊为 NHL,3 例FNAC 因取材不足而未定性。因此,当影像学检查中怀疑 PTL 时,粗针穿刺组织学检查联合免疫组化可作为首选诊断方式,可减少重复活检的发生。FNAC 尽管损伤小、安全、廉价,但标本获取量有限,难以达到病理诊断淋巴瘤的要求[13]。多位学者[11,14-15]等证实粗针穿刺组织学检查与 FNAC 相比具有更高的敏感性(分别为 87.5% 和 50.6%)和阳性预测值(分别为 100% 和 90.9%),成功降低了 ATC 或 PTL 患者的手术率。

LDH 是一种广泛存在于人体组织中的糖酵解酶,β2-MG 是一种主要由淋巴系统合成的小分子质量蛋白,均已被证实在肿瘤基因控制失调、淋巴细胞增殖速率增加时均有不同程度升高,两者联合检测可作为淋巴瘤预后的判断指标。张敬东等[16]指出,临床分期越晚、肿瘤负荷越大,血清 LDH 与 β2-MG 水平越高,但与有无全身症状常无关。同时,两指标的下降程度与近期疗效无明显相关性。年龄大于 60 岁、血清 LDH、β2-MG 水平升高、临床分期 Ⅲ 期或 Ⅳ 期是不良预后因素;本研究例数较少,未能得出与既往研究相符的结论。吴江华等[17]分析了 29 例 PTL 的病理结果后指出 Ki-67在低级别及高级别淋巴瘤地鉴别中非常重要。MALT 淋巴瘤 Ki-67 阳性指数通常 <30%,而 DBLCLKi-67 阳性指数 >30%;因此,较高 Ki-67 阳性指数更应首先考虑高级别淋巴瘤。

由于这种疾病的罕见性,尚未建立标准的治疗指南。据报道[18],切除肿瘤后接受放、化疗的患者与仅接受活检后接受放、化疗的患者之间的疗效差异无统计学意义。最常见的化疗方案是 R-CHOP。生物制剂利妥昔单抗是针对 B 细胞特异性抗原 CD20 的单克隆抗体,通常与 CHOP 化学疗法一起用于治疗甲状腺淋巴瘤。Kumar 等[19]一项关于 PTL 的生存分析证实,放疗联合化疗如CHOP 方案或单独化疗,完全缓解(CR)率为 62.5%,5 年总生存(OS)率为 62.5%。本研究中 11 例患者均未接受放疗,10 例接受化疗,CR 率(10/10),可能与患者病史时间短、手术减轻肿瘤负荷及病例数少有关;OS 率(7/11)基本相符。

四、结论

对于桥本甲状腺炎背景下颈部肿物短期内增大的老年患者,临床医生应高度警惕 PTL 可能性,PTL 超声表现:显著低回声、后方回声增强、血流丰富且无钙化、坏死,PTL 常伴有血清 LDH 与 β2-MG 水平升高。粗针穿刺组织学检查应作为首选诊断措施,可最大限度减少不必要的手术治疗,避免误诊,可更早的干预治疗。如初次行 FNAC 未确诊或确定亚型,则应尽快行粗针穿刺组织学检查确诊。

五、诊治体会

PTL 的临床、生化及影像学特征缺乏特异性,最后确诊需依靠病理学。对于颈部肿物短时间迅速增大,且超声表现为桥本甲状腺炎基础上的恶性肿瘤,应考虑甲状腺淋巴瘤可能,及时行粗针活检联合免疫组化明确诊断,以便临床选择恰当的治疗方案。

参考文献

[1] ISHIBASHI N, MAEBAYASHI T, AIZAWA T, et al. Hypothyroidism after radiotherapy for primary thyroid lymphoma[J]. Anticancer Res, 2014, 34(8): 4427-4431.

[2] MIZOKAMI T, HAMADA K, MARUTA T, et al. Development of primary thyroid lymphoma during an ultrasonographic follow-up of Hashimoto's thyroiditis: a report of 9 cases[J]. Intern Med, 2016, 55(8): 943-948.

[3] DERRINGER G A, THOMPSON L D, FROMMELT R A, et al. Malignant lymphoma of the thyroid gland: a clinicopathologic study of 108 cases[J]. Am J Surg Pathol, 2000, 24(5): 623-639.

[4] MATSUZUKA F, AMINO N, KUMA K, et al. Serial changes in thyroid ultrasonogram in a patient with Hashimoto's thyroiditis WHO developed malignant lymphoma[J]. Thyroid, 2005, 15(7): 742-743.

[5] STEIN S A, WARTOFSKY L. Primary thyroid lymphoma: a clinical review[J]. J Clin Endocrinol Metab, 2013, 98(8): 3131-3138.

[6] HOLM L E, BLOMGREN H, LÖWHAGEN T. Cancer risks in patients with chronic lymphocytic thyroiditis[J]. N Engl J Med, 1985, 312(10): 601-604.

[7] YANG L, WANG A, ZHANG Y, et al. 12 cases of primary thyroid lymphoma in China[J]. J Endocrinol Invest, 2015, 38(7): 739-744.

[8] JANEGOVA A, JANEGA P, RYCHLY B, et al. The role of Epstein-Barr virus infection in the development of autoimmune thyroid diseases[J]. Endokrynol Pol, 2015, 66(2): 132-136.

[9] LI X B, YE Z X. Primary thyroid lymphoma: multi-slice computed tomography findings[J]. Asian Pac J Cancer Prev, 2015, 16(3): 1135-1138.

[10] SHARMA A, JASIM S, READING C C, et al. Clinicalpresentation and diagnostic challenges of thyroid lymphoma: a cohort study[J]. Thyroid, 2016, 26(8): 1061-1067.

[11] 赵鸿. 原发甲状腺淋巴瘤的超声诊断与病理对照研究[J]. 现代养生(下半月版), 2017(10): 38-39.

[12] GUPTA N, NIJHAWAN R, SRINIVASAN R, et al. Fine needle aspiration cytology of primary thyroid

lymphoma：a report of ten cases［J］. Cytojournal，2005，2：21.

［13］ALI S Z，CIBAS E S. The Bethesda System for Reporting Thyroid Cytopathology：Definitions，Criteria and Explanatory Notes［M］. Springer US，2010.

［14］HA E J，BAEK J H，LEE J H，et al. Core needle biopsy could reduce diagnostic surgery in patients with anaplastic thyroid cancer or thyroid lymphoma［J］. Eur Radiol，2016，26（4）：1031-1036.

［15］HIROKAWA M，KUDO T，OTA H，et al. Preoperative diagnostic algorithm of primary thyroid lymphoma using ultrasound，aspiration cytology，and flow cytometry［J］. Endocr J，2017，64（9）：859-865.

［16］张敬东，孟美丽，薛娟，等. 非霍奇金淋巴瘤预后与血清乳酸脱氢酶、β2-微球蛋白动态水平的相关性［J］. 白血病·淋巴瘤，2013，22（12）：750-752.

［17］吴江华，张艳辉，程润芬，等. 原发性甲状腺淋巴瘤 29 例临床病理分析［J］. 诊断病理学杂志，2016，23（7）：481-484.

［18］PYKE C M，GRANT C S，HABERMANN T M，et al. Non-Hodgkin's lymphoma of the thyroid：is more than biopsy necessary？［J］. World J Surg，1992，16（4）：604-609.

［19］KUMAR R，KHOSLA D，KUMAR N，et al. Survival and failure outcomes in primary thyroid lymphomas：a single centre experience of combined modality approach［J］. J Thyroid Res，2013，2013：269034.

病例34　原发性甲状腺淋巴瘤一例

童纲领

北京大学深圳医院

一、前言

原发性甲状腺淋巴瘤（primary thyroid lymphoma，PTL）相当罕见，占甲状腺恶性肿瘤的1%～5%，在所有结外淋巴瘤中所占比例为2.5%～7.0%。PTL首先影响甲状腺，随后扩散到淋巴结和其他器官。PTL在女性中更为常见，男女比例为1∶4，诊断时的平均年龄约为65.8岁[1]。流行病学数据显示，桥本甲状腺炎（Hashimoto thyroiditis，HT）患者的PTL发病率是正常人群的40～80倍，是唯一相关的危险因素；研究[2]发现78.9%的PTL患者伴HT。PTL最常见的局部症状是甲状腺迅速肿大引起的梗阻症状，包括呼吸困难、气管压迫引起的喘鸣，食管压迫引起的吞咽困难，颈部疼痛和颈静脉/上腔静脉压迫引起的面部水肿，喉返神经压迫导致声音嘶哑等。另外PTL常见的全身症状包括淋巴瘤症状，如发热、盗汗、体重减轻等[3]。几乎所有的PTL（98%）都是B细胞淋巴瘤，在B细胞淋巴瘤中，弥漫性大B细胞淋巴瘤（diffuse large B cell lymphoma，DLBCL）是最常见的亚型，约占70%，结外边缘区淋巴瘤是另一个常见的亚型，其次是滤泡性淋巴瘤等[4]。

由于PTL独特的生物学特性，其治疗模式与分化型甲状腺癌有明显的区别，手术治疗、放射治疗和化学治疗相比疗效无差异，因此除了诊断性活检外，一般不推荐手术作为常规治疗手段。另外PTL伴有的阻塞性症状通常在化疗联合靶向治疗（R-CHOP）开始后数小时内改善，由于起效快，即使是由于气管压迫而导致严重气道狭窄的患者也可以安全地接受化学治疗，避免了气管切开或甲状腺切除术[5]。本文分析1例PTL患者的诊治经过，对该疾病的临床特点、治疗方案等进行探讨。

二、病例资料及诊治过程

1. 患者临床特点

患者，男性，72岁，以"发现右颈部肿块7个月"于2018年12月19日入院。患者在7个月前发现右颈肿块，吞咽时能上下活动，无不适感。患者近2个月发现肿块进行性增大，并与皮肤粘连固定，活动后胸闷、气促明显，无发热、盗汗、体重下降。ECOG 1分。体格检查：右颈部皮肤明显隆起，气管偏向左侧，右颈部能触及约7 cm×5 cm的肿块，质地坚硬，活动性差，边界不清，无压痛，无皮温升高，无皮肤破溃，吞咽时可上下活动。患者既往有高血压、2型糖尿病、HT伴甲状腺功能减退和硬皮病病史，有吸烟史和酗酒史。外院门诊行超声引导下细针穿刺细胞学活检（fine needle aspiration cytology，FNAC），病理结果为右侧甲状腺恶性肿瘤。

2. 实验室、影像学检查

血常规Hb 90 g/L，乳酸脱氢酶（LDH）2560 U/L，尿酸（UA）700 μmol/L。血清甲状腺功能测

定:促甲状腺激素(TSH)40.589 mIU/L,游离三碘甲状腺原氨酸(FT₃)2.02 pg/mL,游离甲状腺素0.59 ng/dL,甲状腺过氧化物酶抗体(TPOAb)902.2 IU/mL,抗甲状腺球蛋白抗体(TgAb)32 IU/mL。HIV、HBV、HCV 正常,β2-微球蛋白正常。心脏彩超提示升主动脉增宽及主动脉瓣硬化伴微量反流,双房增大,左心室舒张能力减退,收缩能力正常。PET-CT 检查显示甲状腺右叶高代谢病灶,上缘至梨状窝水平,下缘至胸骨后,压迫气管、食管以及右侧喉咽结构,SUVmax 27.5;右侧胸锁乳突肌下多发结节高代谢灶,双侧颌下区、左侧胸锁乳突肌下、颏下区、双侧肺门及纵隔多发肿大淋巴结(图1)。再次超声引导下行甲状腺肿块空芯针穿刺活检(core needle biopsy,CNB),病理结果示(图2):增生的淋巴细胞异型性显著,细胞中等偏大,呈中心细胞样或中心母细胞样,符合 B 细胞非霍奇金淋巴瘤(GCB 亚型)。免疫组化结果示:CD20 弥漫强(+),CD21 肿瘤性 B 细胞(+),CD10 部分弱(+),BCL-6(+),BCL-2 约10% 中至强(+),C-MYC 约28% 弱至中等(+),Ki-67(约80% +),CK(-),MUM1(-),Cyclin D1(-),TdT(-),TTF-1(-)。原位杂交结果示:EBER(-)。双侧髂骨骨髓细胞学正常,骨髓病理正常。国际预后指数(IPI)评分 2 分,低中危(年龄 72 岁,LDH 大于正常,ECOG 1 分,分期 ⅡEA,甲状腺侵犯)。

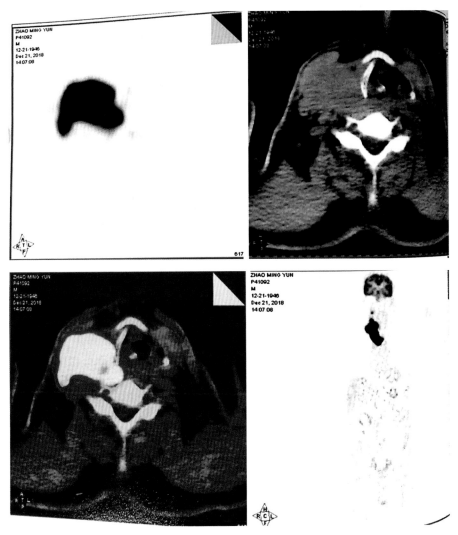

甲状腺右叶高代谢病灶,上缘至梨状窝水平,下缘至胸骨后,压迫气管、食管以及右侧喉咽结构,SUVmax 27.5,右侧胸锁乳突肌下多发结节高代谢灶,双侧颌下区、左侧胸锁乳突肌下、颏下区、双侧肺门及纵隔多发肿大淋巴结

图 1　PET-CT 检查结果

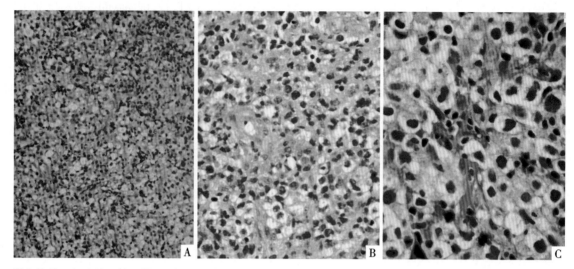

增生的淋巴细胞异型性显著,细胞中等偏大,呈中心细胞样或中心母细胞样(HE 染色;A:×40;B:×100;C:×400)

图2　病理学检查结果

3.诊治过程

根据患者实验室检查、影像学检查、病理学检查等,诊断:DLBCL(GCB 亚型,IPI 2 分,低中危,ⅡEA 期)。2018 年 12 月 30 日给予 R-CHOP 方案治疗 1 周期,化疗药物分天分次使用,水化、碱化预防肿瘤溶解综合征,治疗后患者颈部肿块明显缩小,治疗后患者胸闷、气促缓解,疗效为部分缓解(PR),Ⅲ度血液毒性;后继续 R-CHOP 治疗 5 周期,以及利妥昔单抗治疗 2 周期,4 周期及 8 周期时行(PET-CT)复查,疗效为完全缓解(CR)。后定期随诊。患者甲状腺功能减退症、硬皮病、糖尿病、高血压等基础疾病在相应专科治疗。

三、讨论

本例患者的临床表现与既往研究相似,以颈部大肿块为首发表现,伴胸闷、气促等压迫症状,患者伴甲状腺功能减退以及 HT。既往研究[6]证实 HT 患者发生 PTL 的风险高,而且 PTL 在甲状腺炎高发地区的发病率和患病率较高,可能与长期慢性的抗原或炎症刺激激活 B 淋巴细胞分泌自身抗体,致黏膜相关性淋巴组织反应增生,继而淋巴细胞克隆性增生有关。PTL 与甲状腺癌的临床表现及体征均有相似性,导致确诊难度大。另外甲状腺彩超及 CT 在诊断 PTL 缺乏特异性表现,难以与甲状腺其他恶性肿瘤尤其是甲状腺未分化腺癌鉴别。彩超的特异性约 30%[7]。有研究[8]显示,相对于 PTL 患者,钙化征象在甲状腺间变癌患者的 CT 更常见;另外 ^{18}F-FDG PET-CT 可用于 PTL 和慢性甲状腺炎的鉴别诊断,PTL 组 SUVmax 明显高于慢性甲状腺炎组,而 CT 密度明显低于慢性甲状腺炎组[9]。本例患者的彩超、PET-CT 等均发现甲状腺肿块,PET-CT 的 SUVmax 高达 27.5,提示甲状腺恶性肿瘤,但无法确诊。因此,虽然影像学在诊断 PTL 有一定的难度,但对评估 PTL 的预后、临床分期至关重要,可以更好地指导临床治疗。

PTL 比较罕见,影像学诊断方面缺乏特异性,因此病理学检查是诊断 PTL 的金标准。PTL 的穿刺活检与其他甲状腺恶性肿瘤的方法不同,应该遵循淋巴瘤穿刺活检方式,推荐 CNB。虽然细针穿刺细胞学检查(fine needle aspiration cytology, FNAC)的敏感性较低,有 meta 分析显示敏感性仅48%,但考虑 PTL 缺乏特异性,FNAC 仍是甲状腺组织取样的初始诊断程序。而 CNB 更有可能对淋巴瘤负担较大的患者做出明确诊断,是由于 CNB 能获取更多的病理组织并保留病理组织结构,敏感性更高[10]。本例患者初次彩超等影像学检查缺乏特异性,初次诊断时采用 FNAC,诊断为甲状腺恶性肿瘤,因组织较少,无法行免疫组化,后续行 CNB,获取更多病理组织行免疫组化,从而诊断为 PTL(DLBCL),符合临床诊疗规范。因此不管 FNAC 的结果如何,如果怀疑为 PTL,建议进行 CNB 以明确诊断和免疫组化检查,指导精准分型和治疗。局部手术切除活检可获取完整病灶切片进行病理诊断,准确率高,可作为其他方法无法确诊的诊断补充及评估其他诊断方法的准确率[11]。在西方国家,最常见的亚型是 DLBCL(>50%),其次是黏膜相关淋巴组织淋巴瘤(mucosa-associated lymphoid tissue lymphoma,MALT)(10%~30%)和滤泡淋巴瘤(2%~10%)。有文献[12]报道,MALT、DLBCL 和滤泡淋巴瘤分别为 50%~80%、20%~30% 和 12%,免疫组化在鉴别 PTL 和其他甲状腺恶性肿瘤,以及不同淋巴瘤亚型中发挥至关重要的作用,本例患者通过多个免疫组化指标诊断 DLBCL(GCB 亚型)。因此,CNB 是诊断 PTL 的主要手段,FNAC 和局部手术切除活检是补充诊断手段,另外免疫组化在鉴别 PTL 时起重要作用。

由于缺乏大型前瞻性临床研究,所以 PTL 最佳治疗方式仍存在争议。PTL 主要治疗方法有手术治疗、放疗、化疗、靶向治疗和综合治疗,治疗方式的选择取决于病理亚型、分期,以及 IPI 危险分级,通常采用化疗和局部放疗相结合的方法治疗。部分病灶残留的患者可以从手术治疗中获益,化疗一般包括环磷酰胺、阿霉素、长春新碱和强的松的 CHOP 方案,但也可以使用其他联合方案,抗 CD20 的利妥昔单抗联合 CHOP 方案在 PTL 的治疗中显示出良好的效果,放射剂量一般采用 30~60 Gy。通过积极治疗,PTL 患者的 5 和 10 年生存率分别为 75% 和 59%[12]。与 MALT 淋巴瘤等惰性淋巴瘤治疗有所不同,DLBCL 为侵袭性强的淋巴瘤,R-CHOP 方案联合或不联合放疗为标准治疗模式,对于局限期的 DLBCL,化疗与放疗联合治疗优于单纯化疗,尤其对于大肿块的患者[13]。本例患者分期为ⅡEA 期,IPI 评分为低中危患者,采用 R-CHOP 方案治疗 6 周期,以及单药利妥昔单抗治疗 2 周期,疗效 CR,目前仍在随访过程中,符合目前诊疗规范治疗。PTL 的预后主要与临床分期密切相关,Ⅰ期 PTL 部分患者 5 年生存率可达到 100%,而Ⅳ期患者预后较差[14]。其次,PTL 的预后也与病理类型相关,MALT 淋巴瘤和 DLBCL 的 PTL 患者 5 年生存率分别为 84.4% 和 66.4%[15]。另外有研究[16]发现年龄也是预后因素等。另外需要引起重视的是在部分 PTL 患者中,治疗后甲状腺内残余 FDG 摄取并不一定意味着预后不良,可能与 PTL 合并甲状腺炎相关[17]。截至 2020 年 3 月,本例患者生存时间达 15 个月。因此 PTL 的治疗策略主要遵循临床分期和病理类型,而且患者的预后也与此紧密相关。

四、结论

PTL 多与 HT 有关,通常表现为颈部大肿块伴随压迫症状。PTL 最常见的类型是 DLBCL 和 MALT。影像学检查因特异性较差,临床上对于怀疑为 PTL 的患者,CNB 应为常规手段,FNAC 或手术可以作为补充手段,避免漏诊。另外免疫组化在诊断淋巴瘤不同亚型中起重要作用。治疗方案应遵循临床分期和病理学类型,且这些临床特点与预后相关,主要治疗以化疗、放疗和靶向治疗为主,部分肿瘤残留患者可从手术治疗获益。

五、诊治体会

PTL 发病率低,主要与 HT 相关,临床上应对 HT 患者加强监测,做到早期发现、早期诊断和早期治疗。因 PTL 缺乏特异性实验室检查指标和影像学表现,在临床上容易漏诊,因此在 FNAC 的初筛基础上 CNB 在诊断中至关重要。因为 PTL 的治疗和甲状腺癌的治疗方式不同,手术并不能改善患者的预后,因此确诊后可避免手术带来的创伤。PTL 的治疗应根据患者临床分期和病理类型选择不同的治疗模式,对于确诊的 PTL 患者,鉴于疾病的复杂性,应开展多学科在内的 MDT 讨论以制定最佳的治疗措施、改善患者的预后。另外,寻找新的诊断标志物、阐明发病的分子机制、开发新的治疗靶点将是未来研究的方向。

参考文献

[1] VARDELL NOBLE V, ERMANN D A, GRIFFIN E K, et al. Primary thyroid lymphoma: an analysis of the national cancer database[J]. Cureus, 2019, 11(2): e4088.

[2] TRAVAGLINO A, PACE M, VARRICCHIO S, et al. Hashimoto thyroiditis in primary thyroid non-hodgkin lymphoma[J]. Am J Clin Pathol, 2020, 153(2): 156-164.

[3] 周玥, 许霞, 徐欢, 等. 37 例原发甲状腺淋巴瘤的临床病理特征及疗效分析[J]. 临床耳鼻咽喉头颈外科杂志, 2018, 32(20): 30-35.

[4] ALYAMI H, ALSOFYANI T, BU B M, et al. Primary diffuse B-cell thyroid lymphoma: case report and literature review[J]. Case Rep Oncol, 2018, 11(2): 505-510.

[5] PAVLIDIS E T, PAVLIDIS T E. A review of primary thyroid lymphoma: molecular factors, diagnosis and management[J]. J Invest Surg, 2019, 32(2): 137-142.

[6] THIEBLEMONT C, MAYER A, DUMONTET C, et al. Primary thyroid lymphoma is a heterogeneous disease[J]. J Clin Endocrinol Metab, 2002, 87(1): 105-111.

[7] HIROKAWA M, KUDO T, OTA H, et al. Preoperative diagnostic algorithm of primary thyroid lymphoma using ultrasound, aspiration cytology, and flow cytometry[J]. Endocr J, 2017, 64(9): 859-865.

[8] ISHIKAWA H, TAMAKI Y, TAKAHASHI M, et al. Comparison of primary thyroid lymphoma with anaplastic thyroid carcinoma on computed tomographic imaging[J]. Radiat Med, 2002, 20(1): 9-15.

[9] NAKADATE M, YOSHIDA K, ISHII A, et al. Is 18F-FDG PET/CT useful for distinguishing between primary thyroid lymphoma and chronic thyroiditis? [J]. Clin Nucl Med, 2013, 38(9): 709-714.

[10] ZHANG L, CASTELLANA M, VIRILI C, et al. Fine-needle aspiration to diagnose primary thyroid lymphoma: a systematic review and meta-analysis[J]. Eur J Endocrinol, 2018. doi: 10.1530/EJE-18-0672.

[11] SAKORAFAS G H. What's the role of surgery in the management of primary thyroid lymphoma? [J]. Acta Oncol, 2011, 50(2): 319-320.

[12] SUZUKI A, HIROKAWA M, HIGASHIYAMA T, et al. Flow cytometric, gene rearrangement, and karyotypic analyses of 110 cases of primary thyroid lymphoma: a single-institutional experience in Japan [J]. Endocr J, 2019, 66(12): 1083-1091.

[13] 梁鹏, 王森, 陈康兵, 等. 原发性甲状腺恶性淋巴瘤的诊治及进展[J]. 中华耳鼻咽喉头颈外科杂志, 2016, 51(4): 313-316.

[14] BELAL A A, ALLAM A, KANDIL A, et al. Primary thyroid lymphoma: a retrospective analysis of prognostic factors and treatment outcome for localized intermediate and high grade lymphoma[J]. Am J Clin Oncol, 2001, 24(3): 299-305.

[15] SAKORAFAS G H, KOKKORIS P, FARLEY D R. Primary thyroid lymphoma (correction of lympoma): diagnostic and therapeutic dilemmas[J]. Surg Oncol, 2010, 19(4): e124-e129.

[16] CHEN E D, WU Q L, JIN Y X, et al. Clinicopathological characteristics and prognostic factors for pri-

mary thyroid lymphoma:report on 28 Chinese patients and results of a population-based study[J]. Cancer Manag Res,2018,10:4411-4419.

[17]FUJII H,NAKADATE M,TANAKA H,et al. Residual FDG uptake of primary thyroid lymphoma after treatment may overestimate residual lymphoma[J]. Ann Nucl Med,2016,30(10):756-759.

● 专家点评 ●

华中科技大学同济医学院附属同济医院 李兴睿

原发性甲状腺淋巴瘤(primary thyroid lymphoma,PTL)是一种罕见的恶性肿瘤。根据定义,PTL仅指原发于甲状腺的淋巴瘤,可以累计颈部区域淋巴结。PTL占所有甲状腺恶性肿瘤的1%~5%,占所有结外淋巴瘤的1%~2%,占非何杰金氏淋巴瘤的3%。PTL多发生于50~80岁左右人群中,男性发生PTL较女性早5~10年,男女发病率比为1:3。因其发病率很低,故在临床上未予以足够重视。PTL临床上无特殊表现,大多数最常见为短期内(1~3个月)迅速增大的甲状腺肿块,其他症状如呼吸困难、吞咽困难、声音嘶哑等,可能由于肿块压迫所致。PTL常见的全身症状包括淋巴瘤症状,如发热、盗汗、体重减轻等。另外,临床上也有少数惰性淋巴瘤表现为无症状的甲状腺肿块,行甲状腺切除术后常规病理检查意外发现PTL的情况

临床分期根据1971年Am Arbor会议淋巴瘤标准:①ⅠE:PTL伴或不伴周围软组织侵犯;②ⅡE:PTLs侵及同侧纵隔淋巴结;③ⅢE:PTL侵及纵隔两侧淋巴结和(或)脾;④ⅣE:PTL播散至其他结外部位。PTL病理类型大多为B细胞来源的非霍奇金淋巴瘤(non-Hodgkin's lymphoma,NHL),主要分为黏膜相关淋巴组织淋巴瘤和大B细胞淋巴瘤两大类。相对而言,弥漫性大B细胞型淋巴瘤(diffuse large B-cell lymphoma,DLBCL)的恶性程度高,预后较差,黏膜相关淋巴组织型结外边缘区B细胞型(extranodal marginal zone B-cell lymphoma of mucosa associated lymphoid tissue,MALT)淋巴瘤的预后尚可。MALT可发展成DLBCL,2种病理类型可同时存在于同一甲状腺腺体中形成混合型。其他罕见的亚型包括滤泡型、小淋巴细胞型和霍奇金淋巴瘤,以及T细胞、套细胞和淋巴母细胞淋巴瘤。

一般认为,PTL的发病与慢性淋巴细胞性甲状腺炎密切相关;慢性淋巴细胞性甲状腺炎患者(特别是具有20~30年病史者)患PTL的风险是一般人群的40~80倍,0.5%~0.6%桥本甲状腺炎患者可能发生PTL;而约80%PTL患者伴有桥本甲状腺炎。其可能机制为,慢性自身免疫性炎症长期刺激,使得淋巴细胞增生从而具备恶性转化的能力。

PTL诊断较为困难,极易被误诊为桥本甲状腺炎、甲状腺未分化癌或其他疾病。临床上,患者出现甲状腺结节或整个腺体快速增大,特别是伴有长期慢性淋巴细胞性甲状腺炎病史者,应高度怀疑PTL可能。血清学标记物、影像学检查可提供进一步诊断依据,但主要依靠组织病理学检查确诊。约95%的患者血清中抗微粒体抗体及抗甲状腺球蛋白抗体升高;部分PTL患者血清乳酸脱氢酶升高,且提示恶性程度较高;β2-微球蛋白升高可用于监测复发情况。超声、CT、MRI及PET等影像学检查也被用于临床诊断PTL和分期评估,以超声最为常用;但需与弥漫性慢性淋巴细胞性甲状腺炎及其他甲状腺肿瘤相鉴别。

病理学检查是确诊PTL的主要手段。有文献报道,细针穿刺细胞学检查(FNAC)可识别30%~80%的甲状腺淋巴瘤患者,建议作为一线诊断程序;但也有越来越多学者认为,FNAC灵敏度和特异度较低,且无法区分PTL组织分型,临床价值有限。相比于FNAC,空心针穿刺活检(CNB)可获取更多的组织及更好地保持组织形态,具有更高的敏感性,且创伤较小、术后并发症少;因此更多学者建议CNB联合免疫组化作为PTL首选诊断方式,可减少重复活检的可能性。但值得一提的是,无论

FNAC 或 CNB 都存在取样不全的问题,尤其对于 MALT 与 DLBCL 组织学亚型混合共存的病例,手术切除仍然是不遗漏侵袭性组织学亚型的关键手段。

由于缺乏大型前瞻性临床研究,所以 PTL 最佳治疗方式仍存在一定争议。由于目前缺乏有效的临床随机对照研究,其治疗方案大多数参照结外非霍奇金淋巴瘤的治疗方案,且诊疗方案应根据病理学类型、肿瘤侵犯程度及分期进行个体化选择。PTL 主要治疗方法有手术治疗、放疗、化疗、靶向治疗和综合治疗等。

多数研究证明,单独的手术治疗并不能改善大多数 PTL 患者的预后,因此临床上不再建议通过切除肿瘤来改善患者的预后。目前手术治疗主要用于局限于甲状腺被膜内的 MALT(ⅠE 期)患者,伴有严重气道梗阻需手术缓解症状患者,或作为明确诊断的手段。但当肿瘤较大(直径>10 cm)或怀疑高侵袭性肿瘤时,则是手术的禁忌证。

PTL 非手术治疗方式的选择取决于病理亚型、分期,以及 IPI 危险分级,通常采用化疗和局部放疗相结合的方法治疗。对于早期的 MALT 患者,治疗上更倾向于单独的放射治疗;对于 DLBCL 及混合型等病理恶性程度高,侵犯周围组织及远处转移的患者建议行化疗联合放射治疗。化疗一般包括环磷酰胺、阿霉素、长春新碱和强的松的 CHOP 方案。对于 B 细胞表面 CD20 阳性的 PTL 患者,可以考虑应用靶向治疗药物利妥昔单抗;目前该药也用于其他 DLBCL 患者的治疗。

《原发性甲状腺淋巴瘤 11 例》一文中,病例资料(包括影像学资料和病理免疫组化结果)均较完整,患者的随访数据完善,对于罕见病,病例数量比较难得。11 例患者中,仅 3 例行 CNB 得以明确 PTL 诊断,未行手术治疗,直接予以化疗为主的综合治疗;其余 8 例在未明确诊断的情况下接受了不同类型的手术治疗。此项数据再次证明 CNB 对于 PTL 诊断的重要价值。文中分析讨论了 PTL 的超声表现,指出"可疑超声表现为:显著低回声,后方回声增强,血流丰富且无钙化、坏死",具有一定参考意义,同时,作者也指出"CNB 应作为首选诊断措施,最大限度减少患者不必要手术,避免误诊,更早地干预治疗。如初次行 FNAC 未确诊或确定亚型,则应尽快行 CNB 确诊",也符合临床主流意见,值得推广。遗憾的是,由于样本数量的原因,作者未能分析影响 PTL 预后的临床因素,如病理类型、肿瘤分期、治疗方式等,建议可以采用 meta 分析等方式,收集更多临床病例,进一步分析 PTL 预后影响因素,提供更多的指导意见。

《原发性甲状腺淋巴瘤一例》一文中,该例患者临床资料详尽,通过非手术治疗:R-CHOP 方案治疗 6 周期,利妥昔单抗治疗 8 周期 PET-CT 复查疗效 CR;为较成功的治疗病例,对以后 PTL 诊疗有一定的参考意义。美中不足的是缺乏治疗后各周期的影像数据,随访资料也过于简短。讨论部分结合大量文献探讨 PTL 诊疗进展。结论部分关于诊断和治疗方面,"临床上对于怀疑为 PTL 的患者,CNB 为常规手段,FNAC 或手术可以作为补充手段,避免漏诊。另外免疫组化在诊断淋巴瘤不同亚型中起重要作用,治疗方案应遵循临床分期和病理学类型,且这些临床特点与预后相关,主要治疗以化疗、放疗和靶向治疗为主,部分肿瘤残留患者可从手术治疗获益"等意见,与现有诊疗建议相符,值得重视和推广。

总体而言,PTL 患者应遵循早诊断,个体化采用手术、放化疗综合治疗等原则。临床上,PTL 的漏诊率较高,临床医生应重视和提高 PTL 的筛查力度。对于具有多年慢性淋巴细胞性甲状腺炎史、短期内出现颈部肿物迅速增大、高度怀疑为 PTL 的患者,尽早考虑 CNB 或手术活检,避免漏诊。对于确诊的 PTL 患者,鉴于疾病的复杂性,应及时开展多学科会诊,制定最佳治疗措施,改善患者的预后。

病例35 甲状腺呈胸腺样分化癌一例

董文武,王志宏,张 浩

中国医科大学附属第一医院

一、前言

甲状腺呈胸腺样分化癌(carcinoma showing thymus-like differentiation,CASTLE)又称甲状腺内上皮样胸腺瘤,是一种发生于甲状腺的罕见恶性肿瘤,仅占全部甲状腺癌的0.10%~0.15%,其在组织学和免疫表型上与胸腺癌相似。目前国内外文献[1-4]报道的CASTLE有100余例,主要见于成年人,女性患者多见,且预后较好。多数患者主要表现为颈部包块,部分伴有声音嘶哑、干咳等症状。根治性手术为其主要治疗手段。但是对CASTLE术前诊断困难,穿刺病理免疫组化结果CD5阳性可协助诊断。现就笔者诊治的一例CASTLE患者的临床病理特征、治疗及预后情况报道如下。

二、病例资料及诊治过程

患者,男性,57岁,以"声音嘶哑1个月,发现甲状腺肿物5 d"为主诉入院。无心悸、气短、多食善饥、烦躁易怒等甲状腺功能亢进症状,无呼吸及吞咽困难等压迫症状。查体:甲状腺右叶下极可触及一最大径约3 cm的单发结节,质硬,无压痛,界限不清,随吞咽上下活动,颈部未触及肿大淋巴结。超声检查:甲状腺右叶下极见低回声结节,约32.5 mm×24.9 mm,形态不规则,边界欠清晰(TI-RADS 4c级);双颈部无明显肿大淋巴结(图1)。甲状腺CT检查示:甲状腺右叶下极可见一低密度影,边界不清;增强扫描轻度强化(图2)。纤维电子喉镜示:右侧声带旁正中位固定,左侧声带运动正常。甲状腺功能正常。术前未行穿刺病理检查,但根据患者甲状腺结节超声特征,考虑恶性可能性大,遂建议手术。术中见甲状腺右叶下极有一约3 cm×2.5 cm×2.5 cm大小质硬结节,与胸骨甲状肌粘连,界限不清,且侵及右侧喉返神经,未发现明显肿大淋巴结。将右叶结节与喉返神经锐性分离,神经完整性良好,肉眼无明显癌灶残留。将包括右叶结节在内的甲状腺右叶及峡部连同受侵的胸骨甲状肌一并切除送术中冰冻病理,病理回报:甲状腺滤泡上皮重度异型增生,局部恶变;遂将甲状腺左叶完整切除,清扫中央区淋巴结后送术后病理。大体病理:肿物最大径约3 cm,近球形,切面白色,致密,质硬,无包膜。镜下所见:甲状腺结构破坏,呈巢排列,中间见明显的纤维组织分隔,细胞呈多角形,核大,核仁明显,局部显示鳞状上皮分化,间质见较多淋巴细胞(图3A)。免疫组化结果:CD5(图3B)、细胞角蛋白-19、上皮细胞膜抗原、P63 阳性,Ki-67 阳性指数约30%,甲状腺球蛋白、降钙素、甲状腺转录因子-1、P53 阴性。术后病理诊断:CASTLE,侵及肌肉,无淋巴结转移。患者术后恢复良好,拒绝任何辅助治疗。随访18 个月肿瘤无复发及转移。

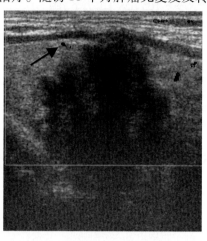

图1　甲状腺超声检查结果

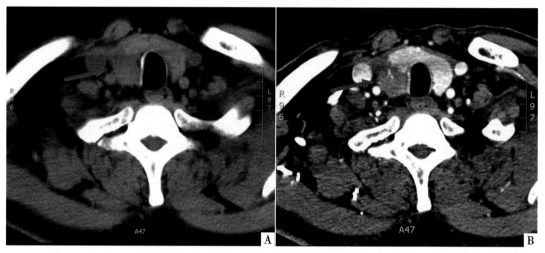

A:平扫;B:增强扫描。甲状腺右叶下极可见一低密度影(箭头所示),边界不清

图2　甲状腺CT 平扫+增强扫描检查结果

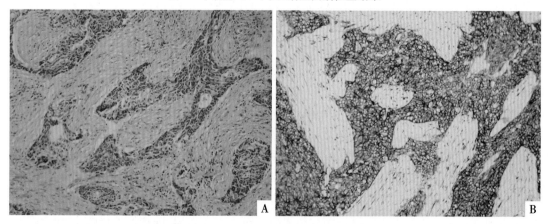

A:HE 染色结果显示甲状腺结构破坏,呈巢排列,中间见明显的纤维组织分隔,细胞多角形,核大,核仁明显,局部显示鳞状上皮分化,间质见较多淋巴细胞;B:CD5 免疫组化呈阳性

图3　甲状腺右叶病理检查结果

三、讨论

CASTLE 是一种少见的发生于甲状腺的恶性肿瘤,仅占所有甲状腺癌的 0.10% ~ 0.15%[1],因其结构与胸腺上皮性肿瘤类似,又称甲状腺内上皮性胸腺瘤。1985 年由 Miyauchi 等[2]首次报道,2004 年被纳入 WHO 甲状腺肿瘤分类正式命名。目前国内外文献报道的 CASTLE 有 100 余例。CASTLE 好发于成人,女性多见,多数位于甲状腺下极,常浸润甲状腺外软组织及器官或发生区域淋巴结转移[3-4]。超声和 CT 检查对疾病诊断均无特异性,术前明确诊断比较困难。目前 CD5 是 CASTLE 诊断与鉴别诊断中最常用的免疫组织化学标志物,其敏感性和特异性可分别达到 82% 和 100%[3]。

CASTLE 总体上预后较好,5 年和 10 年疾病特异性生存率分别可达到 90% 和 82% 。但是,肿瘤复发较常见,而且一些病例呈现很强的侵袭性,包括远处转移。根治性手术治疗被认为是最佳治疗方案,包括甲状腺切除、受侵组织和器官的切除以及颈部淋巴结清扫。全甲状腺切除术的手术指征是存在明显的腺外侵犯,临床显著的淋巴结转移或远处转移。对于单发、腺体内型且无临床可触及的颈部肿大淋巴结和远处转移的患者,至少行甲状腺腺叶切除术。常规行中央区淋巴结清扫,对于存在可疑或病理证实淋巴结转移的患者行治疗性侧颈淋巴结清扫术。CASTLE 对放疗敏感。因此,对于存在高侵袭性临床病理学特征(比如腺外侵犯或淋巴结转移)的患者,可建议行放疗。对于淋巴结转移阴性的患者,可仅行手术治疗。化疗通常用于存在远处转移或肿瘤无法根治性切除的患者。化疗有助于缩小肿瘤,迅速缓解气道压迫症状。

四、结论

CASTLE 是一种少见的甲状腺恶性肿瘤,预后较好,有易复发、部分表现出很强的侵袭性、术前诊断困难等特点,术前细针穿刺病理及 CD5 免疫组化染色结果阳性有助于确定诊断,目前根治性手术是最佳治疗方案。

五、诊治体会

①CASTLE 术前明确诊断比较困难,穿刺病理学检查结合免疫组化标志物 CD5 阳性有助于明确诊断。本例患者拒绝上述检查,医生根据甲状腺结节超声特征,考虑恶性可能性大,建议手术。②本例患者术中右叶肿物侵及胸骨甲状肌和喉返神经,在有效保护喉返神经的前提下,将甲状腺右叶及峡部连同受侵的胸骨甲状肌一并切除,待术中病理明确右叶肿物为恶性肿瘤后,将甲状腺左叶完整切除,进而行中央区淋巴结清扫,手术方案合理、严谨和规范。③本例患者甲状腺肿瘤得到根治性切除,但患者存在肿瘤侵及胸骨甲状肌和喉返神经的高侵袭性临床病理学特征,建议患者接受放疗。患者及家属拒绝放疗,随访 18 个月肿瘤无复发及转移。

参考文献

[1]HUANG C Y,WANG L,WANG Y,et al. Carcinoma showing thymus-like differentiation of the thyroid (CASTLE)[J]. Pathol Res Pract,2013,209(10):662-665.

[2]MIYAUCHI A,KUMA K,MATSUZUKA F,et al. Intrathyroidal epithelial thymoma:an entity distinct

from squamous cell carcinoma of the thyroid[J]. World J Surg,1985,9(1):128-135.

[3]ITO Y,MIYAUCHI A,NAKAMURA Y,et al. Clinicopathologic significance of intrathyroidal epithelial thymoma/carcinoma showing thymus-like differentiation:a collaborative study with Member Institutes of The Japanese Society of Thyroid Surgery[J]. Am J Clin Pathol,2007,127(2):230-236.

[4]SUN T Q,WANG Z Y,WANG J,et al. Outcome of radical resection and postoperative radiotherapy for thyroid carcinoma showing thymus-like differentiation[J].World J Surg,2011,35(8):1840-1846.

● 专家点评 ●

中南大学湘雅医院　李新营

甲状腺呈胸腺样分化癌(carcinoma showing thymus-like differentiation,CASTLE)是一种罕见的颈部低度恶性肿瘤,具有潜在的神经内分泌功能。该病可发生在甲状腺组织内,亦可分布于腺外周围软组织中,形态特征表现与淋巴上皮瘤和原发性鳞癌相似,具有胸腺样分化的特征。因缺乏特异性表现,临床上易误诊为甲状腺髓样癌或原发性甲状腺鳞状细胞癌。除此之外,还需与异位错构瘤性胸腺瘤、胸腺样分化的梭形细胞肿瘤、滤泡树突细胞肉瘤等鉴别诊断。结合 CASTLE 特征性的发病部位(甲状腺下极)和常易累及周围脏器组织的影像学特征,以及免疫组化标记物 CD5、CD117 等结果即可明确诊断。

目前大部分文献报道 CASTLE 预后良好,生物学行为呈惰性。但部分 CASTLE 常呈浸润性生长,极易累及甲状腺外组织,如喉返神经、胸骨甲状肌、食管、气管等,亦有报道 CASTLE 在短期内出现复发并脑转移后死亡的病例。因此建议早期积极手术治疗并尽量做到 R0 切除。对于高侵袭性的 CASTLE,术后辅助放疗是否可以明显改善患者预后仍需后续的研究证实,但对于不能做到 R0 切除或者无法行手术切除的晚期患者,建议予以放疗清除肿瘤残余灶、减轻肿瘤负荷、暂缓疾病进展,从而降低术后复发率,提高患者生存率。

鉴于众多文献对于 CASTLE 的报道都是个案病例报告或小样本研究,缺乏大样本多中心以及长期随访的临床数据支持,且尚未有公认的 CASTLE 诊疗指南。因此,对于这种较为罕见的疾病,特别是合并腺外脏器侵犯的病例,建议采取多学科协作诊疗的综合诊疗模式,联合肿瘤放疗科、化疗科以及头颈外科等相关科室术前共同评估患者情况,多学科协作,制定个体化的诊疗方案和随访计划。

病例36　分化型甲状腺癌[131]I全身显像卵巢畸胎瘤显影一例

谭志强,李艳霞,弓　健,徐　浩

暨南大学附属第一医院

一、前言

甲状腺乳头状癌属于分化型甲状腺癌(differentiated thyroid cancer,DTC),是能用放射性核素[131]I治疗并有显著疗效的肿瘤。目前,国际上公认的DTC治疗方案为手术联合放射性[131]I治疗+甲状腺激素抑制。[131]I全身显像有助于DTC的临床分期,为制订后续治疗计划提供重要的诊断依据。[131]I全身显像的异常放射性浓聚可提示体内存在有残余甲状腺组织或甲状腺癌转移灶,但是需要与表现为阳性摄取的非甲状腺肿瘤相鉴别。有研究[1]报道,盆腔区域表现为假阳性显像的肿瘤包括有卵巢甲状腺肿、畸胎瘤、子宫肌瘤、卵巢囊腺瘤等。Yoon等[2]曾报道一例卵巢畸胎瘤摄取[131]I的病例,国内尚未见相关报道。

二、病例资料及诊治过程

患者,女性,34岁,因发现"右侧甲状腺结节1个月"入院。于2014年10月在我院行"腔镜甲状腺右叶全切+左叶近全切+峡部锥状叶切除+双侧喉返神经探查术+右侧颈部中央区淋巴结清扫"。术后病理提示:右叶、锥状叶甲状腺乳头状癌(3 cm×3 cm×1.3 cm)伴颈部淋巴结转移(1/5)。术后常规服用优甲乐125 μg,1次/d。患者停用优甲乐3周,2016年3月24日返院行[131]I治疗。实验室检查:TSH 18.76 mIU/L(正常值0.55～4.78 mIU/L),Tg 0.251 ng/mL(正常值0.73～84 ng/mL);彩超提示左侧颈部Ⅲ区淋巴结肿大;CT检查提示颈部、锁骨上多发小淋巴结,最大者位于左侧,大小约1.1 cm×0.9 cm;全身骨显像未见异常活动性骨质病变,膀胱上方见一弧形压迫切迹(图1);口服[131]I 2 mCi 24 h后行诊断性[131]I全身显像,颈部见异常放射性浓聚灶;膀胱上方2.5 cm见异常放射性浓聚灶。根据术前检查结果及患者病史,于2016年3月24日给予患者[131]I 150 mCi口服治疗(图2A、B),3 d后再次行治疗剂量[131]I全身显像(图2C、D),对比诊断性[131]I全身显像,盆腔相同位置见异常放射性浓聚灶,大小约1.2 cm×1.3 cm。2周后门诊复查MRI(图3)示:盆腔偏右侧见一类圆形异常肿块影,与右侧附件分界不清,呈混杂信号,可见脂肪及钙化成分,并可见完整包膜,大小约6.5 cm×7.3 cm×6.2 cm;增强扫描后显示包膜明显强化。于2016年4月8日行"腹腔镜右侧卵巢畸胎瘤剥除+盆腔粘连松解术"(图4),术后病理(图5)示:右侧卵巢成熟型囊性畸胎瘤。

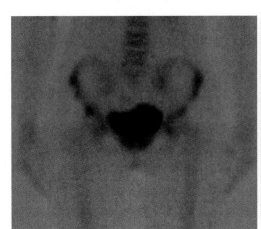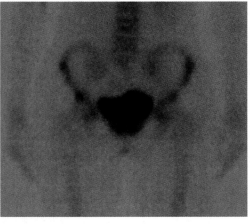

膀胱右上方可见一弧形压迫切迹

图1 全身骨显像

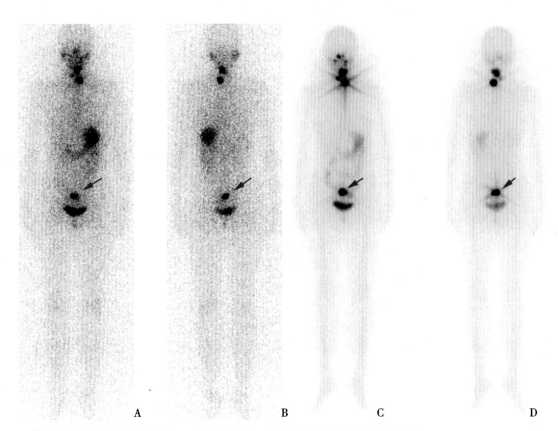

A B C D

颈部可见多个异常放射性浓聚区,膀胱上方同一位置可见异常放射性浓聚灶,约1.2 cm×1.3 cm;A、C 为前位;B、D 为后位

图2 ^{131}I治疗前(A、B)、后(C、D)的全身显像

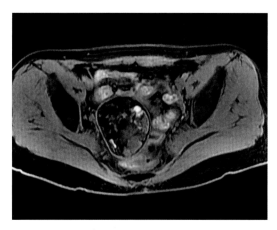

盆腔偏右侧可见一类圆形异常肿块影,大小约6.5 cm×7.3 cm×6.2 cm,肿块呈混杂信号,其内可见脂肪及钙化成分,肿块与右侧附件分界不清,肿块可见完整包膜。增强扫描肿块包膜明显强化

图3 盆腔 MRI

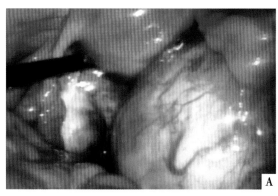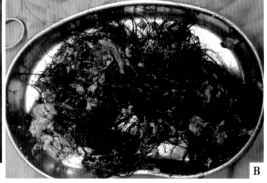

A:肿瘤具有灰白色囊壁样组织;B:为切开肿物所见,其内有大量毛发和皮脂样物

图4 术中所见

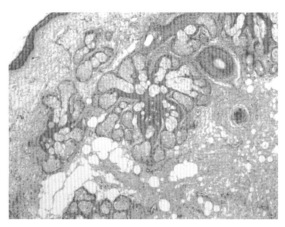

可见来自外胚层的成熟性组织如角化鳞状上皮、皮脂腺、汗腺、毛囊等,符合成熟型囊性畸胎瘤

图5 术后病理切片

三、讨论

成熟型囊性畸胎瘤约占卵巢肿瘤的20%,其中约15%含有甲状腺组织[3]。此例卵巢畸胎瘤病理检查未发现甲状腺组织,其摄取[131]I的机制尚未明确,可能的机制如下:①卵巢畸胎瘤内含有甲状腺组织,或能表达功能性钠碘同向转运体(sodium-iodide symporter,NIS)的非甲状腺组织[4];②本例卵巢畸胎瘤较大,[131]I的蓄积可能与肿瘤压迫周围组织引起的炎症反应有关;③与肿瘤上皮内层可渗透性被动型扩散有关[5]。

四、结论

[131]I全身显像常有各种假阳性摄取,干扰诊断以及治疗计划的制订。此文展示了一个罕见病例,在DTC患者[131]I全身显像中表现为阳性摄取,根据[131]I异常摄取情况提示有盆腔占位并通过MRI检查进一步确诊,手术病理结果为成熟型畸胎瘤。

五、诊治体会

目前公认的DTC治疗方法是手术治疗联合[131]I治疗以及TSH抑制治疗。[131]I治疗前建议常规行诊断性[131]I全身显像检查,充分了解患者残余甲状腺及远处转移情况,当发现存在[131]I异常摄取情况时,应仔细分析其异常摄取原因,并进一步行相关检查明确诊断,排除病理性摄取可能。

参考文献

[1]OH J R,AHN B C. False-positive uptake on radioiodine whole-body scintigraphy:physiologic and pathologic variants unrelated to thyroid cancer[J]. Am J Nucl Med Mol Imaging,2012,2(3):362-385.

[2]YOON S,SOO HONG I. Ovarian teratoma mimicking metastasis on I-131 scan:a case report[J]. Nucl Med Mol Imaging (2010),2013,47(1):52-54.

[3]MAKANI S,KIM W,GABA A R. Struma Ovarii with a focus of papillary thyroid cancer:a case report and review of the literature[J]. Gynecol Oncol,2004,94(3):835-839.

[4]MISHRA A,PAL L,MISHRA S K. Distribution of Na$^+$/I$^-$ symporter in thyroid cancers in an iodine-deficient population:an immunohistochemical study[J]. World J Surg,2007,31(9):1737-1742.

[5]CHUDGAR A V,SHAH J C. Pictorial review of false-positive results on radioiodine scintigrams of patients with differentiated thyroid cancer[J]. Radiographics,2017,37(1):298-315.

● 专家点评 ●

中国医学科学院北京协和医院　林岩松

　　本文介绍了一例分化型甲状腺癌术后在^{131}I诊断及治疗性全身显像表现为高摄取并被病理证实为卵巢畸胎瘤的病例,影像学资料展示清晰明确,补充了我国此类较为罕见的^{131}I显像异常摄取的证据;具有一定临床价值,提醒了临床医生在遇到异位摄取时应保持警惕,要结合患者个体病史、体征、血清学及影像学检查等综合判断,避免漏诊及误诊。

　　如果能及时追踪随访病例至今,并补充相关详尽病例资料及诊治过程,例如提供诊断/治疗性显像的断层图像,以进一步证实摄碘灶位于畸胎瘤内会使本病例更具说服力。而甲状腺肿瘤标志物中重要的TgAb的检测结果以及卵巢畸胎瘤剔除前后甲状腺功能、Tg、TgAb的变化的详细展示,亦将更有助于说明异位摄碘性组织对甲状腺癌血清学指标监测及随访的影响。此外,如能补充畸胎瘤剔除术后(2016年4月8日)至今,随访中是否进行过诊断性^{131}I全身显像、盆腔异常摄碘灶是否消失、甲状腺功能的变化情况等内容,会使病例更具完整性。

　　甲状腺癌患者放射性碘显像上假阳性摄取虽然少见,但其可能涉及的部位非常广泛,且原因多样;本病例所示的卵巢畸胎瘤摄取给了临床核医学医生很好的提示,在遇到其他部位的异常摄取时也应仔细探究、考量。同时,此类假阳性摄取的具体病因仍需进一步的明确,以合理解释异常显像的机制并辅助临床做出最合适的决策。

病例 37 以便秘为主要症状的卵巢甲状腺类癌一例

郑高平,丁红梅,梁家耀,唐玉玲,韦杰峰

云浮市人民医院

一、前言

卵巢甲状腺类癌是来源于生殖细胞的肿瘤,WHO(2003 年)肿瘤分类中将其归入单胚层畸胎瘤,是一种伴有甲状腺滤泡分化的低度恶性肿瘤。1970 年,Scully 对其做了较为详细的研究,发现卵巢甲状腺类癌由类癌及甲状腺滤泡成分组成,而且二者有过渡现象,首次提出甲状腺肿性类癌名称。该病临床罕见,无特殊临床表现,多需手术切除标本经病理学证实方能诊断,为潜在恶性,预后较好。

二、病例资料及诊治过程

患者,女性,50 岁,患者诉有"慢性便秘"病史 10 年余,开始每次靠使用大黄片、酚酞片等药物才能排便,近 4 年需靠自行灌肠后才能排便,3～4 d 灌肠一次,于 2011 年及 2014 年因"慢性便秘"分别到外院住院治疗,诊断为"慢性传输型便秘",建议手术治疗(具体治疗不详)。2011 年体检发现肝囊肿,后每年定期监测,未予特殊治疗。后因"发现盆腔包块 6 年,下腹隐痛 2 月余"于 2017 年 2 月 7 日入院。妇检:子宫左前方扪及一大小约 10 cm×9 cm×8 cm 包块,质地中等,边界清,活动度一般,压痛(−)。入院前检查:血常规、肝功能、肾功能、血脂四项、甲胎蛋白、癌胚抗原、心电图、胸片未见明显异常,B 超示肝囊肿,胆胰脾未见异常,双肾、膀胱未见明显异常,EB 病毒 IgA 抗体阴性,白带常规:清洁度Ⅱ度,白细胞+/−。入院后行胸部、上下腹 CT 示:盆腔占位,大小约 107 mm×108 mm×111 mm,囊腺瘤? 囊腺瘤恶变? 肝囊肿可能,大小约 82 mm×65 mm×68 mm;盆腔积液;疑十二指肠肠壁增厚,性质待定;右侧胸腔少量积液。于 2017 年 2 月 13 日全身麻醉下行"经腹行双附件切除术+子宫肌瘤剔除术+经皮行肝囊肿穿刺术",病理冰冻结果提示:(左侧卵巢)考虑卵巢甲状腺肿伴浆液性囊腺瘤,部分上皮增生活跃,待石蜡切片进一步确诊。中山大学附属肿瘤医院病理会诊报告示:(左侧)卵巢可见浸润性癌,伴有交界性黏液性肿瘤,癌的成分考虑甲状腺类癌可能性大,建议切(剩 A1)涂胶白片 15 张行免疫组化协助分类;右卵巢及双侧输卵管未见肿瘤;子宫平滑肌瘤伴钙化。2017 年 2 月 22 日免疫组化结果示:病变符合甲状腺类癌,伴有交界性黏液性肿瘤。CK(+),Syn(+),NSE(+),CD56(少量+),TTF1(+),甲状腺球蛋白(thyroglobulin, Tg)(+),CK7(+),Ki−67(1%+),CgA(−),CK20(−),AB(+),PAS(+)。术后第一天患者即有肛门排气、排便,此后便秘症状消失,患者自诉得以重生。于 2017 年 4 月 24 日二次手术行"腹腔镜全子宫切除术+盆腔淋巴结清扫术+大网膜切除术+腹膜活检术+盆腔粘连松解术+肠粘连松解术+肝囊肿开窗术"。

三、讨论

卵巢甲状腺类癌的发病年龄为 19~77 岁,平均发病年龄为 53 岁,其中以 40 岁以上者常见,多为围绝经期或绝经后女性。肿瘤多为单侧,双侧同时患此病报道仅 1 例[1],且为尸检发现。多数患者无明显自觉症状,仅有少数患者因肿块生长较大、出现盆腔脏器受压症状引起腹部不适或腹痛。

1980 年 Robboy 等[2]根据肿瘤的生长方式及所在部位将其分为 3 型:①瘤壁结节型,直径为 1~8 cm,位于皮样囊肿壁内,并突向囊腔;偶见瘤组织呈弥漫性分布,囊壁增厚。②单纯型,肿瘤直径为 12~20 cm,质地均匀,肿瘤内的类癌区呈灰白色或灰黄色,可有出血及坏死灶,甲状腺滤泡腔区充盈胶样物质。③混合型,类癌与畸胎瘤或其他肿瘤成分混合。本病多属混合型,单纯型罕见,其中类癌细胞分泌多种神经多肽类激素,通常降钙素、铬粒素 A、突触素、神经元特异性烯醇化酶、上皮膜抗原等有不同程度表达。本例即属于混合型,突触素(+),Tg(+)。

1999 年 Shigeta 等[3]报道 1 例,认为便秘可能与瘤细胞分泌酪酪肽(peptide YY,PYY)有关。国内外也报道[4-5]此类病例,同意此观点,指出 PYY 是一种肽类激素,可存在于正常人的结肠,对肠蠕动有强烈的抑制作用,故引起便秘。切除此肿瘤后便秘消失。本例便秘也可能与瘤细胞分泌 PYY 有关。故临床顽固便秘伴盆腔肿块应考虑此病。

四、结论

临床上如遇到严重便秘伴盆腔肿块的女性患者,便秘不能由肠道疾病解释的应考虑此病。

五、诊治体会

临床上,部分卵巢甲状腺类癌患者以各种内分泌紊乱症状,甚至仅有便秘为主要表现就诊,易引起误诊或漏诊;对于女性患者,如果出现顽固的难以解释的便秘、低血糖等症状,应考虑到本病的可能,并应及时行妇科及超声检查,及早发现可能的卵巢肿瘤,以免漏诊。

此肿瘤的预后良好,因此年轻患者如肿瘤包膜完整可仅行单侧卵巢切除术[6]。有些病例报道行全子宫+双附件切除;也有报道加阑尾及大网膜切除的[7]。若肿瘤内甲状腺滤泡成分呈乳头状癌或滤泡癌变时,术后应补加化疗或放疗。可用 5-FU 400 mg、链脲霉素 500 mg/m² 连续 5 d,间歇 6 周再重复使用。由于此肿瘤少见,且转移、恶性变少,故化疗方案各异,也有用 BVP 方案的[8],但疗效难以确定。

参考文献

[1] ZAHRADKA W,SCHULZ G. Bilateral stromal ovarian carcinoid[J]. Zentralbl Gynakol,1990,112(3):171-174.

[2] ROBBOY S J,SCULLY R E. Strumal carcinoid of the ovary:an analysis of 50 cases of a distinctive tumor composed of thyroid tissue and carcinoid[J]. Cancer,1980,46(9):2019-2034.

[3] SHIGETA H,TAGA M,KUROGI K,et al. Ovarian strumal carcinoid with severe constipation:immuno-histochemical and mRNA analyses of peptide YY[J]. Hum Pathol,1999,30(2):242-246.

[4] MATSUDA K,MAEHAMA T,KANAZAWA K. Strumal carcinoid tumor of the ovary:a case exhibiting

severe constipation associated with PYY[J]. Gynecol Oncol,2002,87(1):143-145.

[5]赵宇清,朱瑾,丰有吉.卵巢甲状腺类癌伴严重便秘1例[J].现代妇产科进展,2006,15(3):240.

[6]DE WILDE R,RAAS P,ZUBKE W,et al. A strumal carcinoid primary in the ovary[J]. Eur J Obstet Gynecol Reprod Biol,1986,21(4):237-240.

[7]娄越亮,何建包.卵巢甲状腺类癌2例[J].中国肿瘤临床,1996,23(11):833.

[8]KEVIN P D,HARTMANN L K,KEENEY G L,et al. Primary ovarian carcinoid tumors[J]. Gynecol Oncol,1996,61(2):259-265.

● 专家点评 ●

河北医科大学第二医院　廖海鹰

1.卵巢甲状腺类癌属于卵巢肿瘤的范畴,是卵巢的单胚层来源的畸胎瘤,和甲状腺原发肿瘤没关系,只是畸胎瘤里就甲状腺一种成分,没有其他胚层的组织结构。属于罕见病。

2.类癌成分应该具备内分泌功能。通常是分泌5-羟色胺之类的活性物质,匹配相应的临床表现。这个病例提示所谓的内分泌功能肿瘤也可以有例外,那就是出现低活性表达,与通常活性相反,而出现负面生物学效应。比如便秘这一特殊特征。

3.类癌综合征在消化道多表现为肠激惹症状,患者大便次数增加,甚至可出现腹泻,但本例却以便秘为主,考虑与肿瘤细胞分泌PYY有关,非常少见,应引起临床关注。讨论部分似应涉及分泌PYY是否为卵巢甲状腺肿类癌特有功能,抑或其他部位或器官类癌也有类似报道。

第三章　甲状腺术中喉返神经保护

病例38　改良经环甲膜针电极法监测喉返神经功能在巨大甲状腺肿手术中的应用

李　朋，韦　伟

北京大学深圳医院

一、前言

喉返神经(recurrent laryngeal nerve，RLN)损伤是甲状腺手术最常见的并发症之一，虽然外科手术的进步降低了RLN损伤的发生率，但有文献[1]报道：手术发生RLN暂时性损伤占9.8%，永久性损伤占2.3%。单侧损伤可导致声音嘶哑，而双侧损伤可引起呼吸困难，可能需要行气管切开术，严重影响患者生活质量，也是医疗诉讼的重要原因[2]。50余年来，术中神经监测技术(intraoperative neuromonitoring，IONM)在甲状腺手术中的应用越来越普及，成为术中RLN保护的重要辅助工具[3]。国内外指南均推荐：高危甲状腺手术使用IONM，以达到术中快速识别、评估功能和减少损伤的目的[4-5]。

气管插管表面电极将电极整合于气管插管表面，与声带接触面大，具有肌电信号强和无创性的优势，因此目前在甲状腺IONM中应用最广泛，但也存在一些缺陷，例如：①气管插管表面电极与声带接触具有相对不稳定性，容易受到气管插管位置的影响；②受气管条件的影响大，例如气管狭窄和气管切开患者无法使用；③术中发现意外情况需要IONM，临时更换专用气管插管费时费力；④使用成本较高。

经环甲膜针电极记录肌电信号是一个历史悠久的IONM方法。1970年，Flisberg等[6]首次报道了针电极通过环甲膜刺入甲杓肌内记录肌电信号监测RLN功能，但是该方法具有两个缺陷：①缺乏解剖标志，进针点和角度无明确界定；②针电极可能插入声带肌导致声带血肿而影响发音。为了减少盲目性和创伤，我们对针电极插入位置和方向做了改良，并用于1例巨大甲状腺肿病例的手术，取得了预期效果。

二、病例资料及诊治过程

患者，女性，28岁，因"发现颈部增粗7年"入院。7年来，患者颈部肿物进行性增大，近期自觉吞咽不适，遂到我院门诊就诊。彩超检查提示：甲状腺两侧叶多发肿物，其中左侧大小约10 cm×

8 cm,考虑结节性甲状腺肿。入院查体:患者颈部隆起,以左侧明显,触诊甲状腺右侧叶多发小结节,平均直径约 1 cm;左侧叶单个大结节,直径约 10 cm,质地韧,边界清,随吞咽上下活动不明显。颈部 CT 提示:双侧甲状腺多发肿物,左侧明显,大小约11.5 cm×7.8 cm,气管腔被压迫变窄,最窄处仅为5 mm左右(图1)。甲状腺功能和其余检查均基本正常,拟择期手术治疗。术前麻醉科会诊意见:由于甲状腺肿大压迫导致气管狭窄,最窄处仅为 5 mm,所以无法使用术中神经监测专用气管插管(最小型号为 6 mm),改用小儿气管插管。由于巨大甲状腺肿可能导致 RLN 被压迫移位,为 RLN 损伤的高危因素,所以拟采用改良经环甲膜针电极法定位并监测 RLN 功能。

麻醉插管成功后,常规方法暴露甲状腺,发现双侧叶多发结节性甲状腺肿,较大者位于左侧,直径约 10 cm(图2)。先辨认出甲状软骨和环甲肌,用两个双针电极(NE-D1-1500/12/0.4,西安富德医疗电子有限公司)经环甲肌直部和甲状软骨下缘夹角分别向外30°同时向上15°刺入并固定(图2)。左侧电极插入 NIM-3.0(Metronic Xomed,Jacksonville,FL,USA)接线盒的 1 导联,右侧电极插入 2 导联,地线和刺激电极回路(NE-T-1500/13/0.4,西安富德医疗电子有限公司)均置入前臂皮下。选择 Head and neck 模块进入 thyroid 模式,机器自检通过,调整阈值100 μV,刺激频率4 Hz。手术中按照"四部法"分别检测 V1、R1、R2 和 V2 信号,肌电信号小于 100 μV 视为肌电信号丢失。

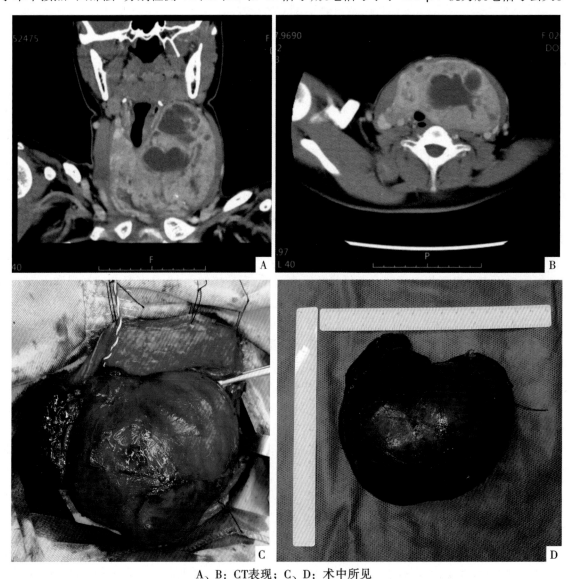

A、B:CT表现;C、D:术中所见

图1 巨大甲状腺肿压迫气管移位和狭窄

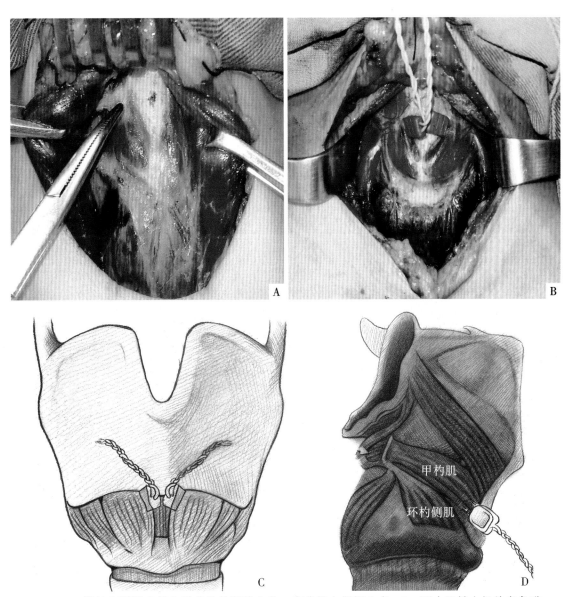

A：辨认环甲肌直部和甲状软骨下缘夹角，定位针电极插入点；B：两个双针电极从夹角进针，向外30°同时向上15°插入；C：针电极插入点模式图；D：针电极插入喉内模式图，一般针电极末端插入甲杓肌，但可能存在少数病例插入环杓侧肌内

图2 改良经环甲膜监测法安装方法
（非本病例图片）

　　对该患者行双侧甲状腺近全切除术，仅保留 RLN 入喉处少许正常腺体，手术过程顺利，术中在改良经环甲膜针电极法的辅助下显露了两侧 RLN，针电极记录的双侧迷走神经和 RLN 肌电信号强度（图3），分别为左侧 1665 和 2852 μV，右侧 1791 和 2514 μV。肿瘤切除前后，肌电信号未明显下降，患者麻醉清醒后发音正常，术后第一天复查电子喉镜提示：双侧声带运动正常。

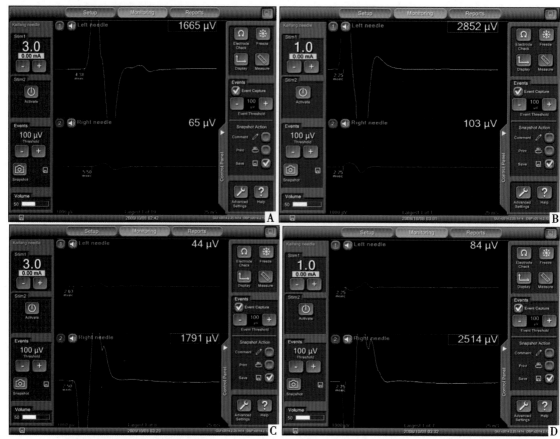

A：左侧迷走神经肌电信号波形；B：左侧RLN肌电信号波形；
C：右侧迷走神经肌电信号波形；
D：右侧RLN肌电信号波形

图3　改良经环甲膜监测法记录的肌电信号图

三、讨论

甲状腺术中 RLN 保护的金标准是肉眼辨识,而 IONM 作为重要的辅助工具在临床上应用越来越普及。美国一项最新的全球问卷调查显示:83% 的外科医生在甲状腺手术中常规或选择性使用 IONM[7]。1996 年,Eisele[8] 报道了气管插管表面电极用于 IONM,由于电极与声带接触面大,肌电信号较强,而且具有无创性,因此目前在甲状腺手术中应用最广泛。将表面电极整合于气管插管上,方便了临床操作,但也带来一些局限性,例如:气管插管移位和气道分泌物都会影响监测效果;手术前需要预先插入专用气管插管,如果术中临时更换气管插管则费时费力;另外少数特殊病例由于缺乏特殊型号气管插管而无法使用;使用成本较高也限制了其在经济欠发达地区的应用。本病例由于巨大甲状腺肿导致气管被压迫狭窄,只能使用小儿气管插管,而 IONM 专用气管插管暂无小儿型号,所以改良经环甲膜针电极可作为气管插管表面电极的有益补充。

经环甲膜针电极记录法的文献报道早于气管插管表面电极。1970 年,Flisberg 等[6]首次报道了针电极通过环甲膜刺入声带肌内监测 RLN 肌电信号,奠定了甲状腺术中神经监测的基石,但具有有创性和盲目性等缺点。Petro 等[9]和 Alon 等[10]分别报道了双针电极刺入环甲膜中部监测两侧 RLN 功能,两种方法均记录到有效肌电信号,但并未报道具体数值。Farizon 等[11]使用经环甲膜针电极记录法通过刺激迷走神经监测 RLN 功能,迷走神经肌电信号强度为 1000 μV 左右。本研究将针电极从环甲肌直部和甲状软骨下缘夹角处刺入环甲膜,与上述方法相比,笔者认为具有以下优势:①针电极插入位置具有可视化解剖标志,操作简便;②获得的肌电信号较强,可满足术中神经监测需要;③不穿过环甲肌,针尖插入甲杓肌,避免损伤声带;④两个双针电极针柄互相靠拢,稳定性较好。

为了保证其敏感性和特异性,IONM 要求获得足够强度的肌电信号,有学者[12-14]报道气管插管表面电位法记录迷走神经和 RLN 肌电信号强度:右侧分别为 717 μV 和 783 μV,左侧分别为 420 μV 和 604 μV,本研究提示改良经环甲膜针电极记录法记录的肌电信号强度分别为左侧 1665 μV 和 2852 μV,右侧 1791 μV 和 2514 μV,明显高于气管插管表面电位法。近年来,一些 IONM 方法应用于甲状腺手术也见于文献报道。Wu 等[15]用动物模型验证经喉部皮肤表面记录肌电信号的可行性,但肌电信号强度较低,限制了临床应用;针电极插入甲状软骨膜可获得较强的肌电信号[16-17],但受到甲状软骨硬度的影响,例如甲状软骨钙化的患者针电极置入困难,肌电信号明显减弱;甲状软骨表面电极可获得相对较强的肌电信号[18-19],但术中需要额外游离甲状软骨,增加手术创伤。改良经环甲膜针电极记录法获得肌电信号强度明显大于上述方法,而且不受甲状软骨硬度影响,不需要额外游离甲状软骨,所以笔者认为该方法具有一定的临床应用价值。

针电极置入过程属于有创操作,具有有创性,医务人员也面临血液传播性疾病的暴露风险[20],这也是针电极饱受诟病的主要原因。经环甲膜针电极记录法也具有上述缺点,但笔者对插针方向做了改变,双针电极不穿过环甲肌,也不刺入声带肌,所以引起肌肉血肿概率较小,但环甲肌和甲状软骨之间可能有细小血管分布,所以进针时要尽量避开小血管网。本病例发生了针电极插入点少量渗血,用纱布压迫片刻即能止血。应尽量避免使用能量器械止血,以免损伤环甲肌而影响发音功能。

四、结论

改良经环甲膜监测法通过改变针电极置入位置而减少了创伤;用于甲状腺术中评估 RLN 功能被初步证实可行,具有肌电信号强、稳定性好和成本低廉等优点;在临床上,可以作为不适合采用气管插管表面电极监测的替代补充。

五、诊治体会

气管插管表面电极由于效果确切、相对无创而被广泛接受和使用。针电极历史悠久,具有肌电信号强、稳定好和成本低廉等优势,但由于有创性而受到诟病。目前,针电极置入方法的改良可以降低创伤,对于不适合气管插管表面电极的甲状腺手术病例,可以使用针电极作为替代和补充。

参考文献

[1]JEANNON J P,ORABI A A,BRUCH G A,et al. Diagnosis of recurrent laryngeal nerve palsy after thyroidectomy:a systematic review[J]. Int J Clin Pract,2009,63(4):624-629.

[2]ABADIN S S,KAPLAN E L,Angelos P. Malpractice litigation after thyroid surgery:the role of recurrent laryngeal nerve injuries,1989-2009[J]. Surgery,2010,148(4):718-722.

[3]YANG S W,ZHOU L,LU Z W,et al. Systematic review with meta-analysis of intraoperative neuromonitoring during thyroidectomy[J]. Int J Surg,2017,39:104-113.

[4] RANDOLPH G W, Dralle H, International Intraoperative Monitoring Study Group, et al. Electrophysiologic recurrent laryngeal nerve monitoring during thyroid and parathyroid surgery: international standards guideline statement[J]. Laryngoscope, 2011, 121(Suppl 1): S1-S16.

[5] 中国医师协会外科医师分会甲状腺外科医师委员会. 甲状腺及甲状旁腺手术中神经电生理监测临床指南(中国版)[J]. 中国实用外科杂志, 2013, 33(6): 470-474.

[6] Flisberg K, Lindholm T. Electrical stimulation of the human recurrent laryngeal nerve during thyroid operation[J]. Acta Otolaryngol Suppl, 1969, 263: 63-67.

[7] FENG A L, PURAM S V, SINGER M C, et al. Increased prevalence of neural monitoring during thyroidectomy: global surgical survey[J]. Laryngoscope, 2020, 130(4): 1097-1104.

[8] EISELE D W. Intraoperative electrophysiologic monitoring of the recurrent laryngeal nerve[J]. Laryngoscope, 1996, 106(4): 443-449.

[9] PETRO M L, SCHWEINFURTH J M, TRANSCRICOTHYROID P A. intraoperative monitoring of the vagus nerve[J]. Arch Otolaryngol Head Neck Surg, 2006, 132(6): 624-628.

[10] ALON E E, HINNI M L. Transcricothyroid electromyographic monitoring of the recurrent laryngeal nerve[J]. Laryngoscope, 2009, 119(10): 1918-1921.

[11] FARIZON B, GAVID M, KARKAS A, et al. Intraoperative monitoring of the recurrent laryngeal nerve by vagal nerve stimulation in thyroid surgery[J]. Eur Arch Otorhinolaryngol, 2017, 274(1): 421-426.

[12] CALò P G, PISANO G, MEDAS F, et al. Identification alone versus intraoperative neuromonitoring of the recurrent laryngeal nerve during thyroid surgery: experience of 2034 consecutive patients[J]. J Otolaryngol Head Neck Surg, 2014, 43(1): 16.

[13] GENTHER D J, KANDIL E H, NOURELDINE S I, et al. Correlation of final evoked potential amplitudes on intraoperative electromyography of the recurrent laryngeal nerve with immediate postoperative vocal fold function after thyroid and parathyroid surgery[J]. JAMA Otolaryngol Head Neck Surg, 2014, 140(2): 124-128.

[14] PHELAN E, POTENZA A, SLOUGH C, et al. Recurrent laryngeal nerve monitoring during thyroid surgery: normative vagal and recurrent laryngeal nerve electrophysiological data[J]. Otolaryngol Head Neck Surg, 2012, 147(4): 640-646.

[15] WU C W, CHIANG F Y, RANDOLPH G W, et al. Transcutaneous recording during intraoperative neuromonitoring in thyroid surgery[J]. Thyroid, 2018, 28(11): 1500-1507.

[16] CHIANG F Y, LU I C, CHANG P Y, et al. Comparison of EMG signals recorded by surface electrodes on endotracheal tube and thyroid cartilage during monitored thyroidectomy[J]. Kaohsiung J Med Sci, 2017, 33(10): 503-509.

[17] ZHAO Y, LI C, ZHANG D, et al. Experimental study of needle recording electrodes placed on the thyroid cartilage for neuromonitoring during thyroid surgery[J]. Br J Surg, 2019, 106(3): 245-254.

[18] WU C W, CHIANG F Y, RANDOLPH G W, et al. Feasibility ofintraoperative neuromonitoring during thyroid surgery using transcartilage surface recording electrodes[J]. Thyroid, 2018, 28(11): 1508-1516.

[19] LIDDY W, LAWSON B R, BARBER S R, et al. Anterior laryngeal electrodes for recurrent laryngeal nerve monitoring during thyroid and parathyroid surgery: new expanded options for neural monitoring[J]. Laryngoscope, 2018, 128(12): 2910-2915.

[20] TAMKUS A, RICE K. Risk of needle-stick injuries associated with the use of subdermal needle elec-

trodes during intraoperative neurophysiologic monitoring[J]. J Neurosurg Anesthesiol,2014,26(1):65-68.

● 专家点评 ●

吉林大学中日联谊医院　孙　辉

附有表面接触电极的神经监测导管是目前甲状腺术中神经监测技术中应用最多的接收装置，具有许多应用优势，但在一些特殊的病例中，其应用受到了限制，导致神经监测技术无法发挥作用，这是一项亟待解决的设备革新问题。巨大甲状腺肿，由于肿物体积巨大致使局部解剖结构改变，增加了手术中喉返神经损伤的风险，是应用术中神经监测技术的明确适应证。但因肿物长期压迫气管，致使气管管腔狭窄，不能插入常规监测导管的病例中，神经监测导管留置困难，甚至不能留置，制约了术中神经监测技术的使用。喉部针电极在本病例中具有留置简便、接收信号显著、不受气管情况限制的特点和优势，巧妙地弥补了监测导管的不足，使术中喉返神经功能得到保障，解决了临床实际问题，文章具有一定的实用价值，对相关病例处理方法具有一定指导意义。

但文中部分操作及观点尚值得进一步讨论。

1. 通过环甲膜穿刺接收效应肌肉肌电信号的方法为早期甲状腺术中神经监测所采用的一种方法，但随后并未长期使用，主要是因为这种方式在喉返神经持续电刺激的同时，存在发生喉内肌肉切割伤等并发症的风险，在随后的相关文献已有报道，这一点需要引起使用者的警惕。

2. 本文参考文献已列出，近几年的动物及临床研究证实，如需获得来自声带运动所产生的肌电信号，将接收电极与效应肌肉(环杓后肌、环杓侧肌肉、甲杓肌、杓间肌等)更加紧密地接触并不是必要条件，利用效应肌肉周围组织的电流传导作用同样可以获得显著的肌电信号。这是因为接收信号的强弱与效应肌肉除极化所产生的电势差相关，而非与效应肌肉的距离。通过插入贴近等方式使接收电极更加接近效应肌肉的最大优势是能够获得更加单一来源的肌电信号，这一点从本文图3的 EMG 波形可以看出，所获波形的甲杓肌成分占明显主导地位，其他受喉返神经支配的效应肌肉成分较少，这与监测导管获得波形是有差异的。

3. 笔者虽然采用了 20 世纪 70 年代的喉部针电极实现了神经监测的应用，但值得注意的是，笔者采用的是双针接收电极，这与现在市面上最为常见的加强型监测导管的接收信号原理一致，由于电极插入甲杓肌内部，所获得的振幅会略高于监测导管表面的接触电极信号。本文参考文献中的部分临床及动物实验中均采用单针接收电极，其本质为改变了接收电极的肌电信号接收方式，由于在同一通道内接收到的效应肌肉除极化所产生的电势差更大，更容易获得显著的振幅，该原理与最新的 TriVantage 监测导管原理相近，推荐笔者在今后的研究中进行尝试，探讨交流。

4. 遵照指南推荐的神经监测标准化步骤为 6 步法，手术前后的喉镜检查对比十分重要，不仅可以验证术中喉返神经功能的保护效果，对于喉返神经高风险病例，还可以留取证据，保护外科医生，因此，手术前后的喉镜检查，不仅要详细记录声带运动情况，对于声带、喉内有无新生物及创伤的记录同样值得重视。

5. 有必要展示本方法完成神经监测后的 V2 和 R2 结果，对比初始值，证实术中神经功能的实际保护效果。

病例39 45条喉返神经喉外多分支变异报道

李 朋,韦 伟

北京大学深圳医院

(本文已发表于《肿瘤学杂志》2015年第21卷第6期,收录时有改动)

一、前言

喉返神经喉外分支是喉返神经解剖变异的一种形式,但由于研究方法和定义不同导致文献报道的发生率差别很大[1]。由于喉返神经喉外多个分支的功能分配尚存争议,所以甲状腺手术中最好完整保留每一条分支。文献[2]报道甲状腺手术中喉返神经喉外分支变异是喉返神经损伤的重要危险因素。笔者对42例患者中45条喉返神经变异进行了总结分析。

二、病例资料及诊治过程

1.一般资料

2013年1月至2014年1月,笔者实施了"甲状腺全切+喉返神经探查术"232例,共探查喉返神经415条,其中42例患者中有45条喉返神经存在喉外分支变异,包括33例女性患者和9例男性患者。年龄25~68岁,中位年龄42岁。31例为常规手术,11例为Miccoli手术。42例患者中有9例使用了术中神经监测技术。

2.手术过程及喉返神经探查方法

常规手术:患者取颈部过伸位,在锁骨上2 cm顺皮纹做弧形切口,依次切开皮肤、皮下组织和颈阔肌,游离皮瓣上至甲状软骨,下至胸骨上窝,纵行切开颈白线,显露并游离甲状腺。先游离甲状腺外侧面,然后依次处理甲状腺上极和下极血管,切断峡部和悬韧带,将甲状腺从外侧向气管侧翻转,运用精细化被膜解剖技术,小心处理甲状腺外侧面细小血管,在甲状腺下动脉附近显露喉返神经,沿喉返神经向上探查最终到入喉处,然后避开喉返神经,完整切除甲状腺组织。

Miccoli手术:患者取颈部过伸位,在锁骨上2 cm顺皮纹做弧形切口,长约3 cm,依次切开皮肤、皮下组织和颈阔肌,上下稍游离皮瓣,纵行切开颈白线,专用吸引器剥离子显露并游离甲状腺,建立操作空间。专用拉钩将气管前带状肌向上和外侧牵拉,维持操作腔隙,深入5 mm 30°腔镜镜头,利用腔镜辅助,用超声刀依次处理甲状腺上极和下极血管,切断峡部和悬韧带,将甲状腺拖出切口外,运用精细化被膜解剖技术,利用腔镜放大作用,小心处理甲状腺外侧面细小血管,在甲状腺下动脉附近显露喉返神经,沿喉返神经向上探查最终到入喉处,然后避开喉返神经,完整切除甲状腺组织。

术中神经监测技术:手术体位、切口和显露甲状腺方法与常规手术相同。在甲状腺外侧显露颈动脉鞘,不打开颈动脉鞘,探针在颈总动脉和颈内静脉之间以 3 mA 电流刺激迷走神经,并将电刺激信号数值记录为 V1,然后探针在甲状腺下极下方用"十字交叉法"探查、定位并显露喉返神经,将电流刺激强度调整为 1 mA,直视下刺激喉返神经的振幅记录为 R1,然后沿定位点纵行探测出喉返神经走形,显露喉返神经至入喉处,然后在直视下保护喉返神经,完整切除甲状腺组织。分别用 3 和 1 mA 的电流再次刺激迷走神经和喉返神经,并将电刺激信号数值记录为 V2 和 R2,如果 V2 较 V1 或 R2 较 R1 下降小于 50%,说明喉返神经传导功能完好;如果下降幅度大于 50%,则考虑喉返神经损伤可能;如果 R2/V2 振幅小于 100 μV,称为信号丢失。

3. 结果

42 例甲状腺手术均取得成功,Miccoli 手术无中转病例。平均手术时间为 115 min。术中共发现 45 条喉返神经存在喉外分支变异,其中 32 条喉返神经有 2 个分支,6 条有 3 个分支,5 条有 4 个分支(图 1),2 条有 5 个分支。手术后常规病理提示:33 例为甲状腺乳头状癌,7 例为结节性甲状腺肿,2 例为甲状腺腺瘤。5 例患者手术后第 2 天出现不同程度的声音嘶哑,均给予对症治疗,随访 6 个月内恢复。

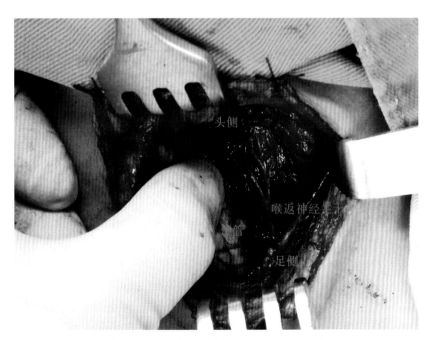

图 1　常规手术肉眼探查喉返神经喉外 4 条分支

三、讨论

根据解剖学研究,喉返神经并非单一神经纤维束,在上行过程中分出许多细小分支,如食管支、气管支等,这些分支与喉功能无关,称为喉外支。喉返神经上行至喉内或在入喉处分为前后 2 支,偶为 3 支或更多,这些分支与喉功能有关,称为喉支[1]。由于运动神经到达支配终板一般均分成多支,所以喉返神经在距离入喉处 5 mm 内分支被视为正常解剖现象。所以喉返神经喉外分支变异需要满足 3 个条件:①喉返神经在喉外有两个或者两个以上分支;②分支点距离入喉处距离大于 5 mm;③各个分支最后均入喉,与喉功能相关。本组研究按照以上 3 个标准定义喉返神经喉外分支变异的发生率为 10.84%,较文献报道结果偏低,考虑原因可能为定义标准不同[1]。

目前研究喉返神经喉外分支的方法有 2 种,即临床研究和解剖研究。临床研究是在手术中显露喉返神经及其分支,通过肉眼直视观察喉外分支变异情况,由于手术视野和伦理学要求,不可能彻底显露喉返神经全长,有可能遗漏部分细小分支。解剖研究利用尸体解剖观察喉返神经走形,可以显露喉返神经全长和所有分支,所以可能比临床研究发现更多细小分支[3]。由于研究方法不同和对喉返神经喉外分支变异的定义理解不同,所以文献报道的喉返神经喉外分支变异发生率相差悬殊。Cernea 等[1]总结发现:解剖研究明显高于临床研究(最高可达 93.60%),临床研究最低也可达 8.65%,由此可见喉返神经喉外分支变异是一种常见的解剖现象。随着研究的深入,是否还将喉返神经喉外分支称作变异还有待商榷。

无论是临床研究还是解剖研究方法,喉返神经喉外分支在形态学上都表现出复杂性和多样性,具体表现在以下几点:①喉返神经喉外分支数目不定,一般为 2～5 支,甚至有 5 支以上或者簇状结构;②与其他神经存在广泛吻合支、成襻,较常见的是与颈交感干和迷走神经干吻合或者成襻[4];③入喉点不定:神经分支基本沿气管食管沟走形,入喉点位于环甲关节附近,但是也可能远离气管食管沟走形,然后在环甲关节交界上方入喉。这样一来,甲状腺外侧面、入喉点上方等传统"安全区域"不再安全[5]。本组研究结果显示,喉返神经喉外分支 2 支的病例占绝大多数,但是也有 4 个分支及以上的病例,这给手术探查和清扫分支之间的气管旁淋巴结增加了很大的难度。

关于喉返神经喉外分支功能的研究,暂时还没有定论,但是目前较肯定的是前支支配声带运动,损伤会引起声带麻痹,表现出声音嘶哑。喉返神经前支和后支的功能分配存在以下 4 种观点:①都是运动支,前支为内收支,后支是外展支;②前支为运动支,后支为感觉支;③前后支都是运动感觉混合神经纤维;④前支和后支是混合神经纤维,但都分出独立的运动和感觉支[6-7]。在本组研究中,有 3 例患者手术中保留了肉眼所见的所有分支,但是手术后仍然出现了声音嘶哑,考虑可能原因为损伤了细小的喉返神经运动支。

由于喉返神经形态学的复杂性和功能学的不确定性,导致手术后出现不同程度声音嘶哑的概率较高[2],本组病例虽然术后声音嘶哑的发生率较高,但是皆保留了重要分支前支的功能,喉返神经连续性良好,所以声音均在随访 6 个月内恢复正常。通过本组喉返神经喉外分支变异病例的手术,总结体会如下:①甲状腺手术探查喉返神经时,要时刻考虑到喉外分支变异的可能性,特别是探查到神经突然变粗或变细的时候;②暴露喉返神经是为了更好地保护,所以在满足手术要求的条件下,确认喉返神经主干的连续性后,不需要再进行过度的解剖,以免损伤较小的分支;③为了清扫中央区淋巴结,有时候需要把各个分支都解剖出来,尽量保留各个分支的完整性,尤其是前支;④Miccoli 手术中腔镜放大功能和术中神经监测技术可能在形态和功能上更好地保护喉返神经喉外分支[8](图 2)。

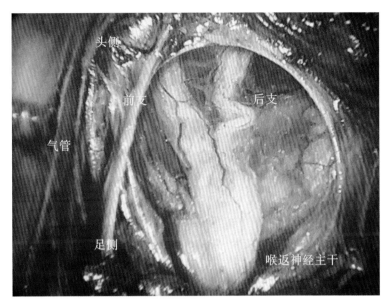

图 2　Miccoli 手术中腔镜探查喉返神经 2 条分支

四、结论

喉返神经喉外分支变异具有形态学的复杂性和功能学的不确定性。喉返神经喉外分支变异是喉返神经损伤的高危因素之一，外科医生需要深入了解喉返神经喉外分支变异的解剖学知识，手术中对喉返神经精细化探查和适度解剖，借助腔镜和术中神经监测技术可以有效保护喉返神经喉外分支，降低损伤概率。

五、诊治体会

甲状腺手术中发现喉返神经细小的气管支和食管支非常常见，但它们不入喉，不参与支配喉部肌肉的运动功能，所以不属于喉返神经喉外分支变异。目前主流的观点认为喉返神经喉外分支的前支为运动支，但直径较粗的分支不一定是前支，所以用肉眼判断运动支往往会出现误判。利用放大镜或腔镜放大作用可以更早发现喉返神经喉外分支变异，利用术中神经监测技术可以准确判断喉返神经的运动分支。

参考文献

［1］CERNEA C R，HOJAIJ F C，DE CARLUCCI D，et al. Recurrent laryngeal nerve：a plexus rather than a nerve？［J］. Arch Otolaryngol Head Neck Surg，2009，135（11）：1098-1102.

［2］CASELLA C，PATA G，NASCIMBENI R，et al. Does extralaryngeal branching have an impact on the rate of postoperative transient or permanent recurrent laryngeal nerve palsy？［J］. World J Surg，2009，33（2）：261-265.

［3］TANG W J，SUN S Q，WANG X L，et al. An applied anatomical study on the recurrent laryngeal nerve and inferior thyroid artery[J]. Surg Radiol Anat,2012,34(4):325-332.

[4]SUN S Q,ZHAO J,LU H,et al. An anatomical study of the recurrent laryngeal nerve:its branching patterns and relationship to the inferior thyroid artery[J]. Surg Radiol Anat,2001,23(6):363-369.

[5]SHAO T,YANG W,ZHANG T,et al. A newly identified variation at the entry of the recurrent laryngeal nerve into the larynx[J]. J Invest Surg,2010,23(6):314-320.

[6]KANDIL E,ABDELGHANI S,FRIEDLANDER P,et al. Motor and sensory branching of the recurrent laryngeal nerve in thyroid surgery[J]. Surgery,2011,150(6):1222-1227.

[7]KANDIL E,ABDEL KHALEK M,ASLAM R,et al. Recurrent laryngeal nerve:significance of the anterior extralaryngeal branch[J]. Surgery,2011,149(6):820-824.

[8]BARCZYńSKI M,KONTUREK A,STOPA M,et al. Clinical value of intraoperative neuromonitoring of the recurrent laryngeal nerves in improving outcomes of surgery for well-differentiated thyroid cancer[J]. Pol Przegl Chir,2011,83(4):196-203.

● 专家点评 ●

首都医科大学附属北京同仁医院　房居高

　　喉返神经是混合神经,既有运动纤维,也有感觉纤维,还有副交感神经纤维。它在从下而上的走行过程中,沿途会发出数个分支,到气管、食管、甲状腺体、颈动脉鞘等周围结构。有些非进入喉内的分支还可能比较粗大,会和进入喉内的分支相混淆;而进入喉内的纤维,也常常是在进入环咽肌之前就分出分支,甚至可以高达70%左右,并且各个分支之间经常会有交通支连接,起到功能互相影响和互相加强的作用。右侧的分支深面下部有少数淋巴结,左侧神经深面一般没有淋巴结。因此,在甲状腺手术中,尽量保护喉返神经的完整性,对于保留喉返神经的功能具有重要意义。本文做得非常好,在甲状腺手术中,意识到这种喉返神经的解剖特点,对喉返神经的分支进行了尽可能的保护,还有部分病例应用了神经监测技术,对喉返神经分支的功能进行了定性研究,是甲状腺手术未来神经保护的主要方向,应予大力提倡。研究中发现的喉返神经的分支比文献报道略少一些,可能和解剖方法及分支定义有关。遗憾的是,如果在研究中,全部病例都应用神经监测技术对分支进行定性研究,则会更好。在应用神经监测时,也应注意分支之间的交通支,刺激时会有电信号传导,会影响分支的定性研究,这都是我们未来应该深入研究的方向。

病例 40　术前 CT 和术中神经监测确认
右侧 I 型喉不返神经一例

张　龙,李　朋

北京大学深圳医院

(本文已发表于《岭南现代临床外科》2019 年第 19 卷第 1 期,收录时有改动)

一、前言

喉不返神经(non-recurrent laryngeal nerve,NRLN)又称为非返性喉返神经,是喉返神经一种罕见的解剖变异[1]。1823 年由 Stedman 首次在尸体解剖中发现并首次报道[2-3]。有文献[1-4]报道,该变异发生率为 0.28% ~ 0.52%,其中右侧的发生率为 0.3% ~ 0.8%,左侧的发生率为 0.004% ~ 0.040%。NRLN 在临床中罕见,其从迷走神经分支后横向走形入喉,所以损伤率较高。文献[1-2]报道,术中该神经损伤率可高达 75%。术前 CT 检查可以初步预测 NRLN 的存在;术中神经监测(intraoperative neural monitoring,IONM)不但可以对 NRLN 进一步确认并分型,而且可以降低损伤的发生率。笔者近期诊治 1 例甲状腺癌患者,利用术前 CT 和 IONM,在术前预判出 NRLN,且术中明确诊断并保护了 NRLN 的功能,报道如下。

二、病例资料及诊治过程

患者,女性,29 岁,因"左侧甲状腺癌术后 3 年,左颈部淋巴结复发转移 1 周"入院。患者 3 年前外院诊断左侧甲状腺乳头状癌,并行左侧腺叶切除术,术后恢复良好,口服左旋甲状腺素钠片行促甲状腺激素(thyrold stimulating hormone,TSH)抑制治疗。1 周前于我院门诊复诊,超声提示左侧颈部淋巴结转移,细针穿刺细胞学检查(fine needle aspiration cytology,FNAC)提示:左侧颈部淋巴结转移性甲状腺乳头状癌。查体:颈正中见约 6 cm 弧形陈旧性手术瘢痕,颈部左侧 II 区和 IV 区可扪及多枚肿大淋巴结,较大者约 3 cm×2 cm,均质地韧,表面光滑,活动度尚可。入院后完善包括颈部 CT 平扫+增强的各项常规检查。电子喉镜提示声带运动正常。彩超提示:①甲状腺左侧叶切除术后,残余右侧叶腺体内未见明显肿块声像。②胸骨上窝及左侧颈前区多发实性占位,考虑术后复发或淋巴结转移。③左侧颈部 IV 区多发肿大淋巴结,考虑转移。④左侧颈部 III 区稍大淋巴结,考虑转移。颈部 CT 平扫+增强提示:①甲状腺右叶完整,未发现占位,左叶缺如。②甲状腺左侧叶区域、邻近血管间隙及气管左侧旁胸廓入口水平处多发结节灶,部分融合,考虑术后复发或淋巴结转移。③可见变异的右锁骨下动脉(图 1)。其余检查均未见异常,无手术禁忌。根据 CT 结果,术前即考虑到右侧 NRLN 可能。

手术采取全身麻醉,拟行"右侧甲状腺腺叶切除+左侧 II、III、IV、Vb 和 VI 区淋巴结清扫术",同时使用 IONM 技术,神经监测专用气管插管(6 mm)和术中神经监测仪(NIM3.0)均为美敦力(Metronic Xomed,Jacksonville,FL,USA)公司产品。手术步骤:沿原颈部瘢痕做弧形切口,长约 20 cm,按照常规操作探查右侧甲状腺,发现腺叶完整,未发现肿物,向腺体内注入 0.1 mL 纳米炭混悬液（0.5 mL/支,重庆莱美药业股份有限公司),等待5 min继续手术。按照 IONM"四步法"先显露右侧颈动脉鞘,在甲状腺下极平面用3 mA 电流检测 V1 信号,未探测到有效肌电信号,使用探针沿颈动脉鞘逐点向上移动,最终在甲状腺上极上方水平探测到 V1 信号,然后用"十字交叉法"在甲状腺下极下方气管食管沟探测 R1 信号,未探测到喉返神经肌电信号,进一步怀疑 NRLN。按照常规步骤切除右侧甲状腺腺叶,特别注意由颈动脉鞘横向发出的条索结构,最终发现喉返神经由颈动脉鞘在甲状软骨上方平面发出,平行颈动脉鞘下行至环甲关节平面后,垂直转角入喉,神经全段均可检测到有效 R1 信号,确认为 NRLN Ⅰ 型(图2)。然后按照计划行左侧 Ⅱ、Ⅲ、Ⅳ、Ⅴb 和Ⅵ区淋巴结清扫,再次检测右侧 R2 和 V2 信号,较 R1 和 V1 无明显变化。手术顺利,术后第 1 天患者发音正常,复查电子喉镜提示双侧声带运动正常。术后第 3 天顺利出院。术后常规病理报告:①右侧甲状腺见甲状腺组织,局部呈结节性甲状腺肿改变。②喉前组织见甲状腺组织,可见小灶甲状腺乳头状癌(<1 mm)。③送检淋巴结可见转移性甲状腺乳头状癌(18/58):气管前淋巴结(5/5),左侧气管旁淋巴结(7/10),左侧动脉三角区淋巴结(0/2),左侧颈部 Ⅱ 区淋巴结(0/8),左侧颈部 Ⅲ 区淋巴结(3/10),左侧颈部 Ⅳ 区淋巴结(0/8),左颈动脉鞘后方淋巴结(2/4),右侧气管旁淋巴结(1/11)。术后嘱患者继续 TSH 抑制治疗,限期行核素治疗,门诊定期复查。

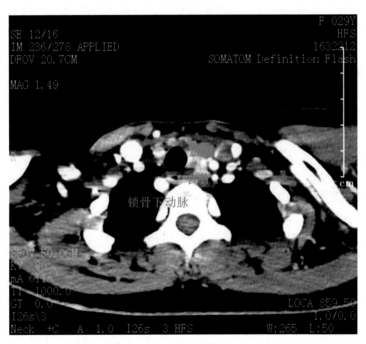

图1　颈部增强 CT 检查结果(提示变异右锁骨下动脉从气管和食管后方走行)

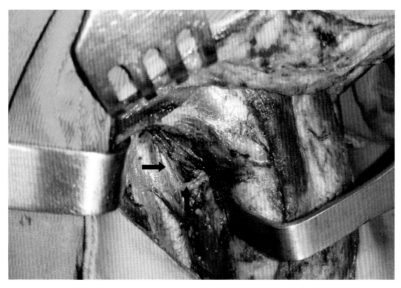

图 2　右侧喉不返神经（黑色箭头所指）

三、讨论

NRLN 可以直接起源于迷走神经,向内侧走行入喉,区别于右侧喉返神经绕右锁骨下动脉、左侧绕主动脉弓沿气管食管沟上行入喉。右侧 NRLN 的发生常见于动脉变异的患者,其中大多数是右锁骨下动脉异位起源,称为 arteria lusoria。该动脉发自主动脉弓左端,绕食管后方右行,可压迫食管、气管或神经引起症状。这种患者的右侧可以既有喉返神经,又有 NRLN[5]。左侧 NRLN 更是罕见,且均伴内脏转位[6]。

目前,国内外对 NRLN 变异的分型尚未统一,但临床常用的为 Toniato 分型,共分为 3 型。Ⅰ 型:直接起源于喉与气管连接处上方的迷走神经,与甲状腺上极血管伴行,下行入喉;ⅡA 型:起源于甲状腺峡部平面的迷走神经,横行入喉;ⅡB 型:起源于迷走神经后,先曲行而下,后勾绕甲状腺下动脉主干或分支上行入喉[1-2,7]。临床上以 ⅡA 型最为常见,本病例属于 Ⅰ 型(图 2),相对更罕见,由于迷走神经分支点平面较高,使用 IONM 也存在困难,如果一侧颈动脉鞘和气管食管沟均未探测到有效肌电信号,为了排除设备故障,可以尝试探测喉返神经入喉点或者对侧颈动脉鞘验证,如果能探查到有效肌电信号,则高度怀疑 NRLN Ⅰ 型。

尽管 NRLN 罕见,但它被认为是一种重要的解剖变异。这种变异术前缺乏相应的临床症状,且术中操作存在固定的思维方式,一般认为甲状腺腺体外侧面为"安全区域",容易将横向走形的条索状结构认作血管而结扎或切断,这些因素都增加了术中 NRLN 损伤的风险。据文献[1-2]报道,NRLN 存在而术前或术中未能提前发现的情况下,该神经损伤率可高达 75%。

为了减少 NRLN 的损伤,已经有一些临床研究尝试通过术前预测和术中证实 NRLN 的存在。其一,基于与血管异常的关联,临床医生已经尝试通过影像学方法来识别这种血管变异以预测 NRLN 的存在[8],但术前是否常规行 CT 检查排除 NRLN 仍存在争议;其二,IONM 是一种广泛接受的预测 NRLN 存在的方法[9],按照"四步法"先在甲状腺下极下方平面监测迷走神经信号,如果信号缺如,则沿着颈动脉鞘继续向上检测,如果在某一点检测到了有效肌电信号,则诊断 NRLN 无疑。本病例由于病情需要行了颈部增强 CT 检查,虽然并未扫到主动脉弓平面以下,但发现了变异的右锁骨下动脉从气管和食管后方走行(图 1),术前成功地预测了右侧 NRLN,所以术中使用了 IONM,而且在思想上存在高度警惕性,最终证实了 NRLN 并成功保护其功能。

四、结论

NRLN 变异罕见,术中损伤率较高。术前 CT 发现迷走右锁骨下动脉可预判右侧 NRLN 存在的可能。术中保持警惕性,使用 IONM 能证实 NRLN 的存在,并保护神经功能完好。

五、诊治体会

NRLN 变异临床少见,是 RLN 损伤的重要原因之一。术前提高诊断水平和术中保持警惕性是关键,如果术前行颈部 CT 检查,至少要扫到主动脉弓水平,以便观察有无右侧锁骨下动脉变异。术中对于右侧甲状腺外侧面横向走形的条索状组织要仔细辨认,不可随意切断。如果使用了术中神经监测技术,在颈动脉鞘甲状腺下极下方水平检测不到 V1 信号,而在环状软骨上方能检测到,则基本诊断 NRLN 无疑。对于 I 型 NRLN 变异,最好从入喉点开始辨认神经走形。

参考文献

[1]乔娜,王刚,武林枫,等.喉不返神经在甲状腺外科临床研究现状[J].中国实用外科杂志,2017, 37(3):317-320.

[2]欧阳伊雯,毛有胜,林栋材,等.右侧喉不返神经1例报告[J].罕少疾病杂志,2016,23(3):63-64.

[3]MICHAEL F D,TORIUMI D M,VYTENIS G M,et al. Nonrecurrent laryngeal nerves and their clinical significance[J]. Oper Tech Otolayngol Head Neck Surg,2002,13(3):207-210.

[4]WOJTCZAK B,KALISZEWSKI K,SUTKOWSKI K,et al. A functional assessment of anatomical variants of the recurrent laryngeal nerve during thyroidectomies using neuromonitoring[J]. Endocrine, 2018,59(1):82-89.

[5]汤文浩.外科学[M].2 版.南京:东南大学出版社,2015:388.

[6]李新营,吕新生,王志明,等.非返性喉返神经损伤的预防[J].中华耳鼻咽喉科杂志,2004,39 (7):415-418.

[7]TONIATO A,MAZZAROTTO R,PIOTTO A,et al. Identification of the nonrecurrent laryngeal nerve during thyroid surgery:20-year experience[J]. World J Surg,2004,28(7):659-661.

[8]GAO E L,ZOU X,ZHOU Y H,et al. Increased prediction of right nonrecurrent laryngeal nerve in thyroid surgery using preoperative computed tomography with intraoperative neuromonitoring identification [J]. World J Surg Oncol,2014,12:262.

[9]WATANABE A,TANIGUCHI M,KIMURA Y,et al. Efficient,effective,safe procedure to identify nonrecurrent inferior laryngeal nerve during thyroid surgery[J]. Head Neck,2016,38(4):573-577.

● 专家点评 ●

浙江大学医学院附属杭州市第一人民医院　韩志江

作为放射科医生,日常胸部 CT 或颈部 CT 报告书写过程中,迷走右锁骨下动脉并非少见,但因缺乏对其临床价值的认识,诊断报告常"无视"其存在,而一旦迷走右锁骨下动脉的价值得到认可,包括平扫或增强的 CT 和 MRI 对其诊断均比较容易,尤其是颈部 CTA 和颈部 MRA,二者均可三维显示迷走右锁骨下动脉的详细走行情况,以及血管与周围结构的关系,除了有助于 NRLN 的诊断外,尚可预测术中可能遇到血管的情况。头颈部外科或甲状腺外科可根据本院的具体情况,对放射科医生积极宣教,提高放射科医生对迷走右锁骨下动脉价值的认识,提高 NRLN 的发现率。

病例 41　非返性喉返神经解剖特征及术中保护 22 例

王培松[1]，柳麓崙[1]，彭　友[2]，韩耀忠[3]，张文天[4]，陈　光[1]

1)吉林大学第一医院;2)杭州市第一人民医院;3)保定市第二医院;4)沧州市人民医院

(本文已发表于《中国实用外科杂志》2016 年第 36 卷第 8 期,收录时有改动)

一、前言

非返性喉返神经(non-recurrent laryngeal nerve,NRLN)较为罕见,其中以右侧相对多见,发生率为 0.3% ~1.6%[1];左侧发生率远低于右侧,大约为 0.04%[2]。在甲状腺手术中极易损伤 NRLN,增加了甲状腺手术术后声带麻痹的风险。笔者回顾医疗组自 2009 年 1 月至 2015 年 12 月 7 年间 5900 例甲状腺及甲状旁腺手术病例资料,共发现 22 例患者存在 NRLN,现将治疗经验总结如下,并复习相关文献,阐述 NRLN 的胚胎学基础和变异类型,讨论 NRLN 的术前识别、术中保护、损伤处理等方法,以期对其临床诊治提供帮助。

二、病例资料及诊治过程

1. 一般资料

共纳入 5900 例甲状腺及甲状旁腺手术病例,其中男性 1145 例,女性 4755 例;平均年龄为 43.4 (14 ~73)岁。甲状腺手术 5798 例,甲状旁腺手术 102 例。甲状腺手术中发现甲状腺恶性肿瘤 4012 例(69.2%),包括甲状腺乳头状癌 3939 例,甲状腺髓样癌 41 例,甲状腺滤泡样癌 12 例,未分化癌 7 例,恶性淋巴瘤 7 例,鳞状细胞癌 6 例;甲状腺良性疾病 1786 例(30.8%),包括结节性甲状腺肿 1500 例,甲状腺功能亢进 59 例,甲状腺腺瘤 227 例。甲状旁腺手术中发现甲状旁腺腺瘤 63 例,甲状旁腺囊肿 34 例,甲状旁腺癌 5 例。共暴露喉返神经 8850 条,其中右侧 4451 条,左侧 4399 条。右侧 4451 条喉返神经中,使用术中喉返神经监测(intraoperative neural monitoring,IONM)630 例,包括二次手术 213 例,甲状腺癌根治术并颈淋巴结清扫术 197 例,甲状腺癌根治术(全切除+中央区淋巴结清扫)122 例,巨大复杂甲状腺手术 98 例。常规显露 3821 例,包括二次手术 233 例,甲状腺癌根治术+颈淋巴结清扫 375 例,甲状腺癌根治术(全切除+中央区淋巴结清扫)2644 例,巨大复杂甲状腺手术 254 例,其他 315 例。

2. 治疗方法

所有病例均采用气管插管、全身麻醉,根据肿物大小、个数及良恶性质对甲状腺腺体采取单侧甲状腺腺叶全或次全切除(部分联合峡部切除或对侧次全切除)、双侧甲状腺腺叶切除(恶性肿瘤同时行单侧或双侧中央区淋巴结清扫,根据术前检查结果做治疗性侧颈部淋巴结清扫)。甲状旁腺良性肿瘤(腺瘤及囊肿)行肿瘤切除,甲状旁腺癌同时行同侧甲状腺、周围受侵犯的组织结构切除。

（1）喉返神经的解剖和显露方法

首先游离颈前肌，暴露甲状腺，偏向于保留腺体一侧切断峡部，显露气管，之后采用"脱帽法"紧贴甲状腺上极结扎切断上极血管，此过程中注意保护背侧结构，以防损伤 I 型 NRLN。之后，游离侧方，将甲状腺向内上方提起，此时可清晰地看到进出甲状腺的血管及纤维连接组织，须仔细辨认切断的组织。分离过程中可发现 II A 型 NRLN。游离侧方的过程中喉返神经常可完全显露，此时切断下极比较安全（注意保护下位甲状旁腺血运），但也须注意是否有喉返神经交通支从下极发出汇入 NRLN。如常规方法未发现喉返神经，可以自甲状软骨下缘即喉返神经入喉处寻找。

（2）喉返神经监测技术

按照 2013 年甲状腺及甲状旁腺手术中神经电生理监测临床指南（中国版）[3]，操作步骤：识别喉返神经前，刺激同侧迷走神经，肌电信号记录为 V1 值；喉返神经显露后测值，记录为 R1；当喉返神经全程显露至 Berry 韧带后，测试其显露部最近端，记录为 R2；术野彻底止血后测试迷走神经，记录为 V2。NRLN 参照文献[1,4]分为两种类型：① I 型，起自于喉气管连接平面以上，与甲状腺上极血管伴行向下入喉。② II 型：II A 型起自甲状腺峡部平面的迷走神经，在甲状腺下动脉的上方与甲状腺下动脉平行，横向入喉；II B 型自迷走神经发出后先向下行，然后在甲状腺下动脉主干下方或分支之间折返向上入喉。

3. 结果

共发现 NRLN 22 条，全部位于右侧，占右侧喉返神经的 0.5%（22/4451）。NRLN 发生与性别、甲状腺肿瘤性质、甲状腺或者甲状旁腺手术、神经监测仪应用等均无关（表1）。22 条 NRLN（表2）中 I 型 4 条（18.1%）（图1A），II A 型 10 条（45.5%）（图1B），II B 型 8 条（36.4%）（图1C）。22 例 NRLN 术中无一例受损。3 例使用 IONM 的 NRLN 显露时间为（4.2±1.8）min，而 19 例常规显露的 NRLN 显露时间为（9.7±2.1）min，二者差异有统计学意义（$P<0.001$）。22 例患者均行胸部 X 线检查，行肺部 CT 检查 2 例；均未发现解剖结构变异。

表1　4451 条右侧喉返神经显露病例临床特征分布

临床特征	右侧显露喉返神经总数	NRLN	P
性别			0.453
男	891	3	
女	3560	19	
手术			0.176
甲状腺手术	4396	21	
甲状旁腺手术	55	1	
甲状腺肿瘤性质			0.957
恶性	3371	16	
良性	1025	5	
IONM			0.944
否	3821	19	
是	630	3	

表2　不同手术方法和 NRLN 类型分布情况

手术方式	IONM	常规显露	Ⅰ型	ⅡA型	ⅡB型
二次手术	213	233	0	1	1
甲状腺癌根治术+侧颈淋巴结清扫术	197	375	1	2	1
甲状腺癌根治术	122	2644	2	5	2
巨大复杂甲状腺手术	98	254	1	1	2
甲状腺次全切除	0	260	0	0	2
甲状旁腺手术	0	55	0	1	0
合计	630	3821	4	10	8

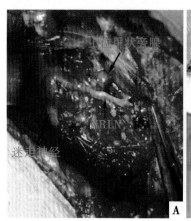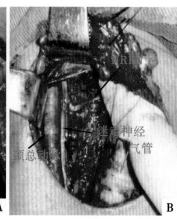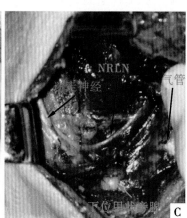

A：Ⅰ型；B：ⅡA型；C：ⅡB型

图1　不同类型 NRLN 解剖特征

三、讨论

　　NRLN 与胚胎期发育异常有关[5]。右侧 NRLN 发生率为 0.5%~1%，左侧发生率更低[6]。本研究中右侧 NRLN 发生率为 0.5%，未发现左侧 NRLN。右侧 NRLN 常与右侧锁骨下动脉变异或无名动脉缺失有关；而左侧 NRLN 发生与大动脉左右转位或存在右侧主动脉弓有关[5]。虽然有研究[5]报道 NRLN 常经过颈动脉后方由迷走神经发出后入喉，但 Sogutlu 等[7]报道 1 例 NRLN 由迷走神经发出后横跨颈总动脉入喉，这种解剖变异的 NRLN 易被误认为动脉分支或纤维条索而被切断，极易造成术中神经损伤。手术过程中在切断除从颈部血管鞘发出的任何条索状结构前均应仔细甄别，确定没有神经后才可切断[7]。尽管 NRLN 发生率很低，但在手术过程中 NRLN 常意外受损而导致永久性声带麻痹。本研究发现的 22 条 NRLN 中Ⅰ型 4 条（18.1%），ⅡA 型 10 条（45.5%），ⅡB 型 8 条（36.4%）。可见 NRLN 以ⅡA 型最常见，其次为ⅡB 型，Ⅰ型最少。此外，NRLN 发生与性别、甲状腺肿瘤性质、甲状腺或甲状旁腺手术、术中神经监测与否等均无关。

　　NRLN 术前诊断困难[1,8-9]。左侧 NRLN 的发生往往与大动脉左右转位或存在右侧主动脉弓有关，通过术前胸部 X 线检查可发现；而对于右侧 NRLN，有文献[10-14]报道术前行超声、CT、MRI 或食管钡餐检查可发现右侧锁骨下动脉异常（图2、图3）。然而，目前上述检查并未被列为术前常规检查。相比之下,术前颈部血管超声检查操作简单、经济,对于术前预测 NRLN 有重要价值[6,14]。

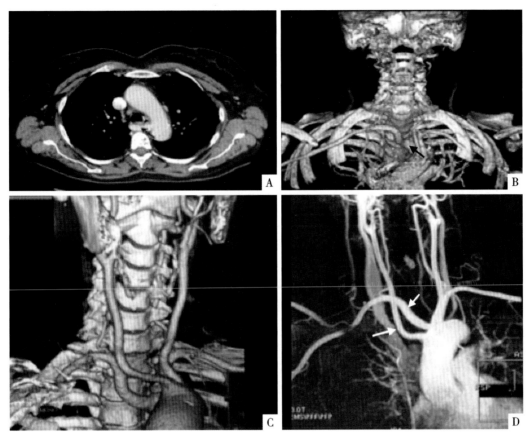

A:增强 CT;B:三维重建;C:CTA;D:MRA。(部分图片由杭州市第一人民医院肿瘤外科彭友提供)

图 2　增强 CT 及三维重建右侧锁骨下动脉起源及位置异常[13]

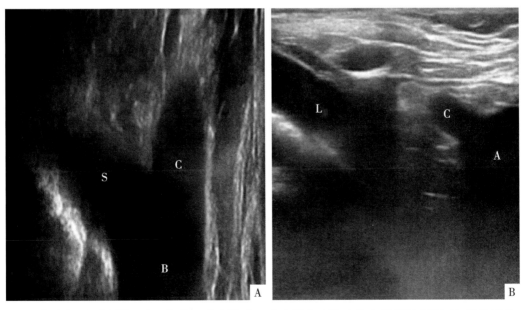

A:正常动脉的超声图像(呈 Y 字形;B 为头臂干,C 为右颈总动脉,S 为右锁骨下动脉);B:异常超声图像显示右颈总动脉(C)直接起自主动脉弓(A),右锁骨下动脉(L)与右颈总动脉(C)平行分布,没有出现 Y 形交汇

图 3　右侧锁骨下动脉起源及位置异常超声表现[14]

甲状腺手术中神经显露并肉眼识别喉返神经完整被认为是喉返神经保护的金标准,然而解剖完整并非意味着神经功能完好。尽管很多解剖标志被用于甲状腺手术以帮助寻找喉返神经[11],如甲状腺下动脉、甲状软骨下角、Zuckerkandl 结节等[9,12],但 Toniato 等[1] 报道 NRLN 损伤发生率仍高达12.9%。因此,IONM 有助于寻找并识别喉返神经以及 NRLN,从而显著降低喉返神经损伤发生率[11]。本研究中 IONM 组中 NRLN 显露时间短于常规显露 NRLN 组,可见 IONM 能够明显缩短NRLN 显露时间。

四、结论

NRLN 临床比较少见,右侧居多;熟悉解剖特征、提高对 NRLN 认识、手术中精细解剖及喉返神经常规显露是预防神经损伤的关键;神经监测技术的应用可以缩短神经显露时间。

五、诊治体会

NRLN 会增加神经损伤的风险,但随着甲状腺手术专业化的进步,近年来国内学者对 NRLN 的重视程度明显提高,神经损伤率明显降低。避免 NRLN 损伤的前提是要熟悉 NRLN 变异规律及特点、喉返神经术中神经监测、规范的外科操作及常规解剖显露喉返神经。若出现了神经损伤,应根据损伤类型给予相应处理。若术中不慎离断 NRLN,应游离断端,争取行 I 期神经端端吻合术,若两断端分离较远,可行神经移植或自体静脉桥接术;若为结扎损伤,可拆除结扎线;若为粘连压迫损伤,应尽早松解粘连;若为钳夹或粘连牵扯伤,术中可用糖皮质激素封闭。对于所有 NRLN 损伤类型,术后均可使用糖皮质激素、神经营养药物(如维生素 B_1、维生素 B_{12}、神经生长因子等)促进神经功能恢复。虽然喉返神经损伤后果严重,但如果我们提高警惕,严格按照操作流程进行精细解剖,并常规显露喉返神经或术中应用神经监测技术,就可以尽可能地避免损伤 NRLN。

参考文献

[1] TONIATO A, MAZZAROTTO R, PIOTTO A, et al. Identification of the nonrecurrent laryngeal nerve during thyroid surgery:20-year experience[J]. World J Surg,2004,28(7):659-661.

[2] Hermans R, Dewandel P, Debruyne F, et al. Arteria lusoria identified on preoperative CT and nonrecurrent inferior laryngeal nerve during thyroidectomy:a retrospective study[J]. Head Neck,2003,25(2):113-117.

[3] 中国医师协会外科医师分会甲状腺外科医师委员会. 2013 甲状腺及甲状旁腺手术中神经电生理监测临床指南(中国版)[J]. 中国实用外科杂志,2013,33(6):470-474.

[4] LEE Y S,SON E J,CHANG H S,et al. Computed tomography is useful for preoperative identification of nonrecurrent laryngeal nerve in thyroid cancer patients[J]. Otolaryngol Head Neck Surg,2011,145(2):204-207.

[5] GEETA LAL,CLARK O H. Thyroid and parathyroid[M]//Schwartz S I. Principles of surgery. 8th ed. Newyork:Mc Graw Hill,2005:1445-1526.

[6] YETISIR F,SALMAN A E,ÇIFTÇI B,et al. Efficacy of ultrasonography in identification of non-recurrent laryngeal nerve[J]. Int J Surg,2012,10(9):506-509.

[7] SOGUTLU G,OLMEZ A,FIRAT Y,et al. Non-recurrent inferior laryngeal nerves:report of two cases

and review of the literature[J]. ANZ J Surg,2007,77(7):601-602.

[8]TONIATO A,BOSCHIN I M. Re:"anatomic configurations of the recurrent laryngeal nerve and inferior thyroid artery"[J]. Surgery,2006,140(3):482-483.

[9]TONIATO A,MERANTE B I,PAGETTA C,et al. A "pilot light" of the right non-recurrent laryngeal nerve[J]. Acta Otorhinolaryngol Ital,2010,30(2):107-109.

[10]SCHNEIDER J,BAIER R,DINGES C,et al. Retroesophageal right subclavian artery(lusoria)as origin of traumatic aortic rupture[J]. Eur J Cardiothorac Surg,2007,32(2):385-387.

[11]DENIWAR A,KANDIL E,RANDOLPH G. Electrophysiological neural monitoring of the laryngeal nerves in thyroid surgery:review of the current literature[J]. Gland Surg,2015,4(5):368-375.

[12]GRAVANTE G,DELOGU D,RIZZELLO A,et al. The Zuckerkandl tubercle[J]. Am J Surg,2007,193(4):484-485.

[13]WANG Y,JI Q,LI D,et al. Preoperative CT diagnosis of right nonrecurrent inferior laryngeal nerve[J]. Head Neck,2011,33(2):232-238.

[14]Iacobone M,Citton M,Pagura G,et al. Increased and safer detection of nonrecurrent inferior laryngeal nerve after preoperative ultrasonography[J]. Laryngoscope,2015,125(7):1743-1747.

● 专家点评 ●

吉林大学中日联谊医院　孙　辉

　　NRLN 是喉返神经的重要解剖变异,对于甲状腺手术中神经功能保护具有重要意义。其中ⅡA 型 NRLN 最为常见,其与甲状腺下动脉位置接近平行走行,因此术中更易发生损伤,更加值得术者重视。近 10 年由于我国术中喉返神经监测(IONM)技术在甲状腺术中的推广和逐渐普及,NRLN 的发现率显著提高,损伤率明显下降。本文样本量充足,图示清楚明确,对 NRLN 术中应对讨论较为翔实。

　　全文数据中 NRLN 的发现率为 0.5%,相对目前文献报道数据略低。文中"右侧 4451 条喉返神经中,使用术中 IONM 仅 630 例",IONM 使用率较低,仅为 14%;但在全部 22 条 NRLN 中,有 3 条为通过 IONM 发现,占总发现数的 14%,可以看出 IONM 对于 NRLN 的发现具有重要辅助作用和实用优势。可以设想,如提高手术的 IONM 使用率,很有可能进一步提高 NRLN 的识别率,从而避免不必要的神经损伤风险。

　　本文数据中,由于术前影像学检查不够充分,并未发现颈胸段血管变异与 NRLN 发生的关系。但综述相关报道可以得知,NRLN 的发生与右侧锁骨下动脉解剖变异,甚至主动脉弓与食管位置关系的不同有着密切的关系,这都对术前诊断 NRLN 具有重要意义,需要在文中进一步解释说明。

　　IONM 的应用不仅可以缩短神经显露的时间,潜伏期法和"A、B"点法均可快速识别 NRLN 变异,对于 NRLN 的术中诊断、定位和功能保护都具有重要作用,希望笔者给予足够重视。

第四章　腔镜甲状腺手术

病例42　腔镜辅助下甲状腺乳头状癌咽旁淋巴结清扫术一例

陈万志,周　涛,余济春

南昌大学第二附属医院

一、前言

甲状腺乳头状癌(papillary thyroid carcinoma,PTC)是内分泌系统最常见的癌症类型,过去10年中,全世界甲状腺癌的发病率不断上升,首次就诊时颈部淋巴结转移率为30%～80%[1],而PTC转移至咽旁淋巴结(parapharyngeal lymph nodes,PPLNs)则极为罕见(有文献[2-4]报道,PPLNs的转移率仅为0.43%～2.50%)。既往咽旁肿瘤的传统手术入路包括经口及经颈入路,空间极其有限,且手术切口长,部分病例需要劈开下颌骨,手术创伤较大,且肿瘤难以彻底切除,而PPLNs常出现于咽后间隙、颈内静脉旁或者颈内动脉后外侧,PTC转移至PPLNs者所涉及的颈部动静脉、颅底动静脉及周围神经较多,手术风险高、难度大,是严重影响PTC患者长期生存的重要影响因素,如何精准化治疗PTC伴PPLNs转移则成为外科手术治疗的难点。2005年,意大利Ciordano等[5]首次报道了经颈入路微创内镜辅助技术(MIVA)手术治疗PTC伴PPLNs转移的病例,该技术能否安全、有效地应用于PTC伴PPLNs转移患者的治疗仍是全球医学界探讨、突破的重大问题。

2012年至2019年,南昌大学第二附属医院甲状腺外科共收治11例PTC伴PPLNs转移患者,其中10例患者诊断为原发性PTC伴PPLNs转移,1例患者为PTC术后17年PPLNs复发转移;所有患者术前增强CT均发现可疑PPLNs转移[6]。手术由甲状腺诊治中心主任余济春教授主刀完成。余济春教授根据多年手术经验,把MIVA运用到处理PPLNs上,利用内镜放大效应,充分显露颅神经、颅底大血管、颈内动静脉等,这样既能减少术后并发症,又能减轻患者的创伤。手术均获得预期的治疗效果,术后未出现甲状旁腺功能减退、声带麻痹、霍纳综合征等并发症,患者术后均行放射性碘治疗。现将这例患者的诊疗经过报道如下。

二、病例资料及诊治过程

典型病例:患者,女性,39岁,2018年4月10日因“发现颈部无痛性肿物1年”入院,无吞咽困难,无声音嘶哑,无胸闷、憋气。甲状腺彩超提示:甲状腺双侧叶多发实性结节(TI-RADS 5类),左侧(图1A)最大2.8 cm×2.0 cm×1.6 cm,右侧(图1B)1.8 cm×1.7 cm×1.3 cm,边界不清,内见密集点状强回声;双侧颈侧区多发肿大淋巴结(图2)。颈部 CT 提示:双侧颈部见多发肿大淋巴结(图 3A),右侧甲状腺下缘病灶恶变伴双侧颈部淋巴结转移可能性大;较大淋巴结位于右侧咽旁间隙(图 3B),短径约 15.5 mm。术前甲状腺功能正常,甲状腺球蛋白>1000 ng/mL。考虑甲状腺癌伴双侧颈部淋巴结转移及 PPLNs 转移,经过全科讨论后,遂于我院行经颈入路 MIVA 甲状腺全部切除术+双侧颈中央区淋巴结清扫术+双侧颈侧区淋巴结清扫术+咽旁淋巴结切除术(图4)。术后恢复顺利,未出现声音嘶哑、手麻等症状,甲状腺球蛋白较术前明显下降(降至 62.5 ng/mL)。术后病理提示:(双侧甲状腺)乳头状癌,侵犯甲状腺外结缔组织。送检的 10 枚左颈Ⅵ区淋巴结中 8 枚见癌转移;送检的 8 枚右颈Ⅵ区淋巴结中 5 枚见癌转移;送检的右颈侧区淋巴结 17 枚中有 6 枚及右颈Ⅱ区淋巴结 1 枚均见癌转移;送检的左颈侧区淋巴结镜下见 PTC 浸润,18 枚淋巴结中 8 枚见癌转移;送检的右咽旁淋巴结镜下见 PTC 浸润,2 枚淋巴结中 1 枚见癌转移;送检的右锁骨淋巴结镜下见 PTC 浸润。

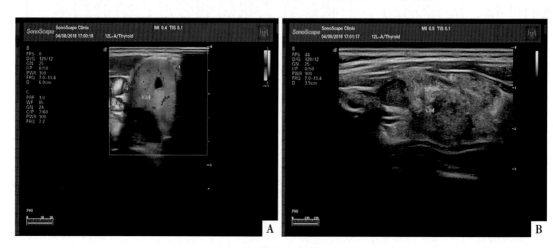

A:左侧;B:右侧

图1 彩超提示双侧甲状腺肿物

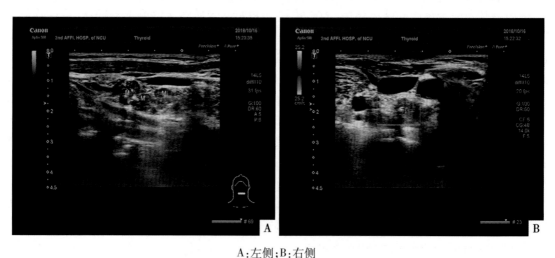

A:左侧;B:右侧

图2 彩超提示双侧颈部淋巴结肿大

三、讨论

笔者评估了甲状腺癌 PPLNs 转移患者经颈入路 MIVA 手术切除的安全性和可行性。这种技术的优点是,外科医生可以安全地切除 PPLNs,无须下颌骨切开或附加切口,且不影响手术视野。甲状

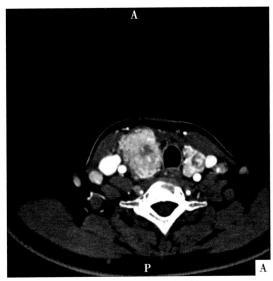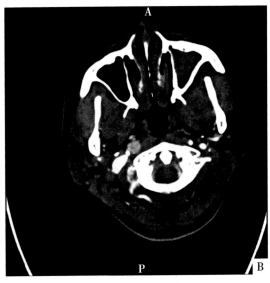

A:颈部 CT 提示双侧甲状腺多发病灶;B:颈部 CT 提示右侧咽旁淋巴结肿大

图3 颈部 CT 影像结果

腺癌最常见的区域淋巴结转移是颈中央区淋巴结(Ⅵ区),其次是颈内静脉链(Ⅱ～Ⅳ区)、颈后淋巴结(Ⅴ区),以及下颌下和颏下淋巴结(Ⅰ区)[7]。甲状腺癌既可以通过颈内静脉链淋巴结转移入咽旁间隙,也可以从甲状腺上极的淋巴通路通过咽后间隙转移到咽旁。咽旁间隙已经超出颈部转移的范围,故目前对于甲状腺癌的咽旁转移归类于局部淋巴结转移还是远处转移尚无定论,但从其淋巴引流特点而言,笔者更倾向于将之归类于局部淋巴结转移[8]。

甲状腺癌咽旁、咽后淋巴结转移在临床上比较少见,大多数 PPLNs 转移的患者没有临床症状,少数患者以颈部肿物、吞咽困难、呼吸困难等就诊。结合解剖学特点和影像结果,PTC 咽旁转移的淋巴结均位于颈动脉鞘内侧,位于咽旁后间隙,颈内动脉和颈内静脉位于肿瘤的外侧或后外侧;其淋巴结形态和特点与颈部的转移淋巴结有一致性,可以伴有不同程度增强、液化及钙化,包膜一般完整,外侵较少见。这些特点易于与其他咽旁间隙肿瘤鉴别。目前用于诊断 PPLNs 转移的影像学检查主要有 CT、MRI 和 PET-CT,对于可疑的咽旁肿物可以采用细针穿刺活检确诊,穿刺洗脱液甲状腺球蛋白测量是快速诊断甲状腺癌 PPLNs 转移的有效方法,CT 是发现咽旁肿物最常用的检查方式,约有88%的患者由 CT 检查发现 PPLNs 转移。

手术治疗仍是 PPLNs 转移的最佳治疗方式,PTC 的咽旁转移多位于后间隙,紧贴颈内动脉和多根颅神经,加之下颌骨遮挡,给手术切除带来很大挑战。常见的手术入路如腮腺入路、颈下颌骨入路、口腔入路、乳突入路、颞下窝入路均能提供良好的暴露,但多需要截除部分下颌骨或截断下颌骨,手术创伤很大,手术并发症多,风险大。颈部入路是目前最常用的手术方式。近年来,文献[9-11]报道经口入路腔镜下或机器人手术对于咽旁间隙肿瘤的治疗,可避免颈部切口,创伤小,安全有效,但对于甲状腺癌咽旁、咽后淋巴结转移的治疗,有待进一步探讨,因为多数患者需同期行甲状腺原发病灶区和侧颈淋巴结清扫手术,不但不能减少创伤,反而容易造成口腔或口咽部黏膜损伤,甚至与颈部创面贯通。根据笔者的经验,经颈入路 MIVA 对于 PPLNs 转移患者是一种安全可行的方法,手术患者目前只有一名出现吞咽困难,且在术后3个月内消失。没有患者出现术后并发症。内镜辅助可以在狭窄的工作空间中提供放大且更广阔的视野;且这种方法不需要行下颌骨截断,还可以安全地保护面神经和下牙槽神经的分支,并避免瘢痕和面部畸形。

四、结论

经颈入路 MIVA 在技术上可行且可靠,对患有 PPLN 转移的 PTC 患者的侵袭性较小。与机器人辅助手术和其他手术程序相比,该方法应基于其实用性和较低的手术侵入性而得到推广。但是,仍需要进一步的研究以积累更多经验,研究该技术的适应证以及确定长期的肿瘤学安全性。

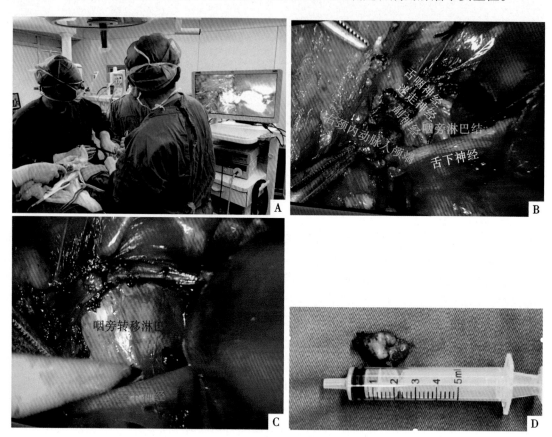

A:经颈入路 MIVA PPLNs 切除术时手术团队的位置;B:PPLNs 位于舌下神经内侧;C:可切除 PPLNs,并仔细暴露和保护周围的组织结构;D:切除的 PPLNs 标本

图4　经颈入路 MIVA 甲状腺全部切除术+双侧颈中央区淋巴结清扫术+双侧颈侧区淋巴结清扫术+咽旁淋巴结切除

五、诊治体会

操作技巧:首先,止血至关重要,必要时行颈外动脉结扎术。如果出血难以控制,包括颈内静脉上段出血,应进行下颌骨截断术以更好地暴露手术视野。其次,PPLNs 位于颈动脉鞘内,很容易损伤迷走神经和交感神经。在切除转移性淋巴结之前,应仔细暴露神经。第三,转移性 PPLNs 可能具有完整的被膜,可以与颅底颈孔分开,因此,可能发生脑脊液漏出。当发生上颈内静脉出血时,夹紧和撕裂可能导致脑脊液漏出,表现为从颅底漏出的透明液体。笔者对这种并发症的处理建议如下:首先,必须完全止血,然后使用脂肪组织瓣来填充颅底。但经颈入路 MIVA 在技术可能有一些局限性。首先,如果转移性淋巴结直径大于 4 cm,建议进行开放手术以确保安全。其次,如果术前影像显示转移性淋巴结侵犯了颈内动脉或淋巴结外组织,则 MIVA 对这些患者而言是一个挑战,这种情况下建议进行开放手术。

参考文献

[1] DAVIES L, WELCH H G. Current thyroid cancer trends in the United States[J]. JAMA Otolaryngol Head Neck Surg,2014,140(4):317-322.

[2] DESUTER G, LONNEUX M, PLOUIN-GAUDON I, et al. Parapharyngeal metastases from thyroid cancer[J]. Eur J Surg Oncol,2004,30(1):80-84.

[3] WANG X L, XU Z G, WU Y H, et al. Surgical management of parapharyngeal lymph node metastasis of thyroid carcinoma:a retrospective study of 25 patients[J]. Chin Med J(Engl),2012,125(20):3635-3639.

[4] MORITANI S. Parapharyngeal metastasis of papillary thyroid carcinoma[J]. World J Surg,2016,40(2):350-355.

[5] GIORDANO L, PILOLLI F, TOMA S, et al. Parapharyngeal metastases from thyroid cancer:surgical management of two cases with minimally-invasive video-assisted technique[J]. Acta Otorhinolaryngol Ital,2015,35(4):289-292.

[6] YU S T, CHEN W Z, XU D B, et al. Minimallyinvasive video-assisted surgical management for parapharyngeal metastases from papillary thyroid carcinoma:a case series report[J]. Front Oncol,2019,9:1226.

[7] CARON N R, TAN Y Y, OGILVIE J B, et al. Selective modified radical neck dissection for papillary thyroid cancer-is level Ⅰ, Ⅱ and Ⅴ dissection always necessary?[J]. World J Surg,2006,30(5):833-840.

[8] 向俊,李端树,沈强,等. 甲状腺乳头状癌咽旁淋巴结转移13例分析[J]. 中国实用外科杂志,2014,34(10):978-980.

[9] NGUYEN N P, VOCK J, VINH-HUNG V, et al. Effectiveness of prophylactic retropharyngeal lymph node irradiation in patients with locally advanced head and neck cancer[J]. BMC Cancer,2012,12:253.

[10] GIVI B, TROOB S H, STOTT W, et al. Transoral robotic retropharyngeal node dissection[J]. Head Neck,2016,38(Suppl 1):E981-E986.

[11] GOEPFERT R P, LIU C, RYAN W R. Trans-oral robotic surgery and surgeon-performed trans-oral ultrasound for intraoperative location and excision of an isolated retropharyngeal lymph node metastasis of papillary thyroid carcinoma[J]. Am J Otolaryngol,2015,36(5):710-714.

● 专家点评 ●

复旦大学肿瘤医院　王　宇

　　甲状腺癌的咽旁转移较为罕见,对于其处理既往多参照咽旁原发肿瘤,也有多种入路可选。由于PTC多数外侵较少、肿瘤较小,大多数医生推荐用颌下颈部入路手术,创伤相对较小。但此类患者的术前评估及术中可能的入路改变,对相关危象、术后并发症的处理均需要处置医生对解剖的熟悉、经验的积累有非常高的要求。

　　MIVA最早应用于良性甲状腺手术,曾被认为是腔镜甲状腺术式的过渡方式,但随着主要以国内为主外科医生的努力,该术式被扩展至甲状腺癌的侧颈清扫。由于其入路、学习曲线等技术的特点,较其他腔镜入路更有其"适宜技术"特征。包括笔者在内的部分单位已经尝试开展腔镜辅助下的 PTC 咽旁淋巴结清扫,相对传统颈部入路开放术式,理论上更可以利用腔镜的视野、器械优势进行精细化的解剖与操作,在保障安全的情况下,提高手术彻底性,减少并发症。但目前尚无较大数量病例的总结,对于适用病例的选择、术前评估、术后并发症的处理,目前尚无法进行总结并指导临床,需要更多交流及经验的积累。

病例 43　102 例经口腔前庭入路腔镜下甲状腺手术临床体会

韩　彬,朱丽璋

北京大学深圳医院

一、前言

随着超声诊断技术的提高和国民体检意识的增强,甲状腺结节发病率逐年增加,其中甲状腺恶性结节发病率为 5% ~ 15%[1]。早期甲状腺癌的患者在手术方式上有更大的选择权,年轻女性患者倾向于腔镜美容手术。随着经自然腔道内镜外科手术理念的提出及发展,经口腔内镜甲状腺切除术[2-4]应运而生,2011 年国内外先后报道了经口腔前庭入路腔镜甲状腺手术,此后,国内外许多医疗单位陆续开展了此种手术。经口腔前庭入路腔镜甲状腺手术是真正意义的体表无瘢痕手术,具有极佳的美容效果,而且可以同时处理双叶腺体、充分清扫低位中央区淋巴结[5]。但由于操作孔与观察孔近,操作空间小,"筷子效应"明显,视野与胸乳入路腔镜甲状腺手术倒置,所以学习曲线较长[6-7]。2016 年 1 月至 2019 年 12 月我科完成 102 例经口腔前庭入路腔镜甲状腺手术,现进行回顾和总结,报道如下。

二、病例资料

102 例经口腔前庭入路腔镜甲状腺手术患者中男性 19 例,女性 83 例;其中 100 例年龄在 20 ~ 40 岁,其余 2 例,1 例为 17 岁的女生,1 例为 52 岁的男性。

102 例患者中 65 例为甲状腺微小乳头状癌(肿瘤直径<10 mm);30 例为 10 ~ 20 mm 的腺体内型的甲状腺乳头状癌;3 例肿瘤直径为 30 ~ 40 mm(通过经胸前联合经口腔前庭入路完成);4 例为肿瘤直径>40 mm 的结节性甲状腺肿或甲状腺腺瘤。肿瘤位置大部分位于下极(45 例)和中部(47 例),2 例位于上极,1 例位于峡部,7 例为多灶癌。

102 例经口腔前庭入路腔镜甲状腺手术中 78 例为甲状腺腺叶切除+患侧中央区淋巴结清扫,13 例为全甲状腺切除+患侧中央区淋巴结清扫,4 例为单侧腺叶次全切除术,6 例为经胸前联合经口腔前庭入路腔镜下甲状腺全切+颈侧区淋巴结清扫术,1 例经口腔前庭入路下尝试了Ⅳ区淋巴结切除活检术。

术前准备:评估患者全身情况、原发灶和淋巴结情况以及临床分期,并评估患者口腔情况,常规检测降钙素以排除甲状腺髓样癌,尽可能术前行超声引导下细针穿刺细胞学检查明确诊断。术前使用复方氯己定(含甲硝唑)口腔漱口准备 3 d。

手术体位:患者取仰卧位,颈部轻度过伸位,经口插入喉返神经监测气管导管(不使用牙垫,用胶布固定于左侧嘴角)。术前 30 min 预防性使用头孢类抗生素及甲硝唑。使用手术塑料贴膜覆盖上唇以上面部,常规消毒铺巾。消毒范围:上至发际线,下平乳头水平,外至耳屏前、斜方肌前缘和腋前线。口腔消毒:碘伏纱布及碘伏反复消毒冲洗口腔及前庭 3 遍,无菌生理盐水冲洗并用吸引器吸尽口腔内消毒液。术者坐在在患者头侧,第一助手在术者左侧扶镜,第二助手根据病变位置选择于患者身体两侧持腔镜拉钩,器械台及洗手护士根据手术室空间设置可位于患者左侧或右侧,视频显示器应置于患者脚侧并朝向术者。电刀、电凝钩、吸引器、超声刀、神经监测多功能分离钳等设备应置于患者右侧无菌器械袋中(图 1)。

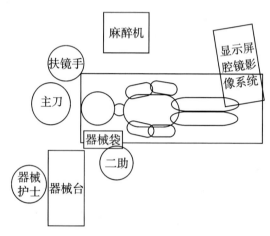

图 1　经口腔前庭入路腔镜甲状腺手术站位图

手术过程:观察孔位于口腔前庭,使用电刀于下唇系带前方远离牙龈根部 5 ~ 10 mm 处做长约 2 cm 横行切口,斜行切至下颌骨骨面,沿下颌骨转折向下行,使用注水器在颏下位置注入或不注入含有肾上腺素和罗哌卡因的膨胀液 10 mL(1∶500 000 肾上腺素的生理盐水 70 mL 加 20 mL 罗哌卡因)。于双侧第一前磨牙根部水平颊黏膜做两处 5 mm 纵向切口(图 2)。使用可视游离棒于颈阔肌下方钝性分离出空间,置入 10 mm trocar,注入 CO_2 气体,压力维持在 4 ~ 6 mmHg。观察孔置 10 mm 30°镜头,在腔镜直视引导下用 5 mm 带芯 trocar 朝向同侧胸锁关节方向并紧贴下颌骨骨面直接钝性分离操作孔隧道。左侧置入操作钳,右侧置入电凝钩或超声刀,沿着颈阔肌深面进一步游离皮瓣扩大手术操作空间,下方达胸骨上窝,两侧至胸锁乳突肌(图 3)。为了便于空间的维持与手术操作,可选择颈前皮瓣悬吊(使用悬吊器械或缝线悬吊),即混合空间维持法。腺叶切除的原则和范围与开放手术一致。切开颈白线,显露甲状腺后首先确定甲状软骨位置,离断甲状腺峡部,自上而下显露气管;置入专用拉钩,显露颈血管鞘,利用术中神经监测(intraoperative neural monitoring,IONM)设备完成 V1 信号检测。以气管为标志进入环甲间隙,充分游离环甲间隙及腺体外侧后,用无损伤抓钳提起甲状腺上极,调整专用拉钩显露甲状腺上极;当甲状腺上极较高致显露困难时,可切断部分胸骨甲状肌。超声刀依次凝闭甲状腺上极血管前支,紧贴腺体操作以避免损伤喉上神经,亦可以利用IONM 技术定位、识别、保护喉上神经。脱帽法处理甲状腺上极,辨认并原位保留上位甲状旁腺。利用 IONM 寻找喉返神经(recurrent laryngeal nerve,RLN),在入喉点处显露 RLN,自上而下显露并保护RLN。接着清扫中央区淋巴结,若术中发现中央区转移淋巴结融合固定,累及 RLN 等,应及时中转开放手术。中央区淋巴结清扫首先需尽量定位下位甲状旁腺并原位保留,术中可使用淋巴结示踪剂(甲状旁腺负显影技术)来辨认甲状旁腺,利用 Minilap 及专用双极电凝进行原位保留。若无法原位保留下位甲状旁腺则建议确认后即刻行自体移植。标本的取出及创面冲洗:通过中间观察套管置入标本袋,完整取出标本。手术创面用大量温热无菌蒸馏水反复冲洗干净,尽量避免甲状腺及其肿瘤组织异位种植。检查创面有无活动性出血并仔细止血(图4)。引流管留置及切口闭合:使用 4-0 可吸收线关闭颈白线。用带穿刺针的直径约 3 mm 的高负压引流管经锁骨上窝引流。退镜前观察隧道有无出血情况。使用 4-0 可吸收缝线闭合口唇肌层,5-0 可吸收线外翻缝合口腔黏膜。

术后处理:术后预防性应用抗生素48 h,术后第1天进食流食,第2天进食半流食,并继续使用复方氯己定漱口1周。术后使用下颌套压迫24 h,术后第2、3天检查下颌、颈前创面以及患侧颈侧区有无淤血、肿胀、皮肤麻木等情况,酌情对症处理[7]。

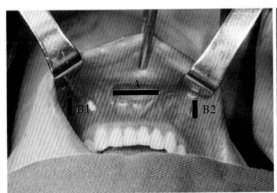
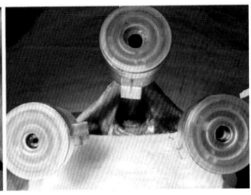

A:观察口切口;B1、B2:左右操作口切口

图2　**手术切口位置**(摘自《经口腔前庭入路腔镜甲状腺手术专家共识》2018 版)

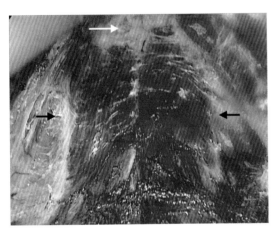
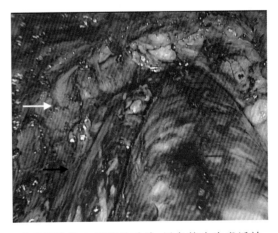

白色箭头为胸骨上窝,黑色箭头为两侧胸锁乳突肌内缘

图3　经口腔前庭入路腔镜建腔后创面

白色箭头为左侧颈总动脉,黑色箭头为喉返神经,蓝色箭头为气管

图4　经口腔前庭入路右侧甲状腺癌根治术后创面

手术时间:4例良性甲状腺肿瘤平均手术时间为(130±20)min;行单叶甲状腺切除+患侧中央区淋巴结清扫术78例,手术时间为(150±20)min;行全甲状腺切除+患侧中央区淋巴结清扫术13例,手术时间为(180±30)min;行胸口联合手术6例,手术时间为(300±60)min。

6例胸口联合手术患者因颈侧区引流量多,为 200~300 mL,术后住院时间为5~6 d,其余96例术后住院时间均为3~4 d,术后引流量为50~100 mL。14例患者出现术后并发症,包括暂时性 RLN

麻痹 3 例,暂时性甲状旁腺功能减退 6 例,皮肤穿刺损伤 2 例,皮肤烫伤 2 例,术后出血 1 例,无永久性 RLN 损伤以及永久性甲状旁腺功能减退,无术后感染病例。术后 3 例暂时性 RLN 麻痹患者均经喉镜证实,均于术后 3 个月内恢复。6 例暂时性甲状旁腺功能减退均发生于甲状腺全切术后,经常规补钙治疗;术后随访 1~3 个月,甲状旁腺素和血钙均恢复为正常值。早期手术时有 2 例穿刺器刺入下颌位置时出现皮肤损伤,因创伤小,愈合后瘢痕不明显。有 2 例在使用电刀建腔时烫伤皮肤,经切除烫伤皮肤、美容缝合,愈合效果良好。1 例因于 RLN 入喉处止血不彻底,术后出血导致颈部肿胀,经原腔道进行二次手术探查止血,恢复良好。

术后所有患者均定期随访,随访时间为 2~36 个月,目前无复发转移病例,颈部无瘢痕(图 5),口腔内黏膜切口呈线性愈合(图 6),口腔感觉无异常,颈部活动功能良好,所有患者均对美容效果满意。

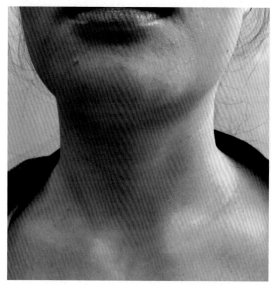

图 5　术后 6 个月颈部外观

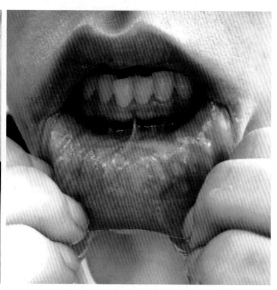

图 6　术后 6 个月口腔前庭

三、讨论

传统甲状腺手术会在颈部遗留手术瘢痕,给患者(特别是年轻女性)带来身体和心理伤害,使其在求职、社交等场合受挫。虽然有日益精湛的美容缝合技术及日益进步的美容缝线辅助,颈部的瘢痕仍然为很多患者带来困扰,而腔镜甲状腺手术为有颈部无瘢痕要求的患者带来了希望[8]。近 20 年来,国内经胸前入路的腔镜甲状腺手术发展成熟,但由于存在胸骨上切迹以及双侧锁骨对视野以及操作空间的遮挡,颈部中央区淋巴结清扫时存在盲区,无法做到彻底的淋巴结清扫,所以很多外科医师也无法认同[5,9-10]。2011 年 Wilhelm 和 Metzig 首次对患者实施了经口腔前庭入路的内镜甲状腺手术,该手术操作视角刚好与经胸前入路腔镜相反,自头侧向足侧,胸骨后淋巴结清扫彻底是其优势,且术后体表不留有瘢痕,是真正意义体表完全无瘢痕的自然腔道手术[5]。但该术式将手术切口变为Ⅱ类切口,增加感染风险,操作空间小,手术操作"筷子效应"明显,学习曲线延长等劣势,需要外科医师不断地努力和完善[6-7]。

2018 年中国医师协会外科分会甲状腺外科医师委员会发布了《经口腔前庭入路腔镜甲状腺手术专家共识》[7],手术适应证为有较强美容需求的患者且符合以下条件:①如为良性结节,最大径≤4 cm。对于囊性为主的良性结节,在有条件的中心可以适当放宽指征。②分化型甲状腺癌,肿瘤直径≤2 cm,且无颈侧区淋巴结转移或者全身远处器官转移,无影像学中央区淋巴结转移提示或转移淋巴结直径≤2 cm且未融合固定。③Ⅱ°以下肿大的原发性甲状腺功能亢进;④最大径≤4 cm 的胸骨后甲状腺肿。手术禁忌证:①因口腔条件(口腔畸形、口腔局部感染等)导致手术操作受限或感染风险增加者;②髓样癌、甲状腺未分化癌;③合并严重的甲状腺炎性疾病;④Ⅲ°肿大的甲状腺功能亢进;⑤肿瘤靠近 RLN 入喉处或较大肿瘤位于上极;⑥既往有颈部手术史、消融治疗史或颈部放射史;⑦伴有其他器官或系统合并症不能耐受手术创伤或全身麻醉者。在我中心开展该术式的早期,虽然入组的病例数少、经验不足、熟练度不够,但笔者严格遵守手术适应证及禁忌证,术前口腔漱口准备、预防性使用抗生素、术中 RLN 监测,安全地度过了学习早期,前 20 例手术患者中均未出现严重手术并发症。所以在该术式开展早期,严格把握手术适应证、筛选合适病例是重点。

对肿瘤大小、位置的要求是手术适应证、禁忌证里非常重要的一点。早期病例笔者都选择肿瘤位于甲状腺下极的微小乳头状癌的女性患者进行手术,建腔成功后,手术步骤与经胸前入路的腔镜手术类似,使用 RLN 探测仪,寻找并显露 RLN 难度不大。手术操作熟练后逐渐扩宽手术适应证,发现肿瘤越大,手术的困难程度越大。经口腔前庭入路腔镜手术操作空间较小,在处理直径为 4 cm 的良性甲状腺肿瘤时因空间局促完全无优势,取标本也存在困难。因此在早期的 4 例良性病例的尝试后,笔者认定此类结节较大的良性甲状腺肿物适合胸前入路或腋窝入路手术。肿瘤位于甲状腺上极的病例则需要谨慎选择,由于胸骨甲状肌的遮挡,甲状腺上极是经口入路腔镜手术的盲区,即使通过牵拉或者切断胸骨甲状肌可增大视野,但部分患者上极水平非常高,难以彻底切除[11-12]。至今笔者仅完成 2 例上极肿瘤患者的手术,1 例是腺体内型的微小病灶,另外 1 例真正意义上是经胸前入路完成甲状腺切除后经口进行补充中央区淋巴结清扫的手术。所以术前选择合适肿瘤大小、位置的患者及准确评估患者病情至关重要。开展该术式的早期,笔者建议从单侧叶位于下极的微小甲状腺乳头状癌开始,熟练后可逐渐放宽适应证。

经口腔前庭入路腔镜甲状腺手术可以处理甲状腺双侧叶,峡部肿瘤以及散在多灶肿瘤并非禁忌证,这是相较经腋窝入路等仅能处理单侧腺叶的手术方式的优势[5,9]。笔者曾有 1 例患者尝试经口腔前庭入路进行颈侧区淋巴结活检,术中静脉角显露非常清晰,Ⅳ区淋巴结清扫范围足够,但Ⅳ区以外的区域则显露困难,因此单纯经口腔前庭入路腔镜甲状腺手术不适合需要颈侧区淋巴结清扫的患者。

笔者既往完成了 2 例男性经胸前入路腔镜甲状腺乳头状癌根治术,实践证明该入路由于男性患者胸肌发达、胸壁活动度差等,导致手术难度大、视野不足以及切口隐蔽效果欠佳。而 102 例的经口腔前庭入路腔镜甲状腺手术患者中有 19 例男性患者,手术过程较顺利,该入路为部分男性甲状腺癌患者提供了颈部无瘢痕美容手术的选择。术中存在甲状软骨阻挡、气管较宽影响视野、带状肌张力大等问题,可以通过腔镜专用甲状腺拉钩、横断胸骨甲状肌、提高手术熟练度等克服[11]。

相同手术范围的手术,开放手术耗时最短,经胸前腔镜手术次之,经口腔前庭入路腔镜甲状腺手术耗时最长,笔者以单侧叶甲状腺腺叶切除+患侧中央区淋巴结清扫为例,开放手术约耗时 45 min,经胸前入路腔镜手术耗时约 90 min,而经口腔前庭入路则需要耗时约 150 min。通过该组患者的手术时间统计发现,即使随着手术技巧改进、熟练度增加,手术耗时逐渐缩短,但目前手术仍需要 130 min。术前准备、口腔前庭消毒、切口、建腔以及处理 RLN 入喉处等步骤耗时较多,特别是建腔和处理 RLN 入喉处时,只有精细操作方可减少并发症的发生,所以,耗时长是经口腔前庭入路腔镜甲状腺手术学习的必经之路,也是很多甲状腺中心未能顺利开展该术式的原因。

随着手术熟练度的增加及辅助仪器的使用,可以减少相关手术并发症的发生。该术式开展早期,笔者出现 4 例的皮肤损伤,2 例穿刺伤,2 例电刀热损伤,应用一次性穿刺器以及降低电刀功率有助于减少此类并发症。笔者所有病例均应用 RLN 探测仪进行 RLN 的探查以及保护,目前未出现永久性 RLN 损伤,并且 IONM 技术可以迅速定位、识别 RLN,缩短手术时间[11,13]。

经口腔前庭入路腔镜甲状腺癌根治手术清扫的中央区淋巴结的数量为 4~12 枚,对比同时期同组的开放手术,淋巴结数量上无明显统计学差异。笔者近期进行了 6 例的经胸前入路的腔镜甲状腺全切+中央区淋巴结清扫以及颈侧区淋巴结清扫,同期再辅以经口腔前庭入路腔镜下补充清扫中央区以及颈侧区淋巴结,联合手术耗时长,创伤大,虽然目前病例数少,但验证了经口腔镜手术在中央区淋巴结清扫上的确切意义。

四、结论

经口腔前庭入路腔镜甲状腺手术属于自然腔道手术,具有体表完全无瘢痕、创伤相对较小、中央区淋巴结清扫更彻底的优点,近年在国内外发展迅猛。笔者建议开展此术式应在熟练掌握开放甲状腺手术以及经胸前入路腔镜甲状腺手术的基础上进行,早期需严格把握手术适应证、禁忌证,选择合适患者,围手术期规范管理,术中合理应用 RLN 探测仪、纳米炭、皮肤悬吊等辅助器械及手法减少手术并发症。

五、诊治体会

经口腔前庭入路腔镜甲状腺手术难度较大、学习曲线长,可以在熟练掌握开放甲状腺手术以及经胸前入路腔镜手术的基础上开展。在该术式开展前期建议选择下颌圆钝、嘴巴相对较大、肿物小且位于下极的分化型甲状腺癌的年轻女性患者,待技术熟练后逐渐放宽适应证。不推荐较大良性甲状腺结节进行经口入路的腔镜手术。成功的建腔、RLN 入喉处的显露保护、规范有效的神经监测以及纳米炭示踪是手术安全的保障。经口腔前庭入路腔镜甲状腺手术是临床安全可行、医患接受程度较高的颈外入路腔镜甲状腺手术方式。

参考文献

[1] 林晓东,陈晓意,赵刚,等. 预防性保功能中央区淋巴结清扫治疗影像检查所见分化型甲状腺癌临床进展[J]. 中国实用外科杂志,2015,35(4):457-459.

[2] NAKAJO A,ARIMA H,HIRATA M,et al. Trans-Oral Video-Assisted Neck Surgery (TOVANS):a new transoral technique of endoscopic thyroidectomy with gasless premandible approach[J]. Surg Endosc,2013,27(4):1105-1110.

[3] WANG C C,ZHAI H N,LIU W J,et al. Thyroidectomy:a novel endoscopic oral vestibular approach[J]. Surgery,2014,155(1):33-38.

[4] WANG C C,FENG Z Q,LI J Y,et al. Endoscopic thyroidectomy via areola approach:summary of 1, 250 cases in a single institution[J]. Surg Endosc,2015,29(1):192-201.

[5] WILHELM T,WU G Y,TEYMOORTASH A,et al. Transoral endoscopic thyroidectomy:current state of the art—a systematic literature review and results of a bi-center study[J]. Transl Cancer Res,2016,5 (S7):S1521-S1530.

[6] 齐小梅,齐晓伟,任林,等. 经口腔前庭 NOTES 手术治疗甲状腺病变的临床研究[J]. 局解手术学杂志,2017,26(12):922-925.

[7] 王平,吴国洋,田文,等. 经口腔前庭入路腔镜甲状腺手术专家共识(2018 版)[J]. 中国实用外科杂志,2018,38(10):21-24.

[8]JIANG Z G,ZHANG W,JIANG D Z,et al. Clinical benefits of scarless endoscopic thyroidectomy：an expert's experience[J]. World J Surg,2011,35(3)：553-557.

[9]RUSSELL J O,CLARK J,NOURELDINE S I,et al. Transoral thyroidectomy and parathyroidectomy：a North American series of robotic and endoscopic transoral approaches to the central neck[J]. Oral Oncol,2017,71：75-80.

[10]田文,费阳,郗洪庆.甲状腺手术中新技术的合理应用及展望[J].中国实用外科杂志,2018,38(6)：600-604.

[11]王平,王勇.腔镜技术在甲状腺癌治疗中合理应用[J].中国实用外科杂志,2015,35(6)：639-642.

[12]PARK J O,SUN D. Transoral endoscopic thyroidectomy：our initial experience using a new endoscopic technique[J]. Surg Endosc,2017,31(12)：5436-5443.

[13]WANG Y,YU X,WANG P,et al. Implementationof intraoperative neuromonitoring for transoral endoscopic thyroid surgery：a preliminary report[J]. J Laparoendosc Adv Surg Tech A,2016,26(12)：965-971.

● 专家点评 ●

浙江大学医学院附属第二医院　王　平

《102 例经口腔前庭入路腔镜下甲状腺手术临床体会》一文的作者总结了该院近 4 年经口腔前庭甲状腺手术的经验,从手术适应证、手术步骤、术后并发症、围手术期注意事项等多方面系统全面总结了该中心的经验,对于需要开展该项技术的单位,具有一定的指导意义。该文章内容翔实、数据客观切实、描述清楚,具有很强的临床指导价值。

我中心从 2014 年开始开展经口腔前庭甲状腺手术,作者曾来我中心进修学习,基本的操作步骤与我中心基本相仿。近两年来,我中心进一步改进了经口腔前庭入路腔镜下甲状腺手术的步骤,主要有以下几处改进：①对于喉前组织的处理,如仅行右侧腺叶切除,我中心一般在离断峡部前先处理喉前组织,如需要切除左侧腺叶,一般将喉前组织暂时保留,待左侧手术完成后最后处理,目的在于保护左侧环甲肌的局部磨损;②喉返神经的暴露,左右两侧略有区别,有时为了处理方便我们也会对于右侧喉返神经,在颈总动脉内侧,胸骨颈静脉切迹投影 2.5 cm 以上显露,向入喉处追溯,全层暴露;③对于下旁腺的处理,我中心秉承 1+X+1 的原则,不强求保留,多行策略性移植措施,确保旁腺的血供及减少处理时的热损伤;④我中心目前尚无经口皮肤烫伤及术后出血病例,对于皮肤损伤,应和经胸手术一样,皮瓣宁深勿浅,尽量使用超声刀分离,分离时功能刀头远离皮瓣侧;⑤甲状腺上极血管处理时尽可能保留后支血管,可以避免喉上神经外支(external branch of superior laryngeal nerve,EBSLN)的损伤,有助于保留甲状旁腺的血供。

总之,经口手术由于其完美的美容效果及下方清扫的优势,逐渐将为甲状腺外科医生及患者接受,未来仍有很大的发展空间。此术式能否发扬光大,关键是手术能不能达到同质化;鼓励各个中心将各自的经口手术的经验分享,取长补短,逐渐形成完整、规范的手术步骤,建立标准化的评价标准,以使该术式历久弥新。

病例 44　经口腔前庭入路腔镜下切除上纵隔 Castleman 病变一例

李君久

中山大学附属东华医院

一、前言

胸骨后甲状腺肿系指肿大的甲状腺全部或部分位于胸骨上切迹以下。胸骨后甲状腺肿的发生率各家报道不一,占所有甲状腺手术的 1%~15%[1-3]。其组织类型多为结节性甲状腺肿、甲状腺腺瘤,少数为甲状腺功能亢进(甲亢)、甲状腺癌或正常甲状腺。由于肿大的甲状腺压迫周围器官,可引起呼吸困难、吞咽不适及上腔静脉压迫综合征,因而胸骨后甲状腺肿一经发现即应手术治疗[4]。由于经自然腔道内镜手术(NOTES)具有近乎完美的美观效果和尽可能小的手术创伤,近年来受到许多外科医生的推崇。2013 年王存川等[4]发表文章,介绍了经口腔前庭入路腔镜甲状腺手术。现报道我院 1 例经口腔前庭入路腔镜下右侧甲状腺肿物切除+胸骨后肿物切除病例,术后病理确诊胸骨后肿物为上纵隔 Castleman 病。

二、病例资料及诊治过程

患者,女性,28 岁,以“体检发现甲状腺结节 2 周”于 2019 年 9 月入院。患者无颈部疼痛不适,无心悸、胸闷、多食、眼突、吞咽困难、呼吸困难、声音嘶哑、手足多汗、易怒烦躁等症状。入院查体:颈部皮肤无红肿,颈软,无抵抗及强直,无颈静脉怒张及颈动脉异常搏动,气管居中,右侧甲状腺中下极触及约 2 cm×2 cm 结节,质韧、边界清、表面光滑、无明显压痛,随吞咽动作上下活动,颈部未触及明显肿大淋巴结。甲状腺彩超提示:右叶中部可见 2 个等回声结节,大小分别为 25 mm×16 mm 和 11 mm×8 mm,形态为宽径大于前后径,成分为囊实性,边缘光滑,内部未见局灶性强回声(ACR TI-RADS 2 分,评为 TR2)(图 1)。颈部 CT 增强扫描提示:甲状腺右叶病变,结节性甲状腺肿可能;上纵隔软组织肿块,副甲状腺可能(图 2)。甲状腺功能、甲状旁腺功能均正常。术前诊断:①右甲状腺肿物;②胸骨后甲状腺肿。考虑患者有强烈的美容需求,遂于全身麻醉下行“经口腔前庭入路腔镜下甲状腺右叶次全切除+胸骨后肿物切除”。

手术步骤:患者颈部伸直,于口腔前庭中部唇后牙前黏膜处切开 1 个长 12 mm 平行于门齿的横切口,钝性分离下颌及颏下皮下,并穿刺置入 1 个 10 mm trocar,以 4~6 mmHg 的压力持续灌注 CO_2,另于口腔前庭两侧第 2 前磨牙前黏膜处各穿刺置入 1 个 5 mm Trocar 作为操作孔通道;术中超声刀切开颈白线后,丝线悬吊提拉两侧颈前浅肌群,暴露甲状腺;用超声刀沿甲状腺右叶腺体真假包膜间切除右叶中下极大部分甲状腺组织。紧贴胸骨后甲状腺包膜切除胸骨后甲状腺,切除腺体后用标本袋从观察孔取出;最后用可吸收线逐层缝合口腔前庭的黏膜下层及黏膜层。

术中见:甲状腺右叶中下极可见一大小约 2.0 cm×2.0 cm 结节,胸骨后上纵隔内紧贴甲状腺右叶下极可见一软组织肿块,质地与甲状腺组织相仿,边界欠清,与周围组织关系密切。

术后病理提示:“右侧甲状腺”结节性甲状腺肿囊性变;“胸骨后甲状腺”免疫组化提示:CK5/6

(-),CK19 灶性(+),CD21 示 FDC(+),CD3、CD5 示 T 细胞(+),CD20 示 B 细胞(+),CD1a(-),CD99 (+),TdT(-),CD138 少量(+),Ki-67 生发中心外<5%(+),符合 Castleman 病,透明血管型(图 3)。

术后诊断:①右侧甲状腺结节性甲状腺肿;②上纵隔 Castleman 病。术后患者恢复顺利,无颈部出血、声音嘶哑、饮水呛咳、手足麻木、血气胸、气管食管损伤等并发症。

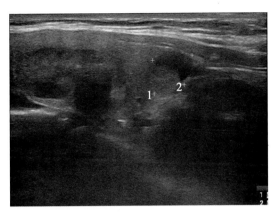

图 1 甲状腺超声检查结果

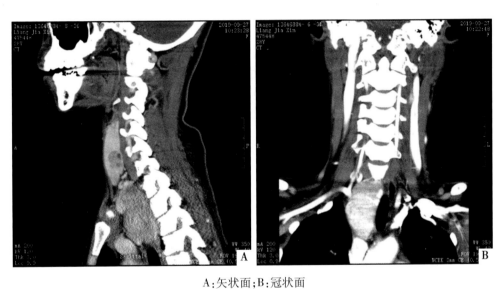

A:矢状面;B:冠状面

图 2 颈部 CT 增强扫描结果

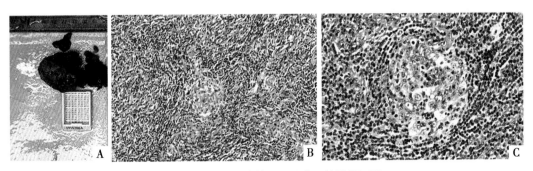

图 3 右侧甲状腺大体(A)及病理结果(B、C)

三、讨论

Castleman 病于 1954 年由 Castleman 等[5]首次报道,又称为巨大淋巴结增生症、瘤样淋巴组织增生、血管滤泡性淋巴组织增生症、滤泡性淋巴网状瘤等,临床罕见;该病起病隐匿,生物学特性介于良、恶性之间。Castleman 病按淋巴结受累情况分为单中心型(unicentric Castleman's disease,UCD)和多中心型(multicentric Castleman's disease,MCD);按照病理学特征分为透明血管型(hyaline vascular type,HV)、浆细胞型(plasma cell type,PC)及具有二者特征的混合型。HV 以滤泡间小血管玻璃样变和散在淋巴滤泡增生为主,淋巴结内生发中心被巨大淋巴滤泡所围绕,形成套层样改变并伴随血管壁玻璃样变,呈现出葱皮样外观。PC 以淋巴滤泡间大量成熟浆细胞浸润为主,通常伴随有 Russell 小体的形成,一般无洋葱皮样典型表现;混合型为上述两型同时存在[6]。因该病临床罕见,发病原因和机制迄今尚不明确,临床表现及影像学无特异性,加上外科医生对该病的认识不足,术前误诊率较高,最终诊断需依靠病理学证实[7]。该患者由于病灶紧贴甲状腺右叶下极,术前 CT 检查考虑上纵隔胸骨后甲状腺可能,故术前较易误诊为胸骨后甲状腺肿。穿刺病理活检有助于术前明确诊断。

Castleman 病目前尚无标准的治疗方案,不同分型其治疗及预后都有所不同,因此明确其临床亚型至关重要。UCD 往往仅累及单个淋巴结区域,相关症状较轻,常常通过外科治疗后能治愈,预后较好,不易复发[8]。该患者病灶仅位于上纵隔,属于 UCD 类型,手术切除是比较合适的选择。另外,胸骨后甲状腺肿瘤多为良性病变,包膜完整,与周围组织间隙较疏松,且大多数血供来自于甲状腺下动脉,因此经口腔前庭入路腔镜下切除胸骨后甲状腺的手术难度相对较小。术中见该患者胸骨后肿物紧密贴附于甲状腺右叶腺体下极,尽管有包膜,但与周围重要神经、血管的分界欠清,不易分离,且周围的小血管供应丰富,手术难度及手术风险较大。

四、结论

Castleman 病临床不多见,临床表现及影像学无特异性,加上外科医生对该病的认识不足,术前误诊率较高,最终常需要依靠病理学确诊。

五、诊治体会

考虑存在胸骨后甲状腺肿时,术前应当进行详尽的评估,CT 等影像学检查是非常有必要的。因胸骨后的部分解剖毗邻关系特殊,手术应当特别小心。随着当前腔镜技术的发展,很多原本需要开放手术的胸骨后甲状腺肿也可以在腔镜下成功手术。因可能存在胸骨后甲状腺肿合并其他少见疾病或其他少见疾病术前误认为胸骨后甲状腺肿的情况,该类手术难度常常较高。术中须依靠扎实的外科基本功和步步为营的手术策略小心谨慎地处理。

参考文献

[1]SANDERS L E, ROSSI R L, SHAHIAN D M, et al. Mediastinal goiters. The need for an aggressive approach[J]. Arch Surg,1992,127(5):609-613.

[2]SHAHIAN D M. Surgical treatment of intrathoracic goiter[M]//CADY B, ROSSI R L. Surgery of the

thyroid and parathyroid glands. 3rd ed. Philadephia：WB Saunders Co，1991：215-222.

[3]ERBIL Y，BOZBORA A，BARBAROS U，et al. Surgical management of substernal goiters：clinical experience of 170 cases[J]. Surg Today，2004，34(9)：732-736.

[4]王存川，翟贺宁，刘卫军，等.经口腔前庭腔镜甲状腺切除术6例经验[J].中国内镜杂志，2013，19(4)：363-366.

[5] CASTLEMAN B，IVERSON L，MENENDEZ VP. Localized mediastinal lymphnode hyperplasia resembling thymoma[J]. Cancer，1957，9(4)：822-830.

[6]安慧敏，郭德超，潘升华，等.Castleman病13例临床病理分析[J].中华全科医学，2014，12(5)：711-712.

[7]陈岚，强军，田燕晓，等.Castleman病的临床病理分析[J].世界最新医学信息文摘，2015，15(3)：79-80.

[8]YE B，GAO S G，LI W，et al. A retrospective study of unicentric and multicentric Castleman's disease：a report of 52 patients[J]. Med Oncol，2010，27(4)：1171-1178.

● 专家点评 ●

厦门大学附属中山医院　吴国洋

该论著探讨了经口腔前庭入路腔镜下切除上纵隔Castleman病变的个案经验,体现了经口腔前庭入路切除纵隔后占位的可行性。自从Whilhelm开展了临床的经口腔镜甲状腺手术后,结合腔镜手术对于远处肿物切除的优势展现出来,经口腔镜纵隔肿物切除也在胸外科开展起来。经口腔镜的优势就是能用腔镜行纵隔后和锁骨后的肿物切除,避免巨创的传统的胸骨切开手术。当然不同性质的肿物有着不同的生理特点和不同的解剖结构,在操作上会有不同的注意点,这样的手术方式也需要更大宗的病例总结来确定它的安全性和有效性。

病例45 7例胸口联合入路腔镜下甲状腺癌根治手术临床体会

韩 彬,朱丽璋

北京大学深圳医院

一、前言

传统甲状腺手术会在颈部遗留永久性手术瘢痕,给患者(特别是年轻女性)带来心理上的创伤及生活上的困扰,所以腔镜美容甲状腺手术应运而生[1]。经胸乳入路腔镜甲状腺手术在治疗疾病的同时兼顾了美容需求,近年来在国内得到了广泛的应用,成为腔镜甲状腺手术的首选入路方式(图1A)[2]。但该入路由于胸骨和锁骨的遮挡,部分中央区淋巴结成为清扫的盲区(图1B),《经胸前入路腔镜甲状腺手术专家共识(2017版)》推荐:术前影像学检查发现上纵隔或者锁骨后淋巴结转移不适合行胸乳入路腔镜甲状腺手术[3]。因经口腔前庭入路腔镜甲状腺手术操作视角为自头侧向脚侧,清扫胸骨后以及胸锁关节后方淋巴结是其优势之一,可以弥补胸乳入路腔镜甲状腺手术的缺陷(图1C)[4-5],但由于视野的方向限制,无法行颈侧区高位淋巴结清扫(Ⅱ区和部分Ⅲ区)。我科尝试将两种术式结合在一起,目前共行了7例胸口联合入路腔镜下甲状腺癌根治+颈部淋巴结清扫手术(图1D),报道如下。

二、病例资料及诊治过程

1. 病例资料

2019年5月至2019年12月,我科为7位患者行胸口联合入路腔镜甲状腺癌根治手术。患者均为女性,平均年龄为28.7岁(20~36岁);肿瘤均为单侧单发,最大径<2 cm;转移的淋巴结最大径<2 cm,活动度好,无融合;其中6例为左侧,1例为右侧;术前均经过细针穿刺细胞学检查(fine needle aspiration cytology,FNAC)确诊为甲状腺乳头状癌伴颈部淋巴结转移;影像学检查肿瘤无突破包膜和局部侵犯征象,无毗邻组织器官和血管侵犯。

2. 手术适应证以及禁忌证

目前国内外均未制定胸口联合入路腔镜甲状腺癌手术指南,笔者结合《中国经胸前入路腔镜甲状腺手术专家共识(2017版)》[3]和《中国经口腔前庭入路腔镜甲状腺手术专家共识(2018版)》[6],

制定了胸口联合入路腔镜甲状腺癌手术的适应证和禁忌证,具体如下。

手术适应证:①有强烈颈部无瘢痕美容手术意愿者;②分化型甲状腺癌,肿瘤直径<2 cm;③术前检查评估肿瘤无周围器官侵犯;④术前影像学检查无广泛颈侧区淋巴结转移,转移淋巴结最大径<2 cm,且未融合固定。

手术禁忌证:①患者无腔镜手术意愿;②因口腔条件导致手术操作受限或感染风险增加者;③甲状腺髓样癌、甲状腺未分化癌;④合并严重甲状腺炎症性疾病;⑤合并Ⅲ°肿大的甲状腺功能亢进;⑥合并其他疾病无法耐受腔镜甲状腺手术者。

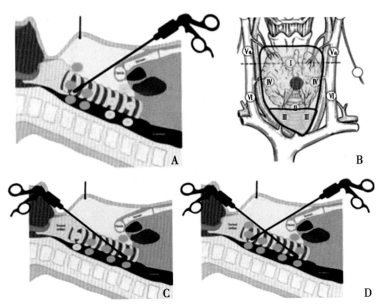

A:胸乳入路腔镜甲状腺手术;B:胸乳入路腔镜甲状腺手术的盲区;
C:口腔前庭入路腔镜甲状腺手术;D:胸口联合入路腔镜甲状腺手术
图1　腔镜甲状腺手术的入路方式

3. 手术过程

①全身麻醉,术前30 min使用抗生素预防感染,常规肩下加垫,使颈部处于轻微过伸位,经口气管内插管置入神经监测管,完成并检验探测仪设置;②经乳晕切口建立胸颈部皮下操作空间,置入Trocar,注入CO_2,压力维持在6~8 mmHg,应用超声刀或电凝钩在颈阔肌深面分离建立颈前操作空间,上至甲状软骨上缘,双侧显露胸锁乳突肌外侧缘;③切开颈白线,分离双侧颈前肌群,显露甲状腺,甲状腺内注射纳米炭进行淋巴结示踪;④将头转向健侧,充分显露患侧颈侧区,进一步扩大颈侧区皮下空间,上至患侧颌下腺及二腹肌后腹,外侧显露颈外静脉,在胸锁乳突肌肌间入路,以肩胛舌骨肌、迷走神经、锁骨、胸锁乳突肌外侧缘为界,清扫患侧肌间淋巴结以及Ⅳ区淋巴结;接着经胸锁乳突肌内侧入路,分离胸锁乳突肌与颈内静脉之间的间隙,清扫颈动脉三角区淋巴结(此区以颌下腺二腹肌后腹、颈内静脉、肩胛舌骨肌为界),应用腔镜甲状腺专用拉钩牵拉肌肉及血管,显露颈内静脉外侧以及背侧区域,清扫Ⅲ、Ⅱ区淋巴结;④头转正,使用超声刀进行甲状腺全切术,并规范进行喉返神经监测以保护喉返神经,应用腔镜甲状腺专用拉钩显露术野,尽可能完成经胸腔镜下的中央区淋巴结清扫(图2A);⑤创面充分止血,在甲状腺窝及颈侧区放置引流管,不冲洗创面,缝合乳晕切口,无菌透明贴膜覆盖胸部手术区域,结束第一阶段手术;⑥调整气管插管,去除牙垫后使用胶布固定气管插管于左侧嘴角,上唇以上覆盖贴膜后再次消毒铺巾,于口腔前庭置入Trocar,向下穿刺

置入到颈前空间内,继续行残余中央区淋巴结补充清扫(图2B、C)以及患侧Ⅳ区淋巴结补充清扫(图2D),切除的淋巴结分别送病理活检;⑦标本用标本袋完整取出,充分冲洗创面并再次检查创面,逐层关闭切口并用下颌套加压头面部及下颌,术后常规漱口、观察创面引流液量、拔出引流管、预防甲状旁腺功能减退导致的低钙血症等。

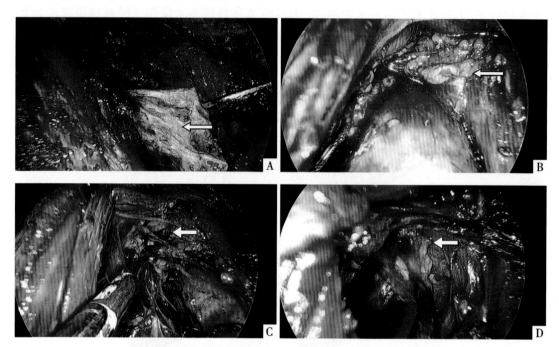

A:胸乳入路中央区淋巴结清扫(箭头所示为中央区区域);B:经口入路观察中央区淋巴结(箭头所示为中央淋巴结);C:经口入路中央区淋巴结补充清扫(箭头所示为补充清扫区域);D:经口入路Ⅳ区淋巴结补充清扫(箭头所示为补充清扫区域)

图2 胸口联合入路腔镜下甲状腺癌根治术

4. 围手术期管理

①术前充分告知患者手术的风险以及存在淋巴清扫不彻底需要再次手术的可能性,取得患者同意后方可进行手术;②术前穿刺明确诊断甲状腺乳头状癌以及颈侧区淋巴结转移;③完善术前影像学检查;④术前按照经口腔前庭镜甲状腺手术要求进行口腔检查、漱口等准备;⑤术后预防性应用抗生素1 d,术后第1天进食流食,第2天进食半流食,并继续漱口1周;⑥术后下颌套压迫24 h,术后第2、3天检查下颌、颈前创面以及患侧颈侧区有无淤血、肿胀、皮肤麻木等情况,酌情对症处理。

5. 结果

7例患者均成功完成胸口联合入路腔镜甲状腺癌根治手术,无中转开放患者。平均手术时间为368 min(320~430 min)。均无术后出血、声音嘶哑等并发症。3例出现暂时性甲状旁腺功能减退,术后1个月复查促甲状腺激素(PTH)恢复正常。1例拔除引流管后出现颈侧区积液,随访2~3个月后消失。7例均出现不同程度的下唇周围皮肤麻木和感觉异常,随访1~2个月后恢复。无皮瓣感染、术后淋巴漏和气体栓塞等并发症发生。术后病理提示:经胸乳入路腔镜甲状腺癌扩大根治术后,再行经口腔前庭入路补充清扫淋巴结,7例患者均能补充清扫出中央区淋巴结,其中3例有转移的淋巴结;颈侧区补充清扫后仅有2例能补充清扫出淋巴结,且均未发现转移淋巴结,其余5例未见淋巴结(表1)。

表1 7例胸口联合入路腔镜甲状腺癌根治手术淋巴结清扫数目

患者序号	A/S	B/S	C/S	D/S
1	4/7	0/2	2/39	0/1
2	2/6	3/6	6/39	0/0
3	8/17	0/3	1/33	0/0
4	0/10	0/5	2/24	0/0
5	1/3	1/1	3/8	0/0
6	9/15	2/3	2/28	0/0
7	4/9	0/2	4/35	0/1

A:胸乳入路中央区淋巴结转移数;B:经口入路补充清扫中央区淋巴结转移数;C:胸乳入路颈侧区淋巴结转移数;D:经口入路补充清扫侧区淋巴结转移数;S:相应区域淋巴结总数

三、讨论

腔镜甲状腺手术入路有10余种,常见的有胸前入路(包括胸乳、全乳晕、单乳晕)、腋窝入路(单侧、双侧)和腋乳入路(单侧、双侧)[3]。手术入路的选择与术者的水平及患者的自身条件有关,各种入路都各有优缺点,没有最佳的手术入路,只有最合适的选择入路。近年来,国内发展相对成熟的是胸前入路的腔镜甲状腺手术,此入路具有空间大、视野广、操作相对简单、可处理双侧甲状腺等优势,为早期开展腔镜甲状腺手术的最佳选择之一。但由于胸骨以及锁骨的遮挡(图1A),胸锁关节平面后方的淋巴结只能通过牵拉组织予以切除,所以很多外科医师对淋巴结清扫的彻底性存在质疑。因经口腔前庭入路腔镜甲状腺手术的视野为从头侧到足侧,Ⅵ区淋巴结清扫的彻底性为其优势之一[7-8]。胸口联合的手术方式,既可以满足患者颈部无瘢痕的要求,又能达到肿瘤根治性治疗要求。

腔镜甲状腺手术在国内经过20余年的发展,随着经验的积累,手术适应证不断扩宽,从甲状腺良性疾病到分化型甲状腺癌都可以采用腔镜手术完成[3,9]。选择合适的病例是腔镜甲状腺手术安全有效的前提。由于分化型甲状腺癌预后好,不除外术后带瘤生存的可能,有待进一步的临床观察和随访。胸口联合腔镜甲状腺手术是我科新开展的手术方式,需要严格把握手术适应证及禁忌证,应坚持"治病第一,功能保护第二,美容第三"的原则[6]。随着理念的更新及技术水平的提高,手术适应证将会不断拓宽[5]。

通过7例胸口联合腔镜甲状腺手术的成功实施,笔者有以下体会:①该手术方式难度大、时间长,术者需熟练掌握经口腔前庭入路和胸乳入路腔镜甲状腺手术后才能去尝试。②术中神经监测技术是术中快速显露、探查和保护喉返神经的重要工具,同时也可以对副神经和膈神经进行监测和保护。③结束经胸前入路手术后先置入引流管,暂不冲洗创面,避免经口入路补充手术时镜头易污染影响操作。④经口腔前庭入路腔镜甲状腺手术时,能够清晰地显露颈静脉角,如果发现淋巴漏,可使用hemolock夹夹闭胸导管断端,减少术后淋巴漏的发生概率[10]。⑤经口腔前庭入路腔镜甲状腺手术时,置入Trocar并建立颈部操作空间是手术难点,而在已有的胸乳入路颈部操作空间的基础上置入操作Trocar并建立操作空间相对简单。

7例患者均可以经口腔前庭入路腔镜甲状腺手术补充清扫出中央区淋巴结,而且3例有转移的淋巴结,比例为43%(表1)。虽然该研究病例数量有限,但初步证实了胸前入路腔镜甲状腺手术对胸锁关节后方的淋巴结清扫是不彻底的,所以笔者认为对于cN1a的患者,经胸前入路腔镜甲状手术是不足的,应当严格规范经胸前入路腔镜甲状腺手术的适应证与禁忌证。经口腔前庭入路腔镜甲状腺手术的主要特点为可充分显露及清扫低位淋巴结,在治疗分化型甲状腺癌尤其部分 cN1a 患者方面具有巨大优势[6,11]。然而经口腔前庭入路腔镜甲状腺手术对术者及患者要求较高,为了获取满意的治疗效果,提高手术技巧、严格把握适应证至关重要。另外,根据笔者临床经验,发现颈短粗的患者甲状腺位置也较低,经胸前入路腔镜手术可能遗漏淋巴结的概率较大(2 号患者身高155 cm,颈部甲状软骨至胸骨距离为 7 cm);而颈瘦长者,补充清扫出的淋巴结数量较少,且转移概率较低(3 号患者身高 163 cm,颈部甲状软骨至胸骨距离为 9 cm)。以上现象可能与胚胎发育、甲状腺位置等有关,由于入组病例数少,体型、颈部长短等与补充清扫淋巴结数量的关系还需要进一步扩大样本量研究予以证实。

四、结论

甲状腺乳头状癌是年轻女性常见的恶性肿瘤,因其良好的预后,越来越多的患者及医生在此基础上为追求更高的满意度而开展了各式各样的腔镜手术。笔者研究发现,经胸前入路腔镜甲状腺手术后,再通过经口腔前庭入路进行颈部淋巴结的补充清扫,所有病例均可清扫出残留的区域淋巴结。部分侧方淋巴结存在转移的甲状腺癌患者可通过胸口联合腔镜甲状腺手术得到根治,获得满意的治疗效果。所以对于肿瘤相对较小、无邻近器官侵犯、颈侧区淋巴结转移不多或无转移、无大血管侵犯以及远处转移、分期早、预后好且有强烈颈部无瘢痕美容意愿的患者,可以考虑进行胸口联合入路腔镜甲状腺手术来达到兼顾美容以及肿瘤彻底性根治的目的。

五、诊治体会

熟练掌握经胸前入路以及经口腔前庭入路的腔镜甲状腺手术是开展胸口联合入路腔镜手术方式的基石。该术式可兼顾美容以及彻底性根治的要求。满足手术适应证且有强烈颈部无瘢痕意愿的年轻女性患者进可接受胸口联合入路腔镜甲状腺手术,但此手术方式耗时长、手术难度大,术中建议应用喉返神经探测仪、腔镜甲状腺拉钩、丝线牵拉皮瓣、纳米炭淋巴结示踪等辅助技术以增加手术的安全性,协助手术顺利进行。

参考文献

[1] JIANG Z G, ZHANG W, JIANG D Z, et al. Clinical benefits of scarless endoscopic thyroidectomy: an expert's experience[J]. World J Surg,2011,35(3):553-557.

[2] 王平,燕海潮. 完全腔镜甲状腺癌手术并发症的防治[J]. 腹腔镜外科杂志,2012,17(11):806-809.

[3] 王平,项承. 经胸前入路腔镜甲状腺手术专家共识(2017 版)[J]. 中国实用外科杂志,2017,37(12):62-66.

[4] 王勇,谢秋萍,俞星,等. 经口腔前庭入路腔镜甲状腺手术 150 例临床分析[J]. 中华外科杂志,2017,55(8):587-591.

[5] RUSSELL J O, CLARK J, NOURELDINE S I, et al. Transoral thyroidectomy and parathyroidectomy: a North American series of robotic and endoscopic transoral approaches to the central neck[J]. Oral Oncol,2017,71:75-80.

［6］王平,吴国洋,田文,等.经口腔前庭入路腔镜甲状腺手术专家共识(2018 版)［J］.中国实用外科杂志,2018,38(10):21-24.

［7］董朝,吴军,刘春生,等.经口腔前庭内镜下甲状腺癌根治术［J］.新疆医科大学学报,2018,41(11):1388-1390.

［8］ANUWONG A. Transoral endoscopic thyroidectomy vestibular approach:a series of the first 60 human cases［J］. World J Surg,2016,40(3):491-497.

［9］范林军.腔镜技术在甲状腺结节治疗中的应用与评价［J］.中国实用外科杂志,2010,30(10):846-849.

［10］田文,张浩.甲状腺外科能量器械应用专家共识(2017 版)［J］.中国实用外科杂志,2017,37(9):992-997.

［11］WU G Y,FU J B,LIN F S,et al. Endoscopic central lymph node dissection via breast combined with oral approach for papillary thyroid carcinoma:a preliminary study［J］. World J Surg,2017,41(9):2280-2282.

● 专家点评 ●

厦门大学附属中山医院　吴国洋

　　该文章探讨了经胸乳入路腔镜甲状腺癌根治术的缺陷和经胸口联合入路腔镜甲状腺癌在中央区淋巴结清扫的安全性和必要性,经胸口联合入路腔镜甲状腺癌根治术是对纯经胸乳入路甲状腺癌根治术的一个补充,该研究是在同一医疗组来实践,和本人的前期研究一样有一定的局限性。更进一步的研究应该是在一个医疗组完成胸乳入路手术后由另外一个医疗组完成经口手术,这样的研究结果才更有说服力。如果另一医疗组清扫出阳性淋巴结,说明经胸口联合入路腔镜甲状腺癌根治术是必要的。如果清扫出阴性淋巴结,还是需要更大的样本量以及不同操作水平的医疗组比较才能排除经胸口联合入路腔镜甲状腺癌根治术的必要性。实现这样的实验设计是比较困难的,所以经胸乳入路甲状腺癌根治术淋巴结清扫的彻底性还是会比较长时间困扰采用腔镜治疗的甲状腺外科医生。

第五章　甲状腺手术前后合并症的处理

病例46　甲状腺自发出血导致颈部血肿一例

王培松[1]，韩耀忠[2]，张文天[3]，孟　伟[1]

1)吉林大学第一医院；2)保定市第二医院；3)沧州市人民医院

一、前言

甲状（旁）腺破裂出血导致颈部血肿危及生命者较为少见，病因却多种多样，包括甲状腺上（下）动脉瘤破裂、甲状腺上（下）动脉破裂、甲状腺癌以及甲状旁腺肿瘤破裂出血[1-31]等。临床症状多为颈部肿胀、气管移位、鼻内和皮下淤血，严重时出现呼吸困难，甚至窒息。由于颈部解剖结构的特殊性，血肿可以在数小时至数天发展至气道受压，甚至危及生命。其临床病程一般分为两步，最初是血液有限的外渗，然后突然扩展至全颈部，导致呼吸困难。由自发性甲状腺出血引起颈部血肿、导致窒息的情况十分罕见，目前相关文献报道仅30余例，首篇报道发表于1959年。本文介绍1例甲状腺自发出血致颈部血肿伴呼吸困难行急诊手术治疗的病例，并对相关文献进行回顾总结。

二、病例资料及诊治过程

1. 一般资料

患者，女性，79岁，因"颈部肿胀伴呼吸困难4 h"急诊入院。患者于入院前1周曾患上呼吸道感染，晨起剧烈咳嗽后颈部骤然肿胀。先是右侧，后扩展至双侧颈部，遂出现呼吸困难。急诊于当地医院，肺部CT示：颈部肿胀明显，气管及咽部明显受压、狭窄。于当地医院急诊予以清醒状态下气管插管（图1，仅容内径6 mm气管插管通过）。呼吸困难症状未见明显减轻，遂急诊入我院。否认颈部外伤史及手术史。既往冠心病病史10余年，时有活动后胸闷、胸痛，间断服用丹参片、救心丸；慢性支气管炎病史3年，平时偶有咳嗽、咳痰；吸烟史70年。查体：患者一般状态较差，意识尚清，平车入院，体温37.2 ℃，呼吸24次/min，脉搏102次/min，血压125/77 mmHg，气管插管接吸氧管吸氧，指尖血氧饱和度77%～82%。颈部饱满，颈部皮肤可见瘀斑，无颈项强直，气管居中，无颈静脉怒张及颈动脉异常搏动。颈部皮下可触及少许波动感。甲状腺弥漫性Ⅲ度肿大，未触及明显肿物，颈部张力较高。听诊双肺呼吸音弱，左下肺可闻及湿啰音。

2. 辅助检查

颈部 CT 示(图 1A):气管插管术后改变。甲状腺弥漫性增大,密度增高,CT 值为 60~65 Hu,以右叶增大为著,上缘约至舌骨水平,向下至胸骨水平,两侧至胸锁乳突肌内侧,边缘模糊,与周围肌肉结构分界不清,向前与颈前肌肉分界不清,部分层面约至皮下水平,周围脂肪间隙消失,其内可见絮状条片渗出影。甲状腺双叶内可见多发结节样低密度影,右叶较大的位于中部背侧,大小约 1.7 cm×1.6 cm,CT 值约 35 Hu,边界欠清;左叶较大者位于中部背侧,大小约 2.0 cm×1.0 cm,周围并可见结节样钙化影。肺 CT 示(图 1B):①支气管炎,双肺散在炎症;②右肺上叶、下叶局限性肺气肿;③双侧少量胸腔积液;④纵隔淋巴结略肿大;⑤胸主动脉硬化,心包少量积液;⑥甲状腺改变。化验结果:D-二聚体 540.00 μg/L,纤维蛋白(原)降解产物(FDP)5.1 μg/L,支持体内有血肿形成。

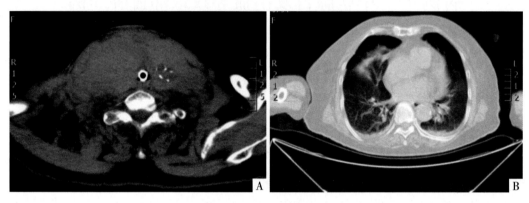

A:颈部 CT 平扫;B:肺 CT 平扫

图 1　CT 平扫影像结果

3. 手术情况

入院后静脉给予地塞米松 10 mg 以减轻颈部肿胀导致的喉头水肿。当日急诊于全身麻醉下行颈部血肿清除术。术前颈部皮下可见瘀斑(图 2A),术中见皮下、肌层内充满血肿(图 2B、C)。周围组织显示不清,血肿浸润至皮下、肌肉及甲状腺各层组织。边止血边清除周围血肿,甲状腺组织较脆、很碎,夹持困难。后发现右侧甲状腺上极活动性出血,呈搏动性喷射状,考虑为甲状腺上极动脉出血。血管硬化明显,多次结扎血管均碎裂,最后将血管连同周围组织一并结扎后成功止血。组织渗血至对侧甲状腺及颈部肌肉、胸骨后,探查左侧甲状腺,可触及 2 cm×1 cm 肿物。行颈部血肿清除+右侧甲状腺次全切除术+左侧甲状腺部分切除术。术中探查到右侧喉返神经,无损伤,左侧未探查。清除血肿后,触诊气管,无明显软化。在麻醉师协助下拔除气管插管,无明显呼吸困难症状。氧流量 4 L/min,指尖血氧饱和度 75%~78%。急查血气:pH 值 7.37,PO₂ 38 mmHg,PCO₂ 51 mmHg。遂转入 ICU,给予高流量吸氧、抗炎对症治疗,患者一夜状态良好。次日上午转回我科,意识清楚,可对答;右侧颈部锁骨上可见大片皮下瘀斑,颈部肿胀较术前明显减轻;血氧饱和度 90%(5 L/h 面罩吸氧);双侧引流瓶引流量约 70 mL。术后第 3 天,患者及其家属要求转回当地医院。术后半年复查,恢复良好,后失访。

4. 文献检索

笔者以甲状腺自发破裂出血为检索词对国内外文献进行检索并进行总结,结果见表 1~2,得出以下结果:①甲状腺左右侧均可出血(分别为 48%、52%);②患者平均年龄为(62.1±13.6)岁,其中

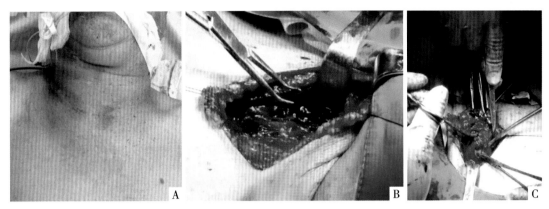

A:术前颈部皮下可见瘀斑;B:术中见皮下血肿;C:术中见肌层内充满血肿

图2　患者术前、术中皮肤、皮下及肌层表现

年龄大于等于60岁者22人（68%），提示该病以老年人多发；③男女发病情况差异无统计学意义，但女性多于男性（分别为62%、38%），这可能跟女性甲状腺疾病患病率高有关；④多以颈部肿胀或呼吸困难急性起病，占81%；其他症状为咽部大出血、声音嘶哑；⑤22例患者为甲状腺下动脉瘤破裂出血（69%）；⑥32位患者中3例保守观察（2例死亡），29例手术或介入栓塞治疗（其中28例生存，1例死亡）；⑦有甲状腺自发出血同时伴有甲状腺未分化癌[31]、甲状腺髓样癌[26]或甲状腺乳头状癌破裂出血[29]的报道，甲状腺自发出血与甲状腺疾病存在一定的相关性；⑧积极的手术或者栓塞治疗的患者生存率高于保守观察者。

表1　文献报道情况汇总

文献作者	左右	年龄	性别	诊断	首发症状	处理方案	结果
Doumanin 等[1]	右	60	男	甲状腺下动脉瘤	声音嘶哑	手术治疗	生存
Golby 等[2]	左	65	男	甲状腺下动脉瘤	呼吸困难	手术治疗	生存
Martin 等[3]	左	43	女	甲状腺下动脉瘤	呼吸困难	手术治疗	生存
Habib 等[4]	左	67	女	甲状腺下动脉瘤	颈部肿胀、呼吸困难	气管切开、观察	死亡
Biglioli 等[5]	右	74	女	甲状腺上动脉瘤	呼吸骤停	手术治疗	死亡
Lin 等[6]	右	80	女	甲状腺下动脉瘤	呼吸困难	观察	死亡
Mashiah 等[7]	不详	46	女	甲状腺下动脉瘤	声音嘶哑	手术治疗	生存
Beal 等[8]	左	78	男	甲状腺下动脉瘤	呼吸困难	栓塞动脉	生存
Watson 等[9]	右	62	女	甲状腺下动脉瘤	吞咽困难、声音嘶哑	栓塞动脉、手术治疗	生存
Raso 等[10]	不详	69	男	甲状腺下动脉瘤	颈部肿胀	手术治疗	生存
Siegmeth 等[11]	不详	53	男	甲状腺下动脉瘤	呼吸困难	手术治疗	生存
王宁夫等[12]	右	67	男	甲状腺下动脉瘤	咽部大出血	栓塞动脉	生存
苏振福等[13]	右	32	女	甲状腺下动脉破裂	颈部包块	手术治疗	生存

续表1

文献作者	左右	年龄	性别	诊断	首发症状	处理方案	结果
赵谪星等[14]	右	67	男	甲状腺上动脉瘤	呕血	栓塞动脉	生存
Terzi 等[15]	左	53	女	甲状腺下动脉瘤	颈部血肿、呼吸困难	栓塞动脉	生存
Garrett 等[16]	左	44	女	甲状腺下动脉瘤	颈部血肿、呼吸困难	气管插管、栓塞动脉	生存
Bageacu 等[17]	右	44	女	甲状腺下动脉瘤	颈部疼痛	气管切开、血肿清除	生存
Heckenkamp 等[18]	右	76	女	甲状腺下动脉瘤	颈部血肿、呼吸困难	气管插管、栓塞动脉	生存
Ferrero 等[19]	左	68	女	甲状腺下动脉瘤	颈部肿胀	栓塞动脉	生存
Stenner 等[20]	左	62	男	甲状腺上动脉瘤	颈部肿胀	手术治疗	生存
Hoetzenecker 等[21]	左	70	男	下动脉破裂	吞咽困难、喉咙疼痛	血管造影后观察	生存
González-Cruz 等[22]	左	73	女	结甲破裂出血	颈部肿胀、发声困难	手术治疗	生存
Tsai 等[23]	右	40	女	下动脉破裂	颈部肿胀	栓塞动脉	生存
Pop 等[24]	左	78	女	甲状腺下动脉瘤	颈部肿胀、呼吸困难	栓塞动脉、手术治疗	生存
Mittermair 等[25]	右	69	男	甲状腺下动脉瘤、甲状腺髓样癌	颈部肿胀、呼吸困难	手术治疗	生存
Kocatürk 等[26]	左	44	男	甲状腺下动脉瘤	颈部肿胀	栓塞动脉	生存
Kieu 等[27]	右	80	男	甲状腺下动脉瘤	颈部肿胀、声音嘶哑	保守治疗	生存
李晨瑶等[28]	右	41	女	甲状腺乳头状癌破裂	颈部肿胀、呼吸困难	手术治疗	生存
Lee 等[29]	右	69	女	甲状腺下动脉瘤	颈部肿胀	栓塞动脉	生存
Amadei 等[[30]	左	70	女	甲状腺未分化癌破裂	颈部肿胀、吞咽困难	栓塞动脉、手术治疗	生存
Coskun 等[31]	左	65	女	甲状腺下动脉瘤	颈部肿胀、呼吸困难	手术治疗	生存
王培松	右	79	女	上动脉破裂	颈部肿胀、吞咽困难	手术治疗	生存

表2 患者一般情况汇总

一般情况	分类	例数(%)
出血侧*	左	14(48)
	右	15(52)
性别	男	12(38)
	女	20(62)

续表2

一般情况	分类	例数(%)
首发症状	颈部肿胀/呼吸困难	26(81)
	无颈部肿胀/呼吸困难	6(19)
处置	手术/栓塞	29(91)
	保守观察	3(9)
结果	生存	29(91)
	死亡	3(1)

＊:出血侧有明确记载者29例。

三、讨论

甲状腺自发性囊外出血非常罕见,在大多数情况下是由甲状腺下动脉瘤破裂引起。其病因可能包括动脉粥样硬化、胶原病、创伤、手术或介入手术[32]。Marrocco-Trischitta 等[33]认为甲状腺下动脉瘤的解剖学特征也是其病因之一。未破裂动脉瘤的临床表现包括颈部肿胀、吞咽困难以及喉返神经受压迫引起的声音嘶哑,动脉瘤破裂则可能引起严重后果,包括呼吸困难、食管压迫、声带麻痹和大量出血死亡[5,7]。有学者[5,7,35]建议对这些病变进行积极的治疗,因为如果不进行治疗,一旦发生破裂,死亡风险很高。因此一旦发现由颈部肿胀造成的呼吸困难,须尽早解除呼吸道梗阻,进行气管插管或气管切开。解除呼吸道梗阻后才能应用颈部彩超、颈部增强 CT、血管造影术帮助诊断或治疗。Stenner 等[20]认为必须重视介入和外科手术。在血管造影术中,如果出血血管被检测出来,栓塞可一步完成止血。但栓塞血管不能清除血肿,此时手术清除血肿显得尤为重要的,可使患者尽早脱离生命危险及拔除气管插管。

甲状腺自发性出血造成颈部血肿,从而引起气管受压导致窒息的风险不容忽视。手术清除血肿很有必要,可使患者尽早拔除气管插管。手术中,切口必须足够长,探查整个血肿及邻近组织结构,避免遗漏。本例患者由于入院时已经气管插管,没有使用神经监测,颈部血肿导致术中解剖层次不清,使得手术寻找喉返神经困难。因此术中尽可能使用喉返神经检测,能够有效地保护喉返神经。如考虑术后即刻拔除气管插管,术中应检查气管是否软化(尤其有甲状腺相关疾病,如结节性甲状腺肿等),判断气管是否软化的方法为术中由两侧向中央及向下按压气管壁,了解其弹性;或麻醉师缓慢退出气管导管的同时逐节逐段对气管进行检查。气管软化的征象:气管软骨变薄,软骨环消失,形如笛状组织,气管扭曲。

四、结论

一旦发现颈部肿胀造成呼吸困难,须尽早解除呼吸道梗阻,进行气管插管或气管切开。解除呼吸道梗阻后才能进行颈部增强 CT、颈部彩超、动脉造影寻找出血病因。积极手术或者寻求介入治疗能够提高患者生存率,保守治疗可能会增加患者死亡风险。

五、诊治体会

甲状腺自发性出血造成颈部血肿引起患者窒息比较少见,及时畅通气道、解除呼吸道梗阻后才能进行颈部增强 CT、颈部彩超、动脉造影寻找出血病因。积极手术或者寻求介入治疗能够提高患者生存率,保守治疗可能会增加患者死亡风险。术中由于血肿浸润,导致组织解剖结构显示不清,应注意勿损伤喉返神经及甲状旁腺。同时,由于患者往往为老年患者,组织质地较脆,术中有大出血风险,应做好输血准备。处理不当,死亡率较高,风险较大,应与家属做好充分沟通,避免医疗纠纷出现。

参考文献

[1]DOUMANIN A V,SOULE E H,JR E F. Ruptured aneurysm of the inferior thyroid artery associated with paralysis of the vocal cord:report of case[J]. Proc Staff Meet Mayo Clin,1959,10(34):303-309.

[2]GOLBY M G S,KAY J M. Primary dissecting aneurysm of the inferior thyroid artery[J]. Br J Surg,1965,52(5):389-391.

[3]MARTIN H,REBATTU J P,QUINCY R,et al. A case of cervical hematoma due to rupture of a left inferior thyroid artery aneurysm associated with lusoria arteria[J]. JFORL J Fr Otorhinolaryngol Audiophonol Chir Maxillofac,1974,23(3):259-262.

[4]HABIB M A. Fatal haemorrhage due to ruptured inferior thyroid artery aneurysm[J]. J Laryngol Otol,1977,91(5):437-440.

[5]BIGLIOLI P,ARENA V,MALAN E. A case of aneurysm of superior thyroid artery[J]. J Cardiovasc Surg,1977,18(6):593-541.

[6]LIN C S. Spontaneous cervical hemorrhage due to ruptured dissecting aneurysm of thyroid artery:a case report and review of literature[J]. Mt Sinai J Med,1978,45(2):179-83.

[7] MASHIAH A, HOROWITZ N. Unusual presentation of inferior thyroid artery aneurysm[J]. J Cardiovasc Surg,1985,26(6):602-604.

[8]BEAL S L,DUBLIN A B,STONE W K. Rupture of inferior thyroid artery aneurysm[J]. J Vasc Surg,1987,6(2):194-196.

[9]WATSON D I,BENVENISTE G L,SANDHU A S,et al. Ruptured inferior thyroid aneurysm[J]. Aust N Z J Surg,1994,64(11):801-802.

[10]RASO A M,RISPOLI P,TROGOLO M,et al. True aneurysm of the inferior thyroid artery. Case report and review of the literature[J]. J Cardiovasc Surg,1995,36(5):493-495.

[11]SIEGMETH A,GAEBLER C,SANDBACH G,et al. A rare case of a traumatic aneurysm of the inferior thyroid artery[J]. J Vasc Surg,1995,22(6):812-813.

[12]王宁夫,张爽,张继红,等. 右侧甲状腺上动脉动脉瘤破裂导致咽部间断性大出血一例[J]. 中华医学杂志,2001,81(12):725-725.

[13]苏振福,刘新. 用声过度导致颈部血肿1例[J]. 中国耳鼻咽喉头颈外科,2002,9(3):170.

[14]赵谪星,王平. 甲状腺动脉瘤引起大呕血1例[J]. 中国临床医学影像杂志,2002(s1):12.

[15]TERZI A,PERGHER S,FALEZZA G,et al. Cervical and mediastinal hematoma from ruptured aneurysm of the inferior thyroid artery[J]. Eur J Cardiothorac Surg,2004,26(4):824-825.

[16]GARRETT H E,HEIDEPRIEM R W,BROADBENT L P. Ruptured aneurysm of the inferior thyroid artery:repair with coil embolization[J]. J Vasc Surg,2005,42(6):1226-1229.

[17]BAGEACU S,PRADES J M,KACZMAREK D,et al. Spontaneous rupture of the inferior thyroid artery

leading to life-threatening mediastinal hematoma[J]. Ann Thorac Surg,2005,80(5):e20-e21.

[18]HECKENKAMP J,ALEKSIC M,GAWENDA M,et al. Endovascular treatment of a ruptured aneurysm of the inferior thyroid artery:case report and literature review[J]. J Cardiovasc Surg,2007,48(2):193-196.

[19]FERRERO E,GAGGIANO A,MAGGIO D,et al. Isolated aneurysm of the inferior thyroid artery repair with coil embolization[J]. Minerva Chirurgica,2008,63(6):547-549.

[20]STENNER M,HELMSTAEDTER V,SPUENTRUP E,et al. Cervical hemorrhage due to spontaneous rupture of the superior thyroid artery:case report and review of the literature[J]. Head Neck,2010, 32(9):1277-1281.

[21]HOETZENECKER K,TöPKER M,KLEPETKO W,et al. Spontaneous rupture of the inferior thyroid artery resulting in mediastinal hematoma [J]. Interact Cardiovasc Thorac Surg, 2010, 11 (2): 209-210.

[22]GONZÁLEZ-CRUZ A,GARCÍA-FERRER L,GARCÍA C. Cervical and mediastinum haematoma secondary to spontaneous thyroid rupture[J]. Acta Otorrinolaringologica (English Edition),2010,61 (6):459-461.

[23]TSAI S F,HUNG S W,WU M J,et al. Spontaneous rupture of inferior thyroid artery in a uremic patient on maintenance hemodialysis[J]. Internal Medicine,2011,50(11):1271-1272.

[24]POP D,NADEEMY S,VENISSAC N,et al. Ruptured aneurysm of the inferior thyroid artery,which treatment? [J]. J Cardiovasc Surg,2011,148(3):e227-e228.

[25]MITTERMAIR R,STROHMENGER U,RIEGER M,et al. Complete rupture of the inferior thyroid artery[J]. Am Surg,2011,77(8):1107-1109.

[26]KOCATÜRK H,KARAMAN A,BAYRAM E,et al. Unusual presentation of inferior thyroid artery aneurysm:case report[J]. Turkiye Klinikleri Cardiovascular Sciences,2011,23(3):287-291.

[27]KIEU V,TASSONE P,HOBBS C G. Successful conservative management of the spontaneousrupture of a superior thyroid artery aneurysm[J]. ANZ J Surg,2012,82(5):371-372.

[28]李晨瑶,高新宝,任仲喜,等.甲状腺癌破裂引起颈部血肿一例[J].中华普通外科杂志,2013,28 (5):403-404.

[29]LEE S H,CHOI H J,YANG J S,et al. Coil embolization in ruptured inferior thyroid artery aneurysm with active bleeding[J]. J Korean Neurosurg Soc,2014,56(4):353-355.

[30]AMADEI E M,BENEDETTINI L,PICCIN O. Two cases of cervical hemorrhage with upper airway obstruction:a life-threatening condition[J]. Case Rep Med,2014,2014:674176.

[31]COSKUN Z O,YAVAŞI Ö,DURAKOGLUGIL T,et al. Acute airway compromise due to ruptured inferior thyroid artery aneurysm[J]. Am J Emerg Med,2015,33(8):1115.

[32]THOMAS M L,AMMAR A D. True aneurysm of the thyrocervical trunk:case report and literature review[J]. Annals of Vascular Surgery,2000,14(6):677-678.

[33]MARROCCO-TRISCHITTA M M,KAHLBERG A,CALLIARI F,et al. Bilateral aneurysm of the inferior thyroid artery[J]. J Vasc Surg,2007,45(3):614.

[34]KREJOVIĆ B,JORGACEVIĆ D. Clinically undetected aneurysm of the inferior thyroid artery and fatal hemorrhage from the innominate artery on the 11th day after tracheotomy[J]. Srp Arh Celok Lek,1971,99(3):177-180.

病例47 甲状腺癌自发破裂引起颈部血肿一例

李晨瑶,王贵民,王培松

吉林大学第一医院

(本文已发表于《中华普通外科杂志》2013年第28卷第5期,收录时有改动)

一、前言

因肿瘤破裂、颈部血管瘤破裂、凝血功能异常、甲状腺上下动脉或者结节性甲状腺肿破裂导致自发性颈部或纵隔血肿比较少见。甲状腺乳头状癌自发性破裂可产生颈部血肿,如果血肿进行性增大导致呼吸困难,则需要急诊手术治疗。我科曾收治1例因甲状腺癌自发破裂出血导致颈部血肿,观察过程中颈部血肿逐渐加重,因呼吸困难急诊行气管切开、颈部血肿清除及甲状腺全部切除术。由于治疗及时,术后恢复良好,手术后带气管插管出院,1个月后尝试堵管,观察48 h无呼吸困难,给予拔除气管插管。术后给予促甲状腺激素(TSH)抑制治疗和核素治疗。门诊定期随访26个月,肿瘤无复发,后失访。该病例提示术前影像学明确诊断和动态观察生命体征至关重要,一旦出现进行性加重的呼吸困难,需要及时手术处理。现将诊治过程报道如下。

二、病例资料及诊治过程

患者,女性,41岁,因"发现右侧颈部肿物2个月,颈部突然肿胀3 d,伴吞咽困难2 d"入院。患者既往有高血压病史10年,未系统诊治,否认近期剧烈咳嗽、大声喊叫和剧烈活动病史,否认既往外伤史、手术史、食入异物病史和易出血表现。查体:血压220/140 mmHg,体温36.6℃,呼吸频率18次/min,无乏力及呼吸困难。双侧颈部及胸前可见瘀斑,颈部明显肿胀(图1),左侧显著,质地硬伴轻压痛,无波动感。急诊颈部超声示:颈部组织弥漫性增厚、回声紊乱(图2A),以左侧显著,左侧甲状腺因颈部组织肿胀严重而探查不清;甲状腺及气管向右明显位移;甲状腺右叶增大,其内见4个低回声肿物,较大的位于近上部前侧被膜下,大小约14 mm×14 mm,边界不清,内部回声不均,内见细点状钙化回声(图2B)。颈部平扫+增强CT示:颈前软组织影增厚,其内密度不均匀,可见条絮样更高密度影;咽腔、气管颈段受压变窄,右移明显(图3A);甲状腺实质内密度不均,右叶内可见多个结节样低密度影及高密度钙化影,甲状腺左叶内可见一卵圆形混杂密度影(图3B),大

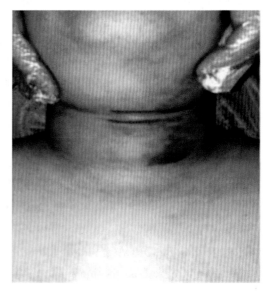

双侧颈部肿胀,颈前及胸前可见瘀斑

图1 术前患者颈部情况

小 2.6 cm×2.8 cm,该肿物与周围肿胀组织延续,包膜不完整,中断。纤维电子喉镜检查(图4):会厌及双侧劈裂弥漫性充血肿胀,声门及梨状窝不可见。实验室检查:血常规提示白细胞 7.7×10⁹/L,中性粒细胞百分比 70%。综合以上临床资料,初步诊断:①甲状腺癌破裂;②颈部血肿。严密观察生命体征,监测血红蛋白变化,同时积极完善术前准备。入院后第1天,患者逐渐出现呼吸困难并进行性加重,同时动态监测血常规,发现患者血红蛋白进行性下降(图5),遂于入院第2天(36 h)行急诊手术。患者咽腔、气管颈段受压变窄,由于神经监测管最细型号为 6#,但较 6# 加强气管插管粗,因此未使用神经监测管气管插管。于静脉辅助麻醉下选择应用 6# 加强气管插管在清醒状态下插管,但插管困难,尝试两次并未成功,遂紧急行气管切开术。术中见(因手术时情况紧急,未拍照)皮下软组织、颈阔肌、右侧颈前带状肌和甲状腺腺体周围均有血肿,面积约 8 cm×8 cm×7 cm,部分血肿机化;探查甲状腺发现左叶腺体有大小为 3.0 cm×2.0 cm×3.0 cm 的质硬肿物,肿物与周围组织边界不清晰,形状不规则,肿物左上方破裂侵及颈前肌肉。遂完整切除甲状腺左右侧腺叶及被肿瘤侵犯的肌肉组织,术中显露双侧喉返神经,未见损伤。由于颈前血肿及炎症水肿较重,为了避免喉返神经和甲状旁腺损伤,故未行中央区和颈侧区淋巴结探查及清扫术。术后1周气管插管更换为金属管,堵管情况下无声音嘶哑,术后无手足麻木及饮水呛咳。术后石蜡病理:甲状腺双侧叶乳头状癌,突破甲状腺被膜,肿瘤大小分别为 2.5 cm×2.0 cm×2.0 cm(左)和 1.2 cm×1.0 cm×1.0 cm(右),并伴甲状腺结节性甲状腺肿。手术后带气管插管出院,1个月后尝试堵管,观察 48 h 无呼吸困难,给予拔除气管插管。术后给予 TSH 抑制治疗和行核素治疗。门诊定期随访 26 个月,肿瘤无复发。

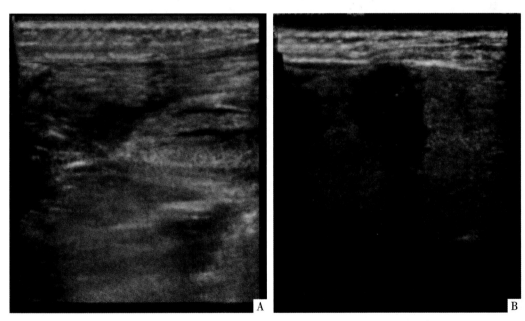

A:可见颈部组织弥漫性增厚、回声紊乱,以左侧颈部为著。B:甲状腺及气管明显向右位移;甲状腺右叶增大,其内见4个低回声肿物,较大的位于近上部前侧被膜下,大小约 14 mm×14 mm,边界不清,内部回声不均,内见细点状钙化;甲状腺左侧因颈部血肿,探查不清

图2　颈部超声检查结果

三、讨论

颈部或纵隔血肿压迫可导致进行性加重的呼吸困难,严重者可能威胁生命,所以需要急诊处理。常见原因为创伤[1]、肿瘤出血[2]、颈部血管假性动脉瘤破裂[3]、凝血功能障碍、甲状腺上动脉自

发性破裂[4]、已知或未知甲状腺疾病患者的甲状腺下动脉出血[5-6]或结节性甲状腺肿囊内出血[3,7-10],诱因常为高血压病、剧烈咳嗽、大声喊叫、剧烈活动等[11-14],也可无明确诱因。本例患者为甲状腺肿瘤自发破裂出血导致的血肿,临床罕见。临床进程大致分为两个阶段,首先是血液局限性的外渗,颈部轻度肿胀;然后是颈部突然明显肿大,气管、食管和血管受压迫,气管移位并出现颈前皮下瘀斑[15],气道梗阻,出现进行性加重的呼吸困难和大脑缺氧而危及生命[16-17]。

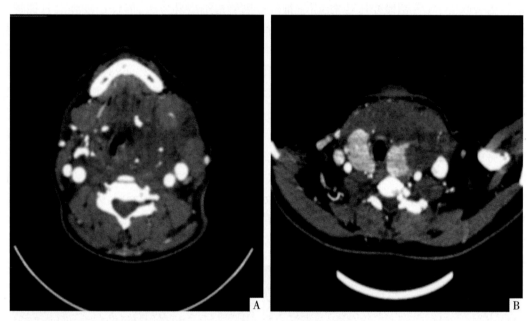

A:颈前软组织影增厚,其内密度不均匀,可见条絮样高密度影,咽腔、气管颈段受压变窄,右移明显;
B:甲状腺实质内密度不均,右叶内可见多个结节样低密度影及高密度钙化影,甲状腺左叶内可见一卵圆形混杂密度影,大小为2.6 cm×2.8 cm,该肿物被膜连续性不完整,中断

图3 颈部软组织增强CT检查结果

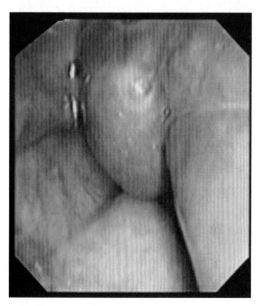

会厌及双侧劈裂弥漫性充血肿胀,看不见声门及梨状窝

图4 纤维喉镜检查结果

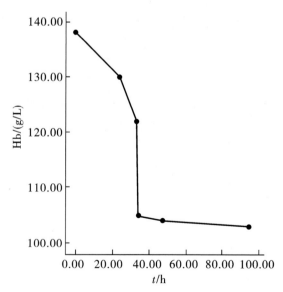

密切观察过程中患者血红蛋白逐渐降低,于入院第2天(36 h)行急诊手术治疗

图5 患者血红蛋白动态变化

甲状腺癌临床症状主要是颈部质硬的无痛性肿块,根据甲状腺乳头状癌的生物学行为规律,一般肿块增长缓慢。甲状腺腺体表面由完整的包膜包裹,而且甲状腺肿瘤血液供应一般由表面向中央供血,所以常常因为中央区缺血坏死而出现出血及囊性变。该患者出现甲状腺癌破裂形成颈部血肿实属少见,分析原因可能为肿瘤侵犯甲状腺被膜,肿瘤局部质地较脆和血供丰富,加之患者血压高(220/140 mmHg),导致肿瘤破裂出血。此类病患诊断时需与颈部蜂窝织炎相鉴别,该患者突然发生颈部肿胀、进食困难,纤维喉镜检查发现会厌部严重水肿,颈部超声检查左颈部软组织肿胀等皆为颈部蜂窝织炎的症状,但并无明显疼痛、畏寒发热和白细胞升高等感染症状,所以在诊断时需要全面考虑和重点排除。甲状腺多普勒超声检查是目前甲状腺癌常见的有效的诊断手段,诊断率可达80%~90%。但该病例行彩超检查时由于颈部组织水肿明显的影响而未发现甲状腺左叶病变。颈部CT检查受颈部软组织水肿影响小,而且可观察肿瘤与周围组织毗邻关系,成为该患者确诊的主要影像学手段。

甲状腺癌自发破裂导致的颈部血肿在治疗上需要掌握手术时机,如果该患者血肿保持稳定而无呼吸困难症状等进展,严密观察也是一种合理的选择[18]。如果发生进行性呼吸困难,则应急诊手术治疗[19]。由于血肿压迫气管导致气道狭窄,气管插管困难,应用纤维电子喉镜可以了解气管狭窄的程度,也可以评估插管方式和选择合适的气管插管型号。气道安全是一切操作的前提与基础,如果气管插管顺利,气管切开术不是必须之选,但若无法完成气管插管,气管切开是当务之选。对于该患者来说,气道受阻症状逐渐加重,监测血常规发现血红蛋白进行性下降也提示肿瘤继续出血,因此,紧急手术探查是最佳选择。在临床上,一些患者临床症状模棱两可,使外科医生难以抉择是否急诊手术,笔者认为:为了保证患者气道通畅和生命安全,手术时机可以激进一些。既往文献[17,20]报道自发性颈部血肿导致两例患者死亡,这种情况在保守治疗的患者中出现,手术探查的患者没有死亡的报道。

四、结论

急性颈部血肿鉴别诊断中需要想到甲状腺癌破裂出血可能性。影像学检查(超声、CT和纤维喉镜)和血细胞计数监测对诊断以及判断治疗方法有重要帮助。

五、诊治体会

颈部血肿压迫气道,容易影响呼吸,严重的会导致患者窒息死亡,因此,一旦发现颈部血肿,应引起临床高度重视。及时清理血肿、畅通气道是安全有效的措施,但治疗之前若能明确诊断,则更能有的放矢。

参考文献

[1]BEHRENDS R L,LOW R B. Acute goiter hematoma following blunt neck trauma[J]. Ann Emerg Med,1987,16(11):1300-1301.

[2]SHIN J H,JUNG S L,BAEK J H,et al. Rupture of benign thyroid tumors after radio-frequency ablation[J]. AJNR Am J Neuroradiol,2011,32(11):2165-2169.

[3]CHANG C C,CHOU Y H,TIU C M,et al. Spontaneous rupture with pseudoaneurysm formation in a nodular goiter presenting as a large neck mass[J]. J Clin Ultrasound,2007,35(9):518-520.

[4] STENNER M,HELMSTAEDTER V,SPUENTRUP E,et al. Cervical hemorrhage due to spontaneous rupture of the superior thyroid artery:case report and review of the literature[J]. Head Neck,2010,32 (9):1277-1281.

[5] BAGEACU S,PRADES J M,KACZMAREK D,et al. Images in cardiothoracic surgery:spontaneous rupture of the inferior thyroid artery leading to life-threatening mediastinal hematoma[J]. Ann Thorac Surg,2005,80(5):e20-e21.

[6] HOETZENECKER K,TÖEPKER M,KLEPETKO W A. Spontaneous rupture of the inferior thyroid artery resulting in mediastinal hematoma [J]. Interact Cardiovasc Thorac Surg, 2010, 11 (2): 209-210.

[7] SHAHA A R,BURNETT C,ALFONSO A,et al. Goiters and airway problems[J]. Am J Surg,1989, 158(4):378-380.

[8] TSENG K H,FELICETTA J V,RYDSTEDT L L,et al. Acute airway obstruction due to a benign cervical goiter[J]. Otolaryngol Head Neck Surg,1987,97(1):72-75.

[9] BROWN N J,MORGAN H J. Multinodular goiter causing airway obstruction[J]. J Tenn Med Assoc, 1992,85(2):65-66.

[10] GONZÁLEZ-CRUZ A,GARCÍA-FERRER L,GARCÍA C. Cervical and mediastinum haematoma secondary to spontaneous thyroid rupture[J]. Acta Otorrinolaringol Esp,2010,61(6):459-461.

[11] MCGREGOR J K,CORNETT W G. Spontaneous rupture of the thyroid gland[J]. Can Med Assoc J, 1932,26(6):711-714.

[12] TESTINI M,GURRADO A,LISSIDINI G,et al. Emergency surgery for acute respiratory failure secondary to spontaneous thyroid hemorrhage[J]. Int Surg,2008,93(3):158-162.

[13] PALERI V,MAROJU R S,ALI M S,et al. Spontaneous retro- and parapharyngeal haematoma caused by intrathyroid bleed[J]. J Laryngol Otol,2002,116(10):854-858.

[14] HERMAN D,PILLER P,KENNEL P,et al. Extensive cervical hematoma complicating multinodular goiter:apropos of a case[J]. Ann Otolaryngol Chir Cervicofac,1992,109(2):105-107.

[15] CHIN K W,SERCARZ J A,WANG M B,et al. Spontaneous cervical hemorrhage with near-complete airway obstruction[J]. Head Neck,1998,20(4):350-353.

[16] PAZARDZHIKLIEV D D,YOVCHEV I P,ZHELEV D D. Neck hematoma caused by spontaneous common carotid artery rupture[J]. Laryngoscope,2008,118(4):684-686.

[17] HABIB M. Fatal haemorrhage due to ruptured inferior thyroid artery aneurysm[J]. J Laryngol Otol, 1977,91(5):437-440.

[18] SAYLAM B,COMÇALI B,OZER M V,et al. Thyroid gland hematoma after blunt neck trauma [J]. West J Emerg Med,2009,10(4):247-249.

[19] PARDAL-REFOYO J L. Comments on the airway in cervical and mediastinal haematoma secondary to spontaneous thyroid rupture[J]. Acta Otorrinolaringol Esp,2011,62(2):171.

[20] LIN C S. Spontaneous cervical hemorrhage due to ruptured dissecting aneurysm of thyroid artery:a case report and review of literature[J]. Mt Sinai J Med,1978,45(2):179-183.

● 专家点评 ●

广东医科大学附属医院　李建文

甲状腺（癌）自发破裂形成血肿较为少见，患者多合并有甲状腺动脉瘤、高血压、凝血功能障碍、剧烈咳嗽等情况，因此导致自发性出血。颈部的空间较小，甲状腺自发出血后容易压迫气管以及喉头水肿，进而出现严重的呼吸困难。是否需紧急手术取决于有无严重的呼吸困难。

此类患者入院后除了完善常规的颈部超声及 CT 等检查，在未出现严重呼吸困难的情况下，如果提示甲状腺上、下动脉瘤破裂出血，可考虑超选至甲状腺动脉行造影确认，并根据动脉情况选择明胶海绵、PV 颗粒或者弹簧圈进行栓塞止血，如无继续出血，可待血肿吸收后再行甲状腺（癌）的根治性手术，以求根治的彻底性。对于无提示动脉瘤破裂出血、呼吸情况尚可的患者，可采取密切观察及对症治疗。一旦出现严重呼吸困难，则应尽快进行手术来解除气管压迫、止血。充分评估手术的治疗效果、手术风险和麻醉风险，权衡利弊，选择何种手术方式，非常考究外科医生和麻醉医生的经验和专业水平。整个过程中如何保证在喉头水肿和气管受压的情况下顺利插管是关键，术中需严格止血，但对于喉返神经及甲状旁腺的保护较平诊手术要困难很多。如没有行气管切开，手术后更需注意预防喉头水肿。

这 2 个病例为我们提供了很好的诊治经验，值得我们学习。危重患者的成功抢救，离不开专业技术团队的正确治疗决策与团队合作。

病例48 甲状腺癌术后双侧喉返神经损伤所致双侧声带麻痹手术治疗一例

谭雅文,郭良峰

深圳市第二人民医院

一、前言

喉返神经损伤是甲状腺手术最常见的并发症之一[1],发生率高达3%～8%,其中永久性损伤发生率为0.3%～3%[2]。双侧喉返神经损伤可造成双侧声带麻痹(bilateral vocal cord paralysis, BVCP),临床表现主要为声音嘶哑和进行性加重的呼吸困难,严重者危及生命[3]。随着医疗技术的发展和对喉返神经解剖技巧的提高,双侧喉返神经损伤的发生率持续降低,约0.1%[4]。目前,对甲状腺手术致双侧喉返神经损伤的治疗包括气管切开长期戴管、声带切除术、杓状软骨切除声带外展固定术、支撑喉镜杓状软骨切除术以及最新的支撑喉镜声带切开术。笔者近期诊治1例甲状腺癌术后双侧喉返神经损伤至双侧声带麻痹的患者,报道如下。

二、病例资料及诊治过程

1.病例资料

患者,女性,56岁,因"甲状腺癌术后10个月颈部复发伴呼吸困难2个月"入院。患者于2018年10月因甲状腺癌在外院行了双侧甲状腺切除,术中因右叶癌灶侵犯喉返神经而切断神经,然后行神经吻合术,左侧喉返神经也有损伤,具体不详。术后病理提示:右侧甲状腺乳头状癌,左侧微小乳头状癌。患者术后出现声音嘶哑和饮水呛咳。随后发音逐渐恢复,但近2个月出现呼吸困难,并进行性加重。彩超提示:双侧颈部Ⅳ区淋巴结肿大,考虑肿瘤转移可能。细针穿刺细胞学检查病理结果提示:双侧颈部淋巴结甲状腺癌转移。入院查体:颈前可见一条长约6 cm横行手术瘢痕,颈部触诊未扪及明显肿大淋巴结。实验室检查:促甲状腺激素(thyroid stimulating hormone, TSH)1.573 mIU/L(正常值0.35～5.5 mIU/L),甲状旁腺激素(parathyroid hormone, PTH)、电解质均未见异常。颈部彩超(图1):双侧颈部Ⅵ区各可见一大小分别约11 mm×5 mm(右侧)、11 mm×5 mm(左侧,紧贴甲状软骨)的淋巴结回声,椭圆形,界清,淋巴门消失,内部实质回声增强,分布欠均匀,可见点状强回声,后方回声无明显改变;彩色多普勒血流显像(color Doppler flow imaging,CDFI)可见丰富血流信号。颈部CT:双侧甲状腺未见显示,气管居中,管腔无狭窄,无受压或移位,颈部多发淋巴结影(图2)。电子纤维喉镜检查提示:双侧声带固定,不能外展,声门裂2 mm(图3A)。

2.手术治疗及效果

完善相关检查后,全身麻醉下行手术治疗。全身麻醉后先行支撑喉镜下声带切开术,在双侧声带后中1/3声带突前方水平处使用激光切断双侧声带。再行颈部淋巴结清扫术,术中可见:双侧颈部Ⅲ、Ⅳ区多发淋巴结肿大,质地稍硬,遂行双侧Ⅱ、Ⅲ、Ⅳ和Ⅴb区淋巴结清扫术。手术顺利,术后患者无面部及四肢麻木,复查电解质和PTH无异常。术后第5天,患者呼吸困难明显减轻,伴声音嘶哑,程度与术前无明显变化,无饮水呛咳。术后7 d电子纤维喉镜检查显示:声门裂呈菱形,较术前明显增宽(图3B)。术后50 d返院复查,患者声音嘶哑较出院时好转,患者对发音状态满意,无饮水呛咳,呼吸困难完全缓解;复查电子纤维喉镜检查显示:声门裂呈长椭圆形,约4 mm,创面愈合良好,无肉芽组织生长(图3C)。

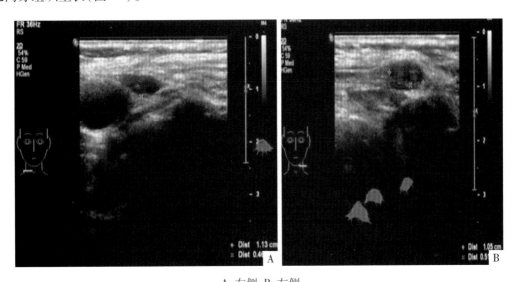

A:右侧;B:左侧

图1 术前颈部超声检查结果

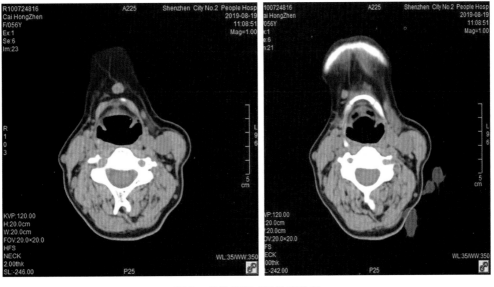

图2 术前颈部CT检查结果

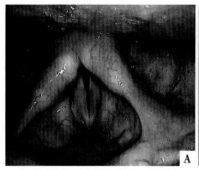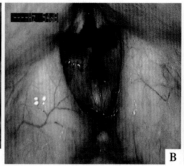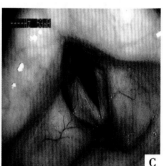

A:术前;B:术后 7 d;C:术后 50 d

图3 电子纤维喉镜检查结果

三、讨论

随着对喉返神经解剖重视程度的增加,甲状腺手术所致喉返神经损伤的发生率也明显下降,但在局部晚期甲状腺癌和多次手术甲状腺癌等高危病例中,喉返神经的损伤率仍较高[5-6]。尤其是二次手术时,由于手术区解剖结构紊乱以及区域粘连、瘢痕形成,使喉返神经的损伤概率明显增加。有文献[6-7]报道,甲状腺二次手术喉返神经损伤发生率为3.8% ~20.0%,明显高于首次手术。双侧喉返神经损伤可导致双侧声带麻痹,主要临床表现为呼吸困难、声音嘶哑、饮水呛咳和睡眠呼吸暂停;喉镜下表现为双侧声带固定于中线位或旁正中位,不能外展,声门裂<3 mm;严重影响患者生活质量甚至危及生命。笔者曾经对该患者进行了6个月的观察,期待发声质量可以通过代偿得到改善,但其声带最终仍无法跨越中线,声带外展相对固定,声门裂仅2 mm,严重影响患者的呼吸功能及运动。

与单侧声带麻痹(unilateral vocal cord paralysis,UVCP)相比,BVCP治疗目的主要是改善患者的通气,传统的治疗方法有气管切开、单侧声带外展术(切除术)、杓状软骨全部(部分)切除术和喉返神经修复术等。气管切开是BVCP最常用手术方式之一,优点是安全和效果明显,缺点是患者长期戴管,生活质量明显下降,需要长期护理。声带切除术是一种不可逆的手术方式,它主要通过切除声带,扩大声门水平处的气道开口,但术后的通气量通常低于气管切开术后的通气量。此外,声带切除术后常因瘢痕挛缩而失败,且术后呼吸声粗糙,并增加了患者误吸的风险。杓状软骨切除及声带外展固定术是切除杓状软骨后将声带外展固定于同侧甲状软骨下角,手术创伤大且术后发音功能受影响较明显,而且时有误吸发生,切开喉内黏膜可引起术后肉芽组织增生或术腔狭窄,影响长期治疗效果。神经移植术主要用于治疗UVCP,也可应用于BVCP,但手术效果不确切,技术要求高。针对这个病例,该手术方式不予以考虑。

随着激光在手术中的应用和普及,CO_2激光全杓状软骨切除术得到发展,避免了颈部切口和喉腔黏膜切口,手术创伤减小,同时也减少了喉内肉芽组织增生和喉腔瘢痕狭窄的发生概率。该手术对手术医生水平要求较高,该手术最大的问题是由于切除一侧杓状软骨,术后有误吸发生,而且该手术对术后发音功能影响较大。

我院目前开展了支撑喉镜下声带切开术,具体方法是在支撑喉镜下,在双侧声带后中1/3声带突前方水平处使用激光切断双侧声带形成菱形切口。该术式适用范围广,禁忌证为:患者不能耐受手术;喉腔结构有异常,如无会厌结构;既往曾行水平半喉手术。此手术的特点是扩大了声门呼吸部,在改善通气功能的同时,也保留了声带的发音功能,发音功能可部分保留,术后无误吸风险。术后有极少量病例出现肉芽组织增生,存在再次手术可能。

四、结论

双侧喉返神经损伤导致声带麻痹,声带最终固定于正中位或近正中位,膜间部仅留狭窄缝隙,声门裂的大小不能根据需氧量进行调节,主要临床症状为呼吸困难,部分病情严重者可能出现窒息并危及生命。支撑喉镜下声带切开术操作较简单、技术水平要求较低、手术时间短(10～30 min)。支撑喉镜下声带切开术中可精确定位控制手术范围,尽量保留声带前中段发音功能而不损伤杓部黏膜,从而保留了吞咽功能并降低了误咽的风险,是一项实用的临床技术。

五、诊治体会

手术并发症是外科医生尽力避免但又不能忽视的问题,喉返神经损伤是甲状腺手术常见的并发症,会给患者生活质量带来严重影响。手术医生需要有扎实的解剖知识,通过正确的手术路径、清晰的手术层次保证手术安全及彻底。体会:①喉返神经变异较多,必须熟悉喉返神经的解剖和变异;②选择寻找喉返神经的径路,最常用的是甲状腺下动脉处径路,此径路易解剖;③分离寻找喉返神经时,尽量保留滋养血管;④喉返神经入喉处尽量避免使用电刀、超声刀,减少对神经的热损伤;⑤术中全程显露神经、保护神经外膜、减轻组织炎症水肿、术后创腔充分引流等可预防甲状腺手术后迟发性声音嘶哑。

对于术中出现的喉返神经损伤,术中使用显微镜进行神经修复。对于术后发现的喉返神经不可逆性损伤,积极开展多学科合作,针对患者不同病情,提供个体化的治疗方案,改善患者的生活质量。我院目前开展较多的支撑喉镜下声带后端切开术,操作简单、快捷,效果可靠,并发症低,能维持较好的发音功能,并且必要时可以重复操作,值得大力推广。

参考文献

[1]JATZKO G R,LISBORG P H,MÜLLER M G,et al. Recurrent nerve palsy after thyroid operations:principal nerve identification and a literature review[J]. Surgery,1994,115(2):139-144.

[2]杨乐,黄建平,刘兆龙.甲状腺切除术中出现喉返神经受损的相关因素分析[J].中国临床医生杂志,2019,47(7):830-832.

[3]SHAW G Y,PIERCE E. Malpractice litigation involving iatrogenic surgical vocal fold paralysis:a closed-claims review with recommendations for prevention and management[J]. Ann Otol Rhinol Laryngol,2009,118(1):6-12.

[4]SARKIS L M,ZAIDI N,NORLÉN O,et al. Bilateral recurrent laryngeal nerve injury in a specialized thyroid surgery unit:would routine intraoperative neuromonitoring alter outcomes?[J]. ANZ J Surg,2017,87(5):364-367.

[5]CHIANG F Y,WANG L F,YF H,et al. Recurrent laryngeal nerve palsy after thyroidectomy with routine identification of the recurrent laryngeal nerve[J]. Surgery,2005,137(3):342-347.

[6]GODBALLE C,MADSEN A R,SøRENSEN C H,et al. Risk factors for recurrent nerve palsy after thyroid surgery:a national study of patients treated at Danish departments of ENT head and neck surgery[J]. Eur Arch Otorhinolaryngol,2014,271(8):2267-2276.

[7]徐伟,唐平章,李正江.甲状腺癌局部切除术后再手术的探讨[J].中华肿瘤杂志,2002,24(2)：185-187.

● 专家点评 ●

中国医学科学院肿瘤医院　刘文胜

甲状腺手术相关的双侧喉返神经损伤是一个难题,会导致患者突发窒息,产生严重后果,如植物人或死亡。在其处理上,需权衡呼吸困难、发音质量、呛咳、生活质量等问题。

首先应尽量避免出现双侧喉返神经损伤。在出现一侧喉返神经损伤的情况下,对侧手术时,应极力保护喉返神经的完好。对于双侧喉返神经受侵的患者,在征求患者及家属意见后,可切除受侵严重一侧的喉返神经,对侧可残留少许肿瘤以保护神经功能。

对于暂时性双侧喉返神经损伤的患者,建议行气管造瘘,待一侧神经功能恢复后再关闭复位。尽管有些患者并未出现严重呼吸困难,但迟发突发性窒息更易造成严重后果。为保证患者安全,不建议侥幸观察。

对于永久性双侧喉返神经损伤的患者,首先要解决呼吸问题,在确保呼吸安全的前提下,兼顾生活质量、发音效果等。喉返神经主干吻合不适合双侧喉返神经损伤的患者,因神经功能部分恢复后,会出现声带的正中位固定,导致通气量的进一步减少;喉内分支吻合效果仍需探究。支持喉镜下的声门区扩展术是解决大多数双侧喉返神经损伤的有效办法,但仍存在狭窄复发和呛咳的风险。增加通气量和保护声音质量是一对矛盾。本病例采用的声带切开术,简单易行,兼顾改善通气和保护发音功能,短期效果明显,但需观察远期疗效,预防狭窄复发的风险。

病例49　甲状腺癌术后双侧喉返神经损伤一例的全程管理

李　朋,韦　伟

北京大学深圳医院

一、前言

甲状腺术后双侧喉返神经损伤临床罕见,但可能严重影响患者生活质量,甚至危及生命,也给手术医生带来巨大心理压力。双侧声带麻痹导致声带固定的位置不同,患者可表现为即刻或延迟发生吸气性呼吸困难,部分患者因声带固定于外展位,而无呼吸困难表现,如果手术后不常规行喉镜检查,则可能漏诊,所以是否需要预防性气管切开尚存争议。因该病临床上发生率较低,无大宗病例的循证医学证据,所以在治疗流程上存在争议和不确定性。

二、病例资料及诊治过程

1. 病例资料

患者,女性,18岁,因"发现左侧甲状腺肿物3个月"入院。查体:左侧甲状腺中上部可扪及大小约1 cm×1 cm肿物,质地硬,边界不清,可随吞咽上下移动。彩超:双侧甲状腺多发肿物,考虑甲状腺癌;双侧颈部Ⅳ区淋巴结肿大,考虑转移。细针穿刺细胞学检查示:双侧甲状腺乳头状癌。患者入院后,完善术前常规检查,其中甲状腺功能提示正常,电子纤维喉镜提示双侧声带运动正常。

2. 手术过程

术前检查完善后,拟在全身麻醉下行"甲状腺全切+双侧Ⅱ、Ⅲ、Ⅳ、Ⅴb和Ⅵ区淋巴结清扫术"。术中应用纳米炭负显影甲状旁腺,术中神经监测保护喉返神经。术中发现双侧气管旁多枚肿大淋巴结,均侵犯喉返神经。其中右侧喉返神经由于淋巴结侵犯无法保留,给予切断后做端端吻合。左侧喉返神经有多个喉外分支,术中保留了最粗分支,但是随后利用喉返神经监测仪发现最粗分支为感觉支,较细的运动支已经被切断,立即找到断端,行了端端吻合。术后在麻醉恢复室尝试拔除气管插管,观察5 min后无呼吸困难发生,但在床边行电子纤维喉镜检查提示:双侧声带运动麻痹(图1),考虑患者术后可能延迟发生呼吸困难,遂再次置入气管插管,转入ICU观察治疗。

3. 术后处理

(1)术后第1天:在密切监护情况下,尝试拔除气管插管,患者出现一过性呼吸困难,给予面罩吸氧和静脉输注氢化可的松后好转。

(2)术后第2天:患者在尝试脱氧后,无明显呼吸困难。但是经过权衡利弊后,仍给予预防性气管切开。

(3)术后第3天:转入普通病房,常规气管切开护理。并静脉给予糖皮质激素和营养神经药物。患者进食流质后明显呛咳,训练患者进食黏稠食物,同时给予肠外营养。

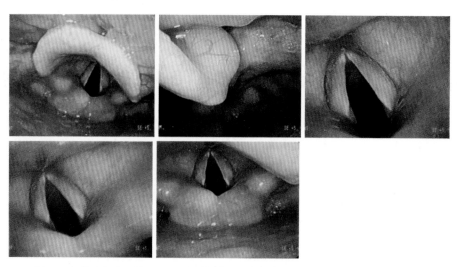

图1　术后即刻床边电子纤维喉镜检查结果(提示双侧声带麻痹,处于外展位)

　　(4)术后1周:患者进食半流质和饮水无明显呛咳发生。

　　(5)术后1个月:试验性封堵气管导管,观察48 h,患者呼吸通畅,无胸闷、气促和呼吸困难。故给予出院,定期复查电子纤维喉镜。

4. 术后随访

　　(1)术后2个月:患者声音嘶哑,复查电子纤维喉镜提示双侧声带麻痹(图2)。

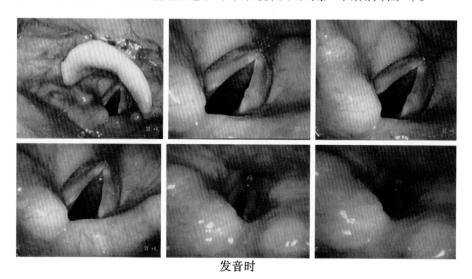

发音时

图2　术后2个月电子纤维喉镜检查结果(双侧声带麻痹,处于外展位,但较前好转)

　　(2)术后3个月:患者声音嘶哑较前好转,但是运动耐力较差。复查电子纤维喉镜,提示双侧声带运动部分恢复(图3),给予拔除气管插管。

　　(3)术后1年:患者发音基本恢复,运动耐力明显好转。复查电子纤维喉镜,提示双侧声带内收运动基本恢复,外展运动仍受限(图4)。

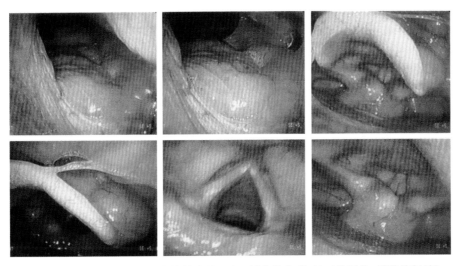

图3　术后3个月电子纤维喉镜检查结果（双侧声带麻痹,处于外展位,但较前好转）

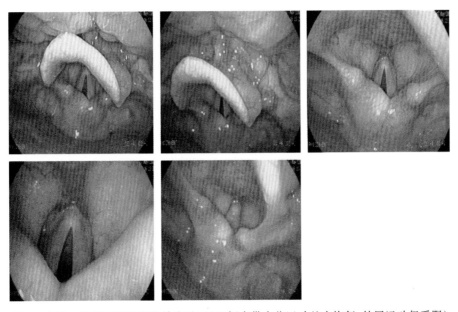

图4　术后1年电子纤维喉镜检查结果（双侧声带内收运动基本恢复,外展运动仍受限）

三、讨论

　　双侧喉返神经损伤为甲状腺手术最严重的并发症之一,可导致患者丧失发音功能或者终生带气管插管。国外文献[1-3]报道其发生率小于0.6%,由于缺乏大样本临床研究,临床诊疗原则尚存在一定争议。因双侧喉返神经损伤可能严重降低患者生活质量,甚至危及生命,所以在甲状腺手术中要遵守预防为主的原则。笔者认为以下措施非常重要:①重视每例甲状腺全切手术,尤其是需要双侧气管旁淋巴结清扫的病例;②术前全面评估,如果发现甲状腺双侧肿瘤靠近后背膜或者双侧气管旁淋巴结肿大,应考虑到双侧喉返神经损伤的风险;③需要双侧喉返神经探查的甲状腺手术,尽量使用术中神经监测技术[4];④甲状腺全切手术,切除顺序遵守"两阶段手术"原则,优先切除病变侧或病变严重侧的甲状腺腺体,必要时术中确认一侧喉返神经损伤后,可请经验丰富医生协助切除对侧甲状腺腺体,必要时可以结束手术,择期再行对侧手术[5-6]。

甲状腺术中怀疑发生双侧喉返神经损伤后,首要任务是尽快行电子纤维喉镜检查,了解双侧声带运动情况,同时请麻醉科医生备好气管插管、耳鼻喉科医生备好气管切开包。在床边或麻醉恢复室行电子纤维喉镜检查,明确双侧声带是否麻痹,如双侧声带麻痹,需了解声带处于外展位或内收位。如果患者双侧声带处于内收位,声门裂较小,则预示着拔除气管插管后发生急性吸气性呼吸困难的概率较大,一旦发生,应立即行气管切开。如果双侧声带处于外展位,声门裂较宽,未发生急性吸气性呼吸困难,可以不行气管切开,密切观察。本病例的情况属于后者,但考虑到随着声带内收可能发生延迟性呼吸困难,上呼吸道或声带水肿也可能发生呼吸困难,与患者家属沟通后,行了预防性气管切开。

随着甲状腺手术技巧的进步和术中神经监测技术的普及,发生双侧喉返神经横断性损伤的概率逐渐减小,取而代之的是牵拉、钳夹或使用能量器械导致的热损伤。如果术中未使用神经监测技术,即使肉眼可见双侧喉返神经连续性完好,拔除气管插管后如发生急性吸气性呼吸困难,在排除血肿压迫的情况下需要考虑双侧声带麻痹的可能,尤其是伴有喉喘鸣和"三凹征"临床表现的上呼吸道梗阻。如果术中确认双侧喉返神经横断损伤,则在断定无短期内恢复可能的情况下,需即刻行神经端端吻合术。文献[7]报道:即刻行喉返神经断端吻合,虽然对声带运动功能恢复帮助不大,但可明显改善患者后期发音功能。

四、结论

双侧喉返神经损伤是甲状腺手术最严重的并发症之一,临床工作中主要以预防为主。甲状腺术中如怀疑发生了双侧喉返神经损伤,要尽快行喉镜检查明确诊断,确诊后可在密切监护下尝试拔除气管插管。如果发生吸气性呼吸困难,则需行气管切开;无呼吸困难是否行气管切开尚存争议。如果术后 6 个月声带运动仍未恢复,可请耳鼻喉科医生行 CO_2 激光杓状软骨切除或声带外展固定术,优先保证呼吸功能。

五、诊治体会

①预防为主:术中确认一侧喉返神经损伤后,切除对侧甲状腺时应该非常慎重,可请经验丰富医生协助或利用术中神经监测技术保证对侧喉返神经功能保留完好。必要时可以结束手术,择期再行对侧手术。②发生双侧喉返神经损伤后,建议术中尽量找到神经断端,行端端吻合。术后应尽快行喉镜检查,评估声带功能。③待患者病情稳定后,可以在密切监护下,尝试拔管,如果出现呼吸困难,则需要立即行气管切开。如果无呼吸困难,是否行预防性气管切开还有一定争议。④与患者和家属充分沟通,获取理解和信任,并让他们有长期治疗的心理准备。患者住院期间,应做好气管切开后的护理,保证全身营养,给予营养神经治疗。

参考文献

[1]JIANG Y,GAO B,ZHANG X H,et al. Prevention and treatment of recurrent laryngeal nerve injury in thyroid surgery[J]. Int J Clin Exp Med,2014,7(1):101-107.

［2］ZAKARIA H M，AL AWAD N A，AL KREEDES A S，et al. Recurrent laryngeal nerve injury in thyroid surgery［J］. Oman Med J，2011，26（1）：34-38.

［3］BHATTACHARYYA N，FRIED M P. Assessment of the morbidity and complications of total thyroidectomy［J］. Arch Otolaryngol Head Neck Surg，2002，128（4）：389-392.

［4］SARKIS L M，ZAIDI N，NORLÉN O，et al. Bilateral recurrent laryngeal nerve injury in a specialized thyroid surgery unit：would routine intraoperative neuromonitoring alter outcomes？［J］. ANZ J Surg，2017，87（5）：364-367.

［5］CHRISTOFORIDES C，PAPANDRIKOS I，POLYZOIS G，et al. Two-stage thyroidectomy in the era of intraoperative neuromonitoring［J］. Gland Surg，2017，6（5）：453-463.

［6］WU C W，SUN H，ZHANG G，et al. Staged thyroidectomy：a single institution perspective［J］. Laryngoscope Investig Otolaryngol，2018，3（4）：326-332.

［7］ZáBRODSKY M，BOUČ EK，KASTNER J，et al. Immediate revision in patients with bilateral recurrent laryngeal nerve palsy after thyroid and parathyroid surgery. How worthy is it？［J］. Acta Otorhinolaryngol Ital，2012，32（4）：222-228.

● 专家点评 ●

吉林大学中日联谊医院　孙　辉

　　双侧喉返神经损伤是甲状腺手术中严重的并发症,虽然属于少数情况,但对于双侧喉返神经损伤高风险的患者而言,外科医生必需做好应对术后窒息、危及患者生命的具体措施和心理准备。

　　本文对病例的诊治过程记录翔实,采取患者在术后1周、1个月、2个月、3个月和1年的被动随访,但尚缺乏3个月~1年间的1~2次患者主动随访,如能够与患者沟通,令患者在自觉声音嘶哑症状完全消失时主动回院复查,则更有利于读者了解双侧喉返神经损伤所致嗓音症状的发展和转归。如患者在术后6个月声带运动仍未好转,则应考虑声门劈裂成形手术。此外,文中未体现患者出院后对于神经损伤是否采取了长期的治疗方案,如神经营养治疗或嗓音康复训练,如能补充以上内容,更符合本文双侧喉返神经损伤的全程管理题目,而不仅仅是在院管理。

　　术中神经监测技术作为解剖显露喉返神经金标准的有效辅助工具,不仅可以帮助术者定位喉返神经、监测神经功能,同时还具有术中评估神经功能及损伤风险,以及鉴别运动神经与非运动神经的功能。科学应用和规范操作,是实现该技术诸多功能的重要前提。本病例中在标准的术中神经监测操作步骤中,可以根据神经肌电信号的初始值和局部解剖情况,先确定喉返神经相对高危侧,完成高危侧的神经解剖操作后,如神经功能严重受损,术中应即刻与患者家属进行沟通,在再次提示患者家属对侧手术利弊并知情同意的前提下,决定对侧同期切除或择期手术的手术策略。本病例由于操作不够规范而导致误将喉返神经运动支切断,而保留了相对较粗的感觉支,笔者勇于分享经验教训,读者需引以为鉴。

病例50　甲状腺癌根治+甲状旁腺自体移植术后移植甲状旁腺的功能测定与评估

石元同

青海省肿瘤医院(青海省第五人民医院)

一、前言

继发性甲状旁腺功能减退症(简称甲旁减)是全甲状腺切除术后较为多见的并发症之一,如果术中应用我国《甲状腺围手术期甲状旁腺功能保护指南》"1+X+1"的处理原则,将会有效降低术后永久性甲旁减的发生率。识别甲状旁腺、判断甲状旁腺血供、发现并规范化处理需要移植的甲状旁腺并采取最适宜的个体化的甲状旁腺移植策略,每一步都是移植甲状旁腺能否成活进而产生分泌功能的关键因素;同时,对于移植腺体是否成活的判断以及在术后的不同阶段对移植甲状旁腺功能的测定和评估也是非常重要的;然而在临床中因为病情个体化的需要选择最佳的移植部位(有研究[1]显示一个理想的自体移植部位应该满足以下条件:①局部氧分压高;②周围血管化程度高;③操作简便。最常选择胸锁乳突肌、肱桡肌、斜方肌、胫前肌等),即使按照规范化流程进行甲状旁腺自体移植,术后所要采取的检测方式、功能的判断标准以及对机体代谢产生的影响都应该给予区别化的制定和具体化的分析。

二、病例资料及诊治过程

1.病例基本情况

患者,女性,13岁,以"发现颈部肿块1周"为主诉入院。入院诊断:双侧甲状腺乳头状癌、双侧颈多发肿大淋巴结(转移癌?)、双肺多发结节(转移癌?),限期拟行甲状腺癌改良根治术,术中见左侧喉返神经受侵,变更术式为"全甲状腺切除术+双侧颈(Ⅱ、Ⅲ、Ⅳ、Ⅴ、Ⅵ区)淋巴结清扫术+左侧喉返神经吻合术+甲状旁腺自体移植术(右侧下位甲状旁腺移植于右前臂)+气管切开术",术后恢复良好。

2.诊治过程

(1)术前情况

完善各项术前相关检查和检验以明确诊断。甲状腺功能:甲状腺球蛋白(Tg)43.78 ng/mL(正常值3.5～77 ng/mL)、TgAb<10 IU/mL(正常值 0～115 IU/mL)、降钙素 0.649 pg/mL(正常值 0～6.4 pg/mL);甲状旁腺激素(parathyroid hormone,PTH)24.20 pg/mL(正常值 12～88 pg/mL);血清钙 2.48 mmol/L(正常值 2.20～2.65 mmol/L)、磷 1.14 mmol/L(正常值 0.81～1.45 mmol/L);血清肿瘤标记物、肝肾功能、血常规、凝血均正常。颈胸部 CT 提示:双侧甲状腺结节、双侧颈多发肿大淋巴结、双肺及胸膜多发结节(图1)。甲状腺超声提示:双侧甲状腺结节(右侧 TI-RADS 4b 级/左侧 TI-RADS 5 级)、双侧颈多发肿大淋巴结(M?)。纤维喉镜:声带运动正常,声门开闭良好。甲状腺结节细针穿刺细胞学病理提示:甲状腺乳头状癌。颈部淋巴结穿刺洗脱液提示:Tg>500 ng/mL、降钙素<0.5 pg/mL、PTH 14.13 pg/mL。

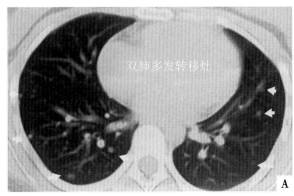
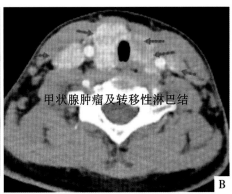

图1 术前胸部(A)颈部(B)CT 影像结果

(2)术中情况

术中见双侧喉返神经均受侵(图2A),其中右侧喉返神经肉眼下予以保留,左侧喉返神经进入喉处被肿瘤致密包裹,神经呈瘤样化,切除肿瘤连同受侵的神经;颈前带状肌、左侧环状软骨弓及甲状软骨板部分受侵,均在肉眼下完整切除肿瘤,同时行左侧喉返神经吻合术。双侧颈(Ⅱ、Ⅲ、Ⅳ、Ⅵ)淋巴结广泛转移,实施改良颈淋巴结清扫术;在切除的中央区淋巴脂肪组织中寻找到疑似的甲状旁腺组织,经术中快速冰冻病理证实为甲状旁腺组织,考虑到该患者系局部晚期分化型甲状腺癌、双侧颈淋巴结广泛转移;为预防后期因肿瘤复发再次手术而损伤移植的甲状旁腺,决定采用匀浆注射法将离体的甲状旁腺组织(图2B)移植于右前臂肱桡肌内。术毕,神经监测显示:左侧无肌电信号,右侧信号微弱。为防治术后窒息,行气管切开术,检查甲状腺床区示:肉眼下双侧上位甲状旁腺及左侧下位甲状旁腺无缺血、瘀血表现。

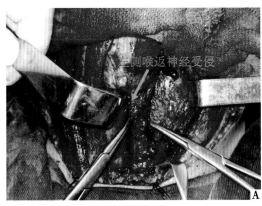
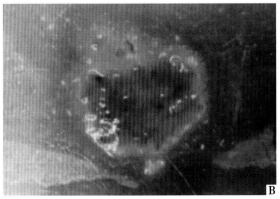

A:术中照片;B:待移植的甲状旁腺组织

图2 全甲状腺切除术+双侧颈淋巴结清扫术+左侧喉返神经吻合术+甲状旁腺自体移植术

（3）术后情况

术后给予静脉补充钙剂（葡萄糖酸钙 4.0～6.0 g/d）、口服维生素 D_3。患者出现轻度的口周及四肢麻木，无相关术后永久性并发症的发生。石蜡切片病理学结果：双侧甲状腺乳头状癌（图3A）、左侧喉返神经受侵、淋巴结见转移癌（左侧颈 8/21、右侧颈 12/25、中央区 4/8）。术后1月 MIBI 显像提示：未见明显功能亢进甲状旁腺组织（图3B）。术后2个月行[131]I 核素治疗。术后血钙及 PTH 动态情况见表1。

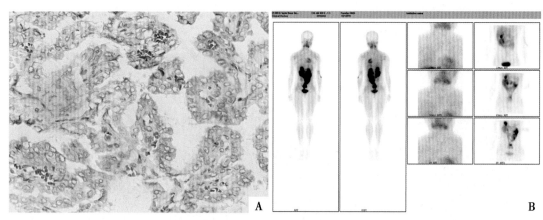

A:甲状腺乳头状癌；B:术后1个月 MIBI 显像

图3　术后情况

表1　术后不同时期检测双侧肘静脉血 PTH 及钙、磷

检测项目	肘静脉血	第1天	第3天	第8天	第15天	1个月	2个月	6个月	11个月	1年	正常值
ρ(PTH)/	右	5.24	5.42	13.39	173.5	2958	911	1458	115	486	12～88
(pg/mL)	左	5.88	6.46	12.68	14.43	104	101	132	33.6	24.6	
c(钙)/	右	1.88	1.83	1.41	1.79	2.15	2.23	2.13	2.33	2.24	2.20～2.65
(mmol/L)	左	1.75	1.97	1.57	1.83	2.12	2.31	2.16	2.42	2.28	
c(磷)/	右	1.58	0.96	1.43	1.51	1.48	1.71	1.74	1.63	1.74	0.81～1.45
(mmol/L)	左	1.45	1.01	1.22	1.59	1.36	1.62	1.77	1.54	1.58	
是否静脉补钙		√	√	√	√	×	×	×	×	×	
是否口服钙剂		×	×	√	√	√	√	√	间断补充	间断补充	

三、讨论

甲状旁腺自体移植是甲旁减患者获得生理性血钙水平的理想途径，在减少永久性甲旁减的发生方面起着重要作用[1]。有研究[2]指出：甲状旁腺自体移植术后患者出现永久性甲旁减发生率低于 6.0%，100例实施"甲状腺全切+甲状旁腺移植术"的患者中术后有3例出现短暂的高 PTH 血症，超声刀使用率、性别、年龄等因素对术后 PTH 水平无显著影响。

对本例患者在术后不同时期的同一时间点分别采集双上肢肘静脉血，利用同一检测方法分别测定血清 PTH、钙、磷的水平，发现采用匀浆注射法进行前臂肱桡肌甲状旁腺自体移植，术后1周移植腺体有分泌功能；术后1个月分泌功能旺盛；半年后移植侧静脉血 PTH 水平缓慢下降，但仍明显高于非移植侧静脉血 PTH 水平;双上肢静脉血钙、磷水平无显著差异,血钙水平缓慢回升至正常范围区间。

远离术区移植,移植后腺体所处的局部微环境对甲状旁腺细胞分泌功能的远期影响如何,移植甲状旁腺功能状态(无功能-出现分泌功能-分泌功能旺盛-功能平稳等)不同时段的时间定位和具体的功能评价标准,局部的高 PTH 血症是否对局部的靶器官-骨组织产生类似甲状旁腺功能亢进症效应,以及如何进行钙剂的补充等相关的问题需要更多的病例随访和临床研究。

四、结论

①采用匀浆注射法于前臂肱桡肌内甲状旁腺自体移植术后,移植的甲状旁腺短期内即可开始分泌 PTH,此后分泌功能逐渐增强,移植腺体局部的静脉血 PTH 水平明显升高,但对全身 PTH 水平无显著影响;②该移植策略有利于对甲状旁腺自体移植效果的评价。

五、诊治体会

①临床上对于局部侵犯严重及复发风险较大的甲状腺癌患者,术中如果需要实施甲状旁腺自体移植术时,不妨将甲状旁腺组织于远离手术区域移植(胫前肌、前臂肌等),可以有效避免因再次手术给原位及移植于颈部的甲状旁腺组织带来的损害,从而预防甲旁减的发生;②匀浆注射法移植甲状旁腺,因为是将剪碎的甲状旁腺颗粒稀释后在进行局部均匀注射,成活率可能较高,更大的优势在于移植术后便于对移植腺体功能进行精准监测,从而准确评价移植的效果;③对于远离术区甲状旁腺移植的患者,术后随访中应标明具体的采血的部位,以及同时抽取非移植侧对称部位静脉血进行同期比较是很有必要的。

参考文献

[1]朱精强,苏安平.甲状旁腺自体移植的现状及思考[J].中华外科杂志,2017,55(8):566-569.
[2]张平,张浩,董文武,等.脂肪源性干细胞:甲状旁腺样细胞自体移植的新来源[J].中国医科大学学报,2018,47(12):1089-1092.

● 专家点评 ●

昆明医科大学第一附属医院　程若川

1. 作为已经成熟的观念与技术在该个案的应用报告不算特例。

2. 亮点在正确体现了中国专家共识指南关于策略性术中甲状旁腺移植(1+X+1)的理念,指征与技术方法的推荐意见。

3. 作为一个13岁就接受甲状旁腺前臂移植的儿童患者,文中初步的存活与功能判断是对该项推荐与技术方法的首肯,这与既往研究结果相似。关键是如果长期(终生)观察与追踪其移植甲状旁腺的存活与功能的研究会有更为深远的临床价值和意义。而这个年轻病例正好适合这样的研究。

4.另外,策略性移植的指证需要严格控制。个人认为首先是只针对高危复发,再手术机会高时才用;不能太主观或因术者手术技术因素来决定;血供良好的甲状旁腺理应原位保留,再手术时再做移植一样可以。至于移植部位,个人认为前臂移植的存活率已有中外许多单中心研究报告证实其可行的证据。但必须认识这样做的目的几乎都出于研究其成活方便而行之,故在证据已足的情况下,把此术式推为常规临床应用,并没有比在原手术区域内移植有更多的优势或必要性!但对于此例儿童病例,长期或终生观察其移植物的生存情况则是非常好的对象。

病例 51　以癫痫样为首发症状的继发性甲状旁腺功能减退一例

郑高平,梁家耀,黎永艺,唐玉玲,韦杰峰

云浮市人民医院

一、前言

甲状旁腺激素(parathyroid hormone,PTH)由甲状旁腺分泌,其主要作用是调节钙磷代谢,使血钙增高血磷降低。甲状旁腺功能减退症是 PTH 分泌不足或靶组织对其不敏感所致的一种临床综合征。其确切病因尚不清楚,根据病理生理可分为:①继发性甲状旁腺功能减退症,多继发于甲状腺等颈前手术误切或损害甲状旁腺所致 PTH 分泌不足;②特发性甲状旁腺功能减退症,病因不明,目前认为属自身免疫性疾病;③假性甲状旁腺功能减退症(pseudohypoparathyroidism,PHP),是靶组织对 PTH 无反应所致。PTH 代偿性增高常伴有遗传缺陷所致的体态异常,如身材矮小、圆脸、短指趾、掌骨畸形[1],继发性甲状旁腺功能减退最常见病因是手术损伤甲状旁腺导致的甲状旁腺功能减退。

二、病例资料及诊治过程

1. 病例资料

患者,女性,63 岁,30 余年前曾于外院行甲状腺切除术,具体术式不详;有癫痫样发作 10 余年,长期规律口服奥卡西平治疗。近 3 年无发作。因"反复肢体抽搐伴意识障碍 1 d"于 2020 年 2 月 15 日入院。查体:神志清,查体合作,双侧鼻唇沟无变浅,伸舌居中,双侧瞳孔等圆等大,直径约 2.5 mm,对光反射灵敏,颈部见长约 8 cm 陈旧手术瘢痕,双侧手指无"鸡爪"样表现,四肢肌力 4 级,双侧巴氏征阴性。CT 提示:脑内多发对称性钙化(图1)。头颅 MRI 平扫示:①结合 CT,颅内多发对称性钙化,请结合临床;②双侧上颌窦、筛窦炎症;③双侧中耳乳突炎(图2)。甲状腺、甲状旁腺(彩超):甲状腺大部分切除术后;双侧颈部及颈前区未见异常肿大淋巴结回声;双侧甲状旁腺未见显示(图3)。查 K$^+$ 2.71 mmol/L,Ca^{2+} 1.49 mmol/L,PTH 5.3 pg/mL,P 1.24 mmol/L,促甲状腺激素(TSH) 1.401 μIU/L,TT$_3$ 0.58 ng/mL,FT$_3$ 1.55 ng/mL。入院后给予抗癫痫、纠正电解质紊乱、口服碳酸钙维生素 D(钙尔奇)及骨化三醇治疗,复查 Ca^{2+} 1.91 mmol/L,K$^+$ 3.69 mmol/L,经治疗后患者无再抽搐、意识障碍再发。于 2020 年 2 月 20 日办理出院。

三、讨论

甲状旁腺功能减退症是以手足抽搐、癫痫样发作、低钙血症和高磷血症为临床特点的一组临床综合征,主要病理生理改变是 PTH 分泌减少或作用障碍所致。PTH 生成和分泌不足,引起低钙血症、高磷血症、尿磷排泄减少。PTH 不足通过以下途径导致低钙血症:①破骨细胞作用减弱,骨钙动员和释放减少;②1α-羟化酶水平下降,1,25 双羟维生素 D$_3$[1,25-(OH)$_2$D$_3$]生成减少,肠钙吸收减少;③肾小管对钙的重吸收减少。PTH不足同时还导致肾近曲小管对磷的重吸收增加,故尿磷排泄减少,血磷升高。

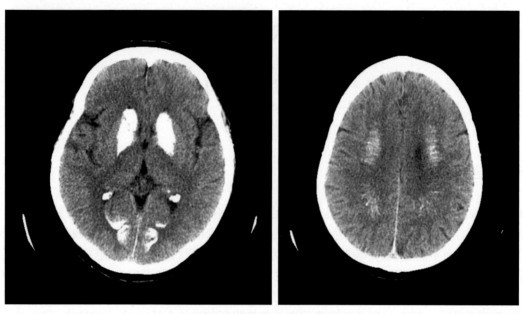

图1　CT影像检查示脑内多发对称性钙化

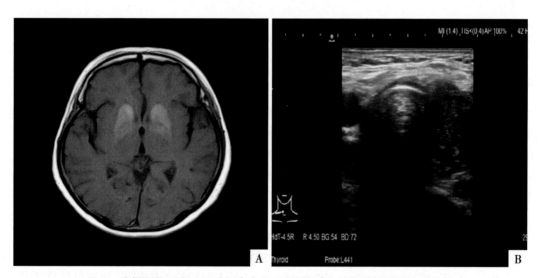

图2　头颅MRI平扫(A:示颅内多发对称性钙化)和甲状腺彩超(B)结果

　　低钙血症使神经肌肉兴奋性增高,出现手足搐搦、口周及肢端麻木等临床表现。严重低钙血症或血钙水平急速下降时,患者可出现喉痉挛或癫痫样大发作。PTH不足导致骨转换水平减低,部分病程长的患者骨密度(bone mineral density,BMD)增加。儿童长期低钙血症可出现骨骼矿化障碍,表现为佝偻病/骨软化症。低钙血症可引起心电异常,表现为Q-T间期延长、非特异性T波改变等,并可伴发扩张性心肌病和心力衰竭等。低钙血症时维生素B_{12}和内因子结合欠佳,可发生大细胞性贫血。微血管痉挛局部供血不足可引起外胚层器官营养障碍性病变,如皮肤粗糙、毛发脱落、干燥、牙釉质发育不良等。

　　升高的血磷携带钙离子在骨和软组织沉积,引起异位钙化和骨化。高血磷可能激活无机磷转运子 PiT1(SLC20A1),并且导致尾状核和灰质中成骨因子的表达,导致基底神经节及其周边区域钙化,可引起震颤麻痹、癫痫发作等,严重者出现精神神经系统症状。钙、磷沉积在四肢、关节周围形成骨赘,出现关节疼痛、骨痛等;沉积在晶状体可引起白内障。

由于 PTH 不足,肾小管重吸收碳酸氢盐过多,血 pH 值升高而引起碱中毒;肾小管对钠的重吸收过多而致水钠潴留,可表现为视盘水肿、颅内压增高等。

PHP:由于受累靶器官对 PTH 抵抗,尽管血清 PTH 水平升高,仍出现低钙血症和高磷血症,血 $1,25-(OH)_2D_3$ 降低。肾脏近端肾小管对 PTH 抵抗,给予外源性的 PTH 不能如常刺激尿磷和环磷酸腺苷(cyclic adenosine monophosphate,cAMP)排泄。但部分患者肾小管升支粗段可能对 PTH 还存有反应,因此不易出现高钙尿症。持续的高 PTH 血症可导致骨转换水平升高,尤其是 PHP 中的Ⅰb型患者 BMD 水平低于甲状旁腺功能减退症患者,甚至出现三发性甲状旁腺功能亢进症。由于低钙和高磷血症,甲状旁腺功能减退症患者同样会出现神经肌肉兴奋性增高和异位钙化等。

据 Fonseca 等[2]报道,特发性甲状旁腺功能减退症的癫痫发生率为86%,常呈癫痫大发作,也可以表现为癫痫小发作、局限性发作;可见甲状旁腺功能减退症患者癫痫的发作形式多种多样,其机制与患者的钙化灶侵蚀部位有关[3]。其原因:①低血钙时脑组织发生病理性水钠潴留及脑钙化灶激发了原有的致癫痫的因素。②由于低血钙时神经肌肉膜稳定性下降,钙离子参与神经介质信息传递及运动终板的冲动传递均增加,故表现为神经肌肉周围感受性应激性增加。

该患者以癫痫起病而就诊于神经内科,头颅 MRI/CT 示对称性病灶,检测电解质示低钙、低钾、PTH 低,最终诊断考虑甲状旁腺功能减退症引起钙异常代谢,导致颅内弥漫性钙化而引起癫痫,通过抗癫痫及补充钙后症状缓解。

四、结论

对于癫痫起病及有甲状腺手术史的患者,同时检查患者的血钙、血磷、PTH 检查,当有异常时,应该考虑甲状旁腺功能减退症,并行头颅 CT 检查,CT 发现广泛性对称性高信号影,头颅 CT 基底节钙化均有助于与原发性癫痫鉴别。

五、诊治体会

本病一经确诊需立即给予静脉或口服补钙,以碳酸钙最为常用(含钙元素40%),每次补元素钙 500~1000 mg,2~3 次/d,同时给予活性维生素 D 或类似物治疗,骨化三醇用量为 0.25~2 μg/d,一般 1~3 d 后血钙水平上升。必要时可临时辅以安定控制癫痫样发作持续状态。该患者均经补钙及活性维生素 D 治疗后得以控制。建议癫痫发作时给予常规的抗癫痫治疗,同时针对甲状旁腺功能减退症治疗,在血钙水平达标后逐渐减少抗癫痫药物,部分患者可以停用抗癫痫药物。

参考文献

[1]陈灏珠.实用内科学[M].11 版.北京:人民卫生出版社,2002:1174.

[2]FONSECA O A,CALVERLEY J R. Neroloal manifeslation of poparlhyraidism[J]. Arch Irdcm Med,1967,120(2):202-206.

[3]曾丹,李光勤.癫痫与特发性甲状旁腺功能减退并存 1 例报道[J].重庆医科大学学报,2010,35(1):160.

● 专家点评 ●

广州市第一人民医院　曾　涛

甲状旁腺功能减退是甲状旁腺激素(PTH)分泌减少和(或)功能不足引起的一种临床综合征[1],其临床表现常不典型,容易误诊。PTH直接对钙代谢产生影响,因此甲状旁腺功能减退临床表现主要与低钙血症有关,典型表现为手足抽搐。甲状旁腺功能减退也可引起神经精神系统表现,引起癫症样发作和精神病样表现,也可因脑组织钙沉积引起不自主运动、手足徐动、舞蹈症、小脑性共济失调、走路不稳等中枢神经系统症状。由于常以抽搐为首发表现,甲状旁腺功能减退常被误诊为癫痫[2-4]。2014年国际抗癫痫联盟(ILAE)发布了新的癫痫临床实用性定义:癫痫是一种脑部疾病,符合如下任何一种情况可确定为癫痫。①至少两次间隔>24 h的非诱发性(或反射性)发作;②一次非诱发性(或反射性)发作,并且在未来10年内,再次发作风险与两次非诱发性发作后的再发风险相当时(至少60%);③诊断为某种癫痫综合征[5]。甲状旁腺功能减退低钙血症引起的手足抽搐,是一种诱发性发作,不能诊断为癫痫,只能考虑为痫性发作,纠正低钙即可纠正发作,并不需要长期使用抗癫痫药物治疗。

继发性甲状旁腺功能减退最常见病因是由于手术损伤甲状旁腺所致。本病例是以痫性样发作为首发症状的继发性甲状旁腺功能减退,患者以痫性样发作起病而就诊神经内科,头颅MRI/CT显示对称性钙沉积病灶,检测电解质:低钙、低钾、PTH低,最终诊断考虑甲状旁腺功能减退症引起钙异常代谢,从而引起痫性样发作,通过镇静及补充钙后症状缓解。

因此对于在神经内科就诊的以痫性发作起病的患者,尤其是有甲状腺手术史的患者,应检查患者的血钙、血磷、PTH,当有异常时,应该考虑甲状旁腺功能减退症,并行头颅CT检查明确有无钙化灶,避免误诊为癫痫。

参考文献

[1] 赵大江,薛双峰.甲状旁腺功能减退症诊断与治疗进展[J].中华实用诊断与治疗杂志,2011,25 (12):1145-1147.

[2] 于利利,廖小平,周东,等.假性甲状旁腺功能减退症误诊原发性癫痫九例分析[J].临床误诊误治,2016,29(10):48-50.

[3] 罗永起,孟云辉,吴菁.特发性甲状旁腺功能减退症误诊为癫痫1例[J].中华保健医学杂志, 2018,20(2):159.

[4] 杨威,卢筱华,黄妍丽,等.以癫痫样为首发症状的特发性甲状旁腺功能减退误诊报道1例[J].山西医科大学学报,2014,45(5):439-440.

[5] FISHER R S, ACEVEDO C, ARZIMANOGLOU A, et al. ILAE official report: a practical clinical definition of epilepsy[J]. Epilepsia,2014,55(4):475-482.

病例 52　甲状腺癌颈部淋巴结清扫术后双侧乳糜胸及乳糜腹一例

梁青壮

北京大学深圳医院

一、前言

颈侧区淋巴结清扫术后发生乳糜胸的情况少见,尤其是双侧乳糜胸更为罕见;大量乳糜液压迫肺和纵隔可导致呼吸循环功能障碍而危及生命。甲状腺癌颈部淋巴结清扫术后发生双侧乳糜胸及乳糜腹文献尚无报道。我科近期诊治 1 例甲状腺癌双侧颈侧区淋巴结清扫术后发生双侧乳糜胸及乳糜腹的病例,现将诊治体会报道如下。

二、病例资料及诊治过程

患者,女性,55 岁,因"体检发现双侧甲状腺肿物 2 月余"入院。既往史:2018 年 8 月因胃肠道间质瘤于外院手术治疗;2 个月前诊断为反流性食管炎,应用吗丁啉等药物治疗,余无特殊。查体:双侧甲状腺弥漫性肿大,左侧叶中部可触及肿物,大小约 2.0 cm×1.5 cm,质地硬,活动度差,边界不清;左侧颈部可触及多发肿大淋巴结,较大者位于Ⅱ区,大小约 1.0 cm×1.0 cm,质硬,边界不清。其余部位未触及明显肿物。入院后彩超检查示:甲状腺左侧叶中部可见一低回声团,大小约 20 mm×15 mm,形态不规则,边界不清,右侧叶可见多个散在钙化区,较大的范围约 10 mm×8 mm,甲状腺两侧叶实质结节伴钙化及腺体内弥漫簇状钙化,考虑甲状腺癌;左侧颈部Ⅱ、Ⅳ、Ⅵ区及右侧颈部Ⅳ、Ⅵ区异常淋巴结,较大者 8 mm×6 mm(左侧),内可见微小点状强回声,考虑转移。细针穿刺细胞学病理结果提示:右侧甲状腺乳头状癌,左侧甲状腺不除外乳头状癌可能,左颈部肿物符合甲状腺乳头状癌淋巴结转移。术前胸部 X 射线片显示正常(图 1A)。临床诊断:双侧甲状腺癌双侧颈部转移 cT1N1bM0 Ⅰ期。常规术前检查无手术禁忌。于 2019 年 10 月 10 日全身麻醉下行"甲状腺全切+双侧颈部Ⅱ、Ⅲ、Ⅳ、Ⅴb 和Ⅵ区淋巴结清扫术"。术中胸导管和右侧淋巴导管未常规显露,但手术结束后麻醉师鼓肺检查时,两侧颈静脉角均未见淋巴液流出。术区留置两根引流管,均接负压引流。

术后第 1 天,患者诉轻度胸闷,颈部引流管共引流出 45 mL 淡红色液体,嘱其低脂饮食;术后第 2 天,患者诉胸闷加重,但颈部引流管仅引流出 20 mL 淡红色液体,考虑引流量与手术范围不符合,故行胸部 X 射线检查,结果提示:双肺纹理稍增强(图 1B),给予拔除颈部引流管,胸闷症状仍未减轻;术后第 3 天,患者除胸闷和胸骨后疼痛外,还出现腹胀,夜间加重,予以禁食和全肠外营养支持治疗;术后第 4 天,患者胸闷症状继续加重,伴大汗淋漓,行胸腹部 CT 扫描提示:胸部右侧有大量积液,左侧有少量积液,十二指肠肠壁水肿、周围渗出,腹膜后肾前筋膜、盆腔渗出,腹盆腔积液(图 1C、D)。请胸外科会诊,置入右侧胸腔闭式引流管,引流出约 900 mL 乳白色液体,取少量液体行乳糜试验,结果为阳性。胸腔积液常规:蛋白 27.9 g/L(正常值 0.15 ~ 0.45 g/L)、甘油三酯 3.15 mmol/L(正常值 0.28 ~ 1.80 mmol/L),考虑诊断为双侧乳糜胸和乳糜腹。请胃肠外科医生会诊,会诊意见:腹腔积液分布范围广,量少,腹腔穿刺无法定位,综合考虑患者目前腹胀症状和腹部 CT 检查,腹腔积液考虑为乳糜性液体,建议积极治疗胸腔乳糜积液,腹腔积液定期观察。遂在禁食+肠外营养的基础上,给予生长抑素抑制腺体分泌;术后第 5 天,患者胸闷、呼吸困难和腹胀等不适明显缓解,胸腔引流量骤然减少,24 h 引流量为 25 mL(图 1E);术后第 6 天,患者胸腔基本无液体引出,胸闷、呼吸困难和腹胀完全缓解,并开始排气,肠鸣音 4 次/min;予以拔除胸腔闭式引流管,尝试低脂饮食,继续观察 2 d,患者进食后无不适,给予出院。术后病理结果:双侧甲状腺乳头状癌,多灶分布,最大径为 1 cm。左侧中央区转移(1/10),右侧中央区转移(0/8);左侧颈侧区淋巴结转移(7/29),右侧颈侧区淋巴结转移(1/32)。嘱患者口服左旋甲状腺素钠片行促甲状腺激素(thyroid stimulating hormone,TSH)抑制治疗,核医学科行核素治疗。术后 2 个月门诊复查,X 射线胸片和腹部彩超均未发现积液(图 1F)。

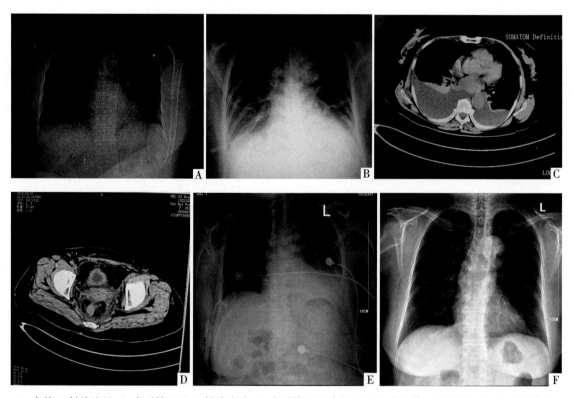

A:术前 X 射线胸片;B:术后第 1 天 X 射线胸片;C:术后第 4 天胸部 CT;D:术后第 4 天腹部 CT;E:右侧胸腔闭式引流术后床旁 X 射线胸片;F:术后 2 个月复查 X 射线胸片

图 1　患者手术前后影像学检查结果

三、讨论

颈侧区淋巴结清扫术后发生乳糜胸及乳糜腹的病理生理机制尚未完全明确,根据文献[1]报道,可能存在以下两种病理机制:第一,由于锁骨下和静脉角区域的淋巴结清扫损伤了胸导管或右淋巴导管及其分支,导致颈部乳糜液从颈根部渗入纵隔,在流体压力的作用下进入胸膜腔,胸腔乳糜液再通过膈肌缺损渗漏至腹腔导致乳糜腹[2]。第二,为了防止术后淋巴漏,颈根部常规淋巴管结扎操作可能结扎了胸导管或右淋巴导管,导致淋巴液回流受阻和压力增高,当压力足够大的时候可能导致淋巴液溢出淋巴管管壁,在胸腔和腹腔积聚。本例患者手术中麻醉师鼓肺检查时,两侧颈静脉角未见淋巴液流出,并且术后颈部引流管并未引流出明显乳糜状液体,但患者发生了双侧大量乳糜胸及少量乳糜腹,所以笔者推测:该患者发生乳糜胸和乳糜腹的原因可能是术中结扎了右侧的淋巴导管或者胸导管,或者两者同时结扎,导致淋巴液回流受阻和压力急剧增高,胸、腹段淋巴管破裂,导致乳糜漏,而胸膜腔负压作用使胸腔积液量远大于腹腔积液量。

乳糜胸的诊断应结合患者的临床表现、胸部影像学和胸腔穿刺检查,但颈部引流量与手术范围不相吻合是重要的诊断线索,本病例就存在这种情况。典型的临床症状为胸闷和进行性呼吸困难,但个别患者由于积液量少和耐受性好,可能无明显不适。乳糜胸的胸腔穿刺液一般呈乳白色,但液体性状与患者进食脂肪的含量有关,如果引流量多,即使颜色呈淡红色也考虑乳糜胸,可以行乳糜试验验证。文献[2]报道每100 mL胸腔积液中甘油三酯含量大于100 μg,胆固醇/甘油三酯比值小于1,可诊断乳糜胸。颈侧区淋巴结清扫术后乳糜腹临床罕见,主要临床表现为腹胀[3]。如果积液量多,腹腔穿刺可确诊,有文献[4]报道甘油三酯大于200 mg/dL可作为诊断标准,如果腹腔积液量少而无法穿刺,可通过CT初步鉴别。腹腔乳糜液在CT图像上呈低衰减影,与水密度相似,可与急性出血相鉴别[5]。

关于颈清扫术后胸、腹乳糜漏的治疗,笔者体会是应该以治疗乳糜胸为主,治疗乳糜腹为辅,具体措施如下:①禁食禁水,给予足量肠外营养;②乳糜胸液体量少于300 mL/d,可予以保守治疗;乳糜胸液体量在300~1000 mL/d,反复胸腔穿刺抽液或胸腔置管引流可取得良好效果;③乳糜胸液体量大于1000 mL/d时,应积极采用开胸或腔镜下胸导管结扎手术;我科已联合胸外科开展了胸腔镜下胸导管结扎手术,具有创伤小和效果确切等优点,患者容易接受[6]。

四、结论

颈侧区淋巴结清扫术后有可能出现乳糜胸甚至乳糜腹。为了防止出现术后淋巴漏,术中可以预防性结扎淋巴管小分支,但应尽量避免结扎胸导管或右淋巴导管主干。患者术后出现呼吸困难应考虑乳糜胸的可能,及时复查X射线胸片或胸部CT,特别是伴有颈部引流管过少的情况下。如出现恶心、腹胀和停止排气的症状,应考虑到乳糜腹可能,也应该早期行影像学检查确诊。一旦确诊乳糜胸,需要根据液体量的多少,积极采取药物、胸腔穿刺引流或手术治疗。

五、诊治体会

颈侧区淋巴结清扫术是甲状腺外科、头颈外科等科室医师必须熟练掌握的技能,术者需要对胸导管颈段的解剖及其变异有足够认识,才能减少颈部淋巴漏、乳糜胸及乳糜腹等并发症的发生。颈部淋巴结转移患者术前均需做颈部增强CT检查,术者应详细读片,充分了解侧颈部特别是颈根部淋巴结的转移情况,术中尽量避免结扎胸导管或右淋巴导管主干,关闭术腔前应予以加压鼓肺试验检查术区有无淋巴漏。术后密切关注患者颈部引流情况及有无胸腹部不适症状,必要时复查 X 射线胸片,以便及时发现胸腹腔积液。

参考文献

[1]殷玉林,唐平章,徐震纲,等.颈清扫术后乳糜胸的诊断与治疗[J].中国耳鼻咽喉头颈外科,2008,15(3):117–118.

[2]KOSTOV S,YORDANOV A,SLAVCHEV S,et al. First case of chylous ascites after laparoscopic:a case report with a literature review[J].Medicina(Kaunas),2019,55(10):624.

[3]AL–BUSAFI S,GHALI P,DESCHÊNES M,et al. Chylous ascites:evaluation and management[J].ISRN Hepatology,2014,2014:240473.

[4]PAHOUJA G,PATEL K,RICCHIUTI D J. Chylous ascites as a complication of left sided robot–assisted laparoscopic partial nephrectomy[J].Arch Ital Urol Androl,2016,88(3):217–222.

[5]LIZAOLA B,BONDER A,TRIVEDI H D,et al. Review article:the diagnostic approach and current management of chylous ascites[J].Aliment Pharmacol Ther,2017,46(9):816–824.

[6]李朋,梁青壮,王东来,等.胸腔镜下胸导管结扎术治疗甲状腺术后顽固性淋巴漏[J].岭南现代临床外科,2019,19(6):697–700.

● 专家点评 ●

重庆市人民医院　张　帆

乳糜胸是甲状腺癌术后少见但严重并发症,大量乳糜液压迫肺和纵隔可导致呼吸循环功能障碍而危及生命,需要高度重视并准确处理。针对乳糜胸可采取以下治疗方法:饮食控制,生长抑素使用,反复胸腔穿刺抽液,胸腔置管引流等,多数患者经以上治疗可治愈。部分顽固乳糜胸患者可尝试行胸腔镜下胸导管结扎治疗方法。当同时合并乳糜胸和乳糜腹时,治疗重点应为乳糜胸。

该病例术后及时确诊乳糜胸和乳糜腹,及时给予了相关处置,治疗效果良好,相关处置经验值得同道借鉴。

病例53　甲状腺癌左侧颈廓清术后双侧乳糜胸一例

王培松[1]，郑丽娟[2]，韩　祎[3]，陈　光[1]

1)吉林大学第一医院;2)河南省濮阳市人民医院;3)长治医学院附属和平医院

(本文已发表于《中华内分泌外科杂志》2015 年第 9 卷第 2 期,收录时有改动)

一、前言

颈清扫术后乳糜瘘的发生率为 1% ~3%[1],而发生于颈廓清术后的乳糜胸少见,双侧乳糜胸更罕见[2],文献报道病例也较少;国外 1907 年由 Stuart 首次报道,共报道 32 例;国内 1992 年王利利首次报道 1 例因舌癌行颈清扫术后发生双侧乳糜胸,至今共报道 23 例。本文通过报道吉林大学第一医院甲状腺外科甲状腺癌颈廓清术后双侧乳糜胸 1 例,进一步探讨该罕见并发症的发病机制、临床诊断及治疗。

二、病例资料及诊治过程

患者,女性,39 岁,因"体检发现甲状腺肿物 3 d"入院。临床诊断为双侧甲状腺癌。常规检查提示无手术禁忌,术前 X 射线胸片显示正常(图 1A)。遂在全身麻醉下行"甲状腺全切+双侧Ⅵ区及左侧颈部Ⅱ、Ⅲ、Ⅳ区淋巴结清扫术",术中清扫左侧颈部Ⅳ区时见胸导管完好,手术野无清亮液体流出,术后颈部留置引流管一根。术后第 2 天颈部引流量约 30 mL,为淡红色血性液体伴有少量乳糜,给予左侧颈部局部加压包扎,持续颈部负压引流,嘱患者低脂饮食,颈部引流液体量明显减少。术后第 4 天,患者诉咳嗽、胸闷,无咳痰,无发热,给予对症处理,颈部引流出约 10 mL 淡血性液体,予以去除局部加压。术后第 5 天胸闷、咳嗽加重,不能平卧,颈部引流出约 5 mL 淡血性液体。行胸部 X 射线检查,提示:双侧胸腔积液(图 1B)。请胸外科会诊,在超声引导下行双侧胸腔积液穿刺置管引流术,术中双侧胸管各引流出 600 mL 淡乳黄色或乳黄色液体。取样查胸腔积液常规:蛋白 28.82 g/L(正常值 0.15 ~0.45 g/L),雷氏试验(+),甘油三酯 3.03 mmol/L(正常值 0.28 ~1.80 mmol/L),胸腔积液培养未见细菌生长。肝功能:总蛋白 49.2 g/L,白蛋白 27.2 g/L。给予禁食、全肠外营养及补充白蛋白等支持对症治疗。每天记录双侧胸导管引流量。治疗期间定期复查血电解质和肝功能。双侧胸腔积液穿刺置管引流术后第 8 天复查 X 射线胸片,提示积液明显减少;建议患者低脂饮食,逐渐过渡到正常饮食;穿刺术后第 11 天复查 X 射线胸片(图 1C)已恢复正常,给予拔除引流管出院,共计住院 18 d。

三、讨论

1. 病因

笔者将目前多数学者提出的观点总结如下(胸导管解剖见图 2)。第一,彻底的锁骨下和静脉角的淋巴清扫,损伤了胸导管或右淋巴导管及其分支,导致颈部乳糜漏,漏液从颈根部流入纵隔,在流体压力作用下进入胸膜腔,形成胸腔积液。第二,颈清扫时将淋巴管结扎,淋巴回流受阻导致胸导

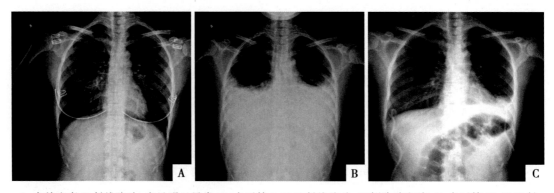

A：术前患者 X 射线胸片，未见明显异常；B：术后第 5 天 X 射线胸片，双侧胸腔积液；C：术后第 11 天 X 射线胸片，恢复正常，给予拔除引流管出院

图1　治疗过程中患者 X 射线胸片变化

管内压力增高，外加胸膜腔负压的双重作用使淋巴液渗入胸膜腔内形成积液[3-6]。第三，胸导管解剖上的变异。颈段胸导管可呈现单干或多干合一或多支分别注入的方式注入静脉，注入部位也不恒定，可注入左颈静脉角或左锁骨下静脉。第四，胸导管断裂后，手术医生往往比较重视胸导管注入静脉处的结扎，如胸导管远心端回缩，容易被忽视，致使临床上出现胸导管结扎后仍出现乳糜瘘。第五，胸导管破损后结扎未确切，而是起到包埋作用，致使乳糜液外流不畅，经颈深筋膜流入纵隔，达到一定压力后穿破纵隔胸膜注入胸腔而形成乳糜胸[7]。笔者认为该病例局部加压包扎后淋巴回流不畅，导致纵隔段胸导管内压力升高，加上胸腔内呈负压，二者共同作用导致乳糜液从胸导管及其在胸腔内的淋巴管中外渗至胸腔；另外，胸导管一干多支，可能存在部分胸导管远心端断裂回缩未被发现。回顾文献[4]，所有病例都未发生气胸，说明胸膜损伤与本病的发生无直接关系。

2. 诊断方法

综合分析患者的颈部手术史、临床表现及辅助检查，术后出现不同程度的胸闷及气短症状，且进行性加重，气促、脉快并血氧饱和度下降，严重时不能平卧；床旁 X 射线胸片表现为单侧或双侧胸腔积液；胸腔穿刺抽液苏丹Ⅲ染色呈阳性。满足以上 3 点即可确诊，另外引流量与手术范围不匹配也可作为重要诊断线索[3]。

3. 治疗

保守治疗包括以下措施。①禁食、禁水，给予足量肠外营养[5]，也有学者[3]认为不必禁食，因为胸导管主要吸收食物中脂肪成分，可给予低脂高糖清淡饮食，同时足量补充静脉营养即可；②胸腔穿刺及颈部手术区应置管积极引流，以解除肺和纵隔压迫，改善呼吸功能；③生长抑素的应用，有文献报道生长抑素可通过减少肠淋巴干乳糜的生成，对淋巴结清扫后难治性乳糜瘘有较好的治疗效果[6]，此方法值得借鉴；④有学者[8]提出胸腔内注入滑石粉、高渗糖、体积分数 10% 甲醛、红霉素及鸦胆子等，来促进胸膜壁层和脏层发生粘连，致瘘口周围纤维组织、肉芽组织增生等，以堵塞胸导管瘘口，达到治疗的目的。乳糜胸的手术适应证尚存在争议，有学者[9]提出对于合理的保守治疗无效而乳糜瘘持续超过 3 周；乳糜漏量≥1000 mL/d，持续超过 5 d[10]和出现代谢性并发症并进行性加重者需考虑手术治疗；也有学者[11]认为保守治疗 2～5 d 后胸引量无减少趋势者，年老体弱的患者和每日胸腔引流量大于 1000 mL 者应考虑手术治疗。手术方式有开胸胸导管结扎和胸腔镜下胸导管结扎术[10]。结合上述文献报道，再次手术的效果不理想，最后仍需有效的保守支持治疗，故笔者主张首选保守治疗，必要时再行手术治疗。

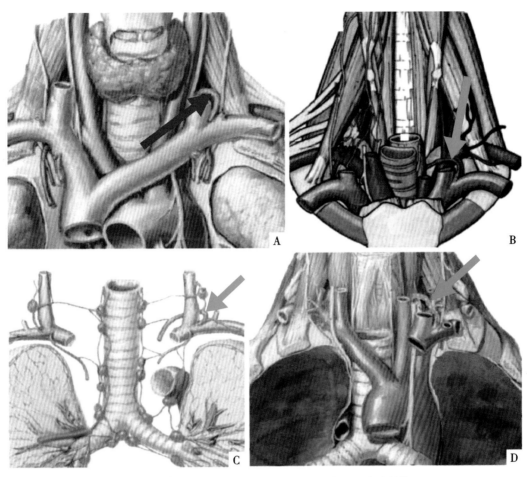

图2　胸导管在颈部的解剖位置示意图(箭头所示为胸导管)

4. 预防

①术者必须要熟悉胸导管颈段的解剖及其变异。孙永亮等[4]研究认为,左侧颈淋巴清扫发生乳糜胸占69.2%,双侧颈淋巴结清扫发生乳糜胸占23.1%,而右侧颈淋巴结清扫发生乳糜胸仅占3.8%,据此推测,双侧颈淋巴结清扫发生乳糜胸者多是左侧颈淋巴清扫所致,所以左侧颈淋巴结清扫时要仔细保护胸导管。②术中仔细探查胸导管,避免损伤,尽量不要结扎,以免发生乳糜胸。③关闭术腔前,要耐心反复地用干纱布擦拭颈根部,观察有无胸导管的损伤。

四、结论

颈廓清术后出现明显呼吸困难症状,在排除其他原因后,特别是同时伴有颈部引流液偏少时,应考虑到乳糜胸的可能。手术中认真结扎切断的淋巴管,术后发生颈部淋巴瘘不盲目局部加压包扎。一旦确诊乳糜胸要积极治疗,避免出现更严重的并发症。

五、诊治体会

甲状腺癌术后乳糜漏及乳糜胸关键在于术中预防。术中应积极保护胸导管，如发生破损，主干及分支均应确切结扎。一旦发现乳糜胸，应及时引流以缓解患者呼吸困难。因该文发表于2015年初，近年来胸腔镜下胸导管结扎术报道逐渐增多[12]，效果较好。因此，胸腔引流量较多者、经积极保守治疗无明显改善者、出现血液循环改变者，建议尽早手术干预[12]。

参考文献

[1] RAGUSE J D, PFITZMANN R, BIER J, et al. Lower-extremity lymphedema following neck dissection: an uncommon complication after cervical ligation of the thoracic duct[J]. Oral Oncol, 2007, 43(8): 835-837.

[2] STUART W J. Operative injury of the thoracic duct in the neck[J]. Edinburgh Med J, 1907, 22: 301-306.

[3] 殷玉林, 唐平章, 徐震纲, 等. 颈清扫术后乳糜胸的诊断与治疗[J]. 中国耳鼻咽喉头颈外科, 2008, 15(3): 117-118.

[4] 孙永亮, 刘洪沨, 刘跃武. 颈廓清术后双侧乳糜胸1例及国内外文献26例分析[J]. 外科理论与实践, 2008, 13(4): 366-368.

[5] MORRIS S A, TAYLOR S J. Peripheral parenteral nutrition in a case of chyle leak following neck dissection[J]. J Hum Nutr Diet, 2004, 17(2): 153-155.

[6] 刘方舟, 张园, 虞同华. 生长抑素治疗颈淋巴结清扫术后难治性乳糜漏的疗效[J]. 江苏医药, 2013, 39(5): 531-533.

[7] 李正江, 唐平章. 颈廓清术后乳糜瘘的治疗及预防[J]. 中华耳鼻咽喉科杂志, 1998, 33(4): 244-246.

[8] 王海东, 杨康, 吴蔚, 等. 食管、贲门癌术后乳糜胸的诊断和外科治疗[J]. 中国急救复苏与灾害医学杂志, 2008, 3(4): 218-220.

[9] MERRIGAN B A, WINTER D C, O'SULLIVAN G C. Chylothorax[J]. Br J Surg, 1997, 84(1): 15-20.

[10] JANSSEN J P, JOOSTEN H J, POSTMUS P E. Thoracoscopic treatment of postoperative chylothorax after coronary bypass surgery[J]. Thorax, 1994, 49(12): 1273.

[11] FAHIMI H, CASSELMAN F P, MARIANI M A, et al. Current management of postoperative chylothorax[J]. Ann Thorac Surg, 2001, 71(2): 448-450.

[12] 李朋, 梁青壮, 王东来, 等. 胸腔镜下胸导管结扎术治疗甲状腺术后顽固性淋巴漏[J]. 岭南现代临床外科, 2019, 19(6): 697-700.

● 专家点评 ●

重庆市人民医院 张 帆

乳糜胸是甲状腺癌术后少见但严重并发症,大量乳糜液压迫肺和纵隔可导致呼吸循环功能障碍而危及生命,需要高度重视并准确处理。颈部淋巴结清扫术后发生乳糜胸的原因可能为:第一,由于锁骨下和静脉角区域的淋巴结清扫损伤了胸导管或右淋巴导管及其分支,导致颈部乳糜液从颈根部渗入纵隔,在流体压力的作用下进入胸膜腔。第二,为了防止术后淋巴漏,颈根部常规的针对淋巴管的结扎操作可能结扎了胸导管或右淋巴导管,导致淋巴液回流受阻和压力增高,当压力足够大的时候可能导致淋巴液溢出淋巴管管壁,并在胸腔积聚形成乳糜胸。针对乳糜胸可采取以下治疗方法:饮食控制,生长抑素使用,反复胸腔穿刺抽液,胸腔置管引流等,多数患者经以上治疗可治愈。部分顽固乳糜胸患者可尝试行胸腔镜下胸导管结扎的治疗方法。

该病例术后及时确诊乳糜胸,并及时给予了相关处置,治疗效果良好,相关处置经验值得同道借鉴。

病例54　胸腔镜下胸导管结扎术治疗甲状腺术后顽固性淋巴漏两例

李　朋，韦　伟

北京大学深圳医院

(本文已发表于《岭南现代临床外科》2019年第19卷第6期，收录时有改动)

一、前言

甲状腺术后颈部淋巴漏发生率较低，有文献报道：甲状腺癌中央区淋巴结清扫时颈部淋巴漏发生率为1.4%[1]；颈侧区淋巴结清扫为3.9%[2]（其中左侧占75%，右侧占25%[3]）。中央区淋巴结清扫和右侧颈侧区淋巴结清扫术后淋巴漏通过保守治疗多可治愈，但少数左侧颈侧区淋巴结清扫术后淋巴漏引流量大，内科治疗效果不佳，即使经颈部手术修补漏口和肌肉填塞仍然有可能复发。笔者近期利用胸腔镜下胸导管结扎术诊治2例甲状腺术后顽固性淋巴漏患者，效果满意，现报道如下。

二、病例资料及诊治过程

病例1：男性，39岁，因"体检发现左侧甲状腺肿物2年，穿刺确诊甲状腺癌9 d"入院。患者2年前体检发现左侧甲状腺肿物，9 d前因颈部不适感到我院门诊就诊。查体：左侧甲状腺上极可扪及大小约1.0 cm×1.0 cm肿物，质地硬，边界不清，颈部未扪及肿大淋巴结。彩色超声提示：左侧甲状腺肿物，大小约1.2 cm×1.0 cm，可疑甲状腺癌，左侧Ⅲ区肿大淋巴结，大小约1.2 cm×0.8 cm，可疑甲状腺癌转移。细针穿刺细胞学检查(fine needle aspiration cytology，FNAC)提示：左侧甲状腺乳头状癌，左侧颈部淋巴结转移性甲状腺乳头状癌。入院后完善各项常规检查，其中电子纤维喉镜提示声带运动正常。限期在全身麻醉下行"甲状腺全切+左侧Ⅱ、Ⅲ、Ⅳ、Ⅴb和Ⅵ区淋巴结清扫术"，术中在清扫左侧Ⅳ区淋巴结时，发现颈静脉角处多条透明状淋巴管簇状分布，并有清亮液体溢出，遂使用5-0普瑞林线间断缝扎，反复检查无液体溢出后，结束手术。

术后(以下"术后"均指第1次手术后)第1天引流管引流出淡血性液体150 mL；第2天进食增加后，引流液变为乳白色，引流量为200 mL；遂给予强力负压吸引、禁食和思他宁治疗，术后第3天引流量为125 mL；但引流量术后第4~6天继续增加，每日约800 mL；遂在术后第7天在全身麻醉下经颈部切口探查左侧静脉角，发现周围组织水肿，较脆，有纤维蛋白丝状附着，找到漏口后，用5-0普瑞林线连续缝扎和并使用同侧肩胛舌骨肌填塞，反复确认无液体溢出后结束探查。术后第8天引流量为125 mL，第9~12天每天引流量均约800 mL。遂于术后第13天经胸部入路胸腔镜下行"胸导管结扎术"，术后第14~16天引流量为15~20 mL，给予拔除颈部引流管，嘱患者逐渐恢复正常饮食(图1)。

术后第18天，患者反复主诉进食后右上腹疼痛，并伴有畏寒、发热，体温38.5℃。查体：全身皮肤和巩膜无黄染，右上腹肌紧张，压痛(+)，反跳痛(+)，墨菲斯征(+)。复查血常规提示：白细胞12.5×10⁹/L，中性粒细胞百分比90%。腹部彩超提示：胆囊肿大伴胆泥沉积。遂在超声引导下行"胆囊穿刺置管引流术"。术后第23天，患者体温正常，腹痛缓解，复查血常规正常，给予夹闭引流

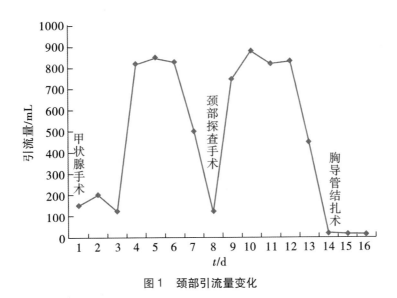

图1　颈部引流量变化

管观察48 h无不适,术后第25天拔除胆囊引流管。逐步恢复正常饮食后,嘱患者按计划行促甲状腺激素(thyroid stimulating hormone,TSH)抑制和核素治疗,门诊定期复查。

病例2:女性,27岁,因"发现左侧甲状腺肿物1个月,穿刺确诊甲状腺癌9 d"入院。患者1个月前体检发现左侧甲状腺肿物,遂到我院门诊就诊。查体:左侧甲状腺中上极可扪及大小约2.0 cm×1.0 cm肿物,质地硬,边界不清,颈部未扪及肿大淋巴结。彩色超声提示:左侧甲状腺肿物2.2 cm×1.2 cm,可疑甲状腺癌;左侧Ⅳ区肿大淋巴结,大小约0.8 cm×0.4 cm,可疑转移。FNAC提示:左侧甲状腺乳头状癌,左侧颈部淋巴结转移性甲状腺乳头状癌。入院后完善各项常规检查,其中电子纤维喉镜提示声带运动正常。由于患者未婚未育,要求行美容手术,遂在全身麻醉下行"全乳晕入路甲状腺全切+左侧Ⅱ、Ⅲ、Ⅳ、Ⅴb和Ⅵ区淋巴结清扫术"。

术后(以下"术后"均指第1次手术后)第1天引流管引流出淡血性液体250 mL;第2天进食增加后,引流液变为乳白色,引流量为950 mL;遂给予强力负压吸引、禁食和思他宁治疗,术后第3～5天每天引流量约800 mL;遂在术后第6天在胸部入路胸腔镜下行了胸导管结扎术(图2),术中结扎胸导管后,发现引流量骤然减少。术后第7～8天引流量为10～15 mL,给予拔除颈部引流管,嘱患者逐渐恢复正常饮食,按计划行TSH抑制和核素治疗,门诊定期复查。

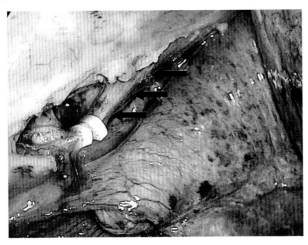

图2　胸导管结扎术术中所见(黑色箭头示胸导管走形)

三、讨论

甲状腺术后颈部淋巴漏发生率较低,多经过保守治疗可痊愈。保守治疗主要包括以下方法:第一,饮食管理。中短链脂肪酸饮食、无脂饮食和禁食。禁食能明显减少淋巴液生成,但长期禁食可能破坏消化系统生理功能,导致免疫力低下和各种消化道并发症,病例1就因长期禁食导致胆囊长期未排空而发生胆泥淤积和胆囊炎。有文献[4]报道,淋巴管主要引流长链脂肪酸和乳糜,所以中短链脂肪酸饮食即可明显降低淋巴液生成。笔者认为,如果临床上不方便实行,也可以采取无脂饮食,不但可以达到减少淋巴液生成目的,还可以维持消化道基本生理功能。第二,负压引流。虽然目前有争议,但主流观点认为为了防止淋巴液在局部淤积,应该加大负压引流;因为淋巴液局部淤积可导致皮瓣坏死、伤口愈合延迟和感染发生,而且高负压引流还有促进皮瓣贴合和减少死腔的目的[5]。第三,药物治疗。生长抑素可抑制消化系统腺体分泌,临床上主要用于急性胰腺炎的治疗。动物实验发现还可以减少胸导管淋巴液引流量,所以目前被广泛应用于淋巴漏的治疗[6]。第四,局部注射黏合剂,如四环素、500 g/L葡萄糖和沙培林等,主要机制是在局部形成无菌性炎症,促进淋巴漏漏口愈合。但也有学者[7]认为效果不佳,而且增加再次手术难度,所以不建议使用。

少数甲状腺术后颈部淋巴漏(一般为左侧)引流量大,病史长,保守治疗较难治愈。可能原因如下:①左侧胸导管引流全身75%淋巴液,引流量较大;②胸导管主干损伤,漏口较大;③胸导管变异,具有多条分支和多个漏口。病例1保守治疗效果不佳,考虑可能与胸导管多条分支和多处漏口有关。淋巴漏手术干预指征有两点:第一,每天引流量大于800 mL;第二,保守治疗后效果不佳。但每天最大引流量并非决定因素,关键是保守治疗后的效果。Park等[2]认为保守治疗2天,引流量减少小于最大引流量的50%时,均应该手术治疗。手术方式主要是颈部入路探查淋巴漏漏口,手术策略为局部缝扎和肌肉填塞加固;建议用不可吸收线连续缝扎,主要目的是消除多点漏口和防止撕裂淋巴管壁,肌肉填塞需要足够的体积,推荐游离胸锁乳突肌锁骨头肌瓣填塞,病例1术后第一次颈部探查失败可能与采用肩胛舌骨肌填塞的肌量不足有关。

乳糜胸为胸腔手术的严重并发症之一,可明显影响患者呼吸功能,死亡率较高。1907年,Stuart[8]首次报道了胸导管结扎术治疗乳糜胸,明显降低了乳糜胸的死亡率。随着电视腹腔镜技术的发展,目前普遍采用胸腔镜下胸导管结扎术,具有创伤小和疗效确切等优点。近年来,胸腔镜下胸导管结扎术用于治疗甲状腺术后顽固性淋巴漏也见于文献[9]报道。笔者认为,甲状腺术后淋巴漏具有以下几种情况应优先考虑胸腔镜下胸导管结扎术:第一,保守治疗无效,颈部入路手术探查失败;第二,甲状腺术中发现胸导管变异,预期颈部入路探查手术效果不佳;第三,腔镜美容甲状腺术后淋巴漏。有学者认为胸导管引流全身75%的淋巴液,结扎后可能对免疫功能和消化道吸收功能具有一定影响,但也有观点认为人体淋巴系统分布广泛,可以在短期内建立侧支循环;还有学者认为胸导管结扎术后,短期内可影响人体的免疫功能和消化道吸收功能,但长期影响还需要进一步研究[10]。

四、结论

甲状腺术后颈部淋巴漏发生率较低,多经过保守治疗可痊愈;少数顽固性淋巴漏保守治疗较难治愈,需要手术干预。颈部手术入路主要策略为局部缝扎漏口和肌肉填塞加固;颈部手术入路失败或者腔镜甲状腺手术患者可以采用胸腔镜下胸导管结扎术,具有创伤小和效果确切的优势。

五、诊治体会

甲状腺术后淋巴漏的治疗分为保守治疗和手术治疗,但手术干预的时机无统一意见。有专家认为保守治疗足够长的时间,均可治愈,但笔者认为对于顽固性淋巴漏长期保守治疗,首先可能会影响患者全身情况,例如营养消耗、水电解质平衡紊乱和肠外营养的各种并发症;其次也增加了患者和医生的心理负担,诱发医患矛盾的发生;最后,保守治疗可能消耗医疗资源较多。所以对于甲状腺术后淋巴漏,保守治疗2~3 d无明显效果时,笔者认为应该积极手术干预,颈部手术探查为首选,必要时请胸外科行胸腔镜下胸导管结扎术。

参考文献

[1]ROH J L,YOON Y H,PARK C I. Chyle leakage in patients undergoing thyroidectomy plus central neck dissection for differentiated papillary thyroid carcinoma[J]. Ann Surg Oncol,2008,15(9): 2576-2580.

[2]PARK I,HER N,CHOE J H,et al. Management of chyle leakage after thyroidectomy,cervical lymph node dissection,in patients with thyroid cancer[J]. Head Neck,2018,40(1):7-15.

[3]CRUMLEY R L,SMITH J D. Postoperative chylous fistula prevention and management[J]. Laryngoscope,1976,86(6):804-813.

[4]MARTIN I C,MARINHO L H,BROWN A E,et al. Medium chain triglycerides in the management of chylous fistulae following neck dissection[J]. Br J Oral Maxillofac Surg,1993,31(4):236-238.

[5]CAMPISI CC,BOCCARDO F,PIAZZA C,et al. Evolution of chylous fistula management after neck dissection[J]. Curr Opin Otolaryngol Head Neck Surg,2013,21(2):150-156.

[6]NAKABAYASHI H,SAGARA H,USUKURA N,et al. Effect of somatostatin on the flow rate and triglyceride levels of thoracic duct lymph in normal and vagotomized dogs[J]. Diabetes,1981,30(5): 440-445.

[7]孙团起,吴毅. 甲状腺手术乳糜漏发生原因及防治[J]. 中国实用外科杂志,2012,32(5): 372-374.

[8]STUART W J. Operative injury of the thoracic duct[J]. Lancet,1899,153(3950):1313-1314.

[9]IKEDA Y. Thoracoscopic management of cervical thoracic duct injuries after thyroidectomy with lymphadenectomy[J]. Asian J Endosc Surg,2014,7(1):82-84.

[10]杨瑞峰. 食管癌术中胸导管结扎对吸收、免疫功能和乳糜胸发生率影响[D]. 济南:山东大学,2017.

● 专家点评 ●

重庆市人民医院 张 帆

乳糜漏是甲状腺癌术后较常见并发症,可能产生严重后果,需要及时准确处理。多数乳糜漏可以通过通畅引流、负压吸引、加压包扎、饮食控制等非手术保守方法治愈,部分乳糜漏保守治疗无效,需要再次外科手术干预。再次手术通常采用原颈部切口入路,打开切口,找到并缝扎乳糜瘘漏口。大多数乳糜漏患者可经再次手术后治愈,但部分患者二次手术后乳糜漏仍存在,此时临床治疗将会陷入进退两难局面,十分被动。对于此类患者,笔者创新性采用经胸腔镜下结扎胸导管方法,该方法技术难度不大,患者创伤可控,效果确切,是在顽固性乳糜漏治疗中可以考虑并值得推荐的方法。

同时,由于胸导管在胸腔内可能存在变异,如多干型胸导管、异位胸导管等,采用经胸腔镜下结扎胸导管方法治疗甲状腺癌术后顽固性乳糜漏仍有失败可能,因此在甲状腺癌术后乳糜漏的治疗选择中,应谨慎采用该方法,除非到万不得已,不宜采用。笔者介绍的第二例病例,甲状腺癌术后乳糜漏引流量虽较大,但笔者跳过颈部手术处置方案,直接行胸腔镜下胸导管结扎,虽成功治愈患者,但具体治疗方法有待商榷;该患者宜首先尝试再次颈部手术缝扎乳糜瘘漏口,而并非直接行胸腔镜下胸导管结扎。

病例 55　甲状腺癌颈淋巴结清扫术后大量乳糜漏保守治疗一例

王培松[1]，卢麒宇[1]，仝海磊[2]，陈　光[1]

1）吉林大学第一医院；2）胜利油田中心医院

（本文已发表于《中华内分泌外科杂志》2017 年第 11 卷第 1 期，收录时有改动）

一、前言

颈淋巴结清扫是治疗 cN1 期甲状腺癌的常规手术方式，乳糜漏是其并发症之一，发生率为 1%～3%[1]。尤其是左侧胸导管损伤时，淋巴液漏出量大，处理困难。一般认为 24 h 引流量<500 mL时，大多数患者经过保守治疗可以痊愈；而 24 h 引流量>500 mL，应考虑再次手术缝扎淋巴管。本病例乳糜漏量大，病程长，但最终经保守治疗后痊愈，现将治疗体会报道如下，以期为甲状腺术后乳糜漏患者的治疗提供参考。

二、病例资料及诊治过程

患者，男性，28 岁，因"体检发现甲状腺肿物 1 年"入院。既往体健。查体：甲状腺左叶近峡部可触及一大小约 1.5 cm×1.0 cm 肿物，质硬，活动度较差，颈部未触及肿大淋巴结。颈部彩超示：甲状腺左叶下部前侧低回声结节，大小约 16.6 mm×8.3 mm，边界不清，呈低回声形状不规则，内部回声不均匀，可见砂砾样钙化回声。彩色多普勒血流显像（color Doppler flow imaging，CDFI）示：血流信号不明显；左侧颈部可见多枚肿大淋巴结，较大的位于Ⅲ区，大小约 18.0 mm×15.0 mm，边界清，内部回声不均匀，部分可见细点状钙化及不规则液化回声。超声结果提示：左侧甲状腺甲状腺癌，左颈部淋巴结考虑转移。于 2014 年 9 月 24 日在全身麻醉下行甲状腺癌根治术（双侧甲状腺全切，中央区淋巴结清扫），左侧多功能保留颈淋巴结清扫。术后石蜡标本病理结果为：左侧甲状腺乳头状癌，直径为 1.2 cm，侵及甲状腺被膜；右侧结节性甲状腺肿，Ⅵ区及左Ⅲ区淋巴结可见癌转移，分别为 7/14、1/9；左Ⅱ、Ⅳ区淋巴结未见癌转移，分别为 0/2、0/8。患者术后第 1 天，引流管引流出淡黄色液体约 1000 mL，引流液甘油三酯含量为 1.75 mmol/L，血液甘油三酯 0.66 mmol/L。诊断：乳糜漏。术后 7 d 内禁食水，给予肠外营养，后改为高蛋白、低脂饮食。并给予间断颈部加压包扎及负压引流等积极保守治疗（治疗措施详见图 1）。定期监测离子水平，未出现明显的电解质紊乱。术后第 29 天，患者引流量明显减少为 200 mL（图 1）。期间血浆白蛋白浓度未见严重下降（图 2）。术后第 39 天拔管，第 40 天出院。出院 1 个月后行[131]I 治疗，并给予内分泌抑制治疗。随访至今 6 年未见肿瘤复发。

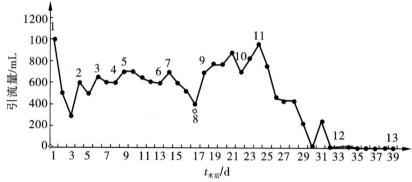

图中标注为当天给予的主要临床处置。1:禁食，肠外营养，颈部加压包扎，负压引流；2:更换引流袋引流，继续加压包扎；3:解除加压包扎；4:低脂、高蛋白饮食；5:颈部加压包扎；6:解除加压包扎；7:颈部加压包扎；8:解除加压包扎；9:颈部加压包扎；10:解除加压包扎；11:负压吸引；12:普食；13:拔除引流管

图1　患者术后引流量随时间变化趋势

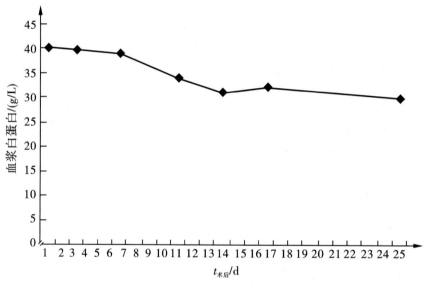

图2　患者术后血浆白蛋白随时间变化趋势

三、讨论

1.病因

甲状腺癌是颈部常见的恶性肿瘤,甲状腺癌患者常规需要行中央区淋巴结清扫,当出现侧颈淋巴结转移时,还需要行侧颈淋巴结清扫。由于手术范围较大,颈部解剖结构复杂,淋巴结组织质地疏松等原因,可能导致较大的颈段淋巴管甚至胸导管损伤,若术中未及时发现或结扎不确切,就会导致术后乳糜漏[2-3]。该患者术后第1天乳糜漏引流量高达1000 mL,考虑在行左侧颈部淋巴结清扫时损伤左侧胸导管所致。

2. 治疗

（1）非手术治疗

对于乳糜漏量不大的患者,可采取非手术治疗,绝大多数患者可获得较好的治疗效果。①持续强负压吸引:充分引流是治疗乳糜漏的重要治疗方式,可以有效防止漏出液引起的继发感染及局部的压迫症状。相比普通的传统引流方式,持续强负压吸引不仅引流更加充分,而且可以使周围组织紧密贴合,闭合漏口,促进愈合[4]。在治疗该患者初期,应用 600 mL 容积真空杯行高负压吸引,由于患者引流量较大,在治疗中期更换为普通引流袋引流,患者引流量未见明显减少,后再次更换为高负压吸引,直至拔除引流管,获得较好治疗效果。从治疗该病例获得的经验看,负压吸引并不会像传统观点所认为的那样会导致引流量持续增多。②局部加压包扎:将纱布团填塞于患者患侧锁骨上窝处,并用弹力绷带加压固定。局部的加压包扎同样可以起到促进引流、使局部组织紧贴、闭合漏口的作用。本病例病程长,因此给予间断加压包扎,以防止局部组织坏死感染。从治疗本病例获得的经验看,单纯的局部加压包扎很难取得较好的治疗效果,需配合负压吸引才能取得较好的治疗效果。③营养支持:乳糜漏患者应给予高热量、高蛋白、低脂肪饮食,食物中宜仅含中链甘油三酯。中链甘油三酯直接经门静脉吸收,可减少乳糜液量。严重病例需禁食、肠外营养,以减少淋巴液的生成,预防患者出现营养不良。该患者第 1 周引流量持续较大,给予禁食、肠外营养等治疗,每日静脉补充脂肪乳氨基酸注射液 1920 mL（卡文 1 袋）、100 g/L 葡萄糖注射液 500 mL。后给予高蛋白、低脂肪饮食,并密切监测患者电解质及血浆白蛋白水平,患者未出现明显的电解质紊乱和营养不良（血浆白蛋白<30 g/L）,这是坚持给予保守治疗的基础之一。

（2）手术治疗

手术治疗的适应证:乳糜液引流量大于 500 mL/24 h 超过 1 周;有皮瓣坏死、大血管破裂、严重的电解质紊乱、营养不良;出现压迫症状等并发症;胸导管损伤严重;高龄患者若引流量较大,短期内效果不明显等情况,应考虑行手术治疗[5-6]。该患者引流量大于 500 mL/24 h,持续时间长达约 24 d,但经过积极的保守治疗最终痊愈。相比再次手术治疗,保守治疗对患者的打击小,费用低,易于被患者接受。本病例对于甲状腺术后乳糜漏患者的保守治疗指证有一定的参考价值。对于年轻、无系统性疾病、一般状态较好、无严重的电解质紊乱和营养不良,而引流量持续大于 500 mL/24 h 的患者,也可先尝试行积极的保守治疗。有研究[7]报道甲状腺术后发生乳糜漏时建议积极手术治疗,并取得了很好的治疗效果,方法包括颈部切开胸导管缝合结扎治疗以及胸腔镜下胸导管结扎。近年来胸腔镜下胸导管结扎术报道逐渐增多,效果较好[6-7]。因此,对于引流量较多,经积极保守治疗无明显改善、患者出现血液循环改变等情况出现时,建议尽早手术干预。

四、结论

对于年轻、无其他系统性疾病、一般状态较好、无严重的电解质紊乱和营养不良,而引流量持续大于 500 mL/24 h 的患者,也可先尝试行积极的保守治疗。但对于引流量较多,经积极保守治疗无明显改善、患者出现血液循环改变等情况出现时,建议尽早手术干预。

五、诊治体会

甲状腺术后乳糜漏重在预防。特别是在清扫颈根部时,尽量减少应用超声刀等能量器械,牢固结扎胸导管断端,手术结束前仔细检查术区,术后低脂饮食。一旦出现术后大量乳糜漏可先尝试保守治疗,如:通畅引流,局部加压包扎及营养支持,应用生长抑素等。如果保守治疗无效或者患者状态不稳定时,及时改变治疗计划,行胸腔镜下胸导管夹闭或者颈部切口探查胸导管结扎及局部应用生物蛋白胶等方法。

参考文献

[1] ROLLON A, SALAZAR C, MAYORGA F, et al. Severe cervical chyle fistula after radical neck dissection[J]. Int J Oral Maxillofac Surg,1996,25(5):363-365.

[2] KENNEDY T L. Surgical complications of thyroidectomy[J]. Oper Tech Otolayngol Head Neck Surg, 2003,14(2):74-79.

[3] COŞKUN A,YILDIRIM M. Somatostatin in medical management of chyle fistula after neck dissection for papillary thyroid carcinoma[J]. Am J Otolaryngol,2010,31(5):395-396.

[4] 吴昊,潘新良,刘大昱,等. 强负压吸引治疗8例颈淋巴结清扫术后乳糜瘘[J]. 癌症,2005,24(2):213-214.

[5] NUSSENBAUM B,LIU J H,SINARD R J. Systematic management of chyle fistula:the Southwestern experience and review of the literature[J]. Otolaryngol Head Neck Surg,2000,122(1):31-38.

[6] 范福祥,梁刚. 10例甲状腺癌术后并发淋巴漏的临床治疗体会[J]. 医学信息,2013,13(21):234-234.

[7] 李朋,梁青壮,王东来,等. 胸腔镜下胸导管结扎术治疗甲状腺术后顽固性淋巴漏[J]. 岭南现代临床外科,2019,19(6):697-700.

● 专家点评 ●

重庆市人民医院　张　帆

本病例术后第1天即出现大量乳糜漏,引流量超过1000 mL,经长时间加压包扎,负压引流,饮食控制等处置后虽治愈,但整体方案并不可取,原因如下:长时间大量乳糜漏可引起多种并发症,如体液丢失、电解质紊乱、低蛋白血症、局部感染、皮瓣坏死、大血管破裂、乳糜胸等;严重者可导致患者全身衰竭死亡。本病例治疗时间长达月余,且多次反复变换处置方法,最终能治愈,可能有一定偶然成分。类似患者如常规选择以上治疗方案,必然会有相当比例治疗无效,最终需要再次手术治疗;此时术后病程长,再次手术难度增加;且前期治疗费用高,医患双方均会产生严重焦虑情绪;再者患者可能出现营养不良甚至衰竭,以上均极大增加医患沟通难度和再次手术风险,容易导致医疗纠纷。因此对于甲状腺癌术后乳糜漏患者,当引流量大于500 mL/24 h且持续3 d以上,应尽早手术干预,避免长期保守治疗导致严重后果发生。

病例 56　分化型甲状腺癌术后并发 Horner 综合征 2 例

殷向党

吉林省肿瘤医院

一、前言

Horner 综合征又称颈交感神经麻痹综合征,是各种原因导致颈交感神经通路阻滞、副交感神经功能亢进而产生的综合征。分化型甲状腺癌术后 Horner 综合征发生率低,文献报道少[1-7]。典型的 Horner 综合征具备以下临床表现:①眼睑下垂;②瞳孔缩小;③患侧局部少汗或者无汗;④患侧眼球内陷;⑤皮温增高;⑥结膜充血等[7]。笔者曾经诊治 2 例甲状腺癌术后发生 Horner 综合征的患者,现将诊治体会报道如下。

二、病例资料及诊治过程

病例 1:女性,33 岁,因"发现左侧甲状腺肿物 1 月,细针穿刺细胞学检查(fine needle aspiration cytology,FNAC)确诊甲状腺癌 9 d"入院。门诊查体:左侧甲状腺上极可触及大小约 1.0 cm×1.0 cm 肿物,质地硬,边界不清,可随吞咽上下活动,双侧颈部未扪及肿大淋巴结。超声提示:左侧甲状腺肿物 0.8 cm×0.6 cm,甲状腺癌可能性大。FNAC 提示:左侧甲状腺乳头状癌。入院后完善各项常规检查,其中电子纤维喉镜提示双侧声带运动正常。限期在全身麻醉下行"经全乳晕入路腔镜下甲状腺左叶切除+左侧中央区淋巴结清扫+左侧喉返神经探查术",术中甲状腺上动脉位置偏高,解剖游离其周围组织,超声刀离断甲状腺上动脉时,未完全凝闭甲状腺上动脉,血管断端出血,遂使用吸引器吸引出血,使用超声刀功能头凝闭血管断端,2 个 homelock 钳夹加固,反复冲洗检查无明显出血后结束手术。

术后第 1 天引流管引流出淡血性液体 90 mL;术后第 2 天患者出现双眼不对称:眼球内陷不明显,眼睑闭合能力正常,左侧眼睑下垂,上举乏力,伴有轻度充血,无视物模糊,左侧面部无发红、发热及无汗症状,无声音嘶哑及吞咽异常。右眼睑正常,双侧瞳孔正常(图 1)。初步考虑麻醉、颅内病损、重症肌无力或眼疾,行头颅核磁共振检查、颈胸部 CT 等各项检查均阴性。请耳鼻喉及脑外科会诊,考虑为 Horner 综合征;给予肌内注射弥可保 0.5 mg/d,共 3 d;地塞米松 10 mg/d,3 d 后地塞米松改为 5 mg/d,3 d 后停用;后继续口服弥可保 0.5 mg/次,3 次/d;辅助针灸治疗 7 d,术后第 14 天左眼睑下垂症状开始好转,眼部充血消失,嘱患者按计划行促甲状腺激素(thyroid stimulating hormone,TSH)抑制和核素治疗,门诊定期复查。术后 2 个月左眼睑下垂症状部分恢复,术后 6 个月完全恢复。

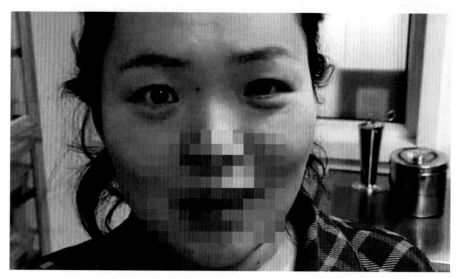

术后第 2 天患者出现双眼不对称:左侧眼睑下垂,上举乏力;右侧眼睑正常

图1　全身麻醉下行"经全乳晕入路腔镜下甲状腺左叶切除+左侧中央区淋巴结清扫+左侧喉返神经探查术"术后双眼正面观

病例2:女性,67 岁,因"发现左侧颈部肿物 1 个月,穿刺确诊颈侧区转移 8 d"入院。查体:颈部可见一陈旧手术瘢痕,左侧颈部可触及大小约 2.0 cm×1.0 cm 肿物,质地硬,边界不清,右侧颈部未触及肿大淋巴结。既往史:双侧甲状腺癌及双侧颈部淋巴结清扫手术史。外院超声影像提示:甲状腺缺如,左侧颈 Ⅱ 区可见两个低回声结节,边界清,较大,约 2.2 cm×1.3 cm,考虑甲状腺来源可能性大。FNAC 提示:左侧颈部淋巴结转移性甲状腺乳头状癌。入院后完善各项常规检查。电子纤维喉镜提示:右侧声带麻痹;左侧声带运动正常。完善术前准备,遂在全身麻醉下实施了左侧颈部 Ⅱ、Ⅲ、Ⅳ、Ⅴb 和Ⅵ区淋巴结清扫。

术后第 1 天引流管引流出淡血性液体 60 mL,患者出现双眼不对称:左侧眼球内陷明显,眼睑闭合能力正常,左侧瞳孔缩小,无充血,左侧眼睑下垂,上举乏力,无视物模糊,左侧面部伴有发红、发热及无汗症状,无声音嘶哑及吞咽异常(图2)。右侧眼睑正常及瞳孔大小正常。初步考虑甲状腺术后所致 Horner 综合征,遂请耳鼻喉及脑外科会诊,建议行头颅磁共振检查及颈胸部 CT,检查均阴性,多学科会诊后确诊为 Horner 综合征。诊断明确后开始使用神经营养药物,肌内注射弥可保 0.5 mg/d,共 3 d;地塞米松 10 mg/d,3 d 后地塞米松改为 5 mg/d,3 d 后停用;后继续口服弥可保 0.5 mg/次,3 次/d,共 2 周。辅助针灸治疗 7 d。术后第 20 天左侧眼睑下垂症状开始好转,瞳孔缩小程度有所改善,嘱患者按计划行 TSH 抑制和核素治疗,门诊定期复查。术后 4 个月部分恢复,术后 7 个月完全恢复。

三、讨论

Horner 综合征是由 Johann Friekrich 在 1929 年首次描述,病因较复杂,其病变可能是自下丘脑(瞳孔散大中枢)发出的交感神经纤维经脑干、颈、胸髓的交感神经节及节后纤维的任何一处损害。临床中通过详细的查体、药物试验及辅助检查可帮助明确病变部位及性质,及时准确的诊断可为患

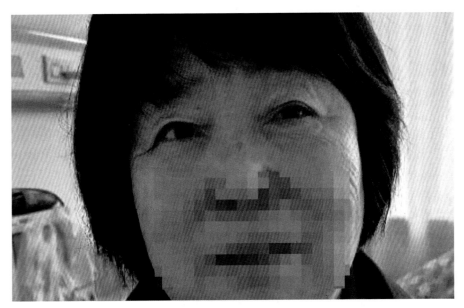

患者出现双眼不对称:左侧眼球内陷明显,眼睑闭合能力正常,左侧瞳孔缩小,眼睑下垂,上举乏力,左侧面部伴有发红、发热及无汗症状;右侧眼睑及瞳孔大小正常

图2　左侧保留颈丛颈部淋巴结清扫术后双眼正面观

者提供积极的治疗。Horner 综合征据受损部位可分为中枢病变、节前病变和节后病变 3 种类型,甲状腺术后所致的 Horner 综合征属于节后病变类型,是甲状腺手术后比较少见并发症[8-11],原因为直接损伤或手术能量器械热辐射等方式损伤了颈交感神经所致。颈交感神经是自主神经的一部分,涉及丘脑、延髓下行纤维、脊髓 C_8 至 T_1 侧角(图3),颈交感神经的末梢神经纤维分布范围极为广泛,颈动脉周围的交感神经伴随动脉的分支分布到眼部,支配瞳孔开大肌和上睑提肌[12]。

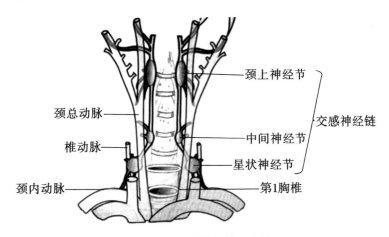

图3　颈部交感神经链示意图

颈上神经节
颈总动脉
椎动脉
颈内动脉
中间神经节
星状神经节
第1胸椎
交感神经链

甲状腺手术行保留颈丛的侧颈区淋巴结清扫术时,清扫范围包含颈动脉鞘周围淋巴结,往往累及颈动脉周围交感神经网。在颈交感神经走行区域的手术皆可造成 Horner 综合征,一般多发生于胸廓入口处及上纵隔术中,少见于甲状腺手术。损伤后主要表现为患侧的上眼睑下垂,瞳孔缩小及眼球内陷,但对光反应正常,可同时伴或不伴有额面部无汗或少汗。由于眼睑闭合不全,部分患者可伴有结膜轻度充血,类似眼睑炎症疾病;神经营养药物和激素治疗对部分患者有效,有研究[8-13]

报道恢复时间为 2~24 个月，部分患者症状不能完全恢复。本文 2 例患者规律使用神经营养剂、激素及中医针灸治疗后分别于术后第 2 个月和第 4 个月部分恢复，术后第 6 个月和第 7 个月完全恢复。

Horner 综合征与颅内病损、重症肌无力或眼疾的症状相似，多数医生误以为其他疾病所致，因此术后出现类似 Horner 综合征时需要请相关科室会诊，排除以上原因后才考虑甲状腺手术所致。在甲状腺手术中，如淋巴结侵及椎前筋膜，二次或多次甲状腺手术的患者，由于肿块与周围组织粘连严重或周围正常组织已经破坏，直接损伤神经的概率增加，除此之外手术中直接损伤神经的情况极少；单极电刀、双极电刀及超声刀等造成的热辐射损伤及手术后局部组织炎症水肿、血肿、术后缺血引起的交感神经损伤也是导致 Horner 综合征的常见原因[7]。

近年来，随着甲状腺手术的进一步规范和手术技术的进步，加上许多先进的能量平台投入使用，即便行多功能保留颈丛的颈侧区淋巴结清扫手术，Horner 综合征亦少见。全乳晕入路腔镜甲状腺手术中，由于视野限制，一次性处理上极血管较困难，可先处理前支，待腺体充分游离后，将腺体上举，再处理上极血管后支；超声刀头应与颈动脉鞘保持一定距离，以免产生热液渗入颈动脉周围交感神经网导致热损伤；开放手术颈侧区淋巴结清扫在处理颈动脉三角区域时，应小心操作，避免不必要的过度剥离颈总动脉，以减少交感神经网损伤的概率[14]。总之，在行颈淋巴结清扫术时除保护副神经、膈神经、迷走神经及臂丛神经之外，外科医生也要熟知颈交感神经的解剖毗邻结构，保护好颈交感神经。

四、结论

分化型甲状腺癌术后 Horner 综合征发生率较低，一旦发现患者有 Horner 综合征的临床表现时，建议使用神经营养药物，并给予适量的糖皮质激素，辅助以中医针灸治疗；经过保守治疗，6 个月内多可痊愈。

五、诊治体会

分化型甲状腺癌术后 Horner 综合征多数经过保守治疗即可治愈，术中尽量避免损伤颈交感神经。首先 Horner 综合征的治疗时间较长，会增加患者和医生的心理压力，诱发医患矛盾的发生；其次，较长时间的保守治疗可能消耗医疗资源较多。因此笔者从 2 例并发症中体会到：①甲状腺外科医生应清楚颈交感神经的走形，熟知神经的解剖毗邻结构，保护好颈交感神经，不管是腔镜手术还是开放性甲状腺手术，在处理甲状腺上极血管时都要精细化解剖；②处理颈部血管鞘附近时注意小心操作，避免不必要的过度解剖，以最小的侵入性操作完成手术；③颈部淋巴结转移较重、颈部淋巴结复发及淋巴结与周围组织粘连严重时，切忌过深解剖，以椎前筋膜为航标，在其上清扫淋巴结，尽可能使用小双极，因小双极作用范围只限于两端镊子之间，对相邻组织的热损伤程度和影响范围很小，比较安全；④在腔镜甲状腺手术处理甲状腺上极时，精细化解剖甲状腺上动脉，激发超声刀时刀头要悬空，不能压迫颈动脉鞘，超声刀的功能面一定要远离甲状腺背侧面，或者用小块纱布隔离，减少超声刀对交感神经的热损伤，尽可能减少能量器械对神经的直接损伤；⑤最后，在手术之前一定告知患者及家属甲状腺手术有发生 Horner 综合征的可能，虽然发病概率很小，但治疗时间较长，让患者及家属有心理准备，特别是年轻女性患者。

参考文献

［1］COSKUN M, AYDOGAN A, GOKCE C, et al. Irreversible Horner′s syndrome diagnosed by aproclonidine test due to benign thyroid nodule［J］. Pak J Med Sci,2013,29(1):224-226.

［2］XIN Y, GUAN D D, CHEN B. Postoperative Horner′s syndrome after video-assisted thyroidectomy: a report of two cases［J］. World J Surg Oncol,2013,11:315.

［3］DONALDSON J F. Rodriguez-Gomez I A, Parameswaran R. Rapidly enlarging neck masses of the thyroid with Horner′s syndrome: a concise clinical review［J］. Surgeon,2015,13(2):110-115.

［4］MENG K, TIAN W, LV Z Y, et al. Horner′s syndrome subsequent to minimally invasive video-assisted thyroidectomy in two patients［J］. Oncol Lett,2015,10(1):459-462.

［5］GONZÁLEZ-AGUADO R, MORALES-ANGULO C, OBESO-AGÜERA S, et al. Horner′s syndrome after neck surgery［J］. Acta Otorrinolaringol Esp,2012,63(4):299-302.

［6］ITALIANO D, CAMMAROTO S, CEDRO C, et al. Horner syndrome following thyroidectomy［J］. Neurol Sci,2011,32(3):531-531.

［7］GIANNACCARE G, GIZZI C, FRESINA M. Horner syndrome following thyroid surgery: the clinical and pharmacological presentations［J］. J Ophthalmic Vis Res,2016,11(4):442-444.

［8］IBRAHIM M, PARMAR H, YANG L. Horner syndrome associated with contusion of the longus colli muscle simulating a tumor［J］. J Neuroophthalmol,2010,30(1):70-72.

［9］CRAMER J D, FU P F, HARTH K C, et al. Analysis of the rising incidence of thyroid cancer using the Surveillance, Epidemiology and End Results National cancer data registry［J］. Surgery,2010,148(6):1147-1152.

［10］FOMA W, PEGBESSOU E, AMANA B, et al. Left parapharyngeal ectopic goitre associated with eutopic thyroid and postoperative Horner′s syndrome［J］. Eur Ann Otorhinolaryngol Head Neck Dis,2017,134(3):207-208.

［11］ADELCHI C, MARA P, MELISSA L, et al. Ectopic thyroid tissue in the head and neck: a case series［J］. BMC Res Notes,2014,7:790.

［12］MOHINDRA A, HERD M K, ROSZKOWSKI N, et al. Concurrent Horner′s and Harlequin syndromes［J］. IntJ Oral Maxillofac Surg,2015,44(6):710-712.

［13］罗丹青,王超. 颈胸段夹脊穴温针灸治疗 Horner 综合征 1 例报告［J］. 湖南中医杂志,2016,32(3):126-127.

［14］刘彦章,刘皎玲. 甲状腺术后并发 Horner 综合征 1 例［J］. 临床耳鼻喉头颈外科杂志,2016,30(10):832-833.

● 专家点评 ●

浙江大学医学院附属第二医院　王　平

　　本文描述了 2 例甲状腺术后并发 Hornor 综合征的病例,分析了其可能发生的原因,并从术后表现、治疗措施及预后多个方面展示了此并发症的预防和治疗措施,文章描述清楚,逻辑清晰,分析合理,很有临床价值。

甲状腺术后交感神经损伤导致的 Hornor 综合征，是甲状腺手术一个罕见的并发症。综合我们中心的经验及文献报道，其可能发生的原因多为间接损伤；直接离断损伤多见于部分肿瘤晚期，肿瘤侵犯神经，或者将交感神经节误认为淋巴结给予清扫切除所致。间接损伤的主要原因：①超声刀侧边热损伤，多见于本文中描述甲状腺上级处理时功能刀头面向外侧、颈总动脉内侧，建议必要时可以纱条带阻隔。其次见于下动脉根部离断时损伤，或者下动脉主干阻断后的交感神经节缺血损伤；因此建议下动脉处理时尽量靠近甲状腺离断，远离根部。②下段喉返神经特别是颈总动脉后端暴露分离保护时，容易牵拉及损伤交感神经，或损伤其与喉返神经的交通干，或者对于非喉返神经的患者，交感神经存在变异，更容易造成混淆，易发生损伤。③拉钩牵拉颈总动脉，尤其是颈侧区清扫动脉鞘时，卡顿牵拉损伤。④也存在术后局部水肿，或者血肿压迫引起的迟发性损伤；由此可见，大部分此并发症为部分间接的损伤，多能通过神经营养药物治疗恢复。我中心未见有永久性的损伤。但根据其发病机制，无论是开放手术还是腔镜手术，发生 Hornor 综合征的比例及可能性几乎相当，不存在腔镜手术容易并发 Hornor 综合征的说法，关键在于外科医生的精细化操作和对解剖的了然于胸。

第六章　甲状旁腺疾病

病例57　一组多发性内分泌腺瘤病1型家系诊疗体会

李　朋，韦　伟

北京大学深圳医院

（本文已经发表于《中国实用外科杂志》2017年第27卷第3期，收录时有改动）

一、前言

多发性内分泌腺瘤病1型（multiple endocrine neoplasia type 1，MEN1）是一种少见的内分泌系统常染色体显性遗传病，发病率为1/50 000 ~ 1/30 000。其发病机制为MEN1基因突变导致编码的Menin蛋白表达异常。自从1997年MEN1基因被确定以来[1]，全世界共发现了600多个MEN1基因不同位点突变导致的MEN1发病家系[2-3]。其主要临床特点：①以甲状旁腺、垂体和胰腺为主的多个内分泌器官同时或先后发病；②同一个家族成员同时或先后发病；③受累的腺体一般为双侧或弥漫性多发病变。由于MEN1相对少见，表现为多家族成员、多器官的弥漫性病变，临床表现和诊疗相对复杂。笔者近期先后诊治了一组MEN1家族中的3个成员，并通过基因检测发现一种新的MEN1基因突变位点，报道如下。

二、病例资料及诊治过程

1. 病例资料

病例1：女性，43岁，因"发现血钙升高1月余"入院。患者1个月前因胆囊结石行胆囊切除手术，术前常规检查提示血钙偏高，并伴有四肢乏力、关节疼痛、口干、多尿等。既往有肾结石反复发作病史，曾经行过2次体外碎石治疗。其3个姨妈均有肾结石反复发作病史，姐姐和妹妹曾经因"甲状旁腺功能亢进"行过手术治疗。查体颈部未发现明显阳性体征。患者入院后给予完善相关检查，其中实验室检查：血甲状旁腺激素（parathyroid hormone，PTH）31.6 pmol/L（正常值1.3 ~ 9.3 pmol/L），血钙3.08 mmol/L（正常值2.11 ~ 2.52 mmol/L），血磷0.7 mmol/L（正常值0.96 ~ 1.62 mmol/L）。影像学检查：彩超提示双侧甲状腺腺叶后方分别可探及2个实质性团块，考虑甲状旁腺肿大。甲状旁腺核素扫描提示：左下和右下甲状旁腺腺瘤功能亢进征象。术前诊断：①原发性甲状旁腺功能亢进；②家族性MEN1待排。患者入院后还常规进行了垂体、胰腺、肾上腺、甲状腺和甲状旁腺等内分泌腺体的生化和影像学检查，其中垂体MRI提示：垂体微腺瘤。腹部CT提示：左肾上腺占位（考虑腺瘤),双肾多发结石,胰腺未见异常。垂体、肾上腺和胰腺相关的激素水平检查均正常。遂行MEN1 基因检测,并请内分泌科、泌尿外科、神经外科等相关科室进行多学科会诊(multi disciplinary treatment,MDT)。会诊意见:垂体和肾上腺肿瘤无功能,可给予观察,先行甲状旁腺手术。遂在全身麻醉下行"甲状旁腺全切+前臂自体移植术"。术中切除5个肿大甲状旁腺(图1A),并在右前臂皮下种植60 mg 甲状旁腺组织。肿瘤切除后10 min 抽血查PTH,结果回报:10.6 pmol/L。手术顺利,术后第1天患者出现双手指尖和口角麻木,给予补钙治疗后症状缓解。术后第4天复查血钙2.48 mmol/L,血PTH 0.1 pmol/L,予以出院,嘱患者口服补钙,1个月后门诊复查血钙1.69 mmol/L,血PTH 3.6 pmol/L。手术标本常规病理结果显示:切除的5枚肿大甲状旁腺均为甲状旁腺增生。

病例2:为患者1的姐姐,48岁,因"甲状旁腺术后5年,发现血钙升高1月余"入院。患者5年前因甲状旁腺功能亢进进行过手术治疗,术后不规律监测血钙,1个月前发现血钙偏高,不伴有明显四肢乏力、关节疼痛、口干、多尿等。既往因右肾巨大结石伴积水行过右肾切开取石手术,术后复查双肾结石复发;因垂体瘤行过经筛窦垂体瘤切除术,术后因继发性肾上腺皮质功能减低口服强的松治疗,因出现向心性肥胖自行停药;既往有胃食管反流病史,口服奥美拉唑、铝碳酸镁片治疗。其3个姨妈均有肾结石反复发作病史,两个妹妹曾经因"甲状旁腺功能亢进"行过手术治疗。查体颈部未发现明显阳性体征,下腹部和腹股沟区皮肤有多发小皮赘(图1B)。患者入院后给予完善相关检查,其中实验室检查:血PTH 24.6 pmol/L,血钙3.02 mmol/L,血磷0.85 mmol/L。影像学检查:彩超提示双侧甲状腺腺叶后方分别可探及1个实质性团块,考虑甲状旁腺肿大。甲状旁腺核素扫描提示:左下和右上甲状旁腺腺瘤功能亢进征象。术前诊断:①原发性甲状旁腺功能亢进;②家族性MEN1 待排。患者入院后还常规进行了垂体、胰腺、肾上腺、甲状腺和甲状旁腺等内分泌腺体的生化和影像学检查,其中垂体MRI 提示:垂体瘤经蝶鞍术后改变。腹部CT 提示:左肾上腺占位(考虑腺瘤),右肾多发小结石伴轻度积水,胰腺未见异。甲状腺功能提示:亚临床甲状腺功能减退,其余垂体、肾上腺和胰腺相关的激素水平检查均正常。遂行MEN1 基因检测,请内分泌科、泌尿外科、神经外科等相关科室进行MDT。会诊意见:肾上腺肿瘤和肾结石,可给予观察;亚临床甲减和肾上腺皮质功能减退,应给予口服优甲乐和糖皮质激素替代治疗;应择期先行甲状旁腺手术。回顾既往甲状旁腺功能亢进症手术资料提示:左侧1枚甲状旁腺已经切除。遂在替代治疗1月后,在全身麻醉下行"甲状旁腺探查+前臂自体移植术"。术中发现组织粘连明显,右侧肿大甲状旁腺与喉返神经粘连,遂在术中喉返神经监测技术辅助下探查并保护喉返神经,共切除2个肿大甲状旁腺(图1C),并在右前臂皮下种植60 mg 甲状旁腺组织。肿瘤切除后10 min 抽血查PTH,结果回报:3.6 pmol/L。手术顺利,术后第4天复查血钙2.52 mmol/L,血PTH 0.5 pmol/L,给予出院,嘱患者口服补钙,1个月后门诊复查血钙2.16 mmol/L,血PTH 10.3 pmol/L。手术标本常规病理结果显示:左侧和右侧均为甲状旁腺增生。

病例3:为患者2的儿子,23岁,因"发现血钙升高1月余"入院。患者因母亲和姨妈1个月前行过甲状旁腺手术,常规检查血钙和血PTH 提示偏高,不伴有四肢乏力、关节疼痛、口干、多尿等。既往有肾结石病史。其母亲和2个姨妈均有肾结石反复发作病史,母亲和姨妈曾经因"甲状旁腺功能亢进"行过手术治疗。查体颈部未发现明显阳性体征,下腹部和腹股沟区皮肤有多发小皮赘(图1D)。患者入院后给予完善相关检查,其中实验室检查:血PTH 10.0 pmol/L,血钙2.64 mmol/L,血磷0.75 mmol/L。影像学检查:彩超提示左侧甲状腺后方可探及2个实质性团块,考虑甲状旁腺肿大。甲状旁腺核素扫描提示:左下甲状旁腺腺瘤功能亢进征象。术前诊断:①原发性甲状旁腺功能亢进;②家族性MEN1 待排。患者入院后常规行了垂体、胰腺、肾上腺、甲状腺和甲状旁腺等内分泌腺体的生化和影像学检查,其中垂体MRI 提示:垂体微腺瘤。腹部CT 提示:肾上腺和胰腺未见异,双肾小结石。垂体和胰腺相关的激素水平检查均正常,肾上腺激素水平检查怀疑皮质醇增多症。遂行MEN1 基因检测,请内分泌科、泌尿外科、神经外科等相关科室进行MDT。会诊意见:可疑皮质醇增多症和双肾小结石,可给予观察;先行甲状旁腺手术。患者强烈要求仅切除左侧肿大甲状旁腺,不做右侧探查,遂在全身麻醉下行左侧甲状旁腺全切术,术中切除左侧2个肿大甲状旁腺。肿瘤切除后10 min抽血查PTH,结果回报:5.0 pmol/L。手术顺利,术后第4天复查血钙2.36 mmol/L,血PTH 1.6 pmol/L,给予出院,嘱患者口服补钙,1个月后门诊复查血钙2.35 mmol/L,血PTH 2.3 pmol/L。手术标本常规病理结果显示:左上、左下均为甲状旁腺增生。

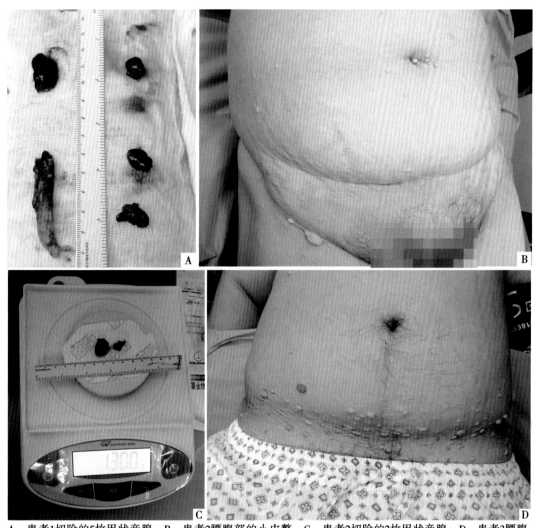

A:患者1切除的5枚甲状旁腺;B:患者2腰腹部的小皮赘;C:患者2切除的2枚甲状旁腺;D:患者3腰腹部的小皮赘

图1　MEN1家系患者手术切除标本大体观和体表特征

2.患者家系特点及MEN1基因检测情况

以先证者(患者2)为中心,对其一级亲属病史进行详细了解。患者2父亲无类似疾病,但母亲和3个姨妈均有反复肾结石发作病史,3个姐妹均有类似病史,一个儿子筛查发现甲状旁腺功能亢进。详见家系图2。

MEN1基因检测:分别取Ⅲ2、Ⅲ3、Ⅳ1和Ⅳ2患者的外周抗凝血约300 μL,分别用Sanger测序法和MLPA法测序,然后与基因库正常的MEN1基因对比。检测到Ⅲ2、Ⅲ3、Ⅳ1患者的MEN1基因杂合突变,突变命名为NM_000244:c.313dupC(p.L105fs),而Ⅳ2患者未发现突变。突变位点位于第二外显子,第313个碱基C重复导致的移码突变,即碱基的插入使密码子阅读框改变,导致翻译出的蛋白不同(图3)。该突变在千人基因组及ESP6500数据库中未见收录,且未见文献报道,根据美国医学遗传学会(ACMG)指南变异序列分类,该突变为致病性突变。

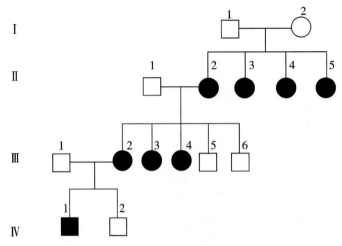

方框:男性;圆圈:女性;空白:无症状或无法考证;黑色:有临床症状的MEN1患者。Ⅰ1:先证者外公。Ⅰ2:先证者外婆。Ⅱ1:先证者父亲。Ⅱ2:先证者母亲。Ⅱ3~Ⅱ5先证者姨妈。Ⅲ1:先证者丈夫。Ⅲ2:先证者。Ⅲ3和Ⅲ4:先证者姐妹。Ⅲ5和Ⅲ6:先证者兄弟。Ⅳ1:先证者儿子。Ⅳ2:先证者儿子

图2　MEN1患者的家系图

三、讨论

MEN1是一种常染色体显性遗传性肿瘤综合征,主要特点是全身多个器官发病,最常累及的腺体为甲状旁腺、垂体、胰腺和肾上腺等,比较少见的还并发有胸腺癌、支气管肺癌、脂肪瘤和血管纤维瘤等,例如本家系患者2和患者3为母子关系,同时发现腹部皮肤多发血管纤维瘤,可能为MEN1的临床表现之一。只要同时或先后存在以上两种主要的内分泌腺体发病,都可以称为MEN1;如果MEN1患者的一级亲属中,有一个患者同时或先后发病,称为家族性MEN1。根据指南推荐,MEN1的诊断标准包括3个方面:临床诊断、家族史和基因诊断[4]。临床诊断包括临床表现、血液生化、激素水平检查和影像学检查;家族史指患者直系亲属中至少有一人患同样疾病;基因检测指MEN1基因检测发现明确突变位点。本家系报道的3个病例皆有包括甲状旁腺在内的两个或两个以上内分泌器官发病,具有明确家族史,基因检测发现MEN1基因突变,所以诊断家族性MEN1综合征成立。

MEN1最常累及的器官为甲状旁腺,90%的MEN1患者合并甲状旁腺功能亢进,而且为多个腺体的增生性病变。所以在临床上,表现为甲状旁腺功能亢进症的病例不能仅仅满足于甲状旁腺功能亢进症的诊断,应该考虑到MEN1的可能,需要详细了解是否存在垂体、胰腺、肾上腺等其他腺体病变的临床表现,是否有明确或者可疑家族病史,甲状旁腺病变是否为多腺体病变。指南推荐年龄小于40岁、有家族史或甲状旁腺多腺体病变,应该行遗传学基因检查[4]。同时还应该行全身内分泌器官功能和影像学的系统性筛查。本报道病例3为MEN1的早期阶段,如果没有明确家族史,仅仅针对甲状旁腺进行诊断和治疗,则非常容易漏诊。

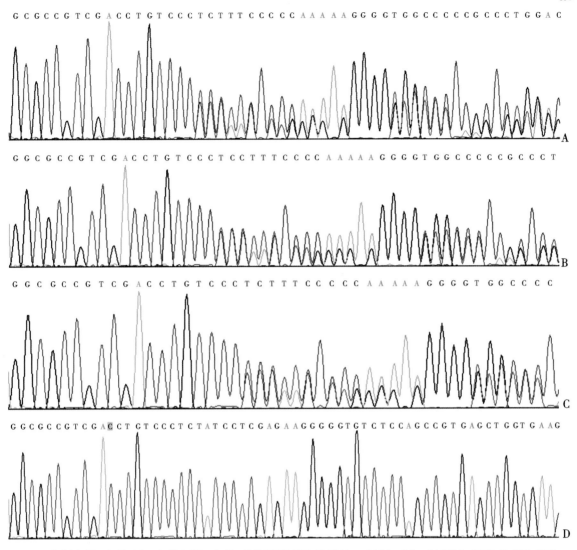

G C G C C G T C G A C C T G T C C C T C T T T C C C C C A A A A A G G G G T G G C C C C C G C C C T G G A C
A

G G C G C C G T C G A C C T G T C C C T C C T T T C C C C A A A A A G G G G T G G C C C C C G C C C T
B

G G C G C C G T C G A C C T G T C C C T C T T T C C C C A A A A A G G G G T G G C C C C
C

G G C G C C G T C G A C C T G T C C C T C T A T C C T C G A G A A G G G G T G T C T C C A G C C G T G A G C T G G T G A A G
D

A～C：分别为Ⅲ2患者、Ⅲ3患者和Ⅳ1患者，均检测到 NM_000244：c.313dupC（p.L105fs）突变；D：Ⅳ2患者，未检测到突变

图3　患者家系 MEN1 基因检测结果

　　MEN1 的特点为多器官和多腺体发病，至少涉及甲状腺外科、神经外科、泌尿外科、肝胆胰外科和内分泌科等多个学科。所以在诊断明确后，需要在多学科会诊情况下制定合理的治疗方案，决定某个腺体病变是否需要处理及何时处理。对于初诊初治的 MEN1，治疗方案力求规范，例如本报道的病例1，按照甲状旁腺疾病指南推荐的手术方式行"甲状旁腺全切+自体移植术"，最大限度地降低了复发的概率[5]。对于初次诊疗不规范的患者，需要全面考虑目前患者存在的问题，首先需要解决什么问题，查阅既往的诊疗资料非常重要，根据患者实际情况制定合理的治疗方案；本报道病例2既往行过甲状旁腺手术，但是仅切除一枚甲状旁腺，目前除了甲状旁腺功能亢进，还存在甲状腺功能减退和肾上腺皮质功能减退，所以在手术前，应该先给予替代治疗，尽量通过影像学检查明确定位病变腺体，充分预估二次手术的复杂性，在手术中应用神经监测仪辅助保护喉返神经，虽然如此，还是有1枚腺体没有探查到，只能后续定期复查观察病情变化。对于青年早期患者，是否行甲状旁腺全切或次全切还有一些争议，例如本报道的病例3，为年轻的早期 MEN1 患者，血钙和 PTH 轻度升高，手术前影像学定位只发现同侧2个病变甲状旁腺，结合患者自身意愿，只行了患侧2个甲状旁腺

切除,其余甲状旁腺需要密切监测。

PTH 是含 84 个氨基酸残基的多肽,其半衰期为 3 ~ 5 min。基于 PTH 的半衰期很短,国内外学者广泛应用术中 PTH 监测判断术中是否已经完全切除功能亢进的甲状旁腺腺体,其中应用较广泛的是 miamin 标准,即切除病变腺体后 10 min,抽血检测 PTH,如果较术前基线水平下降超过 50%,说明手术成功[6]。本家系 3 位患者均行术中快速 PTH 测定,其中病例 1 和病例 2 术中 PTH 水平均较手术前下降超过 50%,说明手术已经切除所有功能亢进的甲状旁腺腺体。但是笔者认为:在 MEN1 患者的手术中,相对于术中快速 PTH 测定,术后 1 周内复查 PTH 可能更有意义,因为根据 MEN1 的发病特点,术者已经预知 4 枚腺体均为病变腺体,都应该手术切除,而根据一般规律,术后 1 周异位种植的甲状旁腺腺体还未存活,此时复查 PTH 更能证明体内是否所有甲状旁腺组织都被清除。本家族病例 1 和病例 2 术后 4 d 复查 PTH 水平均低于正常值下限,说明患者体内有功能的甲状旁腺组织已经被彻底清除。

人体内大部分激素的调节都是通过下丘脑-垂体轴的负反馈调节模式,但是 PTH 的调节比较特殊,甲状旁腺细胞膜上分布的钙离子敏感性受体直接感受血清中钙离子的浓度变化。这种调节机制的意义是快速精确调节血清钙离子浓度,但也可能导致 PTH 数值频繁变化。所以在手术后随访过程中,需要同时监测血钙和血 PTH,如果血 PTH 偏高,除了考虑腺体残留或移植腺体存活过量外,还需要考虑是否为补钙不足和钙吸收障碍引起的继发性甲状旁腺功能亢进。美国内分泌外科医生协会原发性甲状旁腺功能亢进指南 2015 版推荐 15-1b 建议[7]:手术后复查血钙正常,但血 PTH 仍高的患者,首先考虑是否为补钙不足引起,然后再考虑复发可能。本家系病例 1 术后 1 个月复查血钙偏低,血 PTH 正常,为补钙不足,给予复查 25-羟维生素 D 并加强补钙。病例 2 血钙正常,血 PTH 稍高,可能为补钙不足引起的 PTH 升高,也给予复查 25-羟维生素 D 并加强补钙,嘱患者定期复查。

MEN1 基因位于染色体 11q13,全长 9 kb,包含 10 个外显子;自从 1997 年 MEN1 基因被确定以来,全世界共发现了 600 多个 MEN1 基因不同位点突变导致的 MEN1 发病家系。本报道家系 MEN1 基因突变位点位于第二外显子,根据笔者目前掌握的国内外文献[8-10],尚未见报道。MEN1 属于常染色体显性遗传病,其外显率很高,但仍有 10% 的 MEN1 患者检测不到 MEN1 基因突变,所以对于临床诊断 MEN1 成立的患者或者 MEN1 家族成员,虽然基因检测为阴性,但仍需要密切随访,例如本家系的Ⅳ2,虽然基因检测为阴性,但是具有明确家族史,仍需要终生随访。

四、结论

家族性 MEN1 的诊断包括临床诊断、家族史和基因诊断 3 个方面,原发性甲状旁腺功能亢进患者如果存在多腺体病变、其他内分泌疾病的临床表现和可疑家族史,都应该考虑 MEN1 的可能性。此时应该行全身内分泌器官筛查,如果有阳性结果,则需要行 MEN1 基因检测。MEN1 诊断成立后,需要多学科讨论治疗方案,针对甲状旁腺功能亢进症的治疗,甲状旁腺次全切或全切+自体种植是指南推荐的标准手术方案,但是对于年轻的早期患者仍有一定争议。

五、诊治体会

原发性甲状旁腺功能亢进患者如果存在多腺体病变、其他内分泌疾病的临床表现和可疑家族史,都应该考虑 MEN1 的可能性。此时应该检测 MEN1 基因,并从形态和功能学上对脑垂体、胰腺和肾上腺等进行筛查。治疗方案需要多学科讨论决定,原发性甲状旁腺功能亢进的标准手术方式为全切+自体移植。另外 MEN1 患者要确认有无合并胸腺癌,虽然罕见,但为 MEN1 的重要死因。

参考文献

[1] CHANDRASEKHARAPPA S C, GURU S C, MANICKAM P, et al. Positional cloning of the gene for multiple endocrine neoplasia-type 1[J]. Science, 1997, 276(5311):404-407.

[2] LEMOS M C, THAKKER R V. Multiple endocrine neoplasia type 1 (MEN1): analysis of 1336 mutations reported in the first decade following identification of the gene[J]. Hum Mutat, 2008, 29(1):22-32.

[3] CONCOLINO P, COSTELLA A, CAPOLUONGO E. Multiple endocrine neoplasia type 1 (MEN1): an update of 208 new germline variants reported in the last nine years[J]. Cancer Genet, 2016, 209(1/2):36-41.

[4] THAKKER R V, NEWEY P J, WALLS G V, et al. Clinical practice guidelines for multiple endocrine neoplasia type 1 (MEN1)[J]. J Clin Endocrinol Metab, 2012, 97(9):2990-3011.

[5] KULKE M H, SHAH M H, BENSON A B, et al. Neuroendocrine tumors, version 1. 2015[J]. J Natl Compr Canc Netw, 2015, 13(1):78-108.

[6] CARNEIRO D M, SOLORZANO C C, NADER M C, et al. Comparison of intraoperative iPTH assay (QPTH) criteria in guiding parathyroidectomy: which criterion is the most accurate? [J]. Surgery, 2003, 134(6):973-979.

[7] WILHELM S M, WANG T S, RUAN D T, et al. The American association of endocrine surgeons guidelines for definitive management of primary hyperparathyroidism[J]. JAMA Surg, 2016, 151(10):959-968.

[8] http://www. cancer. gov/cancertopics/pdq/genetics/medullarythyroid/HealthProfessional/page2.

[9] http://www. ncbi. nlm. nih. gov/books/NBK1538/.

[10] http://atlasgeneticsoncology. org/Genes/MEN1ID148. html.

病例 58 多发性内分泌腺瘤综合征 1 型新突变一例报道

郑海涛,林湘峰

青岛大学附属烟台毓璜顶医院

一、前言

多发性内分泌腺瘤病(multiple endocrine neoplasia,MEN)是指两种或两种以上的内分泌腺体出现增生或肿瘤,而引起的相应临床症状,主要分 MEN1 型、MEN2A 型及 MEN2B 型[1]。MEN1 型为常染色体显性遗传病,亦称 Weber 综合征。其受累腺体广泛,最常见的是甲状旁腺,约占 90%;胰腺次之,约 80%;此外还可波及垂体、胸腺、肾上腺等腺体。本病发病率为 1/50 000～1/30 000[2],男女患病率无明显差异,多数患者在 50 岁以前发病,主要表现为甲状旁腺功能亢进、胰腺内分泌肿瘤和垂体增生或肿瘤[3]。本病较为少见,缺乏特异性临床表现,在临床工作中易误诊漏诊,需引起临床医生的注意。

二、病例资料及诊治过程

1. 病例资料

患者,女性,73 岁,腹痛、腹泻 4 d,平均 8～10 次/d,初为黄色稀糊便,后为黄色稀水便,就诊于我院消化内科。入院初步诊断:急性肠胃炎?给予生长抑素抑制胰腺分泌,同时给予抗感染,补充肠道益生菌,止泻。住院期间实验室检查血钙 2.75 mmol/L(正常值 2.11～2.52 mmol/L),给予降钙等对症治疗。后检查甲状旁腺激素(parathyroid hormone,PTH)1908 pg/mL(正常值 10～65 pg/mL),血钾 2.07 mmol/L,影像学资料显示合并甲状旁腺肿瘤。经内科治疗,腹痛、腹泻症状好转,现转至甲状腺外科继续治疗。既往"2 型糖尿病"30 余年,血糖控制不佳。专科检查:颈软,左侧颈部可触及大小约 2 cm×2 cm 肿物,右侧颈部可触及大小约 3 cm×2 cm 肿物,质韧,边界清楚,活动度可,随吞咽上下活动。无压痛、震颤、血管杂音。甲状腺超声(图 1A):甲状腺左侧叶上极探及低回声结节,大小约 2.3 cm×0.9 cm,边界清,与甲状腺分界欠清,考虑甲状旁腺来源。胰腺 MRI(图 1B):胰腺广泛脂肪浸润,其内多发大小不等结节样信号,压脂相呈稍高信号,大者位于胰头部,大小约 1.5 cm×1.8 cm×5.7 cm。肾上腺 MRI(图 1C):双侧肾上腺多发结节,考虑腺瘤。后复查 PTH 645.9 pg/mL,胰岛素 15.26 μU/mL,C 肽 4.01 ng/mL,空腹血糖 15.7 mol/L,血钙 2.89 mmol/L,血钾 3.48 mmol/L,碱性磷酸酶 203 U/L,垂体泌乳素 47.28 ng/mL,0 时皮质醇 525.4 nmol/L,8 时皮质醇 502.2 nmol/L,16 时皮质醇 323.0 nmol/L,肾素活性 5.9 ng/(mL·h)。初步诊断:MEN 1 型?腹泻原因待查;2 型糖尿病;子宫切除术后。

2. 诊断及治疗

入科后经止泻治疗,同时给予静脉及口服补钾,效果不佳。后间断静脉泵钾 3 d 后复测血钾

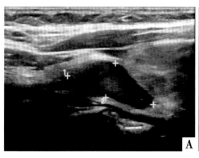 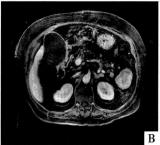 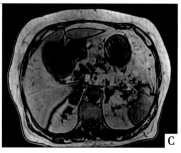

A:甲状腺超声显示左叶上极低回声结节,边界清晰,形态较规则,大小约2.3 cm×0.9 cm,考虑甲状旁腺;
B:MRI 压脂相显示胰腺萎缩,内多发结节样高信号,近胰头部占位,大小约5 cm×2 cm;C:肾上腺 MRI 显示双侧肾上腺多发结节影,大者位于右侧,约3.1 cm×2.1 cm

图1 患者的影像学检查结果

5.48 mmol/L,腹泻次数减少为 4~5 次/d,仍成稀水便。进一步完善 MRI 检查,发现同时合并有胰腺及肾上腺区占位性病变,综合患者病史、实验室检查和影像学检查,诊断考虑为 MEN1。本例患者就诊初期腹泻症状明显,造成低钾血症。功能性胰腺神经内分泌肿瘤中,胰血管活性肠肽瘤(vasoactive intestinal peptide tumor,VIPoma)、胃泌素瘤、生长抑素瘤均可表现为腹泻,然而生长抑素瘤多表现为脂肪泻,胃泌素瘤常合并有消化道溃疡,因此本例患者初步考虑为 VIPoma。为确诊,经患者及家属同意,将患者及其亲属外周血送至上海内分泌代谢病研究所行 MEN1 基因检测。检测结果(图2)显示:先证者及其女儿存在 MEN1 基因第 10 号外显子 c.1401delC 突变,导致第 468 位的谷氨酸突变为精氨酸,该突变既往未报道,先证者儿子未检测到该突变。家系图详见图3。根据2015 美国医学遗传学会医学遗传学与基因组学会(ACMG)指南变异序列分类,该突变为致病性突变,导致 MEN1 发生。经肝胆外科、泌尿外科、影像科、消化内科、老年医学科、核医学科、内分泌科等多学科讨论,认为同时行腹部和甲状旁腺手术切除能获得较好的治疗效果,胰头部肿瘤建议行胰十二指肠切除,胰体尾部肿瘤可行手术剜除,甲状旁腺切除 3.5 个,半个自体种植。考虑患者年龄较大,一般情况较差,手术风险较大,与家属充分沟通会诊意见后,决定暂予对症保守治疗,并建议待病情进一步稳定后转上级医院救治,患者及家属签字出院。随访:患者出院后未手术,半个月后死亡。

三、讨论

MEN1 型为常染色体显性遗传病,MEN1 基因定位于 11q13,属于抑癌基因,其编码的"多发性内分泌瘤蛋白质(Menin)"含有 610 个氨基酸,该蛋白在转录调控、基因组稳定性、细胞分裂和增殖中起重要作用。MEN1 基因突变类型多样,约 70% 的突变会导致 Menin 蛋白缩短,从而失去正常作用[4]。MEN1 的发病机制可用 Knudson 提出的"二次打击"学说来解释:胚系突变为第一次打击,内分泌腺体中的体细胞突变为第二次打击,最终导致 MEN1 基因的 2 个等位基因全部失活[5]。MEN1 基因突变包括胚系突变和体细胞突变,散在分布于整个 MEN1 的基因序列中,MEN1 胚系突变常导致家族性 MEN1 的发生。约 69% 的 MEN1 胚系突变是致病性的,其中包括 42% 的框移突变、14% 的无义突变、10.5% 的剪接位点缺失和 2.5% 的整个或部分基因缺失。本例患者基因检测结果显示 MEN1 基因 10 号外显子 c.1401delC 突变,导致第 468 位的谷氨酸突变为精氨酸,通常移码突变对蛋白质结构和功能的影响是巨大的。经过在 NCBI 及 MEN1 基因库查询,发现该突变尚无报道,根据 ACMG 评分,考虑该突变为 MEN1 的致病突变。

根据美国内分泌协会 2012 年 MEN 的诊断指南:单个患者包括两种或两种以上的 MEN1 相关肿

瘤;患者一级亲属发生 1 个 MEN1 相关肿瘤;虽无症状和影像学支持,但 MEN1 基因突变;三者其一可以诊断。对已知或者怀疑 MEN1 的患者,应进行以下临床评估:①评估激素水平的生化测试;②定位肿瘤或增生部位所需的影像学检查;③遗传咨询和基因检测(临床诊断或怀疑的个体/已知具有基因突变的个体的高危亲属)。本研究中先证者同时存在原发性甲状旁腺功能亢进、胰腺内分泌瘤、肾上腺腺瘤,且经基因诊断为 MEN1。

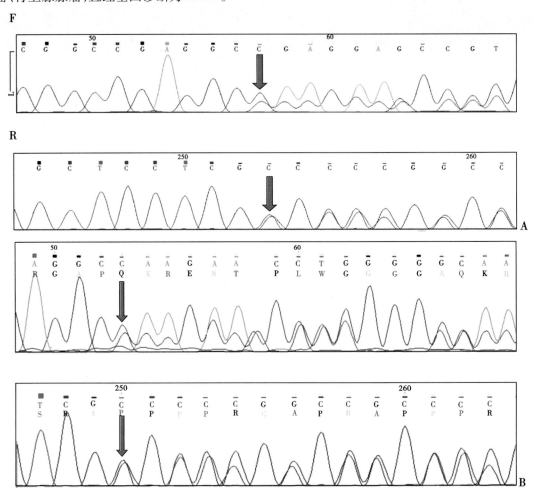

A:先证者基因检测结果;B:先证者女儿基因检测结果。箭头所示位置 MEN1 基因 10 号外显子的 c.1401delC 突变,导致第 468 位的谷氨酸突变为精氨酸

图 2　MEN1 基因检测结果

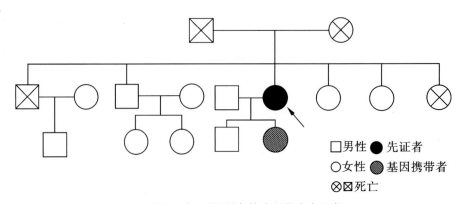

□男性　●先证者
○女性　◩基因携带者
⊗⊠死亡

图 3　MEN1 家系图(黑色箭头所指为先证者)

在 MEN1 所有的临床表现中,外显率最高的为甲状旁腺腺瘤或增生,其次为垂体腺瘤和胰腺神经内分泌肿瘤(pancreatic neuroendocrine neoplasm,pNEN),后者分为功能性和无功能性,功能性 pNEN 的包括胃泌素瘤、胰岛素瘤、VIPoma、生长抑素瘤等,其中胃泌素瘤、VIPoma、生长抑素瘤的临床症状均可表现为腹泻。胃泌素瘤通常伴有消化道溃疡,应用抑酸治疗或胃肠减压后腹泻症状可缓解;生长抑素瘤通常表现为脂肪泻,且生长抑素过多抑制胰腺的外分泌功能,给予生长抑素治疗无效;而 VIPoma 以水样腹泻、低钾血症、胃酸缺乏为典型的临床三联征,本例患者临床症状与之相符,因此诊断 VIPoma,但患者未接受手术,无法确定最终诊断。治疗方面应以外科手术治疗为主,内科对症治疗为辅。针对甲状旁腺,由于 MEN1 患者所有的甲状旁腺都有可能受影响,需对双侧的腺体进行探查,行次全切除(3.5 个腺体)或全切除+甲状旁腺自体移植[6]。目前对非转移性的胰岛素瘤、VIPoma 等,一般选择诊断后即行手术切除;而对非转移性胃泌素瘤、转移性 pNEN 的手术时机及方案目前学界还存在较大的分歧。根据 2016 年欧洲神经内分泌肿瘤协会(European neuroendocrine tumor society,ENETS)指南推荐,对于非转移性胃泌素瘤,如肿瘤最大径≤2 cm,可用质子泵抑制剂(proton pump inhibitor,PPI)进行保守治疗,>2 cm 的行肿瘤切除;对于转移性 pNEN,非手术治疗包括局部的射频消融、化学治疗或分子靶向治疗[7]。对于垂体肿瘤,治疗原则应与散发型垂体瘤治疗原则一致,但 MEN1 垂体瘤中大腺瘤比例较散发型的高,且对药物敏感度低,因此手术可能是一种更好的治疗方式[8]。而何时进行手术,优先处理哪个个内分泌器官的肿瘤,目前尚无明确定论。侯保健等[9]曾报道过 1 例同步切除胰岛素瘤及甲状旁腺腺瘤治疗 MEN1 的成功案例,临床工作中应当通过多学科会诊,做出准确的诊断,综合考虑患者的身体状况,同时与患者及家属做好沟通,再行制定个体化的精准治疗。

四、结论

MEN1 基因检测不仅有助于患者的诊断,也为患者亲属的早期诊断和早期干预提供了可靠的证据。本研究中,患者女儿存在与先证者同样的基因突变,但尚未发病,可能的原因包括外显率的差异或者是表现度的不同,目前仍在严密随访中。

五、诊治体会

本例患者年龄较大,临床表现不典型,易造成误诊、漏诊,但由于患者腹泻较重,导致电解质紊乱,甲状旁腺功能亢进导致的血钙异常加重了电解质紊乱。患者一般情况较差,经多学科会诊,综合评估后家属决定采取保守治疗。对于出现两个或以上内分泌器官增生或腺瘤的患者,应优先推荐患者或直系亲属行 MEN1 基因检测。对于基因检测确诊而尚无临床症状的患者,建议每年复查甲状旁腺激素及血钙水平,如出现异常,可进一步检测血清 25-羟维生素 D_3 水平,并进行超声或 ^{99m}Tc-MIBI SPECT/CT 检查。目前,诊断胰腺神经内分泌肿瘤的生物学标志物包括血清胰腺多肽、嗜铬粒蛋白 A、神经元特异性烯醇化酶以及引发临床症状的一些激素如胰岛素、胰高血糖素、C 肽、血清胃泌素等,此外腹部 CT 或 MRI 也有助于诊断和鉴别。对于这类高危人群,应尽量做到密切随访,以便尽早发现,及时予以相应治疗。

参考文献

[1] SCHAAF L, RAUE F. Multiple endocrine neoplasia [J]. Dtsch Med Wochenschr, 2017, 142 (18): 1379-1389.

[2] OBERG K. Neuroendocrine tumors (NETs): historical overview and epidemiology [J]. Tumori, 2010, 96 (5): 797-801.

[3] 于亚晶, 范栀文, 蒋玲. 一例多发性内分泌腺肿瘤病 1 型患者的临床表现及基因突变 [J]. 中华医学遗传学杂志, 2019, 36 (3): 289-290.

[4] PANG J T, THAKKER R V. Multiple endocrine neoplasia type 1 (MEN1) [J]. Eur J Cancer, 1994, 30 (13): 1961-1968.

[5] THAKKER R V. Multiple endocrine neoplasia type 1 (MEN1) and type 4 (MEN4) [J]. Mol Cell Endocrinol, 2014, 386 (1/2): 2-15.

[6] THAKKER R V, NEWEY P J, WALLS G V, et al. Clinical practice guidelines for multiple endocrine neoplasia type 1 (MEN1) [J]. J Clin Endocrinol Metab, 2012, 97 (9): 2990-3011.

[7] 童安莉. 多发性内分泌腺瘤病 1 型中胰腺神经内分泌肿瘤的诊治进展与展望 [J]. 中华消化杂志, 2019, 39 (8): 525-527.

[8] 王林杰, 王鸥, 潘慧, 等. 多发性内分泌腺瘤病 1 型合并垂体腺瘤的临床特点 [J]. 中华神经外科杂志, 2016, 32 (3): 266-269.

[9] 侯保健, 唐炜立, 苏欣, 等. 手术同步切除胰岛素瘤及甲状旁腺腺瘤治疗多发性内分泌腺肿瘤 1 型 1 例 [J]. 中南大学学报 (医学版), 2019, 44 (9): 1083-1088.

● 专家点评 ●

广东省人民医院　关海霞

甲状旁腺功能亢进症(简称甲旁亢)是引起钙磷代谢紊乱的常见病因, 也是 MEN1 中发生频率最高的内分泌腺体异常。因此在评估甲旁亢患者的过程中, 我们需要对一些提示 MEN1 的线索保有警觉, 例如: 甲状旁腺多发腺体疾病、家族性甲旁亢、甲状旁腺+胰腺/垂体/肾上腺肿瘤。先证者或疑有 MEN1 的患者, 应进行 MEN1 突变检测以确诊, 并应进行家系调查和遗传咨询。确诊有 MEN1 突变者的一级亲属也应进行 MEN1 突变检测, 无 MEN1 突变的一级亲属无需随诊, 这也利于消除他们对于发生 MEN1 相关肿瘤的担忧和焦虑; 而携带 MEN1 胚系突变者, 应立即与医生讨论制定合理的定期筛查计划, 包括临床、生化和影像学检查。具有 MEN1 突变的个体, 即使没有症状, 也应定期筛查。此外, 对于具备明确 MEN1 临床特征的先证者, 如果 MEN1 突变检测(包括部分或完全基因缺失检测)阴性, 美国内分泌学会指南建议可根据其特定临床表现进行其他基因检测, 如与家族性甲状旁腺综合征相关基因突变, 包括 CDC73 及钙离子敏感受体(CASR), 或比较罕见的细胞周期蛋白依赖性激酶 1B(CDKN1B)和 AIP 基因等。对于 MEN1 突变检测阴性的家系, 应在已有 MEN1 临床表型的患者中进行系统的临床、生化和影像学筛查, 其无症状的一级亲属也应接受每年 1 次的临床和生化筛查。

病例 59 甲状旁腺癌全身多发转移一例

王培松,李 岩,陈 光

吉林大学第一医院

一、前言

甲状旁腺癌(parathyroid carcinoma,PC)罕见,其临床表现主要为高钙血症引起的多器官功能受累症状及体征,严重并发症有高钙危象、急性胰腺炎、反复发作的消化性溃疡及病理性骨折等;有30%~76%的病例可扪及颈部实性且固定的肿物,且有向周围结构侵犯倾向,晚期多经血道远处转移[1]。我院收治1例PC合并甲状旁腺功能亢进症(简称甲旁亢)并全身多发转移的病例,报道如下。

二、病例资料及诊治过程

患者,男性,27岁,因"间断性恶心、呕吐2年"于2015年6月1日入我院内分泌科。既往史:2年前,因恶心、呕吐就诊于当地医院。胃部超声提示胃潴留;胃镜提示浅表性胃炎。1年前,再次因恶心、呕吐入当地医院,化验血钙3.33 mmol/L(正常值2.10~2.55 mmol/L),未在意,对症治疗后好转;后发现右侧胸壁肿物,2014年8月21日于当地医院行肿物切除术,术后血钙2.76 mmol/L(图1)。切除肿物标本病理(当地医院)结果:血管球瘤伴出血及骨化,肿物直径大于2 cm,不除外恶性潜能不能确定的血管球瘤。外院病理会诊意见:小细胞肿瘤,见于软组织及骨骼中,免疫组化染色CK(+),Vins(++),SMA、CD34、CD138、LCA、CD56、CR、CgA、Syn不表达,Ki-67不染色。另一医院病理会诊意见:具有上皮样分化的肿瘤,可能为良性或具有潜在低度恶性。5个月前因车祸致左侧胫腓骨、尺桡骨骨折(图2A),于当地医院住院治疗,此时血钙2.63 mmol/L。1周前患者跌倒后双下肢剧烈疼痛,入我院,诊断为"双下肢股骨骨折",行手术复位内固定治疗,期间甲状旁腺激素(parathyroid hormone,PTH)为1322 pg/mL(正常值10~65 pg/mL),血钙为3.95 mmol/L。查体:体重40 kg,甲状腺左叶Ⅱ度肿大,质硬,无压痛。骨密度(BMD)测定提示骨质疏松。颈部彩超显示:甲状腺左叶中上部肿物(由两个结节融合而成)。泌尿系超声显示:双肾乳头肥大,回声反射增强,双肾可见点状强回声反射;提示双肾实质性损害。SPECT-CT检查未见明显放射性增高区(图2B)。MRI颈部软组织平扫显示:甲状腺左叶中上部后缘见两枚结节状稍长T1长T2异常信号影,压脂像呈高信号,边界清楚,大小为1.5 cm×1.3 cm、1.6 cm×1.0 cm,病灶似融合。可疑结节穿刺液PTH定量:PTH>35330 pg/mL(因质量浓度太高,超过检验上限,经过稀释后才检测出)。

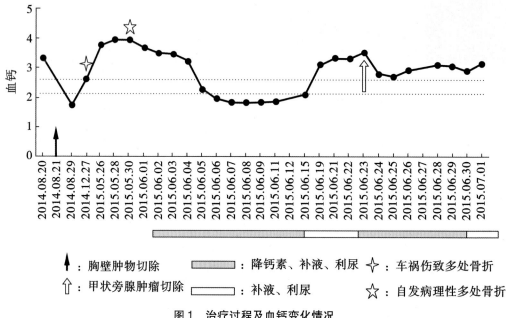

图1　治疗过程及血钙变化情况

图例：
↑ （实心）：胸壁肿物切除　　⬚（网格）：降钙素、补液、利尿　　☆（线）：车祸伤致多处骨折
⇧（空心）：甲状旁腺肿瘤切除　　⬚（空白）：补液、利尿　　★（实心）：自发病理性多处骨折

完善相关检查后转入甲状腺外科。予以鲑鱼降钙素注射液 100 IU,1 次/d,皮下注射;唑来膦酸 4 mg 加入 9 g/L 生理盐水 100 mL 静脉滴注,1 次/d;生理盐水 2500 mL,1 次/d,静脉滴注;呋塞米 40 mg/d,静脉注射。3 d 后血钙降至 2.93 mmol/L,于 2015 年 6 月 23 日行手术治疗。术中见肿物与甲状腺组织分界不清,并与周围组织粘连,侵犯食管及周围软组织。探查对侧甲状腺周围及侧颈部,未见明显肿物。遂行"左侧甲状旁腺肿物+左侧甲状腺,左侧中央区淋巴结清扫,左侧颈部淋巴结清扫,双侧颈部探查术"。肿物大体病理:重 12 g,直径 2.5 cm,侵犯甲状腺及其周围组织(图2C)。术中冰冻切片病理结果:(左侧甲状旁腺肿物)考虑为甲状旁腺来源,其内见大面积梗死,边缘见少许残存肿瘤细胞,肿瘤边界不清,周围纤维化及大量炎细胞浸润,周边甲状腺组织呈结节性甲状腺肿改变;(左Ⅲ、Ⅳ区)淋巴结未见癌转移(0/13),另见小块增生的甲状旁腺组织;(Ⅵ区)淋巴结未见癌转移(0/3)。肿物切除前及切除后 10 min 颈内静脉血 PTH 均大于 3278.0 pg/mL,切除肿物后血钙 3.52 mmol/L。术后病理(图3A～C):肿瘤最大直径 2.5 cm,肿瘤包膜不完整,侵及周围甲状腺组织,脉管可见肿瘤组织浸润,肿瘤大面积梗死,残留肿瘤呈多结节状,可见纤维间隔及局部钙化,肿瘤细胞核质比增高,细胞均匀一致,核分裂象>5/10 HPF,并见病理性核分裂象。左侧颈部淋巴结未见癌转移。免疫组化(图3D～H)结果:CgA(散在+),Syn(－),TIF-1(－),CKpan(＋),Ki-67(10%＋),NES(部分+),CD56(＋)(图3)。同时将外院胸壁肿物切片借阅读片:复核前述右侧胸壁肿物病理切片,肿瘤细胞镜下形态与本次甲状旁腺肿物一致。综上所述,病理诊断:PC,周边甲状腺组织呈结节性甲状腺肿改变,并见脓肿形成。全身 PET-CT 检查(图2D)示:骨质疏松,全身多发骨骼代谢弥漫增高伴部分骨质破坏,考虑髓腔及骨转移癌。患者术后放弃治疗,随访期间血钙波动在 3.0～4.2 mmol/L,于术后 5 个月因全身衰竭、高钙血症死亡。

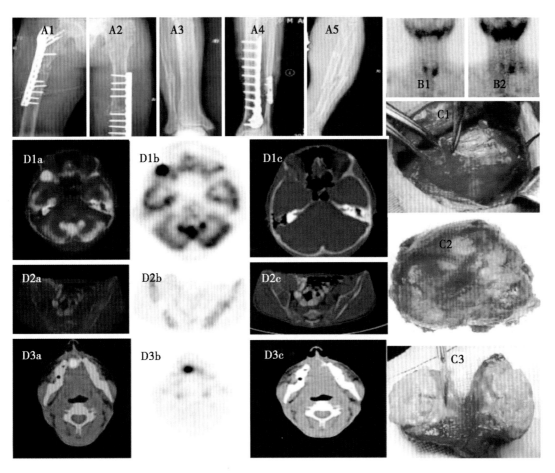

A:多次骨折 X 射线片。B:甲状旁腺 MIBI 阴性(1:早期相,2:延迟相)。C1:PC 侵犯周围结构。C2、C3:可见肿瘤坏死。D:术后全身 PET-CT 全身多发转移

图2　影像资料及大体标本

三、讨论

本例患者 2 年前发生胃肠道症状时,不排除已有甲旁亢相关生化改变。1 年前胸壁肿物切除之前血钙已升高,但并未引起临床医生注意。因此提醒我们,对于血钙升高的病例,需要考虑甲旁亢、骨转移瘤的可能性。由于 PC 临床症状及体征的复杂性,往往导致患者发现血钙异常增高时已经处于疾病非常严重的阶段。CT、MRI 和甲氧基异丁基异腈(MIBI) -SPECT 等协同诊断能提高诊断率,尤其适用于术前解剖和功能定位。虽然 PET-CT 并非常规诊断方法,但对于此病例,术后行PET-CT 对于临床诊断起到关键性作用。对于怀疑 PC 的患者,PET-CT 全身扫描或许应该列入术前常规检查。PC 临床诊断比较困难[2],明确诊断需组织学发现有血管受侵、神经受侵、侵透被膜侵犯周围结构,以及/或者发现远处转移[3-4]。下面一些特征可提示临床医生 PC 可能:术中怀疑局部侵犯或区域淋巴结转移;白蛋白校正的钙含量>3 mmol/L;颈部可触及的肿物直径>3 cm;颈部超声可见肿瘤侵犯或钙化;CT 或甲状旁腺 MIBI-SPECT 发现可疑转移病灶;PTH>3 倍上限;显著的骨与肾脏受累;甲状旁腺功能亢进症-颌骨肿瘤综合征(hyperparathyroidsim-jaw tumour, HPT-JT)病史及家族史;伴随颌骨肿瘤;声音嘶哑和(或)颈部疼痛[5]。PC 常在术后 3 年左右复发[3-4,6]。PC 患者往往要

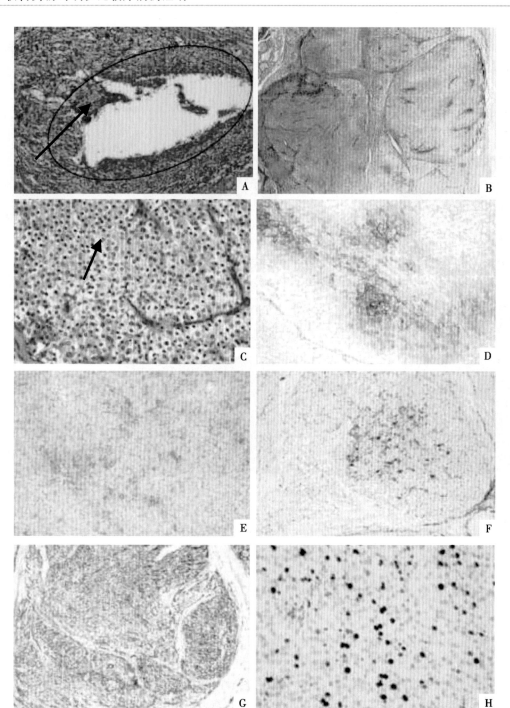

A:胸壁肿物,肿瘤侵犯血管(HE,×200)。B:甲状旁腺。肿瘤呈多结节状生长,可见纤维间隔及局部钙化并且大部分肿瘤组织梗死;侵及周围甲状腺组织(左上角)及脉管(HE,×40)。C:甲状旁腺。肿瘤细胞核质比增高,细胞均匀一致,可见少许核分裂象(箭头)(HE,×400)。D:神经元特异性烯醇化酶(NSE)。图中浅棕色区域为阳性细胞(该抗体阳性部位应为:胞质,免疫组化,×200)。E:CD56 阳性(阳性部位:胞膜,免疫组化,×200)。F:嗜铬素(chromogranin A,CgA),散在少许细胞阳性(阳性部位:胞质,免疫组化,×200)。G:CK-pan 弥漫强阳性(阳性部位:胞质,免疫组化,×200)。H:Ki-67 约 10% 肿瘤细胞阳性(阳性部位:胞核,免疫组化,×400)

图3　组织病理图片

经历平均 2~3 次手术[5]。复发后积极的再次手术可降低肿瘤负荷,能够降低 PTH 及血钙水平,从而减轻患者症状[7],但很难治愈。术后局部复发者,建议行颈部广泛切除,并纵隔探查。转移病灶一并切除,这对控制高钙血症有益。肺是最常见的远处转移器官(40%)。多篇文章[3,8]报道,若能手术切除肺部转移病灶,可获得较长时期病情缓解。该患者病理诊断为 PC,术前甲状旁腺 ECT 以及骨显像阴性,术后 PET-CT 检查提示全身多发骨转移。回顾其外院胸壁肿物病理切片,最终明确其为 PC 肋骨转移。该患者在甲状旁腺原发肿瘤切除前切除部分转移肿瘤(胸壁肿物)后血钙增高症状即有所缓解,此种情况实属少见。

四、结论

PC 是一种罕见的内分泌恶性肿瘤,由于 PC 在临床表现与甲状旁腺腺瘤存在交叉,临床上当甲状旁腺肿瘤出现侵犯邻近组织、局部复发或远处转移时才能确诊为 PC,但此时根治肿瘤已较难。因此,提高临床医生术前和术中对 PC 的诊断水平、寻找 PC 的分子病理标志物和敏感影像定位技术就显得极为重要。

五、诊治体会

PC 发病率低,不仅临床表现多样、常伴有远处转移,常需要多次手术。初次手术时完整切除病灶是提高生存率的重要条件,但该疾病在病理上很难与良性病灶鉴别。因此,提高临床医生识别和诊治 PC 的水平极其重要。对于有明显高血钙和高 PTH 血症,伴或不伴颈部 3 cm 以上肿块和严重骨骼和(或)肾脏受累的原发性甲旁亢患者,需警惕 PC 的可能性。对于疑似 PC 的患者,应组织包括内分泌科、外科、影像学科和病理科在内的多学科进行讨论,制定合理的处理方案,在低血钙的同时,转诊给有经验的诊治中心处理。不推荐对疑似 PC 的原发病灶行穿刺检查。PC 的首次手术应完整切除病灶,并同时切除同侧甲状腺腺叶,以降低复发率和死亡率。如果术后才诊断出 PC,建议尽快再次手术。对于复发的 PC 患者,再次手术前,需进行多种影像学检查,确定病灶部位。PC 容易复发,患者往往需要多次手术,需终生随访。PC 患者的死亡主要由高血钙及其并发症造成。可通过手术或介入等多种手段处理复发或转移性病灶,减轻肿瘤负荷。

参考文献

[1] DIACONESCU M R, GLOD M, COSTEA I, et al. Clinicopathological phenotype of parathyroid carcinoma:therapeutic and prognostic aftermaths[J]. Chirurgia (Bucur),2015,110(1):66-71.

[2] SHANE E. Clinical review 122:parathyroid carcinoma[J]. J Clin Endocrinol Metab,2001,86(2):485-493.

[3] OKAMOTO T, IIHARA M, OBARA T, et al. Parathyroid carcinoma:etiology, diagnosis, and treatment[J]. World J Surg,2009,33(11):2343-2354.

[4] DELELLIS R A. Parathyroid carcinoma:an overview[J]. Adv Anat Pathol,2005,12(2):53-61.

[5] DUAN K, METE Ö. Parathyroid carcinoma:diagnosis and clinical implications[J]. Turk Patoloji Derg, 2015,31(Suppl 1):80-97.

[6] HUNDAHL S A,FLEMING I D,FREMGEN A M,et al. Two hundred eighty-six cases of parathyroid carcinoma treated in the U. S. between 1985 - 1995:a National Cancer Data Base Report. The

American College of Surgeons Commission on Cancer and the American Cancer Society[J]. Cancer, 1999,86(3):538-544.

[7]QIU Z L,WU C G,ZHU R S,et al. Unusual case of solitary functioning bone metastasis from a "parathyroid adenoma":imagiologic diagnosis and treatment with percutaneous vertebroplasty--case report and literature review[J]. J Clin Endocrinol Metab,2013,98(9):3555-3561.

[8]OBARA T,OKAMOTO T,ITO Y,et al. Surgical and medical management of patients with pulmonary metastasis from parathyroid carcinoma[J]. Surgery,1993,114(6):1040-1048.

● 专家点评 ●

哈尔滨医科大学附属第一医院　代文杰

　　原发性甲状旁腺功能亢进可引起泌尿系统、骨骼系统、消化系统和神经精神系统症状以及其他非特异性症状,根据病因分为旁腺增生、旁腺腺瘤和旁腺癌。但目前原发性甲状旁腺功能亢进还是一个被严重低估的疾病,尤其是非综合性医院非专科医生对其认识不足,常导致其误诊或漏诊,从而延误其治疗时机。

　　外科手术整块根治术切除肿瘤病灶是影响甲状旁腺癌预后的关键因素,首次手术尤为重要。如果肿瘤与周边软组织,如带状肌、食管肌层粘连,也需尽可能广泛地切除;如果喉返神经受到侵犯,也需一并切除,并清扫同侧中央组淋巴结。操作的关键是避免肿瘤包膜破损,以免种植复发。但一般不推荐预防性颈侧区淋巴结清扫,因为并不延长生存期且可能增加并发症发生率。术中PTH监测对于判断是否切除了病灶,尤其是良性病灶有积极意义,但这在甲状旁腺癌中的意义可能较弱。如果术中PTH水平仍增高,则可能残存颈部病灶,或身体其他部位有未被发现的转移灶。对于多发转移病例,术前全面检查尤为重要,有利于手术风险及可切除性评估。

● 专家点评 ●

上海市第六人民医院　刘志艳

　　甲状旁腺癌是甲状旁腺实质细胞起源的恶性肿瘤,相对少见,仅占欧美国家恶性肿瘤的0.005%。日本和意大利研究表明,5%~6%的甲状旁腺功能亢进归因于甲状旁腺癌。

　　甲状旁腺癌肉眼观多种多样,通常体积较大,有不同程度纤维结缔组织包膜,重量为1.5~50 g。边界不清,与周围软组织和甲状腺组织粘连。切面粉灰色,质地实,因纤维结缔组织分割而呈分叶状结构。

　　甲状旁腺癌诊断标准严格,须浸润至周围甲状腺、软组织、包膜和(或)包膜外血管或神经组织;和(或)肿瘤具有明确转移。所浸润血管,应位于肿瘤包膜内或周围软组织内。癌栓应部分贴附血管壁并伴有纤维素存在。多数甲状旁腺癌由主细胞构成,中等大小,核呈圆形或者卵圆形,染色质浓集,核仁不明显,细胞特征与甲状旁腺瘤难以鉴别。可见嗜酸性细胞、转化性嗜酸细胞、透明细胞或梭形细胞。多数肿瘤呈现不同程度多形性。80%的肿瘤核分裂象增多,Ki-67增殖指数高于甲状旁腺腺瘤(6.0%~8.4%)。

　　本病例甲状旁腺癌重达52 g,术中可见侵犯甲状腺、周围软组织及食管,提示为甲状旁腺腺癌。镜下明确有甲状腺、胸壁侵犯、血管内癌栓,可见病理性核分裂象,Ki-67增殖指数高于平均值,均支持高侵袭性甲状旁腺癌诊断。

甲状旁腺癌多表达甲状旁腺激素,但弱于甲状旁腺腺瘤;表达转录因子 GCM2、GATA-3、上皮标记物 CAM5.2、神经内分泌标记物突触素和嗜铬素。甲状旁腺腺瘤多表达 CK14,而甲状旁腺腺癌则不表达。本例不同程度表达神经内分泌标记物,阳性表达广谱 CK,术前具有高钙血症,均支持甲状旁腺肿瘤诊断。

甲状旁腺癌基因特征包括 CDC73 相关异常,如甲状旁腺功能亢进症 - 颌骨肿瘤综合征 (HPT-JT)、FIHP;散发性病理多伴有 CDC73 胚系突变。

病例60　甲状旁腺癌多次复发一例

王培松[1]，韩　祎[2]，陈　光[1]

1)吉林大学第一医院;2)长治医学院附属和平医院

(本文已发表于《中华内分泌外科杂志》2016年第10卷第1期,收录时有改动)

一、前言

甲状旁腺癌(parathyroid cancer,PC)是内分泌系统罕见的恶性肿瘤。甲状旁腺肿瘤的良恶性组织学鉴别困难,大约50%的PC最初诊断为甲状旁腺腺瘤,随访过程中出现远处转移才被确诊。提高对PC的认识对减少误诊、提高PC治愈率和改善预后有重要意义。本文报道1例甲状旁腺多次复发病例,目的是提高对于PC临床特征的认识。

二、病例资料及诊治过程

患者,男性,64岁,因"双下肢无力伴双膝关节疼痛半个月"入院。既往有肾功能衰竭病史。入院检查:血甲状旁腺激素(parathyroid hormone,PTH)>2500 pg/mL(正常值12.00～88.00 pg/mL);血钙4.53 mmol/L(正常值2.10～2.60 mmol/L);血磷1.48 mmol/L(正常值0.80～1.60 mmol/L)。颈部彩超提示(图1:第1次颈部彩超):甲状腺右叶后侧见1.3 cm×1.0 cm低回声,边界清,内部回声均匀,血流信号不明显。遂在局麻下行"右侧甲状旁腺肿瘤切除术",术中见肿物约3.0 cm×3.5 cm,与右侧颈总动脉紧密粘连,质地较韧,表面粗糙,完整切除肿物。术中冰冻病理及术后石蜡标本病理学结果:右侧PC。后第3天血钙恢复正常,未再复查甲状旁腺素。术后1周患者上厕所时不慎摔伤左腿,导致左侧股骨中下1/3骨折,给予石膏外固定治疗。怀疑为病理性骨折,遂查全身骨显像(图2:

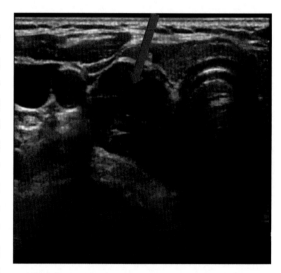

甲状腺右叶后侧见1.3 cm×1.0 cm低回声,边界清,内部回声均匀,血流信号不明显(箭头所示)

图1　颈部彩超结果(第1次)

第1次全身骨显像):颅骨、脊柱、肋骨、四肢、骨盆、锁骨放射性异常浓聚,左侧股骨中下段不连续,呈现代谢性骨病表现。

第1次手术后(以下简称"术后")6个月复查彩超又发现右侧颈部肿物,大小约2.0 cm×2.0 cm,无明显不适,未予以处置。术后28个月出现双下肢乏力及疼痛,复查彩超显示:颈部肿物增大,大小约2.0 cm×3.0 cm,患者拒绝手术治疗。术后30个月患者出现双下肢乏力伴疼痛加重,再次入院检查提示血钙4.46 mmol/L,血磷1.12 mmol/L,血PTH>2500 pg/mL。复查颈部超声提示(图3):右侧颈总动脉外侧与颈内静脉之间见一实质性肿物,大小为3.3 cm×2.2 cm,边界清楚,形状不规则,内部回声不均,血流信号丰富,颈内静脉受压。甲状旁腺甲氧基异丁基异腈(MIBI)显像(图4):甲状腺右叶下极水平放射性增高区,考虑功能亢进的甲状旁腺组织。全身骨显像(图5:第2次全身骨显像):四肢骨骼异常放射性增高,于右股骨、左股骨下段、双侧胫骨可见多处异常放射性增高区,考虑骨代谢异常。术前予以鲑鱼降钙素8 IU/kg,皮下注射,q 8 h;9.0 g/L氯化钠2000 mL,1次/d,静脉滴注;呋塞米(速尿)20 mg/次,2次/d,静脉注射。以上方案应用3 d,血钙(4.74 mmol/L)未见明显下降。经全科讨论后急诊行"右侧下位甲状旁腺肿物切除、右侧甲状腺次全切除术"。术后石蜡标本病理学结果:颈部肿物为PC(图6),甲状腺肿物为结节性甲状腺肿。出院时血钙、血磷均恢复正常,PTH仍偏高(钙2.21 mmol/L,PTH 620.00 pg/mL)。

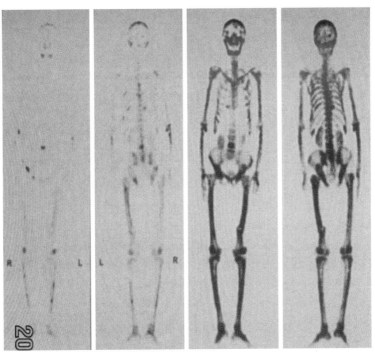

颅骨、脊柱、肋骨、四肢、骨盆、锁骨放射性异常浓聚,左侧股骨中下段不连续

图2 第1次全身骨显像结果

术后4年又因"发现左侧颈部肿物1个月"入院。入院时血PTH 2853 pg/mL,血钙4.54 mmol/L,血磷1.32 mmol/L。颈部彩超提示(图7):颈前偏左左侧甲状腺下部背侧见一低回声肿物,大小约13 mm×7.5 mm,边界清,呈椭圆形,内部回声尚均匀。CDFI:可见少许片状血流信号,并可探及动脉血流。甲状旁腺MIBI显像(图8):未见明显放射性增高区。胸透提示双肺多发结节影,建议行肺CT检查,患者及家属拒绝。如上所述方案,应用降钙素、水化、利尿治疗,血钙(3.50 mmol/L)未见下降。遂行"左侧甲状旁腺瘤切除术、左侧甲状腺部分切除术"。术中冰冻病理学结果示:左侧甲状旁腺瘤。术后石蜡标本病理:PC。出院时血PTH 2936.00 pg/mL,血钙3.95 mmol/L,血磷1.06 mmol/L。

术后4年2个月,患者因"间断性气短10 d"再次入院,住院期间查血钙4.40 mmol/L。肺部CT提示:左肺各叶、右肺上叶及下叶可见多个大小不等的结节样高密度影。全身骨显像(图9:第2次全身骨显像):四肢骨骼呈放射性增高,双下肢呈双规征,另于右股骨、左股骨下段、双侧胫骨可见多处异常放射性增高区。意见:四肢骨代谢异常,与2007年、2012年对比无明显改变。①多考虑骨代谢性疾病;②尚不除外骨转移可能。给予对症治疗后自行出院,后失访。

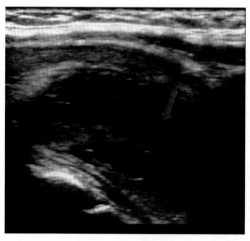

右侧颈总动脉外侧与颈内静脉之间见一实质
性肿物,大小3.3 cm×2.2 cm,边界清楚,形状
不规则,内部回声不均,颈内静脉受压,血流信
号丰富

图3 颈部彩超检查结果

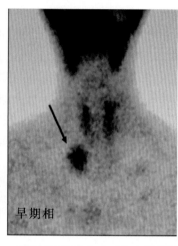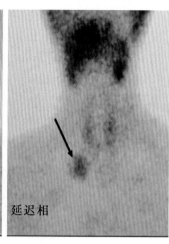

早期相   延迟相

相当于甲状腺右叶下极水平放射性增高区,考虑功能亢进之甲状
旁腺组织

图4 甲状旁腺^{99m}Tc-MIBI 显像结果

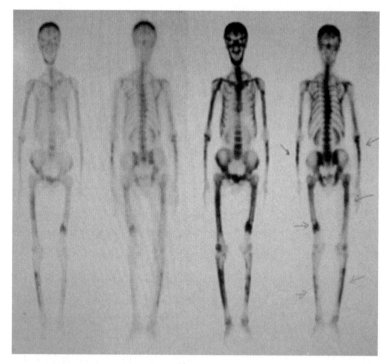

四肢骨骼异常放射性增高,于右股骨、左股骨下段、双侧胫骨可见多处
异常放射性增高区,考虑骨代谢异常

图5 第2次全身骨显像结果

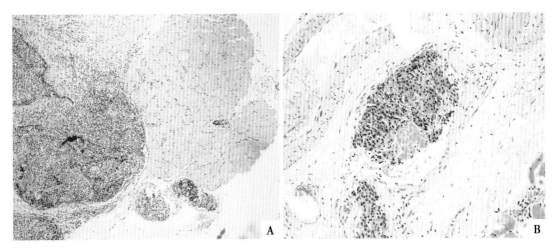

A:肿瘤侵及周围纤维肌肉组织、血管(HE,×100);B:肿瘤侵及肿瘤包膜外血管(HE,×200)

图6　右侧 PC 石蜡标本病理学结果

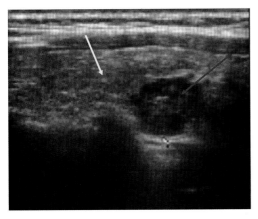

颈前偏左,左侧甲状腺下部背侧见一低回声肿物,大小约 1.3 cm×0.75 cm,边界清,呈椭圆形,内部回声尚均匀,CDFI:可见少许片状血流信号,并可探及动脉血流(红色箭头为甲状旁腺肿物,黄色箭头为甲状腺)

图7　颈部彩超检查结果

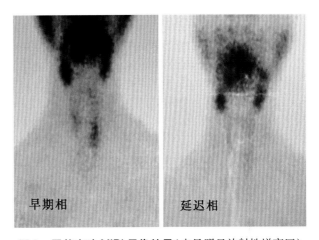

图8　甲状旁腺 MIBI 显像结果(未见明显放射性增高区)

三、讨论

　　PC 罕见,占原发性甲旁亢病例的 2% ~4%,男女发病率无明显差异[1],发病与 HRFF2 基因突变有关。国内外文献[1-2]中均描述 PC 诊断比较困难,甲状旁腺肿瘤的良恶性难以鉴别,很难在术前取得明确诊断,误诊率高达 80% ~100%。

　　临床上常用的影像学检查中,甲状旁腺核素显像比彩超和 CT 具有更高的检出率。有报道[3]称 PC 核素显像结果存在假阴性的情况,可能与癌细胞 P 糖蛋白或多耐药相关蛋白表达阳性有关。概括近期文献[4-9]叙述,以下情况为 PC 重要的诊断依据:①甲旁亢临床表现显著;②血 PTH 水平高于正常 2~4 倍,血钙>3.0 mmol/L;③颈部可触及的甲状旁腺肿块;④术中发现肿块与周围组织粘连;

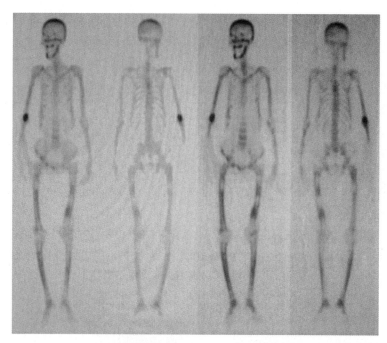

四肢骨骼呈放射性增高，双下肢呈双规征，另于右股骨、左股骨下段、双侧胫骨可见多处异常放射性增高区。意见：四肢骨代谢异常，与2007年、2012年对比无明显改变。①多考虑骨代谢性疾病；②尚不除外骨转移可能

图9　第3次全身骨显像结果

⑤病理见核分裂象，或侵犯包膜、血管，或证明有颈部淋巴结转移。对普通病理检查不能确定者可结合免疫组化指标，提高准确性[4]。本例HE染色可见肿瘤侵及周围纤维肌肉组织及包膜外血管，肿瘤呈实性生长，细胞核增大，可见轻度至中度异型性，核分裂象增多，肿瘤侵及肿瘤包膜外血管，所以诊断PC成立。

　　PC易原位复发，远处转移相对少见。此病例双侧先后确诊PC且术后PTH值未明显降低，考虑为同侧复发、对侧多发或转移性PC。初次手术时，由于认识有限，切除范围不足。应将肿瘤及同侧甲状腺腺叶整块切除，并进行包括胸腺舌部在内的中央区淋巴结清扫[5]，同时应对其他旁腺进行探查，排除其他部位的病灶。手术治疗主要适用于未转移或仅有颈部淋巴结转移的PC，对于颈部复发的癌灶，如果可以切除干净，则尽量手术切除，对孤立的远处转移灶也可尽量手术切除。患者前2次手术胸片均未发现异常，第3次术前胸片发现肺部有结节影，术后CT提示双肺可见多个大小不等的结节样高密度影，结合患者持续高钙血症及高PTH，考虑PC肺转移，但因患者拒绝进一步诊治而无病理学证据。

四、结论

　　提高对PC的认识和诊断水平是首次手术治疗能否规范彻底的关键。积极治疗原发病的同时，也要重视PC的并发症，如骨纤维囊性变及肾功能损害。术后应定期监测PTH及血钙浓度，如手术后血PTH仍居高不下，则提示局部有残留病灶或存在远处转移病灶的可能。

五、诊治体会

手术彻底切除是目前可能治愈 PC 的最佳手段,尽管目前术前评估方式多种多样,但甲状旁腺肿瘤良恶性鉴别仍困难。术中快速冰冻病理对肿瘤的准确率仅为 15.04%,但外科医师术中所见对临床诊断至关重要,如果发现肿瘤明确侵犯毗邻组织器官的证据,应果断行包括肿瘤和周围组织在内的整块切除。以下临床特征提示 PC 可能:术中发现肿瘤局部侵犯或区域淋巴结转移;白蛋白校正的钙含量>3 mmol/L;颈部可触及肿物且直径>3 cm;颈部超声可见肿瘤侵犯或钙化;CT 或甲状旁腺 MIBI 发现可疑转移病灶;血 PTH 水平>正常值上限的 3 倍;显著的骨质破坏与肾脏受累;伴有声音嘶哑和(或)颈部疼痛症状。

参考文献

[1] OERTLI D. Surgery of the thyroid and parathyroid glands[M]. Berlin:Springer Verlag Berlin Heidelberg,2007:207-214.

[2] 武正炎,沈美萍,陆辉. 原发性甲状旁腺功能亢进症的外科治疗[J]. 内分泌外科杂志,2008,2(1):10-12.

[3] 岳林先. 实用浅表器官和软组织超声诊断学[M]. 北京:人民卫生出版社,2011:214-215.

[4] 小原孝男. 内分泌外科的要点与盲点[M]. 北京:人民卫生出版社,2011:264-265.

[5] THOMPSON L D. Parathyroid carcinoma[J]. Ear Nose Throat,2009,88(1):722-724.

[6] NG S H,LANG B H. Parathyroid carcinoma in a 30-year-old man:a diagnostic and management challenge[J]. World J Surg Oncol,2013,11:83.

[7] 高新宝,苏畅,陈光,等. 甲状旁腺癌六例临床分析[J]. 中华内分泌外科杂志,2013,7(1):86-88.

[8] 徐少明. 甲状旁腺癌的诊断和治疗[J]. 中国实用外科杂志,1998,18(4):51-53.

[9] 王培松,薛帅,王硕,等. 中国甲状旁腺癌 234 例分析[J]. 中华内分泌外科杂志,2017,11(4):334-337.

● 专家点评 ●

上海市第六人民医院　刘志艳

本例中可见癌细胞浸润至周围纤维结缔组织、肌肉组织和包膜外血管内癌栓,均有助于明确甲状旁腺腺癌诊断(图6)。图6(右)显示癌栓部分贴附血管壁并伴有纤维素性坏死,提示血道转移可能性大。病理分期、脉管数量评估可提示患者预后及复发潜能。该患者术后多次复发,与病理形态学特点符合。

● 专家点评 ●

哈尔滨医科大学附属第一医院　代文杰

外科手术整块根治术切除肿瘤病灶是影响甲状旁腺癌预后的关键因素,首次手术尤为重要。如果肿瘤与周边软组织,如带状肌、食管肌层粘连,也需尽可能广泛地切除;如果喉返神经受到侵犯也需一并切除,并清扫同侧中央组淋巴结。操作的关键是避免肿瘤包膜破损,以免种植复发。即使术后 PTH 及血钙都恢复正常甚至低于正常,也不保证治愈;即使进行了根治性切除,甲状旁腺癌的复发率仍高。术后应长期随访生化指标,有利于早期发现癌持续存在或复发转移。

甲状旁腺癌术后还应辅以内科治疗,近期治疗目标是处理好术后骨饥饿综合征,预防严重低钙血症及其并发症的发生;远期治疗目标主要是保护骨骼,修复已有的骨骼损伤。

对于可切除的颈部复发病灶可再次行相关组织及区域淋巴结的广泛切除,对相对孤立的肺、肝或骨的转移病灶,可行微创的肿瘤摘除、消融、灭活等减负荷处理。虽然大多数患者在切除复发病灶后高血钙得到缓解,但很难获得治愈,因为再次复发几乎不可避免,很多患者需要多次手术,且每次术后再复发的间隔不断缩短。再次手术前应行多种影像学检查,充分评估手术风险及可切除性。

病例61　甲状旁腺癌伴肺转移一例

李　朋,韦　伟

北京大学深圳医院

(本文已发表于《岭南现代临床外科》2016年第16卷第5期,收录时有改动)

一、前言

甲状旁腺癌(parathyroid cancer,PC)是一种罕见的内分泌器官恶性肿瘤,其发病率为(3~5)/1000万,占所有恶性肿瘤的0.005%[1-2]。从100多年前首次报道至今,全世界共报道了1000多例[3],其中中国报道了200多例。PC的复发率与初次手术方式密切相关,如果初次手术行了肿瘤连同周围组织整块根治性切除,复发率约为33%;但如果仅仅切除肿瘤,其复发率超过50%[4]。由于PC病理诊断需要找到明确的包膜外或血管侵犯证据,所以术中冰冻和术后石蜡标本切片诊断往往都有困难。与其他肿瘤相比,术前影像学评估和术中探查发现肿瘤侵犯毗邻组织器官的证据尤为重要。笔者近期诊治1例PC伴肺转移病例,报道如下。

二、病例资料及诊治过程

患者,女性,30岁,因"发现左侧颈部肿块1月余"入院。患者无四肢乏力、关节疼痛、口干、多尿等症状。查体:左侧颈部可扪及一大小约1.5 cm×1.5 cm肿物,无压痛,质地硬,边界欠清,可随吞咽上下活动。患者入院后,给予完善相关检查,其中实验室检查:血甲状旁腺激素(parathyroid hormone,PTH)19.5 pmol/L(正常值1.3~9.3 pmol/L),血钙3.05 mmol/L(正常值2.11~2.52 mmol/L),血磷0.65 mmol/L(正常值0.96~1.62 mmol/L)。影像学检查:彩超(图1)提示甲状腺左叶中后部低回声团块,内可见微小钙化点,与甲状腺组织分界不清,多考虑甲状旁腺来源,甲状腺癌不除外。颈部CT提示甲状腺左叶后方实质性团块,与甲状腺组织分界不清(图2)。甲状旁腺核素扫描提示:左下甲状旁腺腺瘤伴功能亢进。术前诊断:①原发性甲状旁腺功能亢进;②左侧颈部肿物性质待查:甲状旁腺腺瘤? PC?

常规术前评估完善后,在全身麻醉下行颈部肿物探查术,术中所见:左侧颈部肿物位于左侧甲状腺中部背面,大小约1.5 cm×1.5 cm,质地硬,与甲状腺组织紧密粘连,无法分离(图3)。结合术前影像学检查,考虑PC可能,遂行左侧甲状腺连同肿物和左侧气管旁淋巴结整块切除,送术中冰冻,病理学结果回报:左侧甲状旁腺肿瘤,局部见包膜侵犯,不除外PC,待常规病理和免疫组化进一步确诊。肿瘤切除后10 min抽血查PTH,结果回报:2.8 pmol/L。手术顺利,术后第1天患者出现双手指尖和口角麻木,给予补钙治疗后缓解。术后第4天复查血钙2.21 mmol/L,血PTH 0.6 pmol/L,给予出院,嘱患者口服钙片,1个月后门诊复查血钙2.13 mmol/L,血PTH 8.62 pmol/L。术后常规病理及免疫组化结果:CgA(局灶+),Syn(弱+),TTF-1(-),Ki-67(15%~20%),CD34(未见脉管浸润);左侧甲状旁腺肿瘤,局部浸出包膜,侵犯甲状腺组织,考虑PC可能性大,请结合临床综合判断。

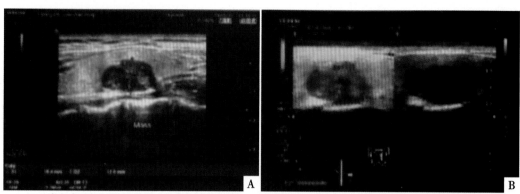

A：彩超提示左侧甲状腺中部低回声肿块，内可见砂砾样钙化，肿块位于甲状腺腺体内，与甲状腺组织关系密切，甲状腺后背膜连续，以上征象与甲状旁腺腺瘤典型超声征象不同；B：超声弹性成像提示肿块质地较硬

图1　甲状腺彩超检查结果

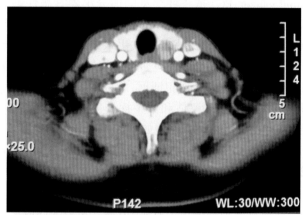

肿块与甲状腺组织关系密切，未见甲状旁腺腺瘤对甲状腺组织的挤压征象

图2　颈部CT检查结果

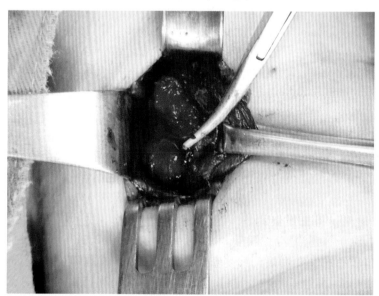

左侧甲状腺中部后方有一肿物（血管钳所指处），质地硬，与甲状腺组织无明显分界，如果强行分离，则容易出血

图3　颈部肿物探查术术中所见

患者术后每半年门诊复查血 PTH、血电解质和颈部彩超。术后 2 年左右，患者自觉双下肢乏力伴膝关节酸痛，复查血 PTH 为 19.5 pmol/L，血钙为 3.05 mmol/L，考虑 PC 复发转移可能，遂行颈部彩超检查，无异常发现。再行颈胸部 CT 平扫+增强检查，提示：右肺上叶前段见直径约 13 mm 结节，边缘光滑，增强扫描明显强化，考虑转移瘤可能（图 4）。遂入胸外科就诊，在全身麻醉下行右肺楔形切除术。术后第 1 天复查血 PTH 为 1.7 pmol/L，血钙为 2.01 mmol/L。术后常规病理回报：甲状旁腺肿瘤肺转移。嘱患者出院后继续门诊定期复查血 PTH、血电解质和颈部彩超。

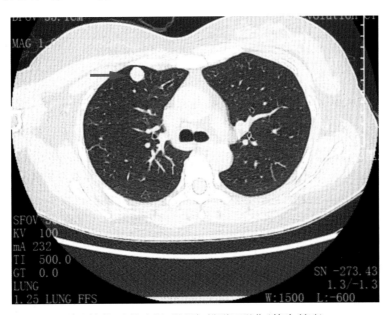

右肺上叶前段结节，边缘光滑，增强扫描明显强化（箭头所示）

图 4　颈胸部 CT 平扫+增强检查结果

三、讨论

PC 缺乏典型的临床表现，病理诊断也缺乏敏感和特异性诊断标准，所以在术前、术中甚至在术后获得正确的诊断都有困难，除非发现明确转移病灶。PC 初次治疗的手术范围与复发率和预后关系密切，所以强调一旦术前或术中明确诊断，就应该采取肿瘤连同周围组织一起的扩大整块切除[5]。由于术前和术中诊断困难，常导致手术切除范围不够。结合以上病例，笔者认为在临床工作中应具备以下几点要素，可以减少 PC 的误诊和漏诊。

1. 有诊断 PC 的意识。

原发性甲状旁腺功能亢进症的主要病因为甲状旁腺腺瘤、甲状旁腺增生和 PC[6]。欧美人种发病率较高，大概 1/1000。有学者认为国人发病率较低，但近年来，由于体检的普及，更多的甲状旁腺功能亢进病例被发现，发病率可能被严重低估。PC 占甲状旁腺功能亢进症的 1%～2%，国内报道[7]为 3.5%。国内病例报道有向大型医疗中心特别是具有甲状腺专科的医院集中的趋势，例如上海瑞金医院陈曦[8]报道首诊首治的 PC 约占同期原发性甲状旁腺功能亢进症的 6.4%。基于我国甲状旁腺功能亢进症的发病率无准确数据，近年来国内大型医疗中心有病例增多的趋势，PC 的发病率可能也被低估；再者我国的人口基数巨大，所以在临床工作中，遇到 PC 的可能性是存在的。内分泌科的专科医生要具备诊断 PC 的意识，遇到相关病例要考虑到 PC 的可能。本病例诊断线索是超声与甲状旁腺 ECT 检查的不一致性,从而考虑到 PC 的诊断,并准备多套手术方案,这样才不至于因手术中发现异常情况或快速病理诊断不清时,导致手足无措的局面。

2. 有处理原发性甲状旁腺功能亢进症的临床经验。

甲状旁腺腺瘤和甲状旁腺增生良性病变是原发性甲状旁腺功能亢进症最常见的原因,如果没有诊治相当数量甲状旁腺良性疾病的经历,就很难形成一套由一般资料、病史、临床表现和辅助检查组合成的成熟的诊断模式,更谈不上建立与甲状旁腺良性疾病对比基础上发现 PC 的能力和敏感性。本病例通过甲状旁腺 ECT 和血液生化检查,确诊甲状旁腺功能亢进无疑,但是综合查体可扪及肿物、彩超发现肿块内钙化和侵犯甲状腺组织等特点和甲状旁腺良性疾病临床表现不一致,从而考虑到 PC 的诊断。

3. 有鉴别 PC 与甲状旁腺良性疾病的基本临床知识。

PC 与甲状旁腺良性病变虽然病理生理相同,但是二者在临床表现上存在一些差异。①发病年龄:甲状旁腺良性肿瘤平均诊断年龄为 55 岁,而 PC 平均诊断年龄约 48 岁,发病年龄相对较轻;②症状:相对于甲状旁腺良性肿瘤,PC 症状较重,有明显的骨骼系统、泌尿系统和其他症状;③查体:由于 PC 质地硬,与甲状腺组织有明显对比,所以查体可在颈部扪及肿物,这在甲状旁腺良性肿瘤非常罕见;④血钙和血 PTH 升高更明显;⑤彩超和 CT 检查可以发现腺体内部粗大钙化和侵犯周围器官的证据。本病例就具有发病年龄轻、肿物可扪及和影像学检查发现侵犯周围器官的证据等特点。

4. 有一定数量的甲状旁腺病例手术经验。

术中探查发现肿瘤侵犯毗邻组织器官对于 PC 的诊断非常重要,在某种意义上说,重要性甚至超过病理诊断。大部分甲状旁腺良性肿瘤质地柔软,包膜完整,与甲状腺及周围组织分界清楚,只要打开表面被膜,肿瘤就有自动"挤"出来的趋势。而 PC 一般质地较硬,与甲状腺和周围组织分界不清,如果要强行切除,一般容易出血。术中一旦发现有上述特点,应采取包括肿瘤在内的扩大整块切除的手术方式。本病例术前评估和术中都发现肿瘤侵犯周围组织器官的证据,虽然快速病理和常规病理检查均未给出完全肯定的诊断,笔者认为也应该采取积极的手术方式。

5. 由于 PC 的诊断具有滞后性,所以术后定期复查非常重要。

对于术后怀疑 PC 但并未明确诊断的病例,在随访过程中,如果出现血 PTH 和血钙进行性升高,要考虑到复发转移的可能;如果远处转移病灶确诊为甲状旁腺组织,则反证既往诊断为 PC 无疑。

四、结论

PC 临床罕见,在诊断上也有困难。在临床工作中,首先应该具备诊断 PC 的意识,术前评估善于发现与甲状旁腺良性疾病的差异,术中发现肿瘤侵犯周围组织器官,应果断行包括肿瘤在内的扩大整块切除手术,这样才能达到减少复发和改善预后的目的。

五、诊治体会

PC 临床罕见,形态学不典型,在诊断上往往存在滞后性。平时诊治甲状旁腺疾病病例时,要善于总结和对比,争取找到病例之间的共性和差异。随着病例数的增加和临床经验的积累,提高诊断 PC 的能力。如果术前影像学和术中发现肿瘤侵犯临近组织器官的确切证据,应考虑到 PC 的可能,果断行包括临近组织器官的整块切除。在随访过程中,如果出现血 PTH 和血钙进行性升高,要考虑到复发转移的可能;如果远处转移病灶确诊为甲状旁腺组织,则反证既往诊断为 PC 无疑。

参考文献

[1] LEE P K, JAROSEK S L, VIRNIG B A, et al. Trends in the incidence and treatment of parathyroid cancer in the United States[J]. Cancer, 2007, 109(9):1736-1741.

[2] GOSWAMY J, LEI M, SIMO R. Parathyroid carcinoma[J]. Curr Opin Otolaryngol Head Neck Surg, 2016, 24(2):155-162.

[3] SADLER C, GOW K W, BEIERLE E A, et al. Parathyroid carcinoma in more than 1000 patients: a population-level analysis[J]. Surgery, 2014, 156(6):1622-1629.

[4] KEBEBEW E. Parathyroid carcinoma[J]. Curr Treat Options Oncol, 2001, 2(4):347-354.

[5] FUJIMOTO Y, OBARA T, ITO Y, et al. Surgical treatment of ten cases of parathyroid carcinoma: importance of an initial en bloc tumor resection[J]. World J Surg, 1984, 8(3):392-400.

[6] WEI C H, HARARI A. Parathyroid carcinoma: update and guidelines for management[J]. Curr Treat Options Oncol, 2012, 13(1):11-23.

[7] 周建平, 田雨霖. 中国人原发性甲状旁腺功能亢进 10 年文献回顾(1995~2004 年)[J]. 中国普通外科杂志, 2007, 16(1):78-80.

[8] 陈曦. 甲状旁腺癌诊治难点与对策[J]. 中国实用外科杂志, 2014, 34(4):305-308.

● **专家点评** ●

哈尔滨医科大学附属第一医院 代文杰

大部分甲状旁腺癌患者血钙水平明显升高,常超过 3.5 mmol/L;PTH 水平也显著升高,通常超过正常上限 3~10 倍;甲状旁腺癌患者病灶常较大,尤其是对于病灶大于 3 cm 者术前需警惕。此例患者术前临床表现及生化指标并不利于甲状旁腺癌的诊断,但术者术中通过病灶质地及其与周围组织关系以及结合术前影像学检查而进行了更为合适的手术范围,从而避免了术后短期再次手术。

甲状旁腺癌复发转移再次手术前,应充分评估手术风险及可切除性,可行多种影像学检查,包括颈部超声、MIBI、增强 CT、MRI 和 PET-CT,以明确病灶部位。此例患者在完善颈部超声和胸部增强 CT 后发现可疑孤立的肺转移病灶,但还应进一步完善包括全身骨显像在内的其他影像学检查以除外其他部位转移情况。因为对于孤立的肺转移病灶可以考虑进行手术,但若合并多发转移病灶,是否还可以手术则需要综合评估判断。

病例62　妊娠合并原发性甲状旁腺功能亢进症一例

李　朋,韦　伟

北京大学深圳医院

一、前言

妊娠合并原发性甲状旁腺功能亢进症(primary hyperparathyroidism,PHPT)罕见,约占 PHPT 的 1%。持续高血钙状态可增加孕妇发生先兆子痫、早产和流产的风险。由于妊娠期的恶心、呕吐、消化不良、骨痛和乏力等症状与 PHPT 类似,而且妊娠期孕妇机体处于血液稀释状态可能导致血钙降低,给 PHPT 的诊断带来困难[1]。PHPT 一旦确诊,首选手术治疗,但治疗妊娠期 PHPT 需要兼顾孕妇和胎儿的安全,是否手术或手术时机的选择很难抉择。笔者近期诊治 1 例妊娠合并 PHPT 的患者,报道如下。

二、病例资料及诊治过程

患者,女性,32 岁,因"剧烈恶心、呕吐 2 个月,发现血钙升高 7 d"急诊入院。患者为孕 15 周孕妇,2 个月前患者出现恶心、呕吐,认为早孕反应,未重视。但中孕期恶心、呕吐并未缓解,而且有加重的趋势,体重不增反降,现体重仅为 36 kg(基础体重 42 kg),故到我院急诊科就诊,常规检查血电解质提示高钙低磷,故请我科会诊。查体:颈部未发现明显阳性体征。实验室检查:血甲状旁腺激素(parathyroid hormone,PTH)42.9 pmol/L(正常值 1.3~9.3 pmol/L),血钙 3.15 mmol/L(正常值 2.11~2.52 mmol/L),血磷 0.51 mmol/L(正常值 0.96~1.62 mmol/L)。影像学检查:彩超提示甲状腺右叶中下部低回声团块,考虑甲状旁腺来源(图 1A、B)。入院诊断:妊娠合并 PHPT。告知患者及家属,患者血钙较高,可能导致胎儿发育迟缓、早产和流产,建议急诊手术治疗,患者和家属表示同意手术,愿意接受手术风险。遂完善常规术前评估,其中妇科彩超提示:单活胎,中孕,约孕 15 周+大小。产科医生会诊意见:胎心正常;术前给予黄体酮 20 mg 肌内注射,术后 20 mg/d,连用 3 d;注意阴道流血和腹痛等。遂在全身麻醉下行"小切口右下甲状旁腺肿瘤切除术"(图 1C、D),手术顺利,术中冰冻病理提示:甲状旁腺腺瘤。术后第 1 天患者出现双手指尖和口角麻木,复查血钙 2.21 mmol/L,血 PTH 0.1 pmol/L,给予补钙治疗,1 周后出院,嘱患者继续口服补钙。1 个月后患者门诊复查血钙 2.01 mmol/L,血 PTH 5.8 pmol/L,恶心、呕吐症状完全缓解,体重增加。随访 6 个月后,患者足月自然分娩出健康胎儿。

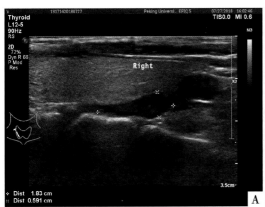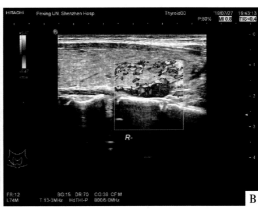

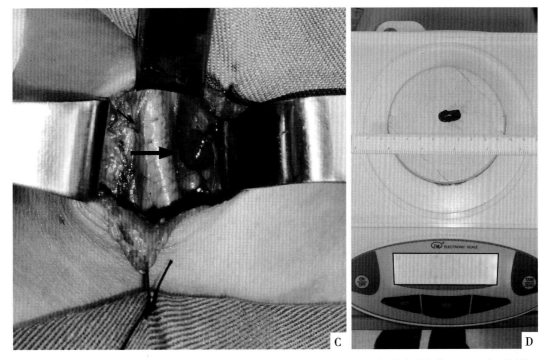

A、B：右下甲状旁腺肿瘤的彩超图；C：右下甲状旁腺肿瘤的术中所见（黑色箭头所指位置）；D：右下甲状旁腺腺瘤切除后测量和称重

图1　妊娠合并 PHPT 患者颈部彩超和术中术后所见

三、讨论

妊娠合并 PHPT 罕见，约占 PHPT 的 1%。持续高钙状态对孕妇和胎儿均有危害，文献[1]报道：血钙大于 2.85 mmol/L 可明显增加流产概率，孕妇可合并肾结石、急性胰腺炎、剧烈呕吐、先兆子痫和流产等，而胎儿可发生宫内发育迟缓、早产和流产等，所以应尽早诊断和治疗。本病例表现为剧烈呕吐，而且中孕期并未缓解，考虑为 PHPT 引起的症状。

妊娠合并 PHPT 的诊断原则与一般甲旁亢患者无异，但是妊娠期的恶心、呕吐、消化不良、骨痛和乏力等症状与 PHPT 症状类似，易导致漏诊[2]。本病例早期恶心、呕吐，误认为早孕反应，但是到中孕期并未缓解,而且伴随体重减轻。妊娠期常见的低蛋白血症、钙向胎盘分泌、高雌激素水平和血液稀释可导致血钙降低,也为 PHPT 早期诊断带来困难[3]。虽然有文献[4]报道核素显像检查对于孕妇是安全的,但是不建议采用。影像学检查应首选彩超,如果发现颈部可疑甲状旁腺病变但难以确诊时,可以考虑细针穿刺洗脱液检测 PTH 水平来确诊,同时穿刺正常甲状腺组织洗脱液作为对照。如果肿瘤洗脱液 PTH 水平明显增高,则诊断甲状旁腺来源无误[5]。

目前,妊娠期合并 PHPT 的治疗仍然缺乏统一的指南,非手术治疗和手术治疗均可见于文献报道。在非手术治疗方面:Roren 等[6]报道了应用双磷酸盐控制血钙水平而避免手术的个案;Zhang 等[5]报道了 1 例孕妇由于强烈拒绝手术,实施了射频消融的成功病例。但 Rigg 等[7]比较了手术和非手术的区别,认为非手术组先兆子痫和早产发生率较高。手术方面:虽然有早孕期手术的报道,但为了尽量减少风险,推荐在中孕期或产后尽快手术[8],可采用颈丛麻醉或全身麻醉;如果术前定位准确,首选微创甲状旁腺肿瘤切除术[9]。本病例在中孕期接受了微创甲状旁腺肿瘤切除术,手术达到了预期的效果。

四、结论

妊娠合并 PHPT 罕见,持续高钙状态对孕妇和胎儿均有危害,所以早诊断和早治疗很重要。但由于妊娠的生理特点可能导致漏诊 PHPT。影像学检查首选彩超,如果确诊困难,可以尝试细针穿刺检测洗脱液 PTH 水平。治疗上首选手术治疗,最好在中孕期实施。

五、诊治体会

PHPT 的症状可能被妊娠相关症状掩盖,要特别注意鉴别。如有怀疑时常规检查血电解质和血 PTH 水平。核素显像一般不推荐,如果彩超发现颈部病变,但无法确诊,可行细针穿刺洗脱液检查。一旦确诊,首选手术治疗,推荐在中孕期手术。

参考文献

[1] MCCARTHY A, HOWARTH S, KHOO S, et al. Management of primary hyperparathyroidism in pregnancy:a case series[J]. Endocrinol Diabetes Metab Case Rep,2019,2019:19-0039.

[2] SHARMA R, BHANUPRIY A, BHARTIYA V, et al. Hyperparathyroidism during pregnancy - a diagnostic and therapeutic challenge[J]. J Clin Diagn Res,2017,11(9):QD05-QD07.

[3] ROSTOM A, DE LA CALLE M, BARTHA J L, et al. Primary hyperparathyroidism diagnosed and treated surgically during pregnancy[J]. Endocrinol Diabetes Nutr,2018,65(4):239-241.

[4] MALHEIRO E,CHABBERT-BUFFET N,TALBOT J N,et al. Hyperparathyroidism in pregnancy and (99m) Tc - MIBI scintigraphy [J]. Eur Ann Otorhinolaryngol Head Neck Dis, 2019, 136 (6): 501-503.

[5] ZHANG X Z, XU N, WU Y, et al. Novel approaches for the management of primary hyperparathyroidism during pregnancy[J]. Clin Endocrinol (Oxf),2018,89(4):526-527.

[6] KOREN R, NEEMAN O, KOREN S, et al. Humoral hypercalcemia of pregnancy treated with bisphosphonates[J]. Arch Endocrinol Metab,2018,62(1):125-128.

［7］RIGG J, GILBERTSON E, BARRETT H L, et al. Primary hyperparathyroidism in pregnancy：maternofetal outcomes at a quaternary referral obstetric hospital, 2000 through 2015［J］. J Clin Endocrinol Metab,2019,104（3）:721−729.

［8］MOKRYSHEVA N G,EREMKINA A K,MIRNAYA S S,et al. A case of pregnancy complicated by primary hyperparathyroidism due to a parathyroid adenoma［J］. Am J Case Rep,2019,20:53−59.

［9］HU Y,CUI M,SUN Z Y,et al. Clinical presentation,management,and outcomes of primary hyperparathyroidism during pregnancy［J］. Int J Endocrinol,2017,2017:3947423.

病例 63　超声引导下射频消融治疗妊娠期原发性甲状旁腺功能亢进症一例

李梓毓，许　楠

深圳市人民医院

一、前言

原发性甲状旁腺功能亢进症（primary hyperparathyroidism，PHPT），是由于甲状旁腺原发异常合成过多甲状旁腺激素（parathyroid hormone，PTH）所致的一组临床症候群。主要临床表现包括高钙血症、肾结石、尿磷排泄增加和以皮质骨为主的骨吸收增加等。病理以单发甲状旁腺腺瘤最常见，少数为甲状旁腺增生或腺癌[1]。

PHPT 患病率在内分泌疾病中居第 3 位，其在总体人群中的患病率为 0.1% ~0.4%[2]，女性发病率高于男性，其中绝经后妇女为女性患者的主体，育龄期妇女约占 25%，真正于妊娠期间发病的 PHPT 更为罕见，发病率为 0.5% ~1.4%[3]。其临床表现复杂多样并缺乏特异性，而其恶心、呕吐、乏力等症状易被误认为妊娠反应。妊娠期 PHPT 引发的高钙血症对母婴危害甚大[4]，治疗上也存在较多局限，我院 2017 年收治 1 例妊娠合并 PHPT 患者，报道如下。

二、病例资料及诊治过程

患者，女性，39 岁，孕 17 周，因"恶心、呕吐 72 h"至我院就诊。诉既往有肾结石病史，最近 1 个月有多饮多尿，均未经特殊治疗。否认有家族性内分泌肿瘤和钙代谢紊乱病史。实验室检查：血清钙 3.19 mmol/L（正常值 2.05 ~2.55 mmol/L）；血清磷 0.75 mmol/L（正常值 0.8 ~1.5 mmol/L）；尿钙 9.84 mmol/24 h（2.5 ~7.5 mmol/24 h）；PTH 217.6 pg/mL（正常值 15 ~65 pg/mL）；25-OH 维生素 D 13.2 ng/mL（30 ~100 ng/mL）。基因检测：CDC73、钙敏感受体和多发性内分泌腺瘤病 1 型（multiple endocrine neoplasia type 1，MEN1）均为阴性。颈部超声：左侧甲状腺下极后方可见一异常低回声，大小约 13 mm×6 mm，内可见丰富血流信号，提示左侧甲状旁腺腺瘤可能（图 1A）。为进一步行定位及定性诊断，行超声引导下甲状旁腺细针穿刺术，并行细针穿刺细胞学检查（fine needle aspiration cytology，FNAC）及洗脱液 PTH 检测，具体步骤：将穿刺针内标本涂玻片送细胞病理学检查，再用 1 mL 9.0 g/L 生理盐水冲洗针芯，将洗脱液放置于免疫试管内送 PTH 检测。FNAC 结果显示为部分甲状旁腺细胞（图 1B），洗脱液 PTH 检测值为 818.1 pg/mL。

患者于我院内分泌科经静脉和口服补液等降钙处理后，高钙血症未见明显改善，血清钙仅短暂下降至 2.96 mmol/L，随后又上升至 3.12 mmol/L。故请我科会诊，我科会诊意见为建议手术治疗，但患者因自身顾虑药物副作用和手术风险，因此拒绝药物及手术治疗。综合考虑并与患者充分沟通后，决定应用超声引导下射频消融术（radiofrequency ablation，RFA）进行治疗。常规颈部消毒铺巾后，采静脉血 5 mL 行 PTH 检测，于颈中线皮下注射利多卡因 0.5 mL，在超声引导下于病变的左下甲状旁腺周围注入 50.0 g/L 葡萄糖溶液 5 mL，形成隔离带保护喉返神经及颈总动脉，然后采用峡部进针方式，将射频消融针置入病变甲状旁腺内（图 1C），因病灶较小，功率设置为 30 W，仅采用单一平面的移动式消融技术,由远至近进行消融,实时观察彩超至整个病变旁腺呈高回声改变。过程顺利,患者无声嘶改变,未诉特殊不适。术后 10 min 采静脉血 5 mL 行 PTH 检测,PTH 由 158.8 pg/mL 降至 19.87 pg/mL。术后第 1 天血清钙 2.54 mmol/L,PTH 15.76 pg/mL,术后第 5 天,血清钙 2.02 mmol/L,PTH 25.34 pg/mL。随访结果:患者妊娠进展顺利,在孕 37 周时经剖腹产顺利产下 1 名重 3120 g 的健康婴儿,且在随访期间未再发生低钙血症。RFA 术后 2 年,患者血清钙和 PTH 水平均保持正常,现仍在随访中。

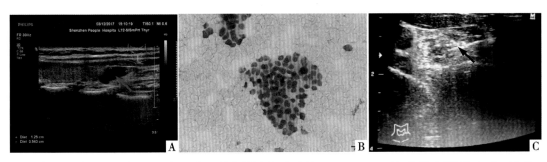

A:左侧甲状腺颈部超声可见下极后方一异常低回声,大小约 13 mm×6 mm(红色箭头所示);B:FNAC 结果显示小圆形细胞,考虑为甲状旁腺细胞;C:超声引导下行甲状旁腺 RFA,箭头所示为置入病变旁腺的消融针

图 1　妊娠期 PHPT 患者颈部超声、FNAC 和 RFA 结果

三、讨论

妊娠期 PHPT 目前尚无临床治疗指南。超声检查为诊断甲状旁腺病变首选的影像学手段,但其敏感性和特异性仅为 68% 和 94%[5],高度依赖于操作人员的经验。而 ^{99m}Tc 和 CT 因为电离辐射对胎儿有一定的风险,很少在妊娠期进行。超声引导下 FNAC 洗脱液 PTH 检测可提高甲状旁腺疾病诊断的准确性,并能指导患者手术方式的选择[6],但在妊娠合并 PHPT 患者中未见报道。研究[7]表明,来源于非甲状腺旁病变组织的 PTH 浓度非常低或无法检测到,因此,如果洗脱液可检测到 PTH,即使低于血清水平,也可认为抽吸的组织是甲状旁腺;PTH 洗脱液结果高于血清正常范围,或大于 50～100 pg/mL 为阳性。由于目前没有统一的 cut-off 值,笔者认为同时设立周围组织(例如甲状腺组织)的 FNAC 洗脱液 PTH 检测值作为对照更有诊断价值。

对于妊娠期 PHPT 的治疗,在不同妊娠时期选择药物或手术治疗往往难以抉择。钙轻度升高的患者可以采用保守治疗,包括低钙摄入、高强度补水和应用双磷酸盐等通过扩容、促进尿钙排泄、抑制骨吸收来降低血钙浓度[1]。由于在妊娠期间,可供选择的药物受到限制,所以手术切除仍然是大多数患者最有效的治疗方法。然而,全身麻醉的潜在致畸作用和手术诱发的早产风险是手术治疗不可避免的潜在风险。局部麻醉是另一个可行的选择,Zeng 等[8]曾报道 4 例妊娠 PHPT 患者行颈丛阻滞下微创手术,取得了满意的效果。为了减少术后疼痛、缩短手术时间和减少麻醉干扰,各种微创术式应运而生,但是对于高风险手术或拒绝手术的患者,迫切需要提供更多的治疗选择。

超声引导下的热消融治疗是一个备选方案。随着以射频和微波为基础的热消融技术发展,该技术逐渐获得医患双方认可,并且在实体肿瘤治疗中有着广泛而深入的研究,也为甲状旁腺热消融治疗奠定了坚实的理论和技术基础[9-10]。射频消融其原理是利用射频使组织中的离子发生高频振荡产生热量(60～80℃),使组织发生凝固性坏死;另外甲状旁腺组织血供单一,较甲状腺肿瘤组织更容易出现缺血性坏死,使得 RFA 治疗可以获得较满意的效果。RFA 的消融区域相对较小,对组织的加热范围在其电极周围几毫米之内,但仍需注意对周围器官的热损伤,尤其下位旁腺在解剖位置上通常和喉返神经较为贴近,因此治疗前注射水形成隔离带格外重要。另外需要注意,治疗前将射频电极板放置于患者背部,以减轻电流回路对胎儿的影响,如有双极射频探针将是更好的选择。RFA 治疗妊娠期 PHPT 具有药物副作用小、术后疼痛轻、低血钙发生率低、美容效果好、操作时间短、患者恢复快等优点[11],但超声引导下 RFA 应用于妊娠期 PHPT 是一种全新的尝试,其长期安全性和有效性需要更多的临床研究证实。

参考文献

[1]中华医学会骨质疏松和骨矿盐疾病分会,中华医学会内分泌分会代谢性骨病学组.原发性甲状旁腺功能亢进症诊疗指南[J].中华骨质疏松和骨矿盐疾病杂志,2014,7(3):187-198.

[2]MCMULLEN T P,LEAROYD D L,WILLIAMS D C,et al. Hyperparathyroidism in pregnancy:options for localization and surgical therapy[J]. World J Surg,2010,34(8):1811-1816.

[3]KOKRDOVA Z. Pregnancy and primary hyperparathyroidism[J]. J ObstetGynaecol,2010,30:57-59.

[4]SCHNATZ P F,CURRY S L. Primary hyperparathyroidism in pregnancy:evidence-based management[J]. Obstet Gynecol Surv,2002,57(6):365-376.

[5]SOM M,STROUP J S. Primary hyperparathyroidism and pregnancy[J]. Proc(Bayl Univ Med Cent),2011,24(3):220-223.

[6]OZDERYA A,TEMIZKAN S,CETIN K,et al. The results of parathyroid hormone assay in parathyroid aspirates in pre-operative localization of parathyroid adenomas for focused parathyroidectomy in patients with negative or suspicious technetium-99 msestamibi scans[J]. Endocr Pract,2017,23(9):1101-1106.

[7]徐元兵,潘代,牛文强,等.细针穿刺洗脱液测定甲状旁腺激素水平在甲状腺癌手术中应用研究[J].中国现代医学杂志,2020,30(2):1-8.

[8]ZENG H,LI Z Q,ZHANG X Q,et al. Anesthetic management of primary hyperparathyroidism during pregnancy:a case report[J]. Medicine(Baltimore),2017,96(51):e9390.

[9]于明安,姚力,彭丽丽,等.超声引导下微波消融持续或复发性继发甲旁亢的临床研究[J].中国超声医学杂志,2017,33(3):202-205.

[10]RADZINA M,CANTISANI V,RAUDA M,et al. Update on the role of ultrasound guided radiofrequency ablation for thyroid nodule treatment[J]. Int J Surg,2017,41(Suppl 1):S82-S93.

[11]PENG C,ZHANG Z X,LIU J,et al. Efficacy and safety of ultrasound-guided radiofrequency ablation of hyperplastic parathyroid gland for secondary hyperparathyroidism associated with chronic kidney disease[J]. Head Neck,2017,39(3):564-571.

病例 64　微波消融治疗妊娠期原发性甲状旁腺功能亢进症一例

龙淼云

中山大学孙逸仙纪念医院

一、前言

原发性甲状旁腺功能亢进症(primary hyperparathyroidism,PHPT)是指甲状旁腺本身病变(腺瘤、增生或癌)引起的合成及分泌过多的甲状旁腺激素(parathyroid hormone,PTH),导致钙磷代谢紊乱并累及多个器官系统的内分泌疾病。PHPT 在欧美国家常见,是继糖尿病、骨质疏松之后的第三大常见的内分泌紊乱性疾病。

PHPT 的首选治疗方案是手术治疗,即切除病变的甲状旁腺腺体。一旦准确地切除了病变的甲状旁腺,术后 PTH 及血钙可迅速恢复正常,相关症状可逐渐恢复。但手术治疗创伤比较大,可出现喉返神经损伤等并发症,而且颈部手术瘢痕影响美观。

二、病例资料及诊治过程

患者,女性,25 岁,孕 16 周,表现为早孕期过后仍然反复呕吐,当地检查发现妊娠期 PHPT。免疫检测示:PTH 275 pg/mL(正常值 11 ~ 67 pg/mL),生化检测示:血钙 3.35 mmol/L(正常值 2.1 ~ 2.6 mmol/L),彩色超声提示左下甲状旁腺腺瘤(大小为 11 mm×9 mm)。

确诊后,患者到多个医院就诊,均建议手术治疗,但患者出于对妊娠期手术风险的考虑,未行手术。到我科就诊后,建议患者选择手术或消融治疗方案之一,并告知相应优缺点,患者选择微波消融治疗。

消融过程:①患者平卧位,肩部垫高,暴露颈部;②彩色超声再次确认左下甲状旁腺腺瘤位置,见甲状旁腺靠近左颈总动脉(图 1A);③消毒铺巾后给予利多卡因局部麻醉;④峡部进针,注射隔离液(生理盐水),隔离液分别在左下甲状旁腺前方及后方,注射后甲状旁腺"上浮",与左颈总动脉及气管等周围间隙增宽,形成了良好的安全边界(图 1B);⑤经颈外侧进消融针,消融针进入甲状旁腺后,用 25 W 功率(南京亿高微波系统工程有限公司,ECO-100AI 微波治疗仪),采用"固定式"微波消融直至整个左下甲状旁腺腺瘤完全气化,时程大约 25 s(图 1C);⑥退出消融针后,观察局部无出血,再次观察左下甲状旁腺血流信号已消失,局部压迫 30 min,后给予冰敷 2 h。分别于消融后 2 h 及 12 h 检测 PTH(89 和 12 pg/mL)及血钙(2.91 和 2.70 mmol/L)水平,观察患者颈部、相关生命体征及胎心情况。消融后 12 h,患者未见四肢麻木不适,颈部无肿胀,胎心无异常,健康出院。术后患者于孕 39^{+4} 周顺产一婴,分娩前检测 PTH 和血清钙为 42 pg/mL 和 2.05 mmol/L。

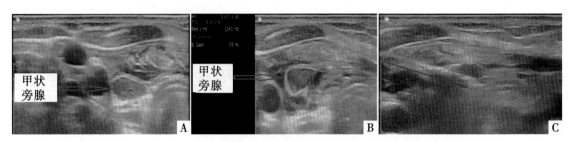

A:消融前甲状旁腺;B:打隔离液后的甲状旁腺;C:消融过程(红色箭头为消融针轨迹)

图1　消融过程中甲状旁腺腺瘤位置及消融针轨迹

三、讨论

1. 妊娠期 PHPT 的诊断

妊娠期 PHPT 发病率不低,患病率在 0.15% ~ 1.40% ,常见的并发症是妊娠剧痛、先兆子痫、肾结石、胰腺炎、高钙血症危象、心律失常、胎儿宫内发育迟缓、早产、新生儿手足搐搦和新生儿死亡,严重危及孕妇及胎儿健康[1-2]。妊娠期甲状旁腺增生及妊娠期间血钙下降,导致血液中的 PTH 升高,可为正常人的 2 ~ 3 倍,但通常不会导致孕妇的血钙紊乱。而妊娠期 PHPT 可导致孕妇血钙水平明显升高,进而出现相关症状。但由于妊娠期 PHPT 的症状与孕早期的生理变化类似,因而常不被诊断,高达 80% 的患者未被确诊[3]。因此,对于有相关症状的患者,应考虑到存在妊娠期 PHPT 可能,如果有血钙紊乱表现,应该进一步检测 PTH,进而行颈部彩色超声检查,确诊并不困难。

2. 妊娠期 PHPT 的治疗

妊娠期 PHPT 可影响孕妇及胎儿健康,导致各种并发症,可危及胎儿稳定性及孕妇生命,因而应及时治疗。传统治疗方案为手术切除亢进的甲状旁腺,但是手术治疗方式可能存在以下问题:①手术本身给孕妇及胎儿带来的风险;②手术时机的选择困难:对于孕妇,合适的手术治疗时机是孕中期,但是妊娠期 PHPT 可发生在妊娠各个阶段,而该病不适合等待较长时间;③妊娠期 PHPT 患者一般比较年轻,除了治疗疾病,对美容方面的要求比较高。

近年来,消融治疗具有微创而且安全性高的优点,广泛应用于各种良性实体瘤的治疗,包括甲状腺结节的治疗,得到了越来越广泛的应用[4]。通过微波消融,患者 PTH 及血钙均恢复正常,取得了良好的治疗效果。微波消融在局部麻醉下进行,损伤小,对于孕妇和胎儿的影响比较小,因此非常合适妊娠期 PHPT 的治疗。但是,消融治疗一般被认为存在"不完全消融"的可能性大,能否实现对亢进的甲状旁腺腺体完全消融有待进一步观察,不排除以后甲状旁腺功能亢进复发的可能。本病例从消融术后到分娩,血钙和 PTH 均恢复正常,而且未出现复发。

3. 消融并发症的防治

微波消融术作为创伤性治疗方案,具有一定的风险,包括损伤喉返神经、气管及血管等。本例患者术前超声检测可看到左下甲状旁腺腺瘤与左颈总动脉关系紧密,而且位于气管食管沟内,具有较大的血管损伤及喉返神经损伤风险。但通过在甲状旁腺腺体前方及后方注射隔离液,甲状旁腺腺瘤位置上升,与喉返神经及颈总动脉间隙明显增宽,获得了良好的安全界限,因此消融过程中未损伤相关组织,术后未出现消融相关的任何并发症。

消融治疗的方式分为"移动式消融"及"固定式消融",前者主要用于肿块比较大的患者,有助于肿块位置的消融完全覆盖。本例患者肿块为 11 mm×9 mm,肿块比较小,通过注射隔离液后获得了良好的安全边界,因而我们采用了"固定式消融"。该方式可以避免消融针的移位,误伤其他组织,但相对消融针中心位置稍远的组织消融效果受限制,我们通过稍微延长消融时间的方式进行弥补,既达到了良好的消融效果,又避免了并发症的发生。

四、结论

微波消融不仅微创,而且安全有效,可作为妊娠期 PHPT 治疗的治疗选择之一,但有待于长时间多中心多病例随访观察消融术后 PHPT 复发情况及远期效果。

五、诊治体会

近年来,包括微波消融在内的热消融技术因其微创特点被越来越广泛应用于良性实体瘤的治疗,甚至包括部分早期恶性肿瘤的治疗。实际上,热消融技术不是一项新技术,它早已被用于某些晚期恶性肿瘤的减瘤治疗,因其微创特点,适合当前疾病诊疗的需要,因而其应用越来越广泛。

本例患者处于妊娠期,妊娠期 PHPT 可对胎儿造成极大的危险,因此选择一个合适的诊疗方案具有重要的意义。微波消融治疗,或许未能像手术一样彻底地切除亢进的甲状旁腺腺体,但作为功能性疾病,发生在妊娠这个特殊时期,采用微创的方式能有效控制甲状旁腺功能,让孕妇和胎儿避免了可能出现的危险,即使分娩后甲状旁腺功能亢进复发,也可从容选择治疗方案。

参考文献

[1]SCHNATZ P F,CURRY S L. Primary hyperparathyroidism in pregnancy:evidence-based management[J]. Obstet Gynecol Surv,2002,57(6):365-376.

[2]RAMIN K D,RAMIN S M,RICHEY S D,et al. Acute pancreatitis in pregnancy[J]. Am J Obstet Gynecol,1995,173(1):187-191.

[3]ABOOD A,VESTERGAARD P. Pregnancy outcomes in women with primary hyperparathyroidism[J]. Eur J Endocrinol,2014,171(1):69-76.

[4]葛明华,徐栋,杨安奎,等. 甲状腺良性结节、微小癌及颈部转移性淋巴结热消融治疗专家共识(2018 版)[J]. 中国肿瘤,2018,27(10):768-773.

● 专家点评 ●

广东省人民医院 邝 建

这是 3 个比较典型的原发性甲状旁腺功能亢进症(primary hyperparathyroidism,PHPT)病例,共同的特征:①为妊娠中早期第 15～17 周的女性;②均有明显的恶心、呕吐消化道症状;③显著的高血钙(3.15～3.35 mmol/L)、高 PTH(正常值上限的 3.3～4.6 倍);④超声下单个边界清晰的低回声团块(甲状旁腺腺瘤)。但孕妇年龄跨度较大(25～39 岁),其中 39 岁患者有肾结石病史。治疗上,分别采取了经典外科手术治疗和两种微创的物理热消融治疗(射频与微波消融),均取得了理想的治疗效果。

甲状旁腺功能亢进症一般可以分为原发性、继发性、三发性以及假性4种类型。其中,PHPT是一种相对常见的内分泌疾病,国外报道的患病率为1/1000~1/500,国内缺乏相应的数据。PHPT在女性多见,男女比约1:3,大多数患者为绝经后女性,发病多在绝经后前10年。但也可发生于任何年龄,年轻尤其儿童期发病的少见,需要排除遗传性内分泌疾病的可能。

PHPT常见的病因包括了甲状旁腺腺瘤(75%~80%)、增生(10%~20%)、腺癌、颈部放射线照射与锂盐药物所致;以及少见的遗传性/家族性疾病,如多发性内分泌腺瘤病(multiple endocrine neoplasia,MEN)1型和2型(MEN1和MEN2)、甲状旁腺功能亢进症−颌骨肿瘤综合征(HPT-JT)、家族性低尿钙高钙血症(FBHH)、家族性孤立性甲状旁腺功能亢进症(FIH)等;其中,散发性甲状旁腺腺瘤最为常见。

PHPT主要的特征性生化指标异常表现为高血钙、高血PTH和低血磷等。临床表现和并发症主要与血钙升高的程度和速度,以及病程有关。高血钙和高血PTH除了会导致机体多个系统器官的临床症状(如精神异常、神经肌肉症状、消化系统症状、心血管症状等)外,其主要的危害在于高血压、消化性溃疡、胰腺炎、广泛骨质破坏和病理性骨折;在妊娠期,这些并发症的危害以及不良妊娠结局风险显著增加,必须及时给予有效的诊治。

尽管大多数PHPT为散发性,但在采取治疗前,需要做充分的鉴别诊断,尤其在年轻发病的患者,需要排除遗传性/家族性疾病,如合并甲状腺髓样癌、嗜铬细胞瘤的MEN2等,才可以确保医疗安全。

这3个病例,诊断时都在妊娠中早期,症状明显,血钙均超过3 mmol/L,PTH显著升高但小于正常上限的5倍,肾功能正常,血磷降低,基本可排除继发性、三发性和假性甲状旁腺功能亢进;但甲状旁腺腺瘤和甲状旁腺癌的鉴别诊断由于妊娠期影像学检查限制,尚不能完全明确。只能在外科手术中和后续随访中加以明确。

另外,遗传性综合征中,通过病史/家族史调查、甲状腺和肾上腺超声检测、血压监测、血去甲肾上腺素/血间羟去甲肾上腺素、血降钙素、RET基因突变检测等,以排除MEN2,对外科手术和物理热消融治疗的术中安全,以及治疗手段的选择有重要意义;RET基因筛查有助于优生优育和最终诊断。同时,需要反复细致和明确甲状旁腺瘤的定位。国外有数据显示,PHPT患者中,30%存在多个腺瘤或增生,外科术中需要同时检查所有的甲状旁腺。

PHPT常规的治疗手段包括手术治疗和药物治疗。其中,病变定位明确的患者,外科手术是首选的治疗方法。手术指征包括:有明显症状者;无症状但血钙高于正常值的上限或存在肾脏损害(肌酐清除率低于60 mL/min)、存在明显骨质疏松(T值<−2.5)和(或)脆性骨折、年龄小于50岁。

治疗手段的选择上,妊娠中早期,血钙升高明显的3个病例都不适合充分补液之外的药物保守治疗。条件允许时,最佳的治疗方式应该是外科手术治疗。手术过程中还可以评估是腺瘤还是增生,协助诊断;外科手术最好选择在妊娠中期进行,对妊娠影响较小。

在妊娠早期或外科手术的风险较高时,持续高血钙本身对胎儿及孕妇带来高风险,如果简单补液等治疗不能维持血钙处于安全水平,采用微创物理热消融治疗快速控制血钙,待进入妊娠中期、手术风险降低或产后,根据情况再采用外科治疗或许是一个值得考虑的方案。尽管迄今为止微创物理热消融技术在妊娠早期的安全性尚缺乏医学证据,但相对于外科手术而言,热消融技术的相对风险理论上较低。

微创的物理热消融技术如射频、微波和激光消融术,近20余年已有相当多的成功应用于多种甲状旁腺功能亢进症的临床报道。其中,对于散发甲状旁腺腺瘤引起的PHPT,有较理想的疗效和优势,如微创、简易、无须全身麻醉、并发症发生率相对较低;可快速控制PTH和血钙水平,为后续其他治疗手段创造条件;可分次和多次重复应用等。但也存在局限性,如一次消融可能难以彻底,可能需要多次消融,以及更密切随访,或最终采取外科手术治疗。

需要注意的是,和物理热消融治疗相比,腺瘤切除术后,血 PTH 水平会迅速降低到极低水平并持续 2~4 周甚至更长时间,血钙会显著下降,需要及时补充钙剂和维生素 D,甚至有文献建议在术前补充维生素 D 以预防术后的低血钙,尤其是对病程较长,骨饥饿风险较大的患者(如 39 岁,孕前存在肾结石的病例)。

与切除手术相比,物理热消融治疗的 PTH 的降低虽然显著,但较为平缓;治疗后低血钙发生率较低,这与病灶消融的非彻底性、病灶细胞渐进性坏死以及 PTH 释放有关。由于不完全消融的概率较高,或多发腺瘤或增生的可能,采用微创热消融治疗的患者需要较长期的随访观察,即使产后,也需要定期监测 PTH 和血钙水平。

● 专家点评 ●

上海交通大学医学院附属瑞金医院　陈　曦

1. 妊娠合并原发性甲状旁腺功能亢进症一例

原发性甲状旁腺功能亢进症(primary hyperparathyroidism,PHPT)好发于绝经后妇女,妊娠合并者少见,但其引发的高钙血症对孕妇和胎儿的危害巨大。血钙正常或轻度升高的妊娠期 PHPT 可能无明显症状,但 67% 的妊娠期 PHPT 孕妇存在剧吐、肾结石、四肢无力、精神症状、骨痛和乏力等并发症;妊娠期 PHPT 患者的胰腺炎发病风险可达 7%~13%,较一般 PHPT 患者增高近十倍。PHPT 孕妇罹患子痫前期的风险高于正常孕妇,一旦发生高钙危象,可造成围产期孕妇死亡。另一方面,母体 PHPT 对胎儿存在严重影响:发生死胎、流产的风险为正常孕妇的 3~5 倍;流产率与孕妇血钙水平相关,当血钙>2.85 mmol/L 时,流产风险显著增加;胎儿易发生宫内发育迟缓,早产发生率高达 13%,并出生体重低;最直接的影响是约一半的新生儿发生低钙血症,虽多为暂时性甲状旁腺功能减退,但 25% 可发生抽搐,少数为永久性甲旁减。而妊娠期本身的生理改变,往往使测得的血清 PTH 水平和总钙值低于实际状况而掩饰了病情的严重程度,所以对妊娠期 PHPT 的处理尤需积极而谨慎。

药物治疗妊娠期 PHPT 有诸多限制,除低钙饮食、大量饮水的保守治疗,可给予大量生理盐水的补液,期间需注意快速扩容对心脏负荷的影响。降钙药物中除降钙素为妊娠 B 类,平时常用的双磷酸盐(妊娠 D 类)和西那卡塞(妊娠 C 类)在妊娠期常被限制应用。而与药物治疗妊娠期 PHPT 的困境相反,妊娠期的非妇、产科全身麻醉手术已广泛开展,妊娠期 PHPT 的手术治疗也在多家医疗中心开展并被证实对母胎安全且成功率极高。Kelly 等比对了 1930—1990 年的较早期妊娠期 PHPT 数据,发现未接受手术治疗组新生儿并发症发生率为 53%、死亡率为 16%,而手术组新生儿并发症发生率为 12.5%、死亡率仅 2.5%。Norman 等报道 32 例孕妇中 47% 经手术治疗 PHPT,均产下健康婴儿,而其余用药物控制的患者中有 48% 发生流产,特别是当血钙高于 11.4 mg/dL 时,流产率可高达 68%。Rigg 等报道 15 年间 6 例手术治疗者安全有效,而 22 例药物治疗患者中有 30% 发生先兆子痫,66% 出现早产,并有产下低血钙新生儿。所以对无法通过温和的保守手段控制的高血钙者,尤其是血钙难以长期稳定于 2.85 mmol/L 以下,甚至经常超过 3 mmol/L 的患者,更应积极寻求手术治疗。一般而言,孕中期是首选的手术时间窗,我院的手术病例最早为孕 8 周,最晚有孕 26 周,均获得良好效果且母胎平安。北大深圳医院报道的该病例,诊断明确,处理及时妥当,通过多学科协作,体现了医院强大的综合实力,最终不仅治愈母亲疾病,而且保证了胎儿平安健康,得到了最完美的结局。

2. 超声引导下射频消融治疗妊娠期原发性甲状旁腺功能亢进症一例

随着颈部超声和血清电解质测定在健康查体中的普遍开展,国内 PHPT 的检出率较先前有了明显提高,已不能算罕见病,其中一半以上的患者无典型的骨、肾病变,逐步接近欧美国家 80% 的无症状率。PHPT 好发于绝经后妇女,年轻女性发病率低,而且血清钙水平测定并非孕前或产前检查的常规项目,所以妊娠期 PHPT 依旧罕见,国内报道仅数十例,国外亦多为个案报道。就发病经历来看,部分患者既往有不明原因的胎停或流产史,再次妊娠时详细检查发现血钙升高;或孕期剧吐,早期多被认为妊娠反应,往往等明显影响孕妇生活或延续至孕中期才得以重视,或发生肾绞痛、急性胰腺炎、高血压等严重并发症,才深入检查发现高血钙;少数孕妇待产下低钙抽搐的新生儿后才被觉察到原发病是妊娠期 PHPT;还有部分患者孕前即明确诊断 PHPT,但害怕手术,待孕期病情险峻才无奈面对,导致目前国内临床接诊的妊娠期 PHPT 病情较严重。但妊娠期母体内的钙调节会发生一系列改变,其生化表现与普通病人不完全相同,如测得的血钙和血清 PTH 值可能并不能反映真实状况。孕期血容量增加造成血液稀释、母胎间存在钙转运、肾小球滤过率提高引起高尿钙、低蛋白血症等的共同作用使孕妇的血清总钙测值降低,最高降幅可达 20%。评判孕妇血钙水平时须结合血浆白蛋白,使用校正公式:血清白蛋白校正血钙(mg/dL)= 实测血钙(mg/dL)+ 0.8 × [4.0 − 实测血清白蛋白(g/dL)],或直接监测血清游离钙水平。妊娠过程中,共有 25 ~ 30 g 左右的钙通过胎盘从孕妇转运至胎儿体内,用于胎儿的发育和骨骼形成,而母胎之间的钙转运不受母体 PTH 水平调节,是由胎盘产生的 PTH 相关蛋白(PTHrP)介导,所以妊娠期患者的血清 PTH 升高可不明显。此时 PTH 活化 1α 羟化酶的作用也由 PTHrP 替代,肾脏和胎盘产生的 1α 羟化酶活性上升,这使妊娠期的 $1,25\text{-}(OH)_2\text{-}$维生素 D_3 可升高至非妊娠期的两倍。

以上孕期特殊的生理状况使妊娠期 PHPT 的严重程度往往被低估,而麻醉和手术的风险又常常被特别强调。而事实上,早在 1947 年,第一例妊娠期甲状旁腺切除手术就已顺利开展,从那时起有大量病例证明该手术由有经验的专科医生进行是安全有效的。Norman 等 2009 年报道 15 例孕妇在孕中期接受了甲状旁腺切除术,均产下健康婴儿。Rigg 等统计至 2015 年的数据显示,6 例接受手术的 PHPT 孕妇均恢复良好直至顺利生产。手术治疗 PHPT 的结局是确切有效的,目前孕中期手术的安全性已被广泛认可,同时也有一些孕早期手术的病例报道:1992 年 Carella 等综述文献发现 7 例在孕早期手术的患者均产下了正常的婴儿,而后 Tachamo 等和 Sharma 等也报道了在孕 7 周⁺时成功手术的病例。我们中心最早的手术病例为孕 8 周⁺,但整体而言孕早期手术的例数较少,其对母体的安全性无异于普通患者,对胎儿的结局至少不会差于高钙血症的危害,但仍需进一步大宗病例印证。孕晚期手术后胎儿和母体并发症发生率相对较高,约 42% 的胎儿可早产、胎膜早破等,超过三分之二的母亲可出现肾功能衰竭、子痫前期、低钙等并发症。所以对妊娠 PHPT 患者,尤其是孕中期的孕妇,全面评估、积极治疗、详细宣教和积极引导,对保证孕妇安全、获得母胎良好结局至关重要。对于血钙升高明显的患者,只要孕妇本身没有明显的麻醉和手术禁忌证,病变甲状旁腺切除应该是最有效且确定的首选治疗方案。

3. 微波消融治疗妊娠期原发性甲状旁腺功能亢进症一例

PHPT 的诊断流程中第一步为定性,虽然孕期钙调节主要由胎盘产生的 PTH 相关蛋白(PTHrP)介导,妊娠期 PHPT 患者的血清 PTH 升高可不明显,但依旧存在与血清离子钙不相符的增高,且在谨慎补充维生素 D 后无明显下降。在明确 PHPT 后,还有两个问题需要考虑。第一,是腺瘤还是增生?因妊娠 PHPT 患者多年轻,特别需排除遗传性疾病,其中 MEN 最常见,但即使 MEN1 和 RET 基因无突变,亦有极少数患者为甲状旁腺增生,但多可从家族史中捕获蛛丝马迹。如果是散发的单发腺瘤,直接病变的甲状旁腺切除即可,尽可能减少手术创伤、缩短麻醉时间;如果是 MEN1(一般

MEN2 极少以 PHPT 为首发表现)或其他遗传性 PHPT,则需考虑全面探查或制定分期治疗方案。第二,是腺瘤还是腺癌? 因甲状旁腺癌发病年龄小于腺瘤者。当患者血钙水平>3 mmol/L(或离子钙>1.77 mmol/L)同时甲状旁腺病灶>3 cm 时需充分警惕甲状旁腺癌的可能,如果这些患者病程明确且短,同时合并严重肾脏及骨骼并发症,则更应考虑肿瘤为恶性的可能性。如果术前高度怀疑并术中大体标本符合甲状旁腺癌判断,则需要连同患侧甲状腺叶整块切除病变甲状旁腺及周围淋巴脂肪组织和受累的软组织,对于孕妇,术后除关注血钙等电解质水平,还需特别监测及调整甲状腺功能。

诊断的第二步是定位,对于孕妇而言,B 超可能是唯一适合且安全的影像学手段。文献报道单纯依靠超声定位甲状旁腺病变整体敏感性为 76.1%、阳性预测值为 93.2%、准确性为 82.0%。由于受主观判断影响大,妊娠期 PHPT 患者的检查应由对甲状旁腺病变经验丰富的超声科医师进行。超声不仅能明确颈部甲状旁腺病变的个数、部位、大小,还能帮助判断性质,超声检查中甲状旁腺癌多表现为体积大、回声质地不均、形态不规则、边界不清、结节内钙化、局部浸润等。对超声可疑的颈部病灶行细针穿刺洗脱液 PTH 检测,虽有助于明确病灶是否来源于甲状旁腺,但无法鉴别其良恶性,且存在针道播散风险,故不推荐。而且穿刺导致的炎症反应,表现为局部的扩散和粘连,直接干扰术中对甲状旁腺病灶大体标本的观察和判断,更增加手术并发症的发生率。

孕期的麻醉及非产科手术的开展已颇为广泛和成熟,尤其是孕中期甲状旁腺手术已被证实安全和有效,所以对于血钙升高明显的患者,只要孕妇本身没有明显的麻醉和手术禁忌证,手术是最有效且确定的首选治疗方案。当然对于有手术禁忌证的患者,超声定位下甲状旁腺病灶消融术,包括酒精、微波、射频或激光,都是控制 PHPT 的有效手段,但目前报道的各组病例数均较少,尚缺乏长期随访资料,主要顾虑还是消融的彻底性及与手术类似的并发症,如出血和喉返神经麻痹。对妊娠期 PHPT 开展超声定位下消融是积极的尝试和探索,但操作前需如同手术一般和患者充分沟通其利弊,并对高血钙持续或复发等可能状况的后续处理做出预案,因为消融操作会对日后可能需要的颈部手术带来明显不利影响。

● 专家点评 ●

中山大学附属第三医院　任　杰

1. 妊娠合并原发性甲状旁腺功能亢进症一例

妊娠期合并原发性甲状旁腺功能亢进症(primary hyperparathyroidism,PHPT)临床并不常见,且因妊娠期的恶心、呕吐、消化不良、骨痛和乏力等症状与 PHPT 类似,临床可能出现漏诊。但 PHPT 可能导致孕妇及胎儿的不良预后,因此早期诊断非常重要。相较于核素、CT 的放射性及穿刺的有创性,无创、安全性高的颈部超声检查可作为妊娠期甲状旁腺病变的首选检查。妊娠期合并 PHPT 的治疗需具体根据孕周、血钙水平及相应的风险-获益进行决策。控制血钙水平是治疗的目标,可降低孕妇及胎儿的不良预后。手术治疗是唯一的根治性治疗手法,建议治疗时间点为:①血钙水平>2.75 mmol/L;②中孕期或晚孕期药物治疗无效。本病例是 1 例中孕期孕妇,出现甲状旁腺功能亢进相关症状,且颈部超声发现甲状腺中下部低回声团,结合症状及实验室指标,符合妊娠期合并 PHPT 的诊断。该病例血钙水平为 3.15 mmol/L,符合建议的手术治疗指征,进行手术后该病例中的孕妇及胎儿均未出现不良预后。因此,临床上对于出现可疑症状的孕妇,应警惕合并甲状旁腺疾病的可能,尽早完善相关实验室检查及颈部超声检查。治疗上以控制血钙水平为主,若血钙水平>2.75 mmol/L、中孕期孕妇或晚孕期孕妇使用药物治疗无效时可考虑及时进行手术治疗。

2. 超声引导下射频消融治疗妊娠期原发性甲状旁腺功能亢进症一例

妊娠期 PHPT 临床并不常见,且甲状旁腺功能亢进的症状与妊娠期的症状多有重叠,临床医生若未能考虑到该疾病的可能,仅凭孕妇的症状容易漏诊。颈部超声检查是妊娠期甲状旁腺病变的首选检查,核素及 CT 检查亦可见文献报道。结合孕妇的症状、实验室检查及影像学所见,对该病的诊断并不困难。对于合并甲状腺多发结节的病例,尤其是甲状腺结节与甲状旁腺病变难以在影像学上进行鉴别时,可考虑进行穿刺细胞学进一步明确诊断。控制血钙水平是妊娠期 PHPT 治疗的目标,可有效降低孕妇及胎儿的不良预后。手术治疗是唯一的根治性治疗手法,消融治疗作为手术治疗的方法之一,其微创性及麻醉风险低是相较于外科手术的优势。消融过程中建议采用隔离带技术保护喉返神经及颈部血管,注意声音有无改变及有无抽搐、心律失常等低血钙表现。消融治疗有望成为妊娠期 PHPT 手术治疗的选择之一,本病例中该孕妇进行射频消融治疗后症状改善明显,随访 2 年未出现症状复发,胎儿亦未出现不良预后。

3. 微波消融治疗妊娠期原发性甲状旁腺功能亢进症一例

妊娠期 PHPT 的诊断可结合孕妇的症状、实验室检查及影像学所见,但因甲状旁腺功能亢进的症状与妊娠期的症状多有重叠,仅凭孕妇的症状容易漏诊,因此,对于出现可疑症状的孕妇,临床医生应警惕合并甲状旁腺疾病的可能,尽早完善相关实验室检查及相关影像学检查。颈部超声检查可作为妊娠期甲状旁腺病变的首选检查。手术治疗是唯一的根治性治疗手法,消融治疗作为手术治疗的方法之一,其微创性及麻醉风险低是相较于外科手术的优势。微波消融产热快,消融效率高,可以有效预防出血,缩短手术时间。消融过程中建议采用隔离带技术保护喉返神经及颈部血管,注意声音有无改变及有无抽搐、心律失常等低血钙表现,有望成为妊娠期 PHPT 手术治疗的选择之一。

病例65　继发性甲状旁腺功能亢进手术发现颌下异位甲状旁腺一例

李　朋，易　辛

北京大学深圳医院

一、前言

继发性甲状旁腺功能亢进(secondary hyperparathyroidism,SHPT)是慢性肾功能不全患者的常见并发症之一,其发病机制为长期钙磷代谢障碍慢性刺激甲状旁腺组织,导致甲状旁腺组织增生和甲状旁腺激素过度分泌,从而引起骨骼和全身器官损害。对于药物治疗失败的SHPT,外科手术治疗是有效的治疗方法,可明显改善溶骨状态和降低血磷。为了避免术后复发,需要探查并尽量切除所有增生的甲状旁腺,但即使经验丰富的专科医生实施手术,术后仍然至少有1%～2%的患者维持高甲状旁腺激素(parathyroid hormone,PTH)状态[1]。其中甲状旁腺异位是重要原因之一,而甲状旁腺颌下异位更罕见(图1A)。笔者在开展手术治疗SHPT工作中,发现1例甲状旁腺颌下异位的病例,报道如下。

二、病例资料及诊治过程

患者,男性,43岁,因"发现尿蛋白阳性24年,血液透析10年,双下肢疼痛1年"入院。患者24年前发现尿蛋白升高,一直定期复查,10年前诊断为慢性肾功能衰竭,遂于左前臂动静脉造瘘规律行血液透析,每周一、周三和周五血液透析。1年前,患者自觉双足跟和膝关节疼痛,外院诊断为骨关节炎,给予关节腔注射治疗后稍有好转,此次入院拟行甲状旁腺切除术。既往有高血压病史,药物控制尚可。查体:血压143/93 mmHg,左侧颌下可扪及一大小约3 cm×2 cm肿块,质地硬,无压痛,边界不清,其余无明显阳性体征。实验室检查:血PTH 295.1 pmol/L(正常值1.3～9.3 pmol/L),血钙2.12 mmol/L(正常值2.11～2.52 mmol/L),血磷1.47 mmol/L(正常值0.96～1.62 mmol/L)。影像学检查:彩超提示甲状腺背侧多发低回声团块,多考虑甲状旁腺来源,左侧颌下肿大淋巴结,转移可能(图1B、C);颈部CT提示双侧甲状腺背侧数个结节,考虑甲状旁腺来源,左侧颌下转移淋巴结可能(图1D)。入院诊断:①慢性肾脏病5期,肾性贫血、SHPT、维持血液透析;②高血压2级(高危组);③左侧颌下肿物(淋巴结转移可能)。由于左侧颌下肿物性质未知,故行了超声引导下细针穿刺活检,结果回报:可见分化较好的上皮样细胞,不除外甲状旁腺来源。拟手术中进一步取活检。术中见:左侧颌下肿物位于左侧颈总动脉分叉水平,大小约3 cm×2 cm,边界清楚(图2A、B),送快速病理回报:甲状旁腺增生。然后在甲状腺区域探查并切除其他3枚肿大甲状旁腺,其中左上甲状旁腺位于左侧甲状腺上极背面平环甲关节处(图 2C)。切除所有甲状旁腺后 10 min,抽血检测 PTH 降为 21.7 mmol/L,手术顺利,术后给予补钙和对症治疗,随访 6 个月,双下肢疼痛完全缓解,复查血 PTH 4.3 mmol/L,血钙和血磷正常范围。

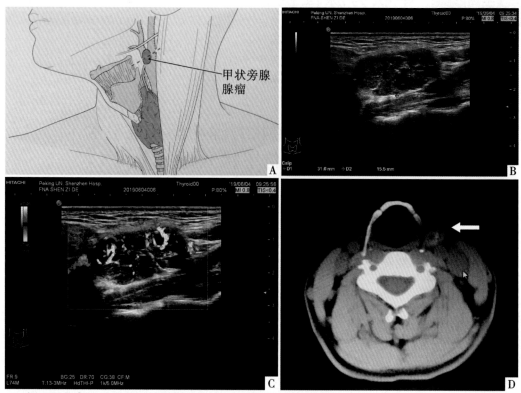

A:颌下甲状旁腺异位变异示意图;B、C:左侧颌下甲状旁腺异位变异超声图像;D:左侧颌下甲状旁腺异位变异CT图像(白色箭头所指)

图1　颌下甲状旁腺异位变异示意图及影像学结果

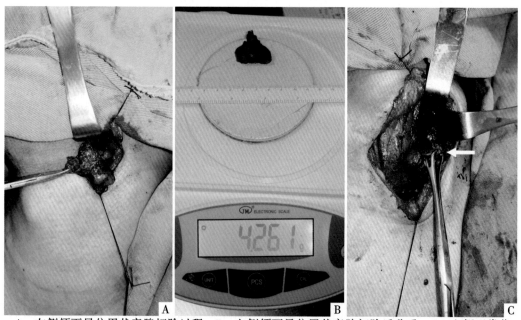

A:左侧颌下异位甲状旁腺切除过程;B:左侧颌下异位甲状旁腺切除后称重;C:左侧正常位置的上甲状旁腺(白色箭头所指)

图2　左侧颌下异位甲状旁腺切除术

三、讨论

1932 年,Churchill 和 Cope 报道了一例由于甲状旁腺功能亢进一共接受了 6 次手术的病例,最后才发现病变甲状旁腺异位于纵隔内[2]。甲状旁腺异位是甲状旁腺探查手术失败的重要原因,有文献[3-4]报道术后仍然维持高 PTH 状态的病例中有 16% 的患者存在甲状旁腺异位;常见的甲状旁腺异位有胸腺内(24%~38%)、食管后方(22%~31%)、甲状腺腺体内(7%~18%)、纵隔(6%~20%)、颈动脉鞘(3%~9%)和甲状旁腺下降不全(2%~7%)。甲状旁腺下降不全是甲状旁腺异位中较少见和被较晚认识的一种,定义为位于甲状腺上极 1 cm 以上的甲状旁腺。虽然 1970 年已经被首次报道,但直到 1995 年才被明确定义。本病例异位的颌下甲状旁腺位于舌骨水平,属于甲状旁腺下降不全变异。

甲状旁腺的异位变异与甲状旁腺的胚胎发育异常有关,在胚胎发育时期,上甲状旁腺来源于第 4 咽囊,下甲状旁腺来源于第 3 咽囊,而同时第 4 咽囊的神经为迷走神经的前体,第 3 咽囊的动脉为颈总动脉的前体。上下甲状旁腺与咽壁分离后,跟随甲状腺一同下降,在下降过程中,可能由于各种原因停留而导致甲状旁腺下降不全,同时由于胚基同源的原因,甲状旁腺组织在下降不全的同时,可能混合有神经纤维组织和胸腺组织等[5]。由于下甲状旁腺下降路径较长,所以下降不全变异较上甲状旁腺更常见,常见位置为颌下[6]、舌骨旁[7]和颈动脉鞘内等。

甲状旁腺颌下异位罕见,如果手术中遗漏颌下异位的甲状旁腺病变,则导致术后持续 PTH 高水平状态,所以对专科医生的术前诊断带来很大挑战。谭洁等[8]报道过 1 例由于甲状旁腺颌下异位变异而导致初次手术失败的 SHPT 病例。本病例入院时,影像学均提示为肿大淋巴结,如果遗漏,则也会导致手术探查失败。为了减少漏诊,术前查体除了甲状腺区域外,颌下、舌骨周围和颈动脉分叉处要仔细触诊,一旦扪及肿块就要提高警惕,进一步用各种影像学检查鉴别是颌下淋巴结还是异位甲状旁腺病变。在影像学检查中,核素显像对于确诊甲状旁腺异位变异具有一定优势[9],Frydman 等[10]报道 99mTc-MIBI 显像失败后,再用铊-201 减影扫描发现颌下异位的甲状旁腺病灶。文献[11]报道了在诊断甲状旁腺下降不全变异中,SPECT-CT 优于 ECT 显像。对于明确诊断的甲状旁腺功能亢进病例,核素显像时,如果在甲状腺周围区域未发现病灶,则需要仔细检查纵隔区域,如果在纵隔区域仍然未发现病灶,最后需要注意舌骨、颈总动脉分叉和颌下腺区域。由于设备原因,本病例术前未行核素显像检查。

本病例术前超声定位甲状旁腺时,同时发现左侧颌下肿块,然后通过超声引导下细针穿刺和术中活检确诊左侧颌下肿块为甲状旁腺颌下异位。虽然在甲状旁腺异位变异中,胸腺内、食管后方和纵隔相对多见,但超声检查困难,而颌下、舌骨和颈动脉鞘区域位置表浅,常规超声检查探头容易探及,所以在行甲状旁腺超声检查时,如果甲状腺周围未发现明确病灶,常规扫查颌下、舌骨和颈动脉鞘区域可减少甲状旁腺颌下异位的漏诊。

四、结论

甲状旁腺颌下异位是甲状旁腺异位变异中的少见情况,术前定位检查容易漏诊,SPECT-CT 对于甲状旁腺颌下异位的诊断具有一定优势。超声检查时,如果甲状腺周围未发现明确病灶,常规扫查颌下、舌骨和颈动脉鞘区域可减少漏诊。

五、诊治体会

甲状旁腺颌下异位变异罕见,术前检查容易遗漏导致术中探查失败。为了减少漏诊,至少需要做到以下几点：①了解甲状旁腺胚胎发育的基础知识；②有甲状旁腺下降不全的诊断意识；③查体时不要忽略颌下、颈动脉鞘和舌骨区域；④行甲状旁腺超声检查时，如果甲状腺周围未发现明确病灶，常规扫查颌下、舌骨和颈动脉鞘区域；⑤核素显像检查的思路：如果在甲状腺周围区域未发现病灶，则需要仔细检查纵隔区域，如果在纵隔区域仍然未发现病灶，最后需要注意舌骨、颈总动脉分叉和颌下腺区域。

参考文献

[1] DELBRIDGE L W, YOUNES N A, GUINEA A I, et al. Surgery for primary hyperparathyroidism 1962–1996：indications and outcomes[J]. Med J Aust,1998,168(4)：153–156.

[2] ROSOFF L SR. Hyperparathyroidism, hypergraphia, and just plain hype[J]. Surgery,1985,98(6)：989–994.

[3] PHITAYAKORN R, MCHENRY C R. Incidence and location of ectopic abnormal parathyroid glands[J]. Am J Surg,2006,191(3)：418–423.

[4] SIMEONE D M, SANDELIN K, THOMPSON N W. Undescended superior parathyroid gland：a potential cause of failed cervical exploration for hyperparathyroidism[J]. Surgery,1995,118(6)：949–956.

[5] KARVOUNARIS D C, SYMEONIDIS N, TRIANTAFYLLOU A, et al. Ectopic parathyroid adenoma located inside the hypoglossal nerve[J]. Head Neck,2010,32(9)：1273–1276.

[6] KONG Y, GE S Y, SHANG W, et al. Ectopic parathyroid adenoma in the submandibular region：a case report[J]. Br J Oral Maxillofac Surg,2019,57(10)：1150–1152.

[7] RAJAGOPALAN M S, NARLA V V, KANDERI T, et al. Parahyoid ectopic parathyroid adenoma localized by ^{99m}Tc–MIBI SPECT[J]. Clin Nucl Med,2008,33(12)：880–881.

[8] 谭洁,李鸿博,边学海. 异位甲状旁腺致继发性甲状旁腺功能亢进再手术一例[J]. 临床外科杂志,2019,27(11)：971–972.

[9] CASTELLANI M, RESCHINI E, LONGARI V, et al. Role of ^{99m}Tc sestamibi scintigraphy in the diagnosis and surgical decision–making process in primary hyperparathyroid disease[J]. Clin Nucl Med,2001,26(2)：139–144.

[10] FRYDMAN J, BIANCO J, DREZNER M, et al. Thallium–pertechnetate subtraction scanning in the preoperative localization of an ectopic undescended parathyroid gland[J]. Clin Nucl Med,2004,29(9)：542–544.

[11] MAHAJAN S, SCHODER H. Ectopic undescended parathyroid adenoma–SPECT/CT avoids false–negative interpretation on^{99m}Tc–MIBI dual–phase scintigraphy[J]. Clin Nucl Med,2018,43(3)：199–200.

● 专家点评 ●

中日友好医院　鲁　瑶

　　继发性甲状旁腺功能亢进(secondary hyperparathyroidism,SHPT)是慢性肾功能不全尿毒症患者常见并发症。据统计大约有50%的慢性肾功能不全尿毒症患者死亡原因为血管异位钙化等所致的心血管疾病。目前尽管可以通过控制磷的摄入以及药物治疗(主要有钙敏感受体激动剂、维生素D

及其类似物)在一定程度上控制部分患者的甲状旁腺素水平,但顽固性或进展性SHPT患者仍需要外科手术干预。近年来借助MDT团队,我院普外科完成SHPT手术近千例,手术成功率在90%左右。SHPT手术成功的关键是要找到所有增生的甲状旁腺,尤其是异位增生的旁腺。

甲状旁腺的数目和位置都会存在变异,据文献报道甲状旁腺异位的比例可高达30%,常见的甲状旁腺异位变异的位置有胸腺内(24%~38%)、食管后方(22%~31%)、甲状腺腺体内(7%~18%)、纵隔(6%~20%)、颈动脉鞘(3%~9%)和甲状旁腺下降不全(2%~7%)。本例患者甲状旁腺异位到颌下,是甲状腺异位变异中很少见的,但此位置易被超声发现。

甲状旁腺切除术前应尽可能确认甲状旁腺的数量和位置,目前临床常用的术前定位方法包括高频超声、^{99m}Tc-甲氧基异丁基异腈(^{99m}Tc-MIBI)双时相平面显像、单光子发射计算机断层成像术(SPECT-CT)、CT等。建议将高频超声联合MIBI-SPECT-CT核素显像或联合薄层CT作为术前定位诊断的主要方法。

^{99m}Tc-MIBI核素显像作为一种功能显像方法,对甲状旁腺病变的诊断及发现异位甲状旁腺均有极高的价值,常被作为首选检查,但由于设备及检查费用等原因,有些术前患者并不能常规完成此项检查。

我们在临床中也经常碰到异位的甲状旁腺。例如,我们曾经碰到1例SHPT患者的甲状旁腺数量和位置均发生变异,术前彩超发现4枚增生的甲状旁腺(最大径均超过1 cm,位置均位于甲状腺后方),术中很顺利将其切除。但术后患者甲状旁腺激素仍高(术前3300 pg/mL,术后第1天1200 pg/mL,术后第2天升至1800 pg/mL),骨痛症状缓解不明显,后来我们给患者行^{99m}Tc-MIBI核素显像检查,发现在胸骨后方还有1枚异位增生的甲状旁腺,术后第5天我们再次给此患者行二次手术,将胸骨后异位的甲状旁腺切除,二次术后的第1天甲状旁腺激素降至20 pg/mL,患者骨痛症状明显缓解。

由于我们医院预约^{99m}Tc-MIBI核素显像需要时间较长,所以,我们也并不常规行此项检查,但对于术前怀疑存在异位甲状旁腺可能性的患者(比如彩超发现少于4个增生的甲状旁腺以及彩超发现的甲状旁腺较小但患者PTH很高等),建议术前常规行^{99m}Tc-MIBI核素显像,以便术前发现异位的甲状旁腺,避免术中遗漏导致手术失败。

一般来说,80%的患者甲状旁腺有4枚。如果术前超声定位甲状旁腺少于4枚,可能原因:①甲状旁腺太小,彩超发现不了;②甲状旁腺位置异常(锁骨下、胸骨后等);③两个旁腺融合成一个;④患者只有3枚甲状旁腺。值得注意的是,做难治性尿毒症SHPT患者手术时,主刀医生手术经验也是非常重要的。

病例 66　纵隔异位甲状旁腺腺瘤致原发性
甲状旁腺功能亢进症一例

王培松[1]，仝海磊[2]，孟　伟[1]

1)吉林大学第一医院;2)胜利油田中心医院

(本文已发表于《中华普通外科杂志》2018 年第 33 卷第 9 期,收录时有改动)

一、前言

甲状旁腺手术中发现异位甲状旁腺的发生率为 6.3% ~ 16%;再次甲状旁腺手术中,异位甲状旁腺发生率可达 45%;下位甲状旁腺最常异位于前纵隔,常包埋于胸腺内,而上位旁腺常异位于后上纵隔。据报道,纵隔异位甲状旁腺腺瘤导致的原发性甲状旁腺功能亢进症(primary hyperparathyroidism,PHPT)较正常位置的甲状旁腺腺瘤临床症状更明显,骨骼破坏更严重。因此纵隔异位甲状旁腺腺瘤的早期诊断至关重要。我院曾收治 1 例纵隔内异位甲状旁腺腺瘤致 PHPT,现报道如下。

二、病例资料及诊治过程

第一次住院(2012 年 12 月 18 日):患者,女性,47 岁,因"间断发热、咳嗽 17 d,加重 1 d"入我院呼吸科。既往体健。检验:钾 3.08 mmol/L(正常值 3.5 ~ 5.5 mmol/L),钙 2.48 mmol/L(正常值 2.10 ~ 2.55 mmol/L),碱性磷酸酶(ALP)209 U/L(正常值 15 ~ 112 U/L)。腹部彩超示:双肾结石。肺 CT 示:①右肺下叶局限性肺气肿;②纵隔淋巴结略大,前纵隔胸腺区结节影,考虑增大淋巴结可能性大,待除外胸腺病变。入院后给予抗炎、对症、补钾治疗后好转出院。

第二次住院(2013 年 5 月 29 日):患者因"多关节间歇性疼痛伴活动受限 2 年,右髋关节摔伤后疼痛加重 10 d"入骨关节外科。查体:跛行步态。脊柱正常生理弯曲,各棘突及椎旁无压痛、叩击痛,活动正常。双侧腹股沟处压痛阳性。双侧髋关节活动受限。髋关节 MRI 平扫示:未见明显异常。骶髂关节 CT 平扫示:右侧骶髂关节间隙可见少许气体密度影,右侧骶髂关节髂侧关节面密度略高。右侧髂骨翼局部可见斑片样略低密度影。风湿三项正常、HLA－B27 阴性。免疫五项:IgG 15.30 g/L,IgA 2.05 g/L,IgM 1.89 g/L,补体 C3 0.99 g/L,补体 C4 0.18 g/L。抗线粒体抗体 M2(抗 M2 抗体) < 20 RU/mL,抗中性粒细胞抗体(antineutrophilcytoplasmicantibody, ANCA) 中,核周型 (pANCA)<1∶10,胞浆型(cANCA)<1∶10。以上结果均在正常范围。血清 ALP 513 U/L。住院期间给予镇痛治疗,病情未见好转,后自行出院。

2013 年 7 月 16 日就诊于外院:全身骨扫描示右侧第 10 后肋点状放射性浓聚、右股骨上段放射性浓聚,骨钙素 68.67 ng/mL(正常值 14 ~ 42 ng/mL),总 I 型胶原氨基酸延长肽 90.13 μg/L(正常值 50 ~ 200 μg/L),β-胶原降解产物 1.15 ng/mL(正常值 0.21 ~ 0.44 ng/mL),PTH 498.6 pg/mL(正常值 10 ~ 69 pg/mL),25-OH 维生素 D 4.0 ng/mL,钙 2.58 mmol/L(正常值 2.10 ~ 2.55 mmol/L),无机磷 0.42 mmol/L(正常值 0.81 ~ 1.45 mmol/L),离子钙 1.23 mmol/L(正常值 1.10 ~ 1.30 mmol/L)。骨密度 T:-6.5。

第三次住院(2013 年 7 月 26 日):因"下肢无力伴全身疼痛 2 年加重 2 个月"入我院内分泌科。

全身疼痛及无力症状逐渐加重,伴夜尿增多(3~4次)。入院情况:行走缓慢需搀扶,脊柱叩击痛(+),胸廓挤压痛(+),甲状腺未触及明显肿大。实验室检查:钾3.1 mmol/L,离子钙1.42 mmol/L(正常值1.10~1.30 mmol/L),ALP 327 U/L。血常规:Hb 82 g/L,MCV 74.0 fL,MCH 21.3 pg,MCHC 288 g/L,血钙2.71 mmol/L,25-OH维生素D 3 ng/mL,PTH 310.5 pg/mL(正常值10~69 pg/mL)。甲状旁腺^{99m}Tc-MIBI(图1):颈部、胸骨后及全身其他区域未见异常放射性增高区。妇科彩超:子宫腺肌病。肿瘤标志物中CA199 33.09 U/mL稍高,余正常。24 h尿钾49.7 mmol/24 h(正常值51~102 mmol/24 h),24 h尿钙4.08 mmol/24 h(正常值2.5~7.5 mmol/24 h)。诊断为甲状旁腺功能亢进症、贫血(中度)、低钾血症、双肾结石。给予降钙,纠正电解质紊乱,对症支持治疗。治疗期间全身骨关节疼痛未见缓解。经全科会诊后建议转入上级医院进一步明确原因,遂办理出院手续。

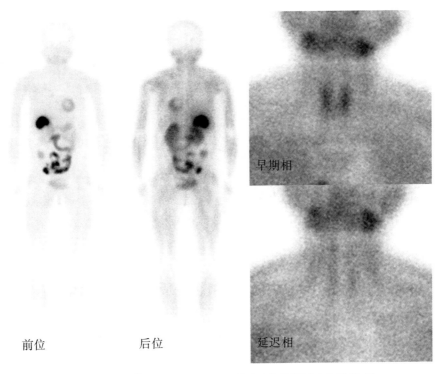

前位　　　　　　后位　　　　　　延迟相

早期相

延迟相

图1　甲状旁腺^{99m}Tc-MIBI SPECT检查(未见明显占位性病变)

外院门诊:(2014年4月16日)PTH 433 pg/mL(正常值10~69 pg/mL),钙2.53 mmol/L(正常值2.05~2.85 mmol/L),ALP 223 U/L(正常值50~135 U/L),P 0.5 mmol/L(正常值0.8~1.6 mmol/L);(2014年6月3日)PTH 887.4 pg/mL(正常值15~65 pg/mL),钙2.54 mmol/L(正常值2.10~2.70 mmol/L),ALP 384 IU/L(正常值15~115 IU/L),P 0.38 mmol/L(正常值0.81~1.45 mmol/L)。甲状旁腺^{99m}Tc-MIBI SPECT-CT(图2):静脉注射^{99m}Tc-MIBI 740 MBq后15 min行早期显像可见双叶甲状腺大小、位置、放射性分布基本正常,纵隔水平有一类圆形放射性分布增高影,余视野内未见异常放射性分布;120 min后行延迟显像可见双叶甲状腺放射性分布明显减低,早期相示纵隔水平类圆形放射性分布增高影未见明显变化(箭头所示),余视野未见明显异常放射性分布;即刻行SPECT-CT颈、胸部断层显像,SPECT-CT融合显像示,纵隔内升主动脉右前方见类椭圆形软组织密度影,大小约18.3 mm×8.8 mm,密度尚均匀,伴放射性分布异常增高。影像学诊断:纵隔内升主动脉右前方软组织密度伴放射性分布增高影,考虑其为功能亢进的甲状旁腺组织可能性大,不除外其为恶性组织所致。

第四次入院(2014年11月25日):因“下肢无力伴全身疼痛3年”入内分泌科。纵隔CT平扫:

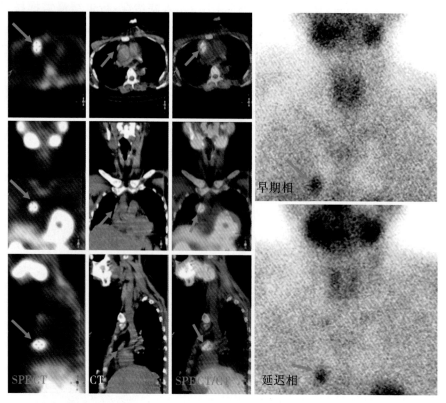

图2　甲状旁腺^{99m}Tc-MIBI SPECT-CT结果(箭头所示为病变所在位置)

①前纵隔胸腺区结节影,考虑钙化淋巴结可能性大,较2012年12月20日密度增高。②右侧肩胛骨及双侧多发肋骨骨折,部分伴骨痂形成;右侧肩胛骨骨质内低密度影。实验室检查:钾2.68 mmol/L,钙2.67 mmol/L,ALP 217 U/L,无机磷0.26 mmol/L,PTH 603.6 pg/mL。请胸外科会诊后转入胸外科治疗。2014年12月8日行胸腔镜下胸腺及纵隔肿物切除术。术中见该肿物位于胸腺右下极,切除胸腺、纵隔肿物及周围脂肪组织。大体病理:胸腺组织及纵隔肿物,体积为9.0 cm×6.0 cm×4.5 cm,其中可见结节1枚,大小为3.0 cm×2.0 cm×0.7 cm,表面光滑,切面淡褐色,实性,质软。病理诊断:甲状旁腺腺瘤。术后恢复顺利。术后第1天:钙1.86 mmol/L。术后第2天:钙1.65 mmol/L,PTH 182.9 pg/mL。术后1周:钙1.84 mmol/L。给予静脉及口服补钙及维生素D治疗。术后随访恢复良好。术后2年曾因滑车神经麻痹(右)、屈光不正(双)于我院住院治疗,复查ALP 205 U/L,钙2.05 mmol/L,之后失访。

三、讨论

　　PHPT不论是甲状旁腺腺瘤、增生还是腺癌,主要治疗方法均为手术切除。因此,术前准确定位诊断至关重要。甲状旁腺胚胎发生过程是其容易出现位置变异的基础。上甲状旁腺与甲状腺起自第四鳃囊,而胸腺和下甲状旁腺则起自第三鳃囊,在胚胎发育过程中一同下降,胚胎6~8周时到达其最终的解剖位置。上甲状旁腺与甲状腺侧叶一起发生,部位相对恒定,也可在重力作用下可降至喉返神经后方、甲状腺下动脉下方、沿食管进入后上纵隔,成为异位的上甲状旁腺。胚胎发育时,颈动脉可穿过甲状旁腺基质,甲状旁腺就可能异位至颈动脉鞘内或者颈动脉外侧。下甲状旁腺与胸腺一起下降,途中可停留于不同部位,如上腔静脉根部、肺动脉、升主动脉、主动脉弓附近甚至心包以及颅底。了解异位甲状旁腺的好发部位、频率，有助于术前、术中定位异位的甲状旁腺病灶。在大约50%的手术中，下位甲状旁腺可以在甲状腺下极的后方或者侧面2 cm半径内被发现。其他常见位置包括甲状腺胸腺韧带、胸腺内甚至甲状腺内。有80%~85%甲状旁腺腺瘤位于甲状腺附近的正常位置，15%~20%的甲状旁腺腺瘤发生异位[1]。管珩等[2]报道异位甲状旁腺在PHPT中的比例为11.5%（66/575），其中异位于纵隔为71.2%（47/66），前上纵隔65.2%（43/66），中纵隔4.5%（30/66），后纵隔1.5%（10/66）；颈部非典型部位28.8%（19/66，包括颈动脉鞘9.1%，气管食管间沟6.1%，甲状腺内4.5%，胸骨上窝4.5%，颈动脉外侧4.5%）。有学者[3-4]收集10年间1562例PHPT患者的手术资料，发现有346例为异位甲状旁腺腺瘤，其中144例因经历再次手术、资料丢失等原因而被排除，其余202例异位甲状旁腺腺瘤术前定位诊断明确（单发腺瘤89%，双腺瘤11%。最常见异位位置：胸腺内38%，食管后方31%，甲状腺内18%，纵隔6%，颈部高位4%，颈部血管鞘内3%）。综上，异位甲状旁腺腺瘤最常见位置为胸腺内、食管后方以及甲状腺内，占异位甲状旁腺腺瘤59%~89%。大部分异位旁腺腺瘤经颈部切口可以成功切除，11%的纵隔异位甲状旁腺腺瘤需要经胸部途径切除。对于这部分患者，即使有经验的专科医生行颈部探查，手术仍会失败。

影像学检查结果不能作为PHPT的主要诊断依据，但为甲状旁腺腺瘤手术提供了准确的术前定位。异位甲状旁腺腺瘤仅行单纯的颈部探查手术存在较高的复发率，患者往往需要再次接受手术[5]，因此术前影像学的精确定位就显得尤为重要。胸部CT检查可用于纵隔异位病灶的定位，99mTc-MIBI显像具有高度的敏感性。超声检查由于受到骨骼遮挡等因素影响，诊断胸骨后病灶局限性。外科手术方式应在胸部CT检查和放射性核素显像的基础上制定。99mTc-MIBI显像阳性结果和术后病理检查结果的符合率为85%~91%，此检查能够发现不同部位功能亢进的甲状旁腺组织，尤其对于颈根部、纵隔内较深部位的甲状旁腺。99mTc-MIBI的摄取量与甲状旁腺增生程度/腺瘤的血流量、大小和线粒体活性等因素有关；当甲状旁腺腺瘤发生囊性变、腺瘤位于甲状腺内、腺瘤体积偏小、不对称性增生或功能亢进不显著时易造成假阴性[6]。纵隔内发生转移性肺癌、胸腺癌、精原细胞瘤或淋巴瘤时也可出现假阳性结果[7]。SPECT-CT同机融合显像是功能与解剖信息的融合，其诊断的灵敏度及准确性明显高于双时相平面显像，当临床表现高度怀疑PHPT而双时相显像阴性或临床表现不典型而双时相显像阳性时，均应加做SPECT-CT同机融合显像，它可以明显提高深部、多发、病灶较小的功能亢进的甲状旁腺组织的检出率，同时还可以为临床医生提供准确的三维定位资料[8-10]，可显著缩短手术探查时间，减少大范围探查对颈部组织的损伤，降低并发症[9-10]。CT检查可发现位于甲状腺后方、气管食管沟、胸骨后、主动脉弓下或颈动脉鞘旁（内）的异位腺体，其优点是定位准确，解剖关系清楚，对手术方案的制定有重要参考价值。CT检查的敏感度介于核素显像及超声检查之间，有文献报道敏感度为66%，特异度为89%[8]。术前怀疑病灶异位于纵隔的患者，则必须行增强CT检查，扫描的范围应包括颈部及纵隔。增强CT中，甲状旁腺病灶因其血供丰富，会出现明显强化的结节影，若病灶出现囊性变，则会表现为囊样低密度影。舌根至纵隔是异位甲状旁腺腺瘤最常见的部位[1]，应从下颌角到气管分叉处做连续断层扫描，以避免漏检。

手术仍然是PHPT的唯一治愈方式。过去纵隔异位甲状旁腺腺瘤的治疗方式主要是正中胸骨劈开或者胸廓切开手术，然而，该手术创伤大、并发症较多，如膈神经及喉返神经损伤、无名静脉撕裂、伤口感染、纵隔炎以及死亡等。随着微创手术技术的发展，胸腔镜手术越来越多应用于纵隔甲状旁腺腺瘤手术。纵隔异位甲状旁腺腺瘤往往在经历了双侧颈部探查失败后才被送往胸外科行纵隔探查手术，随着术前定位诊断技术的提高，该情况有了明显改善。甚至有学者提出，应当避免颈部探查阴性后才考虑纵隔或者经胸部途径手术。Randone等[11]的报道显示，纵隔异位甲状旁腺腺瘤的术前准确定位可以避免不必要的颈部探查。纵隔异位甲状旁腺腺瘤是PHPT中独特的临床类型，难点在于术前诊断以及手术方式的选择。然而，随着术前定位检查技术的提高、手术技术的改进，微创胸腔镜纵隔异位甲状旁腺腺瘤切除手术将得到广泛推广。

四、结论

了解异位甲状旁腺的好发部位、频率及其范围界定,有助于术前诊断和术中定位异位甲状旁腺。

五、诊治体会

^{99m}Tc-MIBI 显像阴性的情况下,需要考虑异位甲状旁腺可能。可以选择其他辅助检查手段如颈胸部增强 CT 或 MRI,同时扩大^{99m}Tc-MIBI 扫描的范围,包括颈部及纵隔。提高对异位甲状旁腺的认识对于减少临床漏诊及误诊、寻找异位甲状旁腺具有较大帮助。由于原发性甲旁亢临床症状往往不典型,容易导致漏诊及误诊。该患者长期全身无力伴疼痛,曾多处就医,肺 CT 曾提示纵隔占位性病变,然而,由于异位甲状旁腺比较少见,未引起临床医生足够重视。患者血钙长期处于正常或略高水平,与该患维生素 D 缺乏有关,这也充分说明为什么患者一直以来骨痛症状明显,但血钙未见明显升高;长期 ALP 升高与患者骨代谢活跃、全身骨关节疼痛有关。PTH 及离子钙均升高,原发性甲旁亢诊断明确。对于不明原因骨代谢活跃的患者,需要考虑原发性甲旁亢可能。

参考文献

[1] NOUSSIOS G, ANAGNOSTIS P, NATSIS K. Ectopic parathyroid glands and their anatomical, clinical and surgical implications[J]. Exp Clin Endocrinol Diabetes, 2012, 120(10): 604-610.

[2] 管珩, 李沛, 朱预, 等. 异位甲状旁腺功能亢进症的外科治疗——66 例报告[J]. 中华普通外科杂志, 2014, 29(6): 455-459.

[3] ROY M, MAZEH H, CHEN H, et al. Incidence and localization of ectopic parathyroid adenomas in previously unexplored patients[J]. World J Surg, 2013, 37(1): 102-106.

[4] WANG C A. Parathyroid re-exploration: a clinical and pathological study of 112 cases[J]. Ann Surg, 1977, 186(2): 140-145.

[5] AKRAM K, PARKER J A, DONOHOE K, et al. Role of single photon emission computed tomography/computed tomography in localization of ectopic parathyroid adenoma: a pictorial case series and review of the current literature[J]. Clin Nucl Med, 2009, 34(8): 500-502.

[6] SCHACHTER P P, ISSA N, SHIMONOV M, et al. Early, postinjection MIBI-SPECT as the only preoperative localizing study for minimally invasive parathyroidectomy[J]. Arch Surg, 2004, 139(4): 433-437.

[7] TAKI J, SUMIYA H, TSUCHIYA H, et al. Evaluating benign and malignant bone and soft-tissue lesions with technetium-99 m-MIBI scintigraphy[J]. J Nucl Med, 1997, 38(4): 501-506.

[8] HARARI A, ZARNEGAR R, LEE J, et al. Computed tomography can guide focused exploration in select patients with primary hyperparathyroidism and negative sestamibi scanning[J]. Surgery, 2008, 144(6): 970-976.

[9] 黎俊, 李莉, 林华. ^{99m}Tc-MIBI 双时相显像与 SPECT/CT 融合显像对原发性甲状旁腺功能亢进症的诊断价值[J]. 医学影像学杂志, 2017, 27(6): 1063-1067.

[10] 吕学民, 于淑红, 韩建奎, 等. ^{99m}Tc-MIBI SPECT 结合定位 CT 显像诊断功能亢进异位甲状旁腺

的价值[J].中华核医学杂志,2010,30(1):42-45.

[11] RANDONE B, COSTI R, SCATTON O, et al. Thoracoscopic removal of mediastinal parathyroid glands:a critical appraisal of an emerging technique[J]. Ann Surg,2010,251(4):717-721.

● 专家点评 ●

深圳市人民医院　刘新杰

1.如何定义异位甲状旁腺

一种观点认为甲状旁腺离开了常见正常甲状旁腺位置,称为异位。另一种观点认为甲状旁腺离开了中央区的范围,才称为异位。由于对定义异位的概念不同,导致文献报道异位旁腺发生率高低不一。异位旁腺可以是正常4个旁腺的其中一个异位,也可以是额外旁腺(旁腺≥5个)中的第5个旁腺异位。无论是正常位置旁腺亢进或异位旁腺的亢进,其临床表现均是相似的。甲状旁腺功能亢进是指甲状旁腺病变后出现持续过度分泌PTH而引发的一组临床症状。

PHPT的定性诊断:实验室检查PTH持续升高,即可诊断甲状旁腺功能亢进。同时要排除可引起PTH短暂升高的假阳性,如肺癌、卵巢癌、胰腺癌、肝癌、甲状腺乳头状癌等。PHPT的定性诊断有不同类型表现:①PTH升高+高血钙+临床症状;②PTH升高+高血钙+无临床症状;③PTH升高+正常血钙+无临床症状;④PTH升高+正常血钙+有临床症状。

结合本病例:患者2012年12月18日血钙正常;2013年7月16日PTH 498.6 pg/mL、血钙偏高(离子钙正常);2013年7月26日PTH 310.5 pg/mL、血钙偏高(离子钙偏高);2014年4月16日PTH 433 pg/mL、血钙正常;2014年6月3日PTH 887.4 pg/mL、血钙正常;2014年11月25日PTH 603.6 pg/mL、高血钙。患者临床表现在第1、4种类型反复出现。对于PTH升高且有临床症状,无论血钙正常或升高均主张手术干预;对于PTH升高而无临床症状,首先检查肾脏、骨骼系统有无病变,排除还没有检查出的隐性病变,如无痛性泌尿系结石或骨质疏松。无临床症状占原发甲状旁腺功能亢进的10%以下,有10%~30%的患者在发现病变时已存在低骨量或肾结石,约40%的在病程进展中出现高血钙。无临床症状的甲状旁腺功能亢进患者应追踪血钙,如血钙持续升高或血钙高于正常上限0.25 mmol/L(>2.80 mmol/L),不论是否有临床症状均需手术干预。由于PHPT是一种少见病,大多因出现泌尿系结石或骨痛而就诊其他科室,本病例发现症状时就怀疑风湿病。故在临床上发现化验单血钙升高、反复双肾输尿管取石且3~6个月内复发、不明原因骨质疏松骨痛、骨折、反复胰腺炎、超声检查发现甲状腺背侧结节、有家族成员类似病史,建议排查甲状旁腺功能亢进。

2.PHPT的定位诊断

PHPT的定位目前主要是通过形态学(超声、CT、MRI、FNA)结合功能学(核素显像、穿刺甲状旁腺洗脱液PTH测定)进行定位检查。定位显像的成功率受以下因素影响:甲状旁腺大小(<6 mm甲状旁腺难显像),病理类型(增生难显像),旁腺分泌状态(高分泌PTH易显像)。临床上常规定位显像结果有4种情况:①超声+核素显像联合定位均阳性;②超声定位可疑结节+核素显像阴性;③超声+核素显像联合定位均阴性;④超声定位阴性+核素显像阳性。

第1种情况可以直接依定位手术;第2种情况可以超声引导下FNAC+PTH洗脱液检测,洗脱液PTH升高可以判断为亢进的甲状旁腺;第3种情况可以双侧颈部探查,但同时也是异位甲状旁腺手术失败的原因;第4种情况可依显像侧行一侧颈部探查。对于异位甲状旁腺功能亢进定位阴性,临床上确实棘手,是手术探查失败的主要原因,有时要让病程发展才能显露亢进的甲状旁腺病灶。本例2013年7月26日显像阴性,2014年4月16日才显示阳性,是个例证。

3. PHPT手术后的结果

由于甲状旁腺病变有单发性与多发性,高分泌PTH状态与低分泌PTH状态。术后6个月内指标表现也有不同类型:①PTH正常+血钙正常或血钙低;②PTH高+血钙升高;③PTH高+血钙正常;④PTH高+血钙低;⑤PTH低+血钙低。

第1种类型多为单发性,术前定位明确,术后效果良好。第2种类型存在多发病变,术前定位仅显示一个甲状旁腺功能亢进,而手术也仅切除定位的一个亢进的甲状旁腺,未进行其余甲状旁腺探查。第3种类型可能存在微小低分泌PTH的病灶,切除高分泌状态的亢进的甲状旁腺,术后血钙可以恢复正常。第4种类型可能是高分泌的甲状旁腺切除后,PTH快速下降,骨质吸钙明显所致低血钙,同时可能存在微小病灶处于低分泌状态;也可能是第3种类型的不同病程,只是低钙恢复较慢;或可能是维生素D缺乏。本病例术后PTH高而血钙低是这种类型表现。第5种类型是因多发性甲状旁腺病变,如增生;为防止复发而切除甲状旁腺过多所致,多见于处理多发性内分泌腺瘤病(multiple endocrine neoplasia,MEN)的甲状旁腺增生或探查术中切除可疑病变多过。

为了防止多发甲状旁腺病变的漏切,有学者主张在切除定位明确的病灶后应探查其余甲状旁腺,防止病变的甲状旁腺漏切而致术后复发。术中探查时有学者主张依甲状旁腺形态大小进行手术切除(切除大的保留小的,但这种方法仅考虑甲状旁腺大小,而没考虑甲状旁腺分泌功能;有观点认为甲状旁腺大小与分泌功能不一定相关);也有主张依术中监测PTH的分泌进行手术,当术中切除亢进的甲状旁腺后10 min测定PTH值,如PTH与术前PTH值比下降大于50%,或PTH下降至正常则判断亢进的甲状旁腺已全部切除,如没有达标则预示手术不成功,需进一步探查。对于探查术,本人主张依甲状旁腺大小与术中监测PTH相结合进行手术。

病例67　甲状腺腺内型双发非典型甲状旁腺腺瘤伴甲状旁腺功能亢进一例

喻庆安,张　爽,代文杰

哈尔滨医科大学附属第一医院

一、前言

原发性甲状旁腺功能亢进最常见病因为甲状旁腺腺瘤,甲状旁腺腺瘤包括典型的腺瘤和非典型的腺瘤。甲状旁腺异位并不少见,然而,异位至甲状腺腺内的非典型甲状旁腺腺瘤发病率却很低。术前检验及影像学检查对甲状旁腺腺瘤的诊断并不困难,但异位至甲状腺内的甲状旁腺腺瘤与甲状腺结节鉴别较为困难,误诊率较高,且甲状腺结节与甲状旁腺腺瘤的治疗方法及预后截然不同,术前诊断更显重要且具有挑战性。本文就1例异位至甲状腺腺内的双发非典型甲状旁腺腺瘤的病例进行讨论,供临床参考。

二、病例资料及诊治过程

患者,女性,66岁,因"全身骨痛,伴心悸、四肢乏力2周余"于2017年8月28日入院。查体:左侧甲状腺可触及单发肿块,大小约为2 cm×2 cm,质韧,边界清晰,表面光滑,无触痛,无波动感,无血管杂音,可随吞咽上下活动。实验室检查:甲状旁腺激素(PTH)313 pg/mL(正常值10.00~69.00 pg/mL);血钙2.91 mmol/L(正常值2.08~2.60 mmol/L);血磷0.71 mmol/L(正常值0.96~1.62 mmol/L);25-OH维生素D 15.97 ng/mL(正常值15.00~25.00 ng/mL)。颈部彩超提示:甲状腺左叶中部可见大小为3.5 cm×1.7 cm实性结节,边界清晰,轮廓规整,伴粗大钙化,其内及周边可见丰富的血流信号,弹性评分为3分;考虑不典型结节可能性大,癌不除外;未探及明显肿大甲状旁腺(图1)。甲状旁腺SPECT-CT提示:甲状腺左叶结节,考虑甲状旁腺瘤可能(图2)。甲状腺CT提示:甲状腺左叶见多个斑片状高密度影及低密度结节影,边界欠清,考虑结节性甲状腺肿(图3)。术前诊断:原发性甲状旁腺功能亢进,左侧甲状旁腺腺瘤?

完善术前检查后,于2017年8月31日在全身麻醉下行"甲状腺左侧叶+峡部切除术"。术中切除左侧甲状腺腺叶前,于腺体后方和下方未探见上下位甲状旁腺。剖开左侧腺叶标本其内可见灰黄结节:3 cm×2.5 cm×2.5 cm,有分界,质软,有钙化,与甲状腺界限清(图4),怀疑甲状旁腺异位于甲状腺内。术中冰冻病理回报:(左侧甲状腺,质软,有钙化腺叶)结节性甲状腺肿,另见2个腺瘤样增生结节,不除外甲状旁腺来源,确诊待石蜡及免疫组化。术后常规病理学结果:非典型甲状旁腺腺瘤(两枚腺瘤直径分别为2.0 cm和1.4 cm),周边见结节性甲状腺肿。免疫组化结果:TTF-1(-),Ki-67(1%+),CgA(部分细胞+),PTH(+)(图5)。

术后24 h复查PTH及电解质提示:PTH 11.89 pg/mL,血钙2.60 mmol/L,血磷1.08 mmol/L。患者骨痛症状明显缓解,结合病理结果,考虑诊断为:甲状腺腺内型多发非典型甲状旁腺腺瘤伴甲状旁腺功能亢进;结节性甲状腺肿。术后2周复查PTH及电解质提示:PTH 11.00 pg/mL,血钙2.52 mmol/L,血磷0.80 mmol/L。术后4周复查PTH及电解质提示:PTH 14.70 pg/mL,血钙

2.30 mmol/L,血磷 0.92 mmol/L。术后 6 个月复查 PTH 及电解质提示:PTH 45.90 pg/mL;血钙
2.48 mmol/L,血磷 1.49 mmol/L。

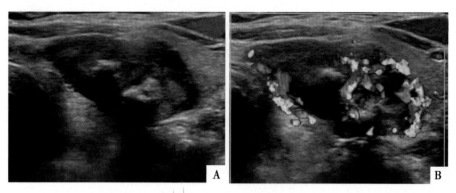

A:甲状腺左叶中部可见大小为 **3.5** cm×1.7 cm 实性结节,边界清晰,轮廓规整,其内可
见粗大的强回声;B:结节内及周边可见丰富的血流信号

图1 甲状腺左侧叶结节彩色超声检查结果

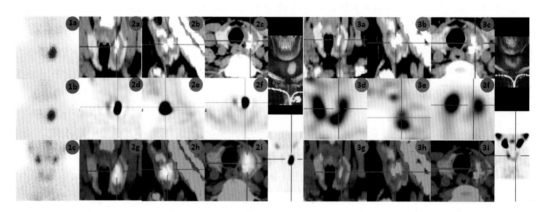

1a+1b:第 1 天 MIBI 早期和延迟显像;1 c:第 2 天 ^{99m}Tc-显像;2a~2i:第 1 天 MIBI 断层;3a~3i:第
2 天 ^{99m}Tc-断层

图2 甲状旁腺 MIBI-SPECT 图像

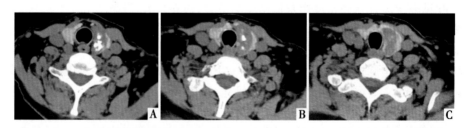

甲状腺左叶见多个斑片状高密度影及低密度结节影,边界欠清,考虑结节性甲状腺肿;
A:低密度结节中斑片状高密度影最明显;B:低密度结节影中散在高密度影;C:低密
度结节影中高密度影隐约可见

图3 甲状腺平扫 CT 图像

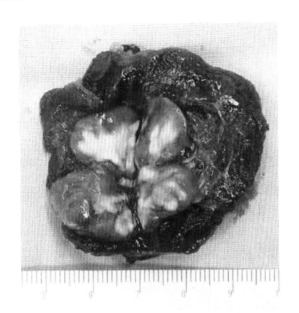

手术切除的灰红甲状腺组织内见灰黄结节
(3 cm×2.5 cm×2.5 cm),似有分界,质软,有钙
化,与甲状腺界限清

图4 术中左侧甲状腺大体标本

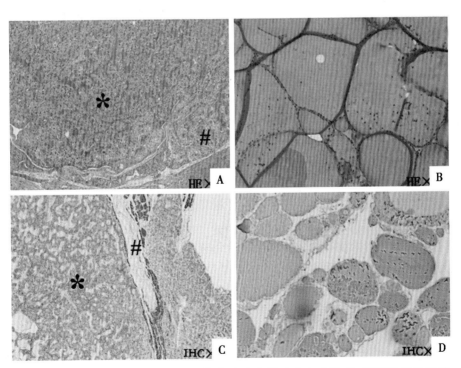

A:#正常甲状旁腺组织,＊非典型甲状旁腺腺瘤样改变(×20);B:结节性甲状腺肿
(×40);C:#正常甲状旁腺组织,＊非典型甲状旁腺腺瘤样改变(×20);D:结节性甲状腺
肿(×40)

图5 组织病理图片

三、讨论

甲状旁腺增生、腺瘤和癌是原发性甲状旁腺功能亢进的三大病因,其中腺瘤最常见,约占全部患者的85%[1]。目前甲状旁腺腺瘤根据病变腺瘤数量分为单发腺瘤、双发腺瘤及多发腺瘤,其中单发甲状旁腺腺瘤最常见。双发甲状旁腺腺瘤的存在最开始存在一定争议,但随着越来越多的证据表明双发甲状旁腺腺瘤的存在,且随着认识的加深,临床报道也随之增加[2]。非典型腺瘤是甲状旁腺腺瘤的一种特殊类型,世界卫生组织关于非典型腺瘤的定义比较模糊,即肿瘤没有明确的包膜、血管、周围神经间隙侵犯及远处转移的证据,其他特征与甲状旁腺癌相似[3],例如肿瘤与周围组织粘连;不规则宽大胶原纤维带;肿瘤细胞呈实体状,巢片状或梁状生长,而不是呈滤泡样或腺泡样排列;肿瘤细胞的非典型性;核分裂活性;凝固性坏死;包膜增厚或侵犯。如果甲状旁腺腺瘤符合2条以上特点,同时又不具有诊断甲状旁腺癌的可靠依据,可诊断非典型性甲状旁腺腺瘤。其预后大部分较好,但有肿瘤复发和发生腺癌的风险,所以建议密切随访,复查血钙、PTH水平,必要时结合影像学检查。

甲状旁腺与甲状腺结节在影像学上缺乏可鉴别的特征性表现,腺内型甲状旁腺腺瘤一般表现为:单发为主,多位于甲状腺内靠近后包膜处,呈扁椭圆形高回声区,界清,回声均匀,彩色多普勒血流显像(color Doppler flow imaging,CDFI)无明显血流信号[4]。甲状腺良性结节无高血钙、高PTH的临床表现。甲状腺恶性肿瘤,最常见的乳头状癌,一般表现为结节边界不清,轮廓不规整,纵横比失调,其内可见细小钙化。本例术前未提示甲状腺腺内型甲状旁腺腺瘤,考虑与经验不足有关。通过本案例,我们应注意术前影像学检查对甲状旁腺功能亢进的诊断一定要结合生化检查,即如果血液生化检查支持甲状旁腺功能亢进,即使影像学不典型也要考虑;反之亦然。

甲状旁腺核素显像定位甲状旁腺的敏感性和阳性预测值分别为68%和100%,联合颈部彩超,其敏感性和阳性预测值可达到91%和98%。但在合并甲状腺结节时,也可出现假阳性。SPECT-CT影像融合技术可显著提高空间分辨率,有文献报道,SPECT-CT影像融合技术检测甲状旁腺病变的敏感性较单纯的SPECT高39%[5],尽管技术费用会增加,但对于异位甲状旁腺病变的定位诊断可能具有关键性作用。

甲状旁腺的位置多变,异位发生率约为8.5%,而异位于甲状腺内约为2%,各文献[6-7]报道有差距,且好发于中老年女性。目前认为甲状腺组织在胚胎发育融合过程中甲状旁腺包裹是造成甲状旁腺异位至甲状腺内的主要原因。另有学者推测异位于甲状腺内的甲状旁腺易发生腺瘤样改变,这可能与甲状腺腺内温度及激素水平差异有关。一般认为腺内型的甲状旁腺多来源于右侧下极单个甲状旁腺,而此患者术前影像学检查提示单个病灶,但术中未探及上极甲状旁腺而术中及术后病理证实为两个甲状旁腺腺瘤且分界清晰,可能是由于两个腺瘤紧密相邻而影响影像学判断。治疗方面,以手术切除所有功能亢进的旁腺为主,并适当补充钙剂。甲状旁腺腺瘤预后较好,而非典型甲状旁腺腺瘤为恶性潜能不详的肿瘤,需术后定期随访。

四、结论

甲状腺腺内型双发非典型甲状旁腺腺瘤伴甲状旁腺功能亢进的病例比较罕见。本篇文章提醒临床医生及病理学医生应警惕异位至甲状腺内的甲状旁腺腺瘤,再次强调术前对甲状腺结节进行细针穿刺活检以明确结节性质及可疑甲状旁腺腺瘤定位的重要性。之后结合患者的个体情况,给予相应的手术及内分泌治疗。

五、诊治体会

对于原发性甲状旁腺功能亢进,手术治疗是效益比最高且唯一可能治愈的治疗方法。术前定位检查是手术成功的关键步骤,常用的无创术前定位方法有超声、核素显像、CT/四维CT(4D-CT)成像及MRI等。联合应用两种或两种以上检查方法可提高功能亢进腺体的阳性预测值。对于异位甲状旁腺,甲状旁腺核素显像检查具有重要优势,尤其是MIBI与SPECT联合应用可提供更可靠的信息。虽然甲状腺腺内型非典型甲状旁腺腺瘤比较罕见,但在原发性甲状旁腺功能亢进定性诊断明确且术前联合影像学检查高度可疑甲状腺腺叶内异位甲状旁腺病变时,还是应积极手术切除病变侧甲状腺,术中探查同侧上下位甲状旁腺,术后进行长期随访。

参考文献

[1] CHRISTAKIS I, BUSSAIDY N, CLARKE C, et al. Differentiating atypical parathyroid neoplasm from parathyroid cancer[J]. Ann Surg Oncol,2016,23(9):2889-2897.

[2] CADENA-PIÑEROS E, ROMERO-ROJAS A, ROMERO D. Single photon emission computed tomography/computed tomography detects a second ignored intrathyroidal parathyroid adenoma[J]. Indian J Nucl Med,2019,34(2):164-166.

[3] DELELLIS R A, LIOYD R V, HEITZ P, et al. Pathology and genetics of tumours of endocrine organs[M]. Lyon:IARC Press,2004:124-126.

[4] 丁金旺,罗定存,雷志锴,等. 甲状腺内异位甲状旁腺瘤伴甲状腺微小乳头状癌1例[J]. 实用医学杂志,2012,28(9):1583-1584.

[5] SERRA A, BOLASCO P, SATTA L, et al. Role of SPECT/CT in the preoperative assessment of hyperparathyroid patients[J]. Radiol Med(Torion),2006,111:999-1008.

[6] LAPPAS D, NOUSSIOS G, ANAGNOSTIS P, et al. Location, number and morphology of parathyroid glands:results from a large anatomical series[J]. Anat Sci Int,2012,87(3):160-164.

[7] DE GREGORIO L, LUBITZ C C, HODIN R A, et al. The truth about double adenomas:incidence, localization, and intraoperative parathyroid hormone[J]. J Am Coll Surg,2016,222(6):1044-1052.

● 专家点评 ●

深圳市人民医院　刘新杰

甲状旁腺功能亢进症在国内是一种少见病,而甲状旁腺功能亢进非典型甲状旁腺腺瘤且2个异位于甲状腺腺体内更罕见。腺内型甲状旁腺一种是发育时就被甲状腺腺体包裹而生长,也有一种是腺外型甲状旁腺肿大向腺体内嵌入式生长而误诊为腺内型,甲状旁腺功能亢进无论是异位或正常位置、何种病理类型,实验室检查PTH均有升高而血钙正常或升高,临床症状表现相似,可以伴有临床症状或无临床症状。

腺内型甲状旁腺多数可通过超声或CT影像学检查显示甲状腺腺体内有结节,没有特异性表现,与甲状腺结节难以鉴别。对怀疑腺内型甲状旁腺超声或CT影像学检查不能鉴别的甲状旁腺,可以行细针穿刺细胞学检查和穿刺洗脱液测定PTH,起到定性、定位、鉴别诊断的作用。对于没有核医学科的单位,细针穿刺细胞学检查是一种简单实用而重要的检查方法。

对于定位阳性的亢进甲状旁腺,手术治疗是最有效的方法,积极探查甲状旁腺和切除甲状腺腺体内可疑结节是必要的,有条件可结合术中 PTH 测定进行手术,在切除增大亢进的甲状旁腺或可疑结节后,行术中 PTH 测定,依 PTH 下降比例判断亢进的甲状旁腺是否完全切除、是否需要进一步探查、手术是否成功。

本病例定性诊断明确且伴有临床症状,采取联合定位明确亢进的甲状旁腺位置后行手术探查及甲状腺腺内结节切除,术中、术后病理明确甲状旁腺组织性质;这是规范的甲状旁腺功能亢进诊治流程,值得学习与借鉴。

病例 68　原发性甲状旁腺功能亢进症伴高钙危象一例

孙诗瑶,郭良峰
深圳市第二人民医院

一、前言

原发性甲状旁腺功能亢进症(primary hyperparathyroidism,PHPT)系甲状旁腺病变致甲状旁腺激素(parathyroid hormone,PTH)分泌过多而导致的一组临床症候群,包括高钙血症、肾钙重吸收和尿磷排泄增加、肾结石、肾钙质沉着症和以皮质骨为主的骨吸收增加等。病理以单个甲状旁腺腺瘤最常见,少数为甲状旁腺增生或甲状旁腺癌[1]。PHPT 所致的高钙血症可长期存在而无临床症状。PHPT 导致的高钙危象,是由于血钙急剧升高(≥3.5 mmol/L)并产生的相应临床症状,极易被误诊为其他系统疾病而延误治疗,可能导致严重的后果。笔者近期诊治 1 例 PHPT 伴高钙危象患者,报道如下。

二、病例资料及诊治过程

1.病例资料

患者,男性,29 岁,因"摔倒致左大腿肿胀、活动受限 7 h"急诊入我院骨科。入院后追问病史,患者于半年前开始出现左大腿疼痛,进行性加重,影响行走,未就诊处理。2 周前因"左肾结石、左肾积水"在外院行双侧输尿管镜碎石术及左侧经皮肾造瘘术,入院时仍留置左肾造瘘管。家族史无特殊。入院查体:左大腿明显肿胀、压痛明显。骨擦音(+),活动明显受限。足背动脉搏动明显。下肢感觉及其他关节活动正常。左上肢可见局部皮肤挫伤。股骨、肱骨正侧位数字 X 射线摄影(digital X-radiography,DR)显示左侧股骨上段可见横形锐利透亮线,折端向背、外侧成角,部分骨皮质嵌插,局部骨质密度减低(图1A);左肱骨密度不均匀减低,远端可见片状不规则骨质密度减低区,局部骨皮质变薄(图1B)。CT 显示全身多处骨骼弥漫性骨质改变,考虑代谢性疾病;双肾囊性改变及钙化灶沉积;甲状腺右叶区域占位灶。下肢深静脉彩超提示左侧腓静脉近段、胫后静脉中上段血栓形成。

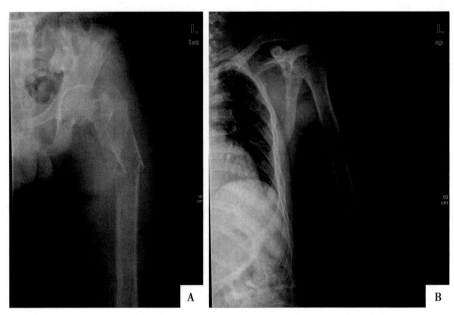

A:左股骨正位片提示左股骨上段骨折;B:左肱骨正位片提示左肱骨远端骨质密度减低。

图1　肱骨正侧位 DR 结果

2. 诊疗过程

入院后继续完善检查,血钙3.84 mmol/L(正常值2.10~2.55 mmol/L),血磷0.88 mmol/L(正常值0.81~1.45 mmol/L),血 PTH 3519.0 pg/mL(正常值12.4~76.8 pg/mL)。经内科会诊,提出治疗方案:大量补液,呋塞米利尿,同时使用鲑鱼降钙素、唑来膦酸等药物行降钙治疗。针对下肢深静脉血栓,给予低分子肝素抗凝治疗。骨科行股骨牵引术。

经过 7 d 的上述内科治疗,患者血钙水平仍波动在 3.5 mmol/L 左右,遂请我科会诊,再次询问病史,患者无合并消化系统、神经系统及心血管系统症状。专科查体:于右叶甲状腺区域可触及一大小约 3 cm×2 cm 的肿物,质地中等,边界清楚,可随吞咽上下活动。进一步完善彩超检查,提示右侧甲状腺中部腺体后方可见一椭圆形实性低回声肿块,大小约28 mm×12 mm×13 mm,考虑甲状旁腺增生性结节可能(图2)。两侧肾上腺区域未见明显异常。初步诊断:原发性甲状旁腺功能亢进症伴高钙危象,左股骨病理性骨折,左下肢深静脉血栓形成,双肾结石术后。

会诊后第 2 天,我科在全身麻醉下行甲状旁腺切除术,术中于右叶甲状腺中上极深面见一大小约3 cm×2 cm 的肿物,质韧,包膜完整,与甲状腺组织无粘连(图3A),考虑为甲状旁腺来源,在其他甲状旁腺区域未见肿大的甲状旁腺。将肿物完整切除,送术中冰冻病理。术中冰冻及术后石蜡切片病理学结果显示:符合甲状旁腺腺瘤(图3B)。术中切除肿物后 10 min 查血 PTH 降至281.40 pg/mL。

术后第 1 天复查血钙为 2.29 mmol/L,术后第 2 天起患者出现面麻、手足麻木,偶有抽搐,无声嘶、呛咳等不适,予外周静脉注射 100 g/L 葡萄糖酸钙(80 mL/d),口服骨化三醇 0.75 μg/d、碳酸钙 D_3 2 400 mg/d。术后第 3 天复查血 PTH 为 72.70 pg/mL,血钙1.53 mmol/L,血磷0.66 mmol/L。在术后第 5 天血钙最低达 1.45 mmol/L,随后逐渐回升。术后第 10 天,骨科行"左侧股骨骨折切开复位髓内钉内固定+股骨病灶刮除术",左股骨病损组织病理学结果为原发性甲状旁腺功能亢进所致全身多发纤维囊性骨病。患者术后恢复良好,嘱患者出院后在门诊定期复查。出院时血钙、血PTH 水平均在正常范围,出院后在外院拔除左肾造瘘管。

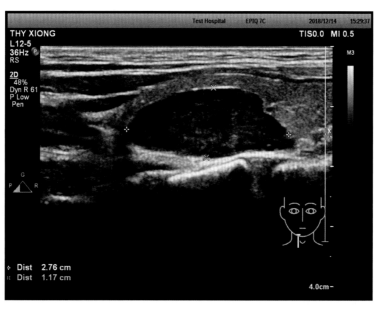

图2　**患者颈部彩超检查**(提示右甲状腺中部腺体后方实性低回声肿块)

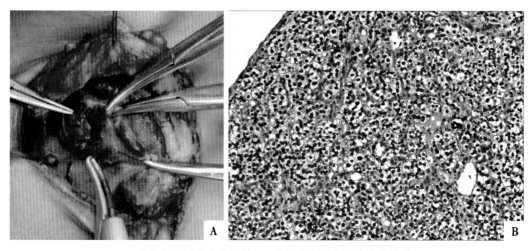

A:术中所见甲状旁腺肿块;B:常规病理符合甲状旁腺腺瘤
图3　甲状旁腺切除术大体观和镜下病理学结果

三、讨论

甲状旁腺功能亢进症患者发生甲状旁腺危象的比例为 1.6% ~6.0%[2],临床表现复杂多样,易被误诊为其他系统疾病而延误治疗,甚至死亡。该疾病主要临床表现:①神经肌肉系统,极度乏力、嗜睡、淡漠、肌无力,严重者甚至出现幻觉、躁狂、昏迷等中枢神经系统症状;②骨关节系统,广泛的骨关节痛、骨质疏松、骨畸形、多发性病理性骨折;③泌尿系统,烦渴、多饮、多尿,反复、多发泌尿系结石可引起肾绞痛、血尿、泌尿系梗阻和感染,危重者出现肾功能衰竭和尿毒症;④消化系统,恶心、呕吐、消化不良、便秘,反复消化性溃疡、急慢性胰腺炎,甚至可以急性胰腺炎起病;⑤心血管系统,高血压、心律失常、心力衰竭,心电图 Q-T 间期缩短,ST 段缩短或消失;⑥严重者可有高热、脱水,甚至休克。本例患者即是以骨关节系统及泌尿系统症状为首发表现,在入院后进行常规术前检查时发现血钙异常升高,进一步查血 PTH 升高,进而诊断 PHPT 伴高钙危象。

高钙危象的治疗包括手术治疗和非手术治疗,非手术治疗可以为手术治疗创造有利条件。非手术治疗主要有以下手段:①扩容,通过提高肾小球滤过率,增加钙在肾小球的滤过而发挥作用。②利尿,袢利尿剂通过阻断肾小管髓袢升支对钙的重吸收而起作用,常与扩容合用。③降钙素,降低骨的再吸收,促进骨质沉着。在降钙治疗的所有药物中起效最快,但存在脱逸现象。④双膦酸盐,可促进破骨细胞凋亡,阻断破骨细胞的骨吸收,一般 48 h 起效,维持药效 3~4 周。⑤血液透析治疗,可快速有效地降低血钙,适用于高钙危象的抢救治疗。在临床上,一般需要联合使用上述非手术治疗手段,可暂时性降低血钙,为手术创造时机。

手术切除是 PHPT 首选的治疗方式,也是治愈 PHPT 伴高钙危象的唯一手段[3-4]。而对于 PHPT 伴高钙危象患者的手术时机,一直以来都存在争议。Phitayakorn 等[2]报道术前应用袢利尿剂和双膦酸盐降低血钙,称为"bridge to surgery",平均疗程为 8 d。而 Gasparri 等[5]则认为原发病灶未切除的情况下,内科治疗缓解病情十分困难,手术治疗可打断病理性连锁反应,建议在 48 h 内行手术干预。对于术前是否须将血钙降至正常浓度或特定浓度,目前尚未形成统一意见[6]:有文献认为术前将血钙降至 3 mmol/L 是比较合理的范围;亦有部分研究者认为内科治疗时间长短及高血钙并发症并不改变患者手术的风险,术前高血钙并非手术禁忌证,不应强调术前将血钙降到正常或特定浓度以下。对于本例患者,长达 7 d 的内科治疗仍无法有效降低血钙时,即应及时手术,以避免患者因高钙危象而危及生命。

甲状旁腺的准确定位对于 PHPT 伴高钙危象患者手术治疗十分重要,目前主要的定位手段包括:①甲状旁腺超声最为方便、常用;②放射性核素显像^{99m}Tc-MIBI 检查应用广泛,检查视野大,有助于发现异位病灶,但对于多腺体病变的敏感度较差;③CT 或 MRI 可较好地显示甲状旁腺周围组织情况,对长径>1 cm 的纵隔病变敏感性高于超声;④其他如超声或 CT 引导下的细针穿刺并将组织分别进行细胞学检查和 PTH 分析,分段选择性静脉采血分析 PTH,手术中用染料标记甲状旁腺等[7]。因异位甲状旁腺发生率较高,临床上需综合使用多种影像学检查方法以提高准确率。

术中实时 PTH 水平测定可帮助确定功能亢进的甲状旁腺组织是否被切除,尤其适用于术前影像学定位明确、小切口及微创甲状旁腺切除手术。因 PTH 的半衰期仅 3~5 min,手术中切除功能亢进的甲状旁腺组织后,外周血中 PTH 水平可快速下降。如肿瘤切除不彻底,则外周血 PTH 下降不明显。有研究[8]表明术中 PTH 监测使手术成功率达到 97.0%~99.0%。Barczynski 等[9]的研究对比 4 种术中检测 PTH 水平以预测疗效的评价标准,分别为:①Halle 标准,PTH 在切除病变甲状旁腺组织后 15 min 内下降至≤35 ng/L;②Miami 标准,PTH 在切除病变甲状旁腺腺体后 10 min 较术前或切除腺体前最高值下降≥50%;③Rome 标准,PTH 在切除病变甲状旁腺腺体后 20 min 较切除前最高值下降≥50% 和(或)PTH 水平降至参考值范围内,和(或)较切除后 10 min 时降幅≤7.5 ng/L;④Vienna 标准,PTH 在切除病变甲状旁腺腺体后 10 min 内较切皮前基线值下降≥50%。其中 Miami 标准总体准确性最高,达到 97.3%。因此本例术中在切除甲状旁腺肿瘤后 10 min 采血查 PTH,显示较术前最高值降幅高达 92%,提示所切除的腺体即为病变组织,手术成功。

低钙血症是甲状旁腺切除术后最常见的并发症之一。其主要原因:①切除病变的甲状旁腺后,剩余甲状旁腺组织由于长期受高血钙抑制而功能减低,尚未恢复,导致低钙血症,通常为一过性,术后正常甲状旁腺逐渐恢复功能,使血钙恢复正常;②骨饥饿综合征,术前骨骼受累者,术后钙、磷大量沉积于骨组织,导致低钙血症、低磷血症,导致手足搐搦,甚者危及生命。术后严重低钙血症者需要补充大量钙剂:当患者轻度低血钙时,能口服者首选口服补钙,口服困难或严重低钙应给予静脉补钙。外周静脉补钙刺激血管导致血管炎,钙剂渗漏可导致皮下坏死等严重并发症,所以如果预计补钙量大于 3 d,提倡深静脉置管补钙。补钙过程中应该"边查边补、边补边查",如果仅口服补钙能维持正常血钙 48 h,可予以出院,根据患者骨质疏松程度决定补钙时间,严重骨质疏松仍然需要坚持补钙3~6个月。对于本例患者,术后出现较为严重的低钙血症,故同时给予静脉、口服补钙、口服骨化三醇治疗,以缓解低钙症状。

四、结论

PHPT导致的高钙危象是临床少见的急重症之一,常涉及多个系统,早期常无特异性表现,但若不及时处理可能危及生命。PHPT导致高钙危象的唯一根治方法为手术治疗,如诊断明确,且影像学检查定位清楚,在采用综合手段积极内科处理后,应及时手术探查,切除肿瘤。在手术时机的判断上,是立即手术还是待病情稳定后延期手术,仍存在着争论。手术中应监测血PTH水平,评估手术效果。术后需注意低钙血症的发生,及时补充钙剂及维生素D_3。

五、诊治体会

笔者先前曾诊治1例无症状的PHPT伴高钙危象患者,术前为了降低血钙水平给予血液透析治疗,虽然将血钙成功降至2.6 mmol/L,但出现了贫血等并发症,不得不输血治疗,增加了患者的创伤,使患者住院时间延长,住院费用大大增加。在本例患者的诊治过程中,笔者及同事在接诊后,并未一味追求术前降低血钙,而是及时进行手术治疗,切除原发病灶,从根本上解决问题。所以对于PHPT伴高钙危象的患者,把握好手术时机非常重要,应在诊断明确、定位清楚的前提下,尽快进行手术治疗。在手术过程中,可使用术中PTH监测等手段明确是否准确切除病变组织,评估疗效。在甲状旁腺切除术后,应使用钙剂及骨化三醇等药物治疗及时处理低钙血症等并发症。

参考文献

[1] 中华医学会骨质疏松和骨矿盐疾病分会,中华医学会内分泌分会代谢性骨病学组.原发性甲状旁腺功能亢进症诊疗指南[J].中华骨质疏松和骨矿盐疾病杂志,2014,7(3):187-198.

[2] PHITAYAKORN R,MCHENRY C R. Hyperparathyroid crisis:use of bisphosphonates as a bridge to parathyroidectomy[J]. J Am Coll Surg,2008,206(6):1106-1115.

[3] 王培松,陈光.2016年美国内分泌外科医师协会原发性甲状旁腺功能亢进症管理指南解读[J].中国实用外科杂志,2016,36(11):1175-1179.

[4] WILHELM S M,WANG T S,RUAN D T,et al. The American association of endocrine surgeons guidelines for definitive management of primary hyperparathyroidism[J]. JAMA Surg,2016,151(10):959-968.

[5] GASPARRI G,CAMANDONA M,MULLINERIS B,et al. Acute hyperparathyroidism:our experience with 36 cases[J]. Ann Ital Chir,2004,75(3):321-324.

[6] 吴一丹,于亮,李晓曦.甲状旁腺危象19例诊治分析[J].中国实用外科杂志,2017,37(3):296-298.

[7] 李晓曦.甲状旁腺功能亢进定性和定位诊断[J].中国实用外科杂志,2014,34(4):360-362.

[8] IRVIN G L 3RD,CARNEIRO D M,SOLORZANO C C. Progress in the operative management of sporadic primary hyperparathyroidism over 34 years[J]. Ann Surg,2004,239(5):704-711.

[9] BARCZYNSKI M,KONTUREK A,HUBALEWSKA-DYDEJCZYK A. Evaluation of Halle,Miami,Rome,and Vienna intraoperative iPTH assay criteria in guiding minimally invasive parathyroidectomy

[J]. Langenbecks Arch Surg,2009,394(5):843-849.

● 专家点评 ●

中山市人民医院　郑炳行

　　该病例非常有特点,PHPT合并3种特殊情况:高钙危象、左股骨病理性骨折、左下肢深静脉血栓形成。诊断明确,手术指征明确,但患者的手术相对禁忌证也是存在的。主要有两方面:一方面是合并高钙危象,术中和术后容易出现心律失常、心脏骤停;另一方面是合并深静脉血栓形成,手术会增加血液黏稠度,使血流减慢,从而增加血栓形成的风险,并容易出现肺栓塞、脑栓塞,明显增加手术风险。所以该病例处理起来矛盾相伴。对于合并高钙危象,作者是通过正规内科降血钙治疗,但效果还是欠佳,这时候可以考虑行血液透析降血钙处理,因为血液透析效果立竿见影,血液透析后尽快手术,切除病灶,消除病原。对于合并有深静脉血栓形成,作者优先给予抗凝治疗,防治深静脉血栓形成加重,这是很合理的,但对于短期内需要手术治疗的患者存在一定风险,所以可以考虑请血管外科会诊指导处理,例如是否术前考虑下腔静脉放置滤器再行手术。

　　该病例合并高钙危象,经过正规内科降血钙治疗,效果欠佳,提示要注意甲状旁腺恶性肿瘤可能。我们中心曾经收治过4例PHPT合并高钙危象的患者,其中2例是甲状旁腺癌。所以术前对该患者的甲状旁腺肿物充分评估以及术中标本冰冻检验是很有必要的。

病例 69　原发性甲状旁腺功能亢进症伴高钙危象一例

杨长东

秦皇岛市第一医院

一、前言

原发性甲状旁腺功能亢进症(primary hyperparathyroidism,PHPT)是指甲状旁腺组织的原发性疾病(如增生或肿瘤等)引起的甲状旁腺激素(parathyroid hormone,PTH)过度分泌而导致的临床症候群。欧美国家较常见,是排行第三的内分泌疾病,发病率高达0.7%以上[1-2]。我国尚缺乏大规模流行病学分析,但发病率也在逐渐升高[3]。该病临床表现轻重不一,可累及多个系统,导致严重并发症,如骨骼关节疼痛畸形、泌尿系统结石、急性胆囊炎、胰腺炎,高血压、心律失常等。该病临床表现特异性差,常导致临床误诊、病情延误,甚至危及患者生命,手术为PHPT患者的首选治疗方案。笔者近期诊治1例PHPT伴高钙危象的患者,报道如下。

二、病例资料及诊治过程

患者,男性,27岁,因"胸闷、恶心、厌食1周"入我院急诊科。患者伴有情绪低落和全身乏力,无发热、咳嗽,无咽痛、呼吸困难,无呕吐。外院胃镜检查未见明显异常,患者有肾结石病史(图1)。急查血电解质示:血钙4.15 mmol/L(正常值2.10~2.55 mmol/L),血磷0.73 mmol/L(正常值0.81~1.45 mmol/L),碱性磷酸酶178.9 U/L(正常值45~125 U/L)。初步诊断为高钙危象,遂急诊留观并予以大量静脉补液、利尿和血液透析等降钙治疗,同时完善相关检查。血液透析后复查血钙2.5 mmol/L,PTH 1297 pg/mL(正常值12.4~76.8 pg/mL)。甲状旁腺彩超提示:左侧甲状腺外下方囊实性结节,考虑来源于甲状旁腺(图2)。故以PHPT收入院。查体:颈部未触及明显肿物,咽喉黏膜光滑,双侧声带活动可。患者入院后复查血钙3.92 mmol/L,CT提示可见一低密度病变(图3)。同时患者再次感到胸闷不适。遂请内分泌科会诊,予以血液透析、扩容、利尿、降钙素降钙等综合治疗,血钙下降不理想。入院第3天,考虑降钙不理想(图4),高钙危象随时可能危及生命,拟急诊行手术治疗,并再次请内分泌科会诊。内分泌科意见:考虑患者血钙高,手术风险极大,故建议专科进一步治疗。遂暂停手术,并转至内分泌科继续治疗。入院第3~5天内分泌科继续予以血液透析、扩容、利尿、降钙素降钙等治疗,血钙下降依然不理想,血钙值波动在3.25~4.16 mmol/L(图4)。同时患者出现夜间呕吐,体温高伴有寒战,白细胞计数21×10⁹/L,降钙素原、C反应蛋白升高,肌酐升高,血氧饱和度低,需吸氧维持。先后给予哌拉西林钠他巴唑钠、美罗培南抗感染治疗,治疗效果差。入院第5天,患者心率快,频发室性期前收缩,转入重症医学科。查体:体温39.4 ℃,脉搏134次/min,呼吸频率24次/min,血压115/79 mmHg,末梢血氧饱和度90%(体积分数),导管吸氧2 L/min。动脉血气分析:PO₂ 87.7 mmHg(吸氧2 L/min),PCO₂ 23.3 mmHg;肺氧合指数进行性下降,最低时190。转入ICU前肺部CT未见明显异常,1.5 h后胸片示左上肺片状急性渗出。考虑患者病情急剧恶化,重症医学科、内分泌科和头颈外科医生共同讨论,选择枸橼酸法行血液透析,将血钙稳定在极短的时间窗内行甲状旁腺切除术,当天16:30入手术室,全身麻醉下切除左下甲状旁腺区肿物。术中见肿物大小为2.5 cm×3.2 cm(图4),考虑存在甲状旁腺癌可能,一同切除左侧甲状腺并行左侧中央区淋巴结清扫,病理回报:(左侧甲状旁腺)腺瘤,局灶区域细胞显著异型。肿瘤切除3 min后心率恢复正常,10 min后PTH 835 pg/mL,20 min后PTH 384 pg/mL,血钙3.77 mmol/L。术后返回重症病房,动态监测PTH及血钙,见PTH和血钙同步下降(图5)。

手术后当天,患者各系统症状并无减轻且继续恶化,动脉血气分析示 PO_2 55.5 mmHg, PCO_2 23.3 mmHg,气道吸出白色泡沫样痰,增加呼吸末正压、纯氧难以维持血氧饱和度,床旁胸片提示双肺肺水肿。血压降低,需大剂量升压药维持,肌钙蛋白I 3.852 ng/mL,伴脓毒性心肌抑制。白细胞计数 $36.15×10^9$/L,降钙素原>100 ng/mL,C反应蛋白127 mg/L,体温居高不下,炎症反应持续加重,美罗培南增量后效果不佳。术后第1天,患者病情迅速进展,严重酸中毒难以纠正,血钾、血钠持续升高,血压、心率持续降低,动脉血压30/20 mmHg,予以积极抢救:心外按压,碳酸氢钠静滴,间断肾上腺素静脉注射,给予葡萄糖酸钙静脉注射对抗高血钾,行血液透析以稳定内环境,清除炎症介质。但心率、血压仍然难以稳定,抢救过程中多次出现心脏骤停,最终宣布临床死亡。

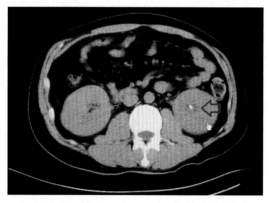

图1 患者左侧肾结石CT检查结果(箭头所示)

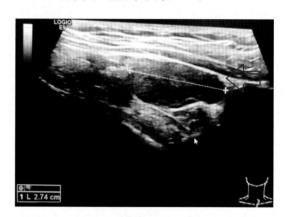

图2 患者甲状旁腺彩超(箭头所示为左侧甲状腺外下方囊实性结节)

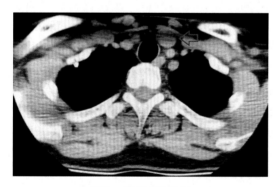

图3 患者CT平扫

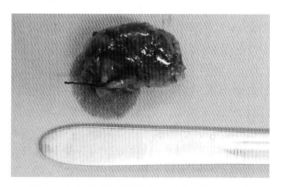

图4 患者手术切除的病变的左侧甲状旁腺

三、讨论

近年来,我国的甲状旁腺功能亢进症的发病率呈增长趋势,是一种累及全身系统性的内分泌疾病,常因无特异性表现而难以早期诊断。《原发性甲状旁腺功能亢进症诊疗指南》指出[4]具有以下

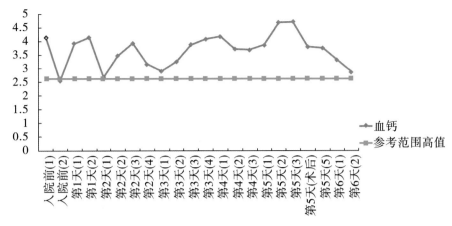

图 5 患者入院前后血钙的变化

临床表现时应考虑 PHPT:①复发性或活动性泌尿系结石或肾钙盐沉积症;②原因未明的骨质疏松症,尤其伴有骨膜下骨皮质吸收和(或)牙槽骨板吸收及骨囊肿形成者;③长骨骨干、肋骨、颌骨或锁骨"巨细胞瘤",特别是多发性者;④原因未明的恶心、呕吐,久治不愈的消化性溃疡、顽固性便秘或复发性胰腺炎者;⑤无法解释的精神神经症状,尤其是伴有口渴、多尿和骨痛者;⑥阳性家族史者以及新生儿手足搐搦症患儿的母亲;⑦长期应用锂制剂而发生高钙血症者;⑧高钙尿症伴或不伴高钙血症者;⑨补充钙剂、维生素 D 制剂或应用噻嗪类利尿剂时出现高钙血症者。

本病例是 PTH 升高导致以高钙血症为主的钙磷代谢异常,进而导致全身各系统出现异常。高钙血症的一般治疗包括以下几点。①扩容、促尿钙排泄:高钙危象时容易引起脱水,需先使用生理盐水扩容后,使用呋塞米来促进钙从肾脏排泄,但禁用氢氯噻嗪,因其能阻止肾脏排泄钙,加重高钙血症。②使用抑制骨吸收药物:如双磷酸盐(使用时要求患者肌酐清除率大于 35 mL/min,肾功能损害的患者禁用)或降钙素(起效快,不良反应少,用药相对安全,但半衰期短,不适宜长期使用),两种药物合用可快速大幅降低血钙,延长药效时间。③皮质激素:可抑制肠道对钙的吸收、促进尿钙排放等形式降低血钙,但需要注意的是,对实性肿瘤或原发性甲旁亢引发的高钙血症无效。④血液透析:使用上述方法降钙效果较差时可通过透析来快速降低血钙。同时应避免长期卧床[5]。

对于明确为 PHPT 引起的高钙血症,手术是首选的治疗方法。田丹丹等[6]指出,一旦诊断明确,在血钙下降到安全范围内的前提下,应尽早手术治疗。而该患者使用保守方法很难将血钙值下降到安全范围内,一般低分子肝素的透析方法虽然能明显降低血钙,但在到达手术的安全时间窗之前,血钙又很快回升到较高水平,给安全实施手术带来难度,这种情况少见,其原因还有待进一步探讨。考虑到患者的病情进展迅速,遂采用枸橼酸法血液透析缩短术前准备安全时间窗后及时手术。Palsson 等[7]指出,枸橼酸法与传统的肝素法血液透析相比,前者的抗凝效果好,同时不影响体内的凝血系统,因此可以在血液透析后迅速实施手术。美国内分泌外科医师协会 2016 年发布的指南中认为甲状旁腺切除手术后血钙恢复正常水平可最少持续 6 个月[8]。也有学者[9]就术中监测 PTH 水平的变化对手术成功进行定义,认为术中 PTH 下降 50% 以上或降至正常水平则预示着手术成功。因此,就上述标准而言,该手术已经达到了预期的效果。

患者在术后病情依然进展迅速,最终死亡,其原因可能是因为严重的肺部感染导致的。患者因恶心、厌食入院,住院期间曾多次呕吐,随即便出现白细胞增高等炎症反应且肺部病变进展迅速,所以笔者推测手术前患者在呕吐时可能发生过误吸,导致了化学性肺炎。同时严重的高钙血症容易导致便秘,肠动力异常加上高钙危象应激所致的肠动力受损、肠道细菌或毒素易位,进而感染难以控制,最终导致脓毒血症和患者死亡的结局。也有文献报道通过超声介入的方式来治疗甲状旁腺功能亢进症,如超声引导下经皮注射无水乙醇硬化治疗、超声引导下经皮热消融技术和高强度聚焦超声治疗,笔者认为PHPT在没有手术条件时,可以尝试采用以上方式,但病例数量相对较少,远期疗效以及副作用需要进一步观察,需要进一步探讨和证实[10]。

四、结论

PHPT尤其是合并高钙危象的患者在我国发病率相对较低。PHPT缺乏特异性表现,易延误病情,带来严重后果。快速诊断、影像学定位是甲状旁腺手术的关键。将血钙降至安全范围的同时尽快进行手术,避免其他并发症的发生,才能使患者得到最佳的治疗。

五、诊治体会

笔者认为,对于PHPT合并高钙血症的患者,迅速的诊断和尽早手术是治疗的关键。通过病史、PTH、血钙、血磷和碱性磷酸酶等实验室检查,结合彩超、核素显像等影像学检查,基本可以进行该病的定性和定位诊断。明确诊断后迅速采取扩容、利尿、双磷酸盐、降钙素等方法将血钙降至可手术的安全范围。如保守降钙不理想,则迅速采取枸橼酸法而不是传统的低分子肝素法进行血液透析来降低血钙后立即行手术治疗,尽量缩短诊疗过程,避免病情恶化。不具备手术条件或者不耐受手术的重症患者可以尝试超声引导下甲状旁腺的介入治疗。

参考文献

[1]ZAMBONI W A,ROSS D S,OREN J W,et al. Surgery for primary hyperparathyroidism[J]. Cancer,2014,120(23):3602-3616.

[2]RYAN S,COURTNEY D,MORIARIU J,et al. Surgical management of primar hyperpara-thyroidism[J]. Eur Arch Otorhinolaryngol,2017,274(12):4225-4232.

[3]张丽侠,李丽,许莉军,等. 原发性甲状旁腺功能亢进症对甲状腺功能和形态的影响[J]. 中华骨质疏松和骨矿盐疾病杂志,2019,12(6):572-577.

[4]中华医学会骨质疏松和骨矿盐疾病分会,中华医学会内分泌分会代谢骨病学组. 原发性甲状旁腺功能亢进症诊疗指南[J]. 中华骨质疏松和骨矿盐疾病杂志,2014,7(03):187-198.

[5]中华医学会骨质疏松和骨矿盐疾病分会. 高钙血症诊治指南(讨论稿)[C]//中华医学会第四次全国骨质疏松和骨矿盐疾病学术会议. 湖北宜昌,2006:29-32.

[6]田丹丹,王丽娜,蒋升. 原发性甲状旁腺功能亢进症致高血钙危象诊断及治疗分析[J]. 中国全科医学,2015,18(36):4479-4482.

[7]PALSSON R,LALIBERTE K A,NILES J L. Choice of replacement solution and anticoagulant in continuous venovenous hemofiltration[J]. Clin Nephrol,2006,65(1):34-42.

[8]WILHELM S M,WANG T S,RUAN D T,et al. The American association of endocrine surgeons guidelines for definitive management of primary hyperparathyroidism[J]. JAMA Surg,2016,151(10):959-968.

[9]BILEZIKIAN J P,BRANDI M L,EASTELL R,et al. Guidelines for the management of asymptomatic primary hyperparathyroidism:summary statement from the Fourth International Workshop[J]. J Clin Endocrinol Metab,2014,99(10):3561-3569.

[10]赵彩红,张霞.超声在原发性甲状旁腺功能亢进诊治中的应用进展[J].临床超声医学杂志,2019,21(6):446-448.

● **专家点评** ●

中山市人民医院　郑炳行

这是1例PHPT伴高钙危象的病例,经过内科降血钙和手术治疗,最终病情加重、抢救无效死亡。我们从三方面做分析与讨论:第一方面是手术前高钙危象的处理,患者血钙异常高;第二方面是手术处理;第三方面是手术后的治疗和观察。

首先,患者手术前迅速的诊断和降血钙治疗非常关键。作者通过结合病史、PTH、血钙、血磷和碱性磷酸酶等实验室检查,结合彩超、核素显像等影像学检查给患者迅速做出诊断,完成定性和定位诊断,并立刻给予有效的降血钙治疗。从检验报告观察到入院第2天血钙最低降到2.5 mmol/L,这时候应该是最佳手术时机。后来内科降血钙治疗效果欠佳,可以尽早考虑行血液透析降血钙处理,因为血液透析效果立竿见影。其次,血液透析后尽快手术处理,切除病灶。作者的手术方案是合理的,缩短了手术时间,减少了对患者的手术打击。最后要注意术后的治疗和观察。如果患者能迅速地诊断和尽早手术,术后主要是补钙的治疗,以及纠正水电解质紊乱,必要时给予抗感染治疗。如果错过了手术时机,高钙危象会引起一系列难以纠正的多系统问题,不但会给治疗带来极大困难,还可能危及患者生命。

我非常同意作者最后的诊治体会:对于PHPT合并高钙血症的患者,迅速的诊断和尽早手术是治疗的关键。对于PHPT合并高钙血症的患者,要注意患者可能是甲状旁腺恶性肿瘤。我们中心曾经收治过4例PHPT合并高钙危象的患者,其中2例是甲状旁腺癌。

病例70 甲状腺乳头状癌合并甲状旁腺腺瘤一例的诊治过程

蔡文松,徐 波,冯键华

广州市第一人民医院(华南理工大学附属第二医院)

一、前言

原发性甲状旁腺功能亢进症(primary hyperparathyroidism,PHPT)最常见的病因是甲状旁腺腺瘤(parathyroid adenoma,PTA)。作为一种少见的内分泌系统肿瘤,PTA 的发病率远低于常见的甲状腺疾病[1]。甲状腺乳头状癌(papillary thyroid carcinoma,PTC)合并 PTA 的比例为 0.2% ~16.0%[2-4],因而 PTC 合并 PTA 在临床上并不多见,大部分临床医生接触到的都是个例,故其诊疗过程中存在的特殊情况易被忽视而导致不良后果,值得关注。现将笔者诊治的 1 例 PTC 合并 PTA 的病例报道如下。

二、病例资料及诊治过程

患者,女性,49 岁,因"体检发现甲状腺结节 4 月余"入院。患者曾到外院就诊,彩超提示甲状腺双侧叶多发结节,细针穿刺细胞学检查(fine needle aspiration cytology,FNAC)提示:甲状腺左叶乳头状癌(未指出具体穿刺的结节)。患者既往体健,家族中无甲状腺及甲状旁腺疾病相关病史。查体:甲状腺左侧叶可触及一大小约 30 mm×15 mm 的结节,质韧,无压痛,随吞咽上下活动。彩超提示(图 1 A):①甲状腺左侧叶可见 2 个结节;左侧上部结节为液实混合性回声(大小约 28 mm×14 mm),边界尚清;左侧叶中部结节为低回声伴点状钙化,边界不规则(纵横比>1,大小约 6 mm×5 mm),左叶 TI-RADS 4b。②甲状腺右侧叶可见一低回声结节(大小约 5 mm×4 mm),边界欠清晰,结节内未见钙化,右叶 TI-RADS 3 ~ 4。实验室检查:血甲状旁腺激素(parathyroid hormone,PTH)416.2 pg/mL(正常值 15 ~ 65 pg/mL),血钙 3.47 mmol/L(正常值 2.11 ~ 2.52 mmol/L),血 TPOAb 483.8 IU/mL(正常值 0 ~ 34 IU/mL),血 TgAb>2834.0 IU/mL(正常值 0 ~ 115 IU/mL);甲状腺功能检查未见异常、肾功能无异常。甲状旁腺放射性核素(^{99m}Tc-MIBI)显像(图 2)示:甲状腺左侧叶上部^{99m}Tc-MIBI 高代谢病灶(大小约 31 mm×19 mm),结合临床考虑为甲状腺恶性肿瘤,未排除同时合并左侧甲状旁腺腺瘤可能。

术前诊断:①甲状腺左侧叶乳头状癌。②原发性甲状旁腺功能亢进症,左上甲状旁腺腺瘤?

③桥本甲状腺炎。完善准备后在全身麻醉下行手术治疗。术中仔细探查甲状腺左侧叶后方,于左侧腺叶后方上部见肿大的甲状旁腺(大小约 30 mm×20 mm×20 mm,图 1B),呈囊实性,质软,紧贴甲状腺,包膜完整,予以完整切除;另外,于左侧叶下极包膜上发现左下甲状旁腺,大小约 3 mm×2 mm×2 mm,血供一般,予以剪碎并种植在对侧胸锁乳突肌内。术中冰冻病理提示:(左上甲状旁腺)甲状旁腺腺瘤;甲状腺右侧叶未见癌。最终手术方式为"甲状腺全切除+左中央区淋巴结清扫+左上甲状旁腺切除+左下甲状旁腺自体移植术"。手术过程顺利,术后当天复查 PTH 8.0 pg/mL,血钙 2.05 mmol/L,术后予静脉及口服补钙。术后第 3 天患者无明显肢体及口角麻木等不适,予以出院,嘱患者口服 L-T4 及补钙。术后病理示:①(甲状腺左侧叶)滤泡亚型乳头状癌(病灶直径为 6 mm),未见血管及神经侵犯;②(甲状腺右侧叶)桥本甲状腺炎;③(中央区淋巴结)淋巴结未见癌转移(0/6);④(左上甲状旁腺)甲状旁腺腺瘤(30 mm×15 mm×10 mm)。术后诊断:①甲状腺左叶乳头状癌(T1aN0M0);②左上甲状旁腺腺瘤;③桥本甲状腺炎。术后 1 个月复诊,无明显肢体及口角麻木症状,血 PTH 20.1 pg/mL,血钙 2.2 mmol/L。

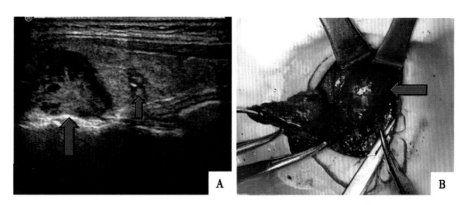

A:超声可见甲状腺左侧叶 2 个病灶。较大的病灶为液实混合性回声(大箭头所指),大小约 28 mm×14 mm,边界尚清晰;较小的病灶为低回声,大小约 6 mm×5 mm,边界不规则,其内可见点状钙化(小箭头所指)。B:术中肉眼可见甲状腺左侧叶后方上部肿大的甲状旁腺(大小约 30 mm×20 mm×20 mm),呈囊实性,质软,紧贴甲状腺背面,包膜完整(箭头所指)

图 1　甲状腺左侧叶超声及术中肉眼所见

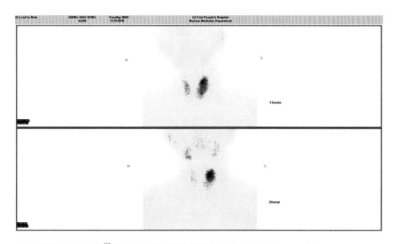

甲状腺左叶上部^{99m}Tc-MIBI 高代谢病灶,大小约 31 mm×19 mm

图 2　甲状旁腺核素扫描结果

三、讨论

1. PTC 与 PTA 的关系

甲状旁腺和甲状腺组织均起源于胚胎内胚层,其胚胎及解剖学的关系密切。PTC 和 PTA 是否存在关联性目前仍然有争议[2,5-6],头颈部放射史及甲状旁腺功能亢进所致的高钙血症可能是甲状腺恶性肿瘤的潜在致病因素[7]。此外,也有研究[8]发现,某些基因表达异常可能是两种疾病共同致病原因。随着甲状腺疾病发病率越来越高,临床上不时可见 PTC 和 PTA 合并存在的情况。

2. 临床表现及相关检查

PTA 可分为有症状和无症状两种类型:前者可表现为泌尿系结石、骨质疏松甚至骨折,后者则无明显临床表现,仅通过实验室(血钙、血磷及血 PTH)及影像学检查发现。有症状的 PTA 更容易引起患者与医生的关注而不易漏诊。无症状的 PTA 则有赖于相关检查,鉴于此,血钙与血 PTH 应该作为甲状腺疾病的常规检查。本例患者无甲状旁腺功能亢进相关的症状,既往也无肾结石及骨质疏松等病史,初诊时因检查不够全面,发现了 PTC 却遗漏了 PTA 的诊断。

超声检查对甲状腺及甲状旁腺疾病的诊断具有重要的价值。低回声结节、边界不规则、点状钙化及纵横比>1 是 PTC 常见的超声表现[9]。PTA 典型的超声图像为甲状腺后方异常的椭圆或卵圆形肿物,肿物内低回声,回声均匀,有完整包膜且形态较规则[10-11]。然而,当 PTA 体积较大,明显挤压了甲状腺,又或是 PTA 不在常规位置(如位于甲状腺内时),超声检查有可能无法将其与甲状腺内部或其他颈部结节区分,容易造成 PTA 漏诊或误诊[10,12-13]。本例患者 PTA 超声表现为腺体上部液实混合性回声,腺体后方未探及肿大的甲状旁腺;若缺少实验室检查结果(血 PTH、血钙升高),术前超声极易将左上 PTA 误诊为甲状腺病灶(图 1A)。甲状旁腺[99m]Tc-MIBI 显像对 PTA 的诊断及定位有重要的价值;然而,应当注意该检查法在特殊情况下可能无法准确显示甲状旁腺病变。PTA 患者合并甲状腺疾病时(如甲状腺结节、甲状腺炎等),由于甲状腺对 MIBI 也可能存在摄取增高、洗脱延迟的状况,从而对显像结果造成影响。同时一部分的甲状旁腺病灶却由于对 MIBI 洗脱速度较快,也可能造成显像结果假阴性。此外,减影技术也会影响结果的判定。有条件的单位可以行[99m]Tc-MIBI SPECT-CT 断层融合显像有助于提高诊断率[14-16]。本例患者 PTA 与 PTC 病灶位于甲状腺同一侧,且位置上十分靠近,甲状旁腺核素显像难以鉴别两者。

总之,即使是明确的甲状腺疾病,术前也应结合血钙、血 PTH 结果全面评估甲状旁腺情况;一旦发现血钙或血 PTH 异常,应当进行超声检查联合甲状旁腺[99m]Tc-MIBI 显像,以助于对甲状旁腺疾病进行定位、定性。如果上述检查仍难对 PTA 做出诊断,有学者提出可以尝试对可疑病灶进行 FNAC,以 FNAC-PTH/血 PTH>2 作为甲状旁腺病变的判定标准[17-18]。

3. 治疗

对于 PTC 和 PTA,手术都是最佳治疗方式。对于 PTC,可按照相关指南选择手术方式;而对于 PTA,如果术前已经明确定位,进行单侧甲状腺床探查并切除异常的甲状旁腺即可,如果术前未获得明确定位,应当仔细探查双侧甲状腺床为中心的颈部区域,尤其注意可能存在于胸腺内部/Ⅶ区的甲状旁腺。结合肉眼与术中病理决定具体手术方式,如果术中发现甲状旁腺癌,则按照 PTC 原则进行术式选择[19-20]。同时,建议有条件的单位开展术中快速检测 PTH,切除病灶 10 min 后抽血查 PTH 下降 50% 以上,则表明手术有效[21]。

而当 PTC 合并 PTA 时,手术治疗将可能变得复杂。一方面,发生 PTA 时,正常甲状旁腺的功能被抑制,其体积可能更小,肉眼更难以辨认。另一方面,术中同时切除 PTA 及清扫中央区淋巴结,双重打击下可能引发术后更为严重的暂时性甲状旁腺功能减退,也可能增加永久性甲状旁腺功能减退的风险[22]。术中应当严格按照共识与指南的要求,做好精细化被膜解剖,识别并保护好正常的甲状旁腺。因术后发生甲状旁腺功能减退的风险明显高于单纯 PTC 或 PTA 的手术,术后应当予以更加充分的补钙,并及时复查血钙及血 PTH。

四、结论

PTC 合并 PTA 在临床上并不多见。当 PTA 临床及超声表现不典型时,可能出现漏诊。血 PTH、血钙及血磷检查有助于术前发现 PTA;同时,超声联合^{99m}Tc-MIBI 显像有助于 PTA 定位。对于 PTC 合并 PTA,外科医生应制定更全面的手术方案,确保手术效果、降低术后并发症的发生率。

五、诊治体会

PTC 合并 PTA 的情况常属于个别案例,临床医生警惕性不够时容易漏诊,尤其是 PTC 合并无症状 PTA 时更容易漏诊。笔者认为把血钙及血 PTH 作为甲状腺疾病的基本检查将有助于及时发现甲状旁腺的病变。大部分 PTA 为单侧,且经过术前超声及甲状旁腺^{99m}Tc-MIBI 显像可以获得定位,术中进行针对性的单侧探查即可,少部分为双侧病变,或术前无法通过检查准确定位的,术中应当进行仔细的双侧探查。该类患者术后发生暂时或永久性甲状旁腺功能减退的概率要高于一般手术,临床医生应当非常重视。对于这类患者,若 PTA 与需要清扫的中央区位于同侧,术后发生甲状旁腺功能减退的风险相对小;当 PTA 与需要清扫的中央区位于不同侧,或者双侧存在 PTA/双侧中央区都需要清扫的情况,术后发生甲状旁腺功能减退的风险会大大增加,除了术中精细可靠的操作之外,及时有效地向患者告知实际病情,落实好知情同意也非常重要!

参考文献

[1] BILEZIKIAN J P, CUSANO N E, KHAN A A, et al. Primary hyperparathyroidism [J]. Nat Rev Dis Primers, 2016, 2:16033.

[2] BENTREM D J, ANGELOS P, TALAMONTI M S, et al. Is preoperative investigation of the thyroid justified in patients undergoing parathyroidectomy for hyperparathyroidism? [J]. Thyroid, 2002, 12 (12):1109-1112.

[3] LEE Y S, NAM K H, CHUNG W Y, et al. Coexistence of parathyroid adenoma and papillary thyroid carcinoma [J]. J Korean Surg Soc, 2011, 81(5):316-320.

[4] ATTIE J N, VARDHAN R. Association of hyperparathyroidism with nonmedullary thyroid carcinoma: review of 31 cases [J]. Head Neck, 1993, 15(1):20-23.

[5] BURMEISTER L A, SANDBERG M, CARTY S E. Thyroid carcinoma found at parathyroidectomy: association with primary, secondary, and tertiary hyperparathyroidism [J]. Cancer, 1997, 79(8): 1611-1616.

[6] CINAMON U, TURCOTTE R E. Primary hyperparathyroidism and malignancy:"studies by Nature" [J]. Bone, 2006, 39(2):420-423.

[7] NILSSON I L, ZEDENIUS J, YIN L, et al. The association between primary hyperparathyroidism and malignancy:nationwide cohort analysis on cancer incidence after parathyroidectomy [J]. Endocr Relat

Cancer,2007,14(1):135-140.

[8] ANGELOUSI A, KASSI E, ANSARI - NASIRI N, et al. Clock genes and cancer development in particular in endocrine tissues[J]. Endocr Relat Cancer,2019,26(6):R305-R317.

[9] 孙彤,田晶,卓娜,等.甲状腺乳头状癌超声图像特征与颈部淋巴结转移的相关性分析[J].中华普通外科杂志,2017,32(12):1034-1037.

[10] 王蓓,崔可飞,黄媛婧.囊性变与非囊性变甲状旁腺腺瘤的超声诊断与临床特点分析[J].中华临床医师杂志(电子版),2015,9(6):1053-1056.

[11] KHATI N, ADAMSON T, JOHNSON K S, et al. Ultrasound of the thyroid and parathyroid glands[J]. Ultrasound Q,2003,19(4):162-176.

[12] 李春歌,王博冉,乔春梅,等.甲状腺癌并甲状旁腺瘤及异位甲状腺误诊一例[J].中华医学超声杂志(电子版),2019,16(10):798-799.

[13] 李东旭,陈琪,刘群,等.甲状腺内异位甲状旁腺腺瘤超声误诊1例[J].中华超声影像学杂志,2018,27(4):341.

[14] 冯国伟,陈刚.99mTc-MIBI SPECT/CT甲状旁腺显像发现颈部恶性肿瘤的价值及与超声对比[J].诊断学理论与实践,2018,17(6):682-686.

[15] 宁志伟,王鸥,徐竞英,等.原发性甲状旁腺功能亢进症患者术前病变甲状旁腺定位方法的评估[J].中国医学科学院学报,2003,25(3):280-284.

[16] 王静,朱玉春,周伟,等.99mTc-MIBI SPECT/CT断层融合显像在甲状旁腺功能亢进中的诊断价值[J].中国医师杂志,2019,21(11):1648-1652.

[17] 王慧,周乐,孙辉.细针穿刺洗脱液检测在甲状腺和甲状旁腺外科应用进展[J].中华内分泌外科杂志,2018,12(2):163-165.

[18] TRIMBOLI P, D´AURIZIO F, TOZZOLI R, et al. Measurement of thyroglobulin, calcitonin, and PTH in FNA washout fluids[J]. Clin Chem Lab Med,2017,55(7):914-925.

[19] 边学海,任辉,郑泽霖.原发性甲状旁腺功能亢进症的手术治疗[J].中国普通外科杂志,2004,13(11):852-855.

[20] 周建平,张浩,董明,等.原发性甲状旁腺功能亢进的诊断和治疗(附46例报道)[J].中国医科大学学报,2009,38(7):545-547.

[21] HUGHES D T, HAYMART M R, MILLER B S, et al. The most commonly occurring papillary thyroid cancer in the United States is now a microcarcinoma in a patient older than 45 years[J]. Thyroid,2011,21(3):231-236.

[22] 赵佳正,楼建林.甲状旁腺腺瘤合并甲状腺癌的诊断及治疗特点[J].中国现代医生,2017,55(4):78-81.

● **专家点评** ●

中山大学附属第一医院　李晓曦

尽管COVID-19肺炎正在肆虐全球,韦伟和徐波教授仍然孜孜不倦地坚持着对甲状腺、甲状旁腺疾病的学术研究,难能可贵,值得赞许。本文作者分享的"甲状腺乳头状癌合并甲状旁腺腺瘤一例的诊治过程"涉及了许多有趣的问题,有不少学习、讨论的空间。

60多年前,美国梅奥医学中心的Ogburn和Black在1956年梅奥诊所学报上发表文章,报道了230例原发性甲状旁腺功能亢进症(primary hyperparathyroidism,PHPT)患者中的4例(1.7%)患者同时并存甲状旁腺腺瘤和甲状腺非髓样癌。1982 年 Linos 等接龙、续写文章在《美国外科学杂志》（*Am J Surg*）上发表,介绍了 1965～1979 年在梅奥医学中心经外科手术证实为 PHPT 的 2 058 例患者中的 51 例(2.5%)为甲状腺非髓样癌。2014 年,北京协和医院廖泉教授的团队在《中国实用外科杂志》发表文章,报道了近 4 年的 13 例甲状旁腺功能亢进(hyperparathyroidism,简称 HPT)合并分化型甲状腺癌(differentiated thyroid cancer,DTC)的治疗经验,此类患者占该中心同期治疗的 HPT 患者(384 例)的 3.4%,同时也占该中心同期手术治疗的甲状腺癌患者(3 845 例)的 0.34%。由于有一类疾病可以同时或次第表现出 2 个或 2 个以上的内分泌腺体病变,包括甲状腺、甲状旁腺、胰岛细胞、垂体、嗜铬细胞瘤等等,即多发性内分泌腺瘤病(multiple endocrine neoplasia,MEN),在面对合并甲状旁腺和甲状腺疾病的患者时,首先要明确不是 MEN。

同一个体共存两种及两种以上疾病的情况称为共存疾病或共病,此类疾病是近年来受关注的话题,特别是对心血管疾病患者而言,涉及的系统和器官广泛,共病较为普遍。为了在临床工作中避免漏诊、误诊共病中的不同病种,提高诊治的效率,首先应该强调临床医生不能局限在“一因论”的思维模式中救治病患,从而遗漏了存在的共病,这就需要我们在临床实践中不断完善对不同疾病各自特征的认识。另外,临床医生的基本功在发现和诊断共病的过程中显得至关重要,例如全面、详细地询问病史、认真地进行临床体检等等,不能只见芝麻不见泰山,不遗漏疾病的细节,不放过蛛丝马迹。假定如此,本文作者分享病例的病史介绍,可能是过于简略了。

甲状旁腺是人体最后一个被发现的器官,甲状旁腺分泌的甲状旁腺激素调节钙和磷的代谢,发挥重要的生理功能,维持正常的生命活动。甲状旁腺疾病导致钙磷代谢紊乱后出现的病变累及多个器官和系统,如运动、泌尿、消化、心血管和神经系统等,临床表现多种多样,误诊误治时常发生。以 HPT 为例,Albright 等在 20 世纪 30 年代的描述不过只是以“骨病、结石和病人饱受磨难”为特征,而早期诊断和及时恰当的治疗是救治 HPT 的关键。如果任由 HPT 持续自然进展,将发生骨病、结石甚至出现诸如“玻璃人”、高血钙危象等更为严重的并发症。

甲状旁腺疾病不是少见的疾病,但如果关注国内甲状旁腺相关疾病的诊治现状,却会发现仍然存在巨大的提升空间。在内分泌系统疾病中,甲状旁腺相关的患者群体可能仅次于糖尿病和 HPT,欧美的资料显示,PHPT 的年发病率为 20.8/100 000,北美地区门诊患者中的出现率可能是 0.1%。以美国佛罗里达州坦帕市总医院诺曼甲状旁腺中心(Norman Parathyroid Center)为例,该中心每年实施的甲状旁腺手术量令人咋舌,他们的年手术量超过了 4 000 例;但亚洲似乎例外,我国没有关于发病率的数据,无论是会议报告还是文献报道的 PHPT 例数都不多。武正炎教授等分析 1965～2005 年国内 7 所医院手术治疗 PHPT 病例,只是 730 例;相同的情形还包括日本和韩国,故而有白种人和黄种人的 PHPT 差异很大、黄种人的 PHPT 是少见病的概念。但是目前的情况已经在改变,国内的病例逐渐增多。北京大学第一医院的分析资料表明,2002～2006 年的病例数已经超过了过去多年的总和。根据中国研究型医院学会甲状旁腺及骨代谢专业委员会的资料,中国 PHPT 的手术例数在 2017 年以后,每年已经超过了 400 例。

关于 HPT 患者增多的原因,部分可以归咎于科学技术的进步。在 20 世纪 70 年代以后,多频谱自动生化仪的广泛应用,为血清学的生化检查发现血钙增高带来极大的便利。Wells 早就指出,美国每年能检出(5～10)万例新发 PHPT 病例,广泛地筛查血钙居功至伟。当代 PHPT 的临床表现已与早期的大不相同,在认识 PHPT 的最初 40 年里,它是以肾结石和骨病为特点的症状性疾病,治疗几乎无一例外地依靠甲状旁腺切除手术。自动生化分析仪应用以后实现的生化筛查,将我们带入无症状 PHPT 的时代,无特异性的 PHPT 症状的患者目前已经占到 75%～80%。2016 年美国内分泌外科医师协会 PHPT 管理指南提示:对于所有的有症状的 PHPT 患者,首选治疗方式是甲状旁腺切除术;对于不一定存在客观的 PHPT 症状、临床表现的患者,如血钙水平>正常值(0.25 mmol/L)也是实施甲状旁腺切除术的指征。

本文介绍的病例接受了手术治疗,包括甲状腺切除、左中央区淋巴结清扫和左侧甲状旁腺切除及自体移植,术后诊断是甲状腺微小癌(直径6 mm)、桥本甲状腺炎、淋巴结未见癌转移和甲状旁腺腺瘤。至此,作者没有描述该例患者手术前影像学检查发现的其他甲状腺结节的诊断结果,例如甲状腺左侧上部大小约28 mm×14 mm的液实性混合回声结节的诊断。但针对本文作者分享的病例,可能最为值得商榷的问题是,手术治疗是该例患者的唯一选项吗?

外科医生天然将手术治疗视为义不容辞的责任,即所谓"天职"。不少医生甚至认为,有甲状腺结节就应该手术切除,因为一旦甲状腺结节被去除之后,患者就不会继续遭受甲状腺结节增大和发展的困扰,从而消除患者的心理焦虑和恐惧等等。但是,手术治疗的缺点也是相当明显的,因为甲状腺手术本身和相关的麻醉过程毕竟是损伤;患者要面对甲状腺手术可能带来的并发症,包括出血、感染、喉神经损伤导致的声音改变、甲状旁腺功能减退导致的低钙性抽搐以及术后残余的甲状腺组织出现结节复发,需要再次进行甲状腺切除手术等等;即使甲状腺切除的手术操作堪称完美,患者幸免手术并发症,也要失去作为功能器官的甲状腺而导致甲状腺功能低下、需要终生进行甲状腺激素替代治疗和随访;还不用说医疗资源的消耗、潜在的相关医疗纠纷等等。因此,在外科医生的临床实践中,决定手术适应证和手术时机可能更加重要。西方的名言谓之:"Good surgeons know how to operate, better ones when to operate, and the best when not to operate"(好的外科医生知道如何做手术,更好的外科医生知道何时去做手术,最好的外科医生知道什么时候不做手术)。因为不实施手术治疗可能更加需要智慧、经验、力量和勇气。外科医生在开始干预之前,应该进行恰如其分地评估和判断,明白手术治疗的益处必须远远胜过手术造成的伤害。

随着循证医学在临床实践中广泛应用,对疾病的干预也不再只是"手术与否"这么简单。以美国甲状腺学会(American Thyroid Association, ATA)的甲状腺指南为例,针对全球范围内甲状腺结节与DTC人数日益增多的现状,ATA组织了全世界的16位专家成立特别工作小组(Task Force),耗时数年,复习和分析了迄今为止的上千篇文献证据,并以此为基础撰写和发布了最新版的2015年成人甲状腺结节与DTC诊治指南(2015 American Thyroid Association Management Guidelines for Adult Patients with Thyroid Nodules and Differentiated Thyroid Cancer: The American Thyroid Association Guidelines Task Force on Thyroid Nodules and Differentiated Thyroid Cancer)。在该指南中,甲状腺结节与DTC的诊断和治疗只是甲状腺结节与DTC管理范畴中的组成部分。例如对DTC的临床干预,就包含了不是立即手术切除而是积极观察随访(active surveillance, AS)、甲状腺单侧叶切除、甲状腺单侧叶加峡部切除、甲状腺全切除加预防性颈部淋巴结清扫、甲状腺全切除术后放射性碘治疗等等,而且争议不少。

医学界对理想的癌症治疗目标已经十分清楚,就是要彻底去除肿瘤,而且没有或者尽量减少对身体其他非肿瘤组织器官的损害,避免肿瘤转移和复发。然而,现有的知识和技术并不能够分辨具体患者的DTC将经历惰性、还是侵袭进展的临床过程,没有证据帮助取舍、选择患者获益最大的治疗方法。这是目前治疗DTC面临的困境。日本神户库马医院(Kuma Hospital)的Akita Miyauchi(宫内召)教授等在1993年启动前瞻性临床研究,对数千例DTC患者采取了不是立即手术切除,而是AS的临床干预策略;历经数十年(601~227个月)的研究结果表明,如果将超声追踪检查的DTC病灶直径增大超过3 mm作为肿瘤进展标志,接受AS 5和10年时的病例分别占到了5.0%和8.0%,淋巴结异常发生率分别为1.7%和3.8%。这些病例因为肿瘤增大、淋巴结发生异常或其他的因素不宜继续观察,接受了手术治疗(191/1235例),但其他的大多数病例仍然在AS中。库马医院的研究证明了不是DTC都会进展为临床显性疾病,DTC的患者绝非一定需要接受手术治疗。对于未表现出临床进展的DTC病例而言,AS可能是不影响预后的合理选择之一。AS作为干预策略,将为与日俱增的DTC患者脱离治疗困境带来希望。最近美国纽约的纪念斯隆-凯特琳癌症中心(Memorial Sloan Kettering Cancer Center)有研究表明,在AS中以肿瘤体积动力学改变作为肿瘤进展标志,即肿瘤体积增加>50%可能价值更优于DTC病灶的直径增加。

病例71　异位甲状旁腺腺瘤伴甲状旁腺功能亢进症一例

茅建娅,耿中利

新疆维吾尔自治区中医医院

一、前言

原发性甲状旁腺功能亢进症(primary hyperparathyroidism,PHPT)主要是由于病变的甲状旁腺自主地合成和分泌过多的甲状旁腺激素(parathyroid hormone,PTH),导致钙、磷和骨代谢紊乱的一种全身性疾病,其中约85%由孤立性甲状旁腺腺瘤所致,其余15%可由弥漫性甲状旁腺增生、甲状旁腺多发腺瘤或甲状旁腺腺癌等引起[1];在内分泌疾病中,其发病率仅次于糖尿病和甲状腺疾病,居第3位。该病如能尽早诊断并行手术治疗,能获得满意的疗效,绝大多数患者能被治愈;若延误诊治,可能致残、致死,后果严重。而肿瘤异位则是延误诊治的主要原因。异位甲状旁腺肿瘤导致PHPT临床少见,占所有病例的6%～16%,主要位于前纵隔,另可位于胸骨上窝、胸腺内、甲状腺内、颈动脉鞘等。

手术是唯一可以治愈PHPT的手段,目前异位甲状旁腺肿瘤并发PHPT的手术适应证尚无人关注,可以部分参考PHPT的手术指南[2-3]:①血钙浓度超过正常值上限的0.25 mmol/L或超过正常值上限2倍以上;②骨骼的症状(骨密度T值减少2.5以上或椎骨骨折);③肾脏的症状(肌酐清除率低于60 mL/min及影像显示肾结石或肾钙化);④高尿钙症(尿钙>400 mg/d)伴随高结石风险;⑤年龄小于50岁。通常来说,符合指南一到两点且没有手术禁忌证可以进行手术。

二、病例资料及诊治过程

患者,女性,41岁,以"甲状腺癌术后12年,发现颈淋巴结肿大2 d"为主诉就诊于我院。现病史:患者于2004年9月因体检发现甲状腺结节而就诊于当地医院,无疼痛及吞咽不利等不适,结合甲状腺CT及B超明确甲状腺结节位置,考虑恶性可能,遂行"甲状腺左叶+峡部+右叶部分切除术+Ⅵ区淋巴结清扫术"。术后病理诊断:甲状腺乳头状癌,淋巴结未见癌转移(未见当地病理报告,具体不详)。术后予以左甲状腺素(优甲乐)TSH抑制治疗。此后定期复查,未见复发转移。2017年1月3日因复查就诊于我院,行甲状腺及颈部淋巴结B超检查示:甲状腺左叶全切及右叶部分切除术后,残余甲状腺右叶实质回声欠均匀;左侧颈部Ⅲ区多发淋巴结肿大并部分伴钙化灶,考虑转移可能,故收住入院拟行手术治疗。既往史:既往体健,无特殊情况。查体:颈部见陈旧性手术瘢痕,愈合良好。左侧颈部可触及淋巴结,大小约1.0 cm×1.0 cm,界清,质硬。余查体未见异常。实验室检查:血钙2.76 mmol/L(正常值2.1～2.55 mmol/L),PTH 166.40 pg/mL(正常值15～65 pg/mL)。甲状腺及颈部淋巴结B超示:残余甲状腺右叶实质回声欠均匀;左侧颈部Ⅲ区多发淋巴结肿大并部分伴钙化灶。甲状腺CT平扫+增强示:①甲状腺癌术后改变;②左颈部多发肿大淋巴结。结合患者病史及相关检查,考虑甲状腺癌左颈部淋巴结转移;另甲状旁腺素及血钙增高,诊断甲状旁腺功能亢进,考虑存在甲状旁腺腺瘤,但结合CT及彩超检查,未能明确甲状旁腺腺瘤位置,故行手术切除甲状腺右叶残叶,清扫双侧Ⅵ区及左颈Ⅱ、Ⅲ、Ⅳ区淋巴结。术中探查的可疑甲状旁腺腺瘤组织病理送检均为阴性,术后病理结果显示:甲状腺右叶残叶(甲状腺组织),Ⅲ区、Ⅵ区淋巴结内见癌转移(1/10、5/7),Ⅱ区、Ⅳ区淋巴结内未见癌转移(0/12、0/4)。术后复查:血钙2.68 mmol/L,PTH 160.10 pg/mL,较术前无明显变化,嘱患者动态随访。2017 年6月入院复查,查体未见明显异常,实验室检查:血钙2.67 mmol/L,PTH 161.60 pg/mL,为明确甲状旁腺腺瘤位置,嘱患者外院完善放射性核素(^{99m}Tc-MIBI)显像(图1A、B、C),明确甲状旁腺位置为左侧胸锁关节区,考虑异位甲状腺旁腺功能亢进可能。故拟行异位甲状旁腺切除术,根据^{99m}Tc-MIBI显像检查结果、术前B超(图1D)和CT(图1E)定位,术中于胸锁乳突肌前缘、胸锁关节后方、颈内静脉和颈总动脉之间找到异位的甲状旁腺组织,大小约1.5 cm。术后病理示:甲状旁腺组织增生(图2)。术后复查:PTH 16.22 pg/mL,血钙2.21 mmol/L。术后嘱患者口服钙剂,定期复查。

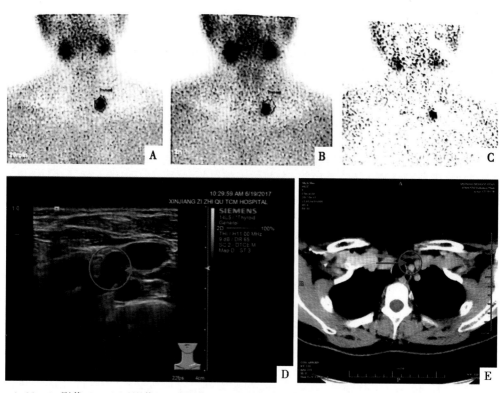

A:20 min 影像;B:2 h 后影像;C:减影像。D:彩超定位(箭头所示);E:CT定位(箭头所示)

图1 患者术前放射性核素(^{99m}Tc-MIBI)显像、彩超定位和CT定位结果

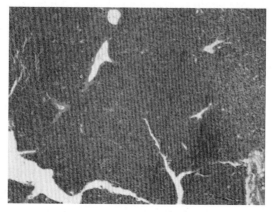

图2 患者术后病理学结果(甲状旁腺增生)

三、讨论

甲状旁腺通常位于甲状腺上、下极的背面。上甲状旁腺一般在甲状腺腺叶的后面靠内侧,环状软骨水平;下甲状旁腺在甲状腺腺叶后面靠外侧,近甲状腺下动脉与喉返神经相交处水平。在胚胎学上,上甲状旁腺与甲状腺共同起源于第4咽囊,下甲状旁腺与胸腺共同起源于第3对咽囊。胚胎期,上甲状旁腺与甲状腺的胚原基一起下降至颈部;下甲状旁腺与胸腺的胚原基一起下降至颈部甲状腺下极水平后,下甲状旁腺的胚原基即停留在此水平,而胸腺的胚原基与之分离,继续下降至胸纵隔,下降过程中甲状旁腺的胚原基若在中途停止或伴随胸腺胚原基一起继续下降,就会引起甲状旁腺位置变异。即使发生位置变异,上甲状旁腺一般在甲状腺的邻近,位置变化较小,而下甲状旁腺的位置变化较大,可以在从下颌角到心包的任何地方,常见的变异位置包括胸骨上窝、胸腺内、前上纵隔内、胸骨后、颈动脉鞘、甲状腺内和梨状窝及其他部位(上颈部、颈根部、心包、气管食管沟,甚至颅底部)。

甲状旁腺腺瘤是PHPT的主要病因[4],以原发性多见,其临床表现多样,早期表现无特异性,容易误诊,加之甲状旁腺位置深在、不易触及,导致部分患者得不到及时治疗。甲状旁腺外的异位甲状旁腺腺瘤比较少见,占6%~10%,但异位病变却是PHPT手术失败的最常见原因,故而术前定位为手术的关键步骤。以下为目前临床常用定位方式。

B超对于正常位置或甲状腺内及颈深部组织的甲状旁腺病灶检出较易,而对于位于食管后或纵隔内的病灶,往往不能发现。建议使用分辨率较高的探头(7.5 MHz),先进行颈前部、侧部大范围寻找;胸锁关节后、锁骨后及胸骨上窝的异位甲状旁腺腺瘤,建议采用扇形探头朝向足侧扫查,同时嘱患者做吞咽动作,以便病灶提升而利于观察。

CT分辨率高,病灶定位精确,对于位于纵隔后直径大于1.5 cm的异位甲状旁腺有很高的诊断率,且与周围组织的关系清楚。对首次手术失败或怀疑纵隔内腺瘤者,CT可为首选。CT定位检查应从下颌角到气管分叉处做连续切层,这可避免遗漏异位甲状旁腺病灶[5]。

^{99m}Tc-MIBI显像诊断异位甲状旁腺腺瘤的敏感性>90%,并能检测出直径<1.0 cm甲状旁腺腺瘤[6]。作为非特异肿瘤阳性显像剂,^{99m}Tc-MIBI能被正常甲状腺组织与功能亢进的甲状旁腺组织摄取,但在甲状腺内的清除速率明显快于甲状旁腺,故在双时相显像时,延迟相功能亢进的甲状旁腺摄取示踪剂的影像比早期更加清晰。^{99m}Tc-MIBI双时相显像方法简便易行、敏感、准确,表现为早期和(或)延迟显像甲状腺、颈部或上纵隔区域出现局限性放射性聚集,十几年前国内外已广泛用于术前定位,特别是异位甲状旁腺腺瘤[7]。

本案例中,因该患者甲状腺癌颈部淋巴结转移合并异位甲状旁腺腺瘤,且异位位置为颈动脉鞘,使得B超及CT检查均无法明确辨别肿大淋巴结和异位甲状旁腺腺瘤,导致第一次手术并未能切除异位甲状旁腺腺瘤,患者再次入院时,使用^{99m}Tc-MIBI显像联合CT及B超检查,即准确定位异位甲状旁腺腺瘤位置。因此在此类患者中,首选^{99m}Tc-MIBI显像初步判定位置,再行CT及B超定位,可降低再次手术的概率,降低误诊率。

四、结论

异位的甲状旁腺腺瘤虽然较为罕见,也应该引起关注。目前外科手术切除是治疗异位甲状旁腺的最有效方法[8],其中,定位诊断尤其关键,放射性核素检查准确度及阳性率更高,可为治疗提供可靠的依据。随着认识的提高和检测手段的升级,异位甲状旁腺腺瘤的诊断率会逐渐提高,误诊率逐渐下降,并且为手术切除肿瘤提供可靠的依据。

五、诊治体会

由于 PHPT 症状不典型，甲状旁腺腺瘤位置变异较大，故应重视临床表现、综合分析各项实验室以及影像学检查的结果，特别是术前结合 B 超、CT 与^{99m}Tc-MIBI 显像等对异位甲状旁腺腺瘤定位，是防止误诊和及时治疗的重要手段。

参考文献

[1] 钟箫,欧晓红,李林,等.^{99m}Tc-MIBI SPECT/CT 融合显像在甲状旁腺功能亢进症术前诊断中的应用价值[J].中华核医学与分子影像杂志,2017,37(7):395-399.

[2] Bilezikian J P, Bandeira L, Khan A, et al. Hyperparathyroidism[J]. Lancet, 2018, 391(1116): 168-178.

[3] THOMPSON G B, GRANT C S, PERRIER N D, et al. Reoperative parathyroid surgery in the era of sestamibi scanning and intraoperative parathyroid hormone monitoring[J]. Arch Surg, 1999, 134(7): 699-704.

[4] UDELSMAN R, PASIEKA J L, STURGEON C, et al. Surgery for asymptomatic primary hyperparathyroidism: proceedings of the third international workshop[J]. J Clin Endocrinol Metab, 2009, 94(2): 366-372.

[5] 蔡世峰,邵长清,代守平,等.甲状旁腺肿瘤致原发性甲状旁腺机能亢进的影像学诊断[J].医学影像学杂志,1999,9(2):86-88.

[6] PIOTTO A, BERGAMASCO A, SARZO G, et al. Preoperative parathyroid localization in patients with persistent or recurrent hyperparathyroidism: comparison between different imaging techniques[J]. Biomed Pharmacother, 1998, 52(7/8): 335.

[7] SAKY M T, HASINSKI S, ROSE L I. Ectopic primary hyperparathyroidism[J]. Endocr Pract, 2001, 7(4): 272-274.

[8] KIM Y S, KIM J, SHIN S. Thoracoscopic removal of ectopic mediastinal parathyroid adenoma[J]. Korean J Thorac Cardiovasc Surg, 2014, 47(3): 317-319.

● 专家点评 ●

上海市第六人民医院　樊友本

过去认为原发性甲状旁腺功能亢进(primary hyperparathyroidism, PHPT)是一个少见病,症状不典型且多变,容易误诊、漏诊。以往有多名 PHPT 患者术前有多次骨折手术修复固定或反复肾结石碎石手术的苦难史。现在由于常规体检生化检查血钙的广泛推行,以及骨质疏松专科的建设,PHPT已经不少见,尤其是轻或无症状 PHPT 患者在很早就获得手术根治。近10年来借助多学科协助会诊,我院甲状腺外科每年有100~150例 PHPT 患者接受手术治疗,手术成功率在99%左右。

除甲状旁腺癌外,异位甲状旁腺腺瘤也是 PHPT 手术失败的难点。术前精准定位诊断非常重要。我院术前常规做甲状旁腺专家超声和^{99m}Tc-MIBI 显像,敏感性和特异性很高,如两者影像矛盾,补做增强 CT, 进行多学科协助会诊, 甚至联合胸外科手术。该文作者再次手术时联合^{99m}Tc-MIBI 显像精准定位, 在左侧胸锁关节后方、颈内静脉和颈总动脉之间准确找到和切除异位增生的甲状旁腺, 手术获得成功。另外, 如需要明显提高 PHPT 一次手术成功率, 有条件的医院最好常规施行术中快速 PTH 测定, 取出标本 15 min 后 PTH 下降如超过 50%, 表明手术成功。

病例72　继发性甲状旁腺功能亢进症4例诊治体会

杨长东

秦皇岛市第一医院

一、前言

继发性甲状旁腺功能亢进症(secondary hyperparathyroidism,SHPT)是各种原因导致的低血钙或高血磷长期刺激甲状旁腺,使其过度分泌甲状旁腺激素(parathyroid hormone,PTH)而引发的一系列综合征。其中以慢性肾病最为常见[1]。尤其是慢性肾病5期规律透析的患者,随着透析时间的增长,患病率也逐渐增高[2]。主要表现为骨骼畸形、心律失常、皮肤瘙痒、贫血、辨识能力差等多系统损害症状,且仍有大部分患者因为内科保守治疗无效需要进行外科手术来干预。笔者就以往诊治过的SHPT患者中挑选出4例较有代表性的病例,从临床表现、诊断、治疗等方面与读者进行分享,报道如下。

二、病例资料及诊治过程

病例1:男性,37岁,因"发现肾功能衰竭6年,检查发现甲状旁腺功能亢进2年"入院。患者6年前检查发现肾功能衰竭,规律透析治疗;2年前发现甲状旁腺功能亢进,伴关节疼痛、变形,伴脊柱疼痛甚至伸直困难,行走疼痛,伴乏力,皮肤瘙痒。查体:颈部未触及明显肿物。喉镜:咽喉黏膜光滑,双侧声带活动好。超声提示:左叶甲状腺背侧甲状旁腺区探及一大小约2.7 cm×2.0 cm×1.8 cm不均质中低回声团块,边界尚清,形态欠规则,考虑甲状旁腺增大(图1)。甲状旁腺放

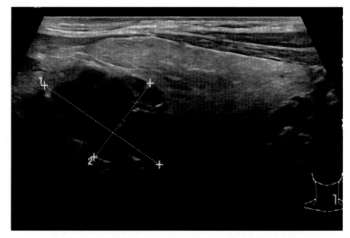

左叶甲状腺背侧甲状旁腺区不均质中低回声团块

图1　颈部彩超检查结果

射性核素（^{99m}Tc-MIBI）显像提示:甲状腺左叶呈现不均匀的异常核素分布浓聚影并持续存在,考虑左侧甲状旁腺增生可能(图2)。入院后完善各项常规检查。其中血钙2.58 mmol/L(正常值2.10~2.55 mmol/L),血磷2.36 mmol/L(正常值0.81~1.45 mmol/L),PTH>5000 pg/mL(正常值12.4~76.8 pg/mL)。术前诊断:SHPT,肾衰竭。

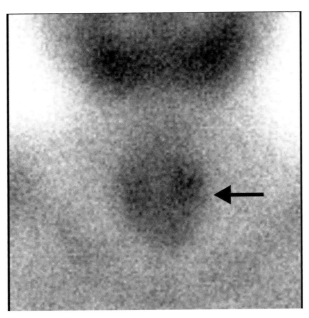

甲状腺左叶呈现不均匀的异常核素分布浓聚影并持续存在

图2　甲状旁腺^{99m}Tc-MIBI显像结果

完善相关检查后,在全身麻醉下行甲状旁腺全切除术并取约1/10大小的右下甲状旁腺自体移植到右侧胸锁乳突肌中;切除甲状旁腺后测PTH 363.5 pg/mL。切除标本病理回报:送检4枚均为甲状旁腺结节样增生。

术后第1天,晨起空腹验血钙及PTH后预防性给予100 g/L葡萄糖酸钙5 g,15 mL/h从锁骨下静脉泵入,并开始规律高钙透析。结果回报:血钙1.54 mmol/L,PTH 26.6 pg/mL;于透析后继续泵入葡萄糖酸钙5 g,并予以每日口服钙片及骨化三醇。术后第2天,患者出现手足抽搐,查血钙1.49 mmol/L,遂增加静脉泵入葡萄糖酸钙量至20 g,并密切监测每日血钙波动情况(图3),根据情况及时调整葡萄糖酸钙用量(图4),使血钙值稳定在1.8 mmol/L以上的安全范围内。期间血钙最低时达到1.26 mmol/L,最高日葡萄糖酸钙泵入量30 g。术后第8天,血钙值基本稳定,葡萄糖酸钙泵入量减至10 g,且患者骨痛等症状较入院时明显减轻,无明显不适。术后第10天,查血钙1.79 mmol/L,无明显波动,停止静脉泵钙,嘱患者口服碳酸钙400 mg/次,3次/d;骨化三醇0.5 μg/次,3次/d,门诊定期复查。

病例2:女性,33岁,因"发现肾功能衰竭9年,检查发现甲状旁腺功能亢进5年"入院。伴关节疼痛、关节变形,脊椎伸直困难,伴行走疼痛、乏力、皮肤瘙痒。查体:头颅畸形,颈部未触及明显肿物,桶状胸。患者有Sagliker综合征特征表现。X射线检查提示:胸椎侧弯,胸骨变形塌陷,头颅骨质疏松(图5)。超声检查提示:双侧甲状旁腺区低回声结节-考虑甲状旁腺增生可能。根据患者症状体征和各项检查,诊断为:SHPT,肾衰竭。入院后完善各项相关检查,其中血钙2.64 mmol/L,PTH 3 509 pg/mL。在全身麻醉下行甲状旁腺全切除术。病理回报:(左上、左下、右上、右下甲状旁腺)甲状旁腺组织增生,局灶伴钙盐沉积。切除甲状旁腺后10 min测PTH 383.3 pg/mL。

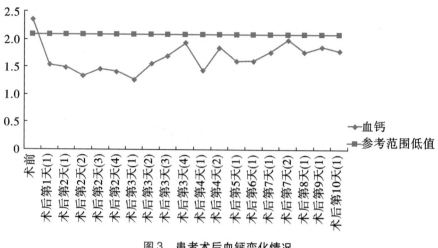

图3 患者术后血钙变化情况

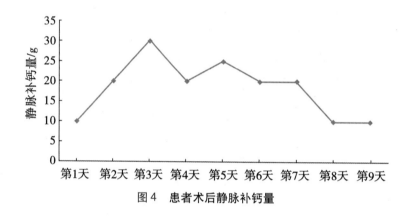

图4 患者术后静脉补钙量

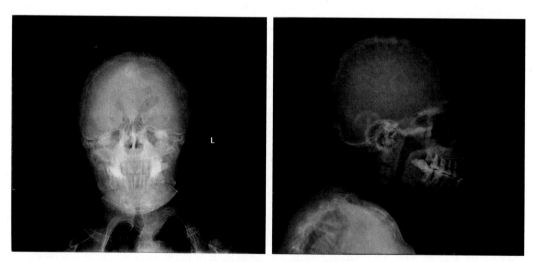

图5 患者 Sagliker 征骨骼改变明显

术后第1天,患者血钙2.06 mmol/L,PTH 14.42 pg/mL。诉骨痛、乏力减轻,皮肤瘙痒好转。随后密切监测患者血钙、规律透析,并及时调整葡萄糖酸钙用量。待血钙稳定后,嘱患者规律口服钙片及骨化三醇,门诊定期复查。

病例3：女性，59岁，因"慢性肾衰竭血液透析5年，发现甲状旁腺功能亢进1年"入院。患者双侧膝关节、髋关节痛明显。查体：全身皮肤黝黑，身材矮，脊柱四肢轻度变形，颈部未触及明显肿物，无触痛，双侧声带活动可。入院后查血钙正常，PTH 2066 pg/mL，ALP 567.4 U/L。彩超检查提示：左叶甲状腺下极下方探及一低回声结节，大小约2.6 cm×1.8 cm×1.9 cm，考虑来源于左侧甲状旁腺，余甲状旁腺区未见明确异常回声结节；右叶甲状腺中上部外侧腺体内探一大小约0.48 cm×0.38 cm×0.44 cm低回声，边界欠清（TI-RADS 4a级）。术前诊断：SHPT，甲状腺肿物，慢性肾衰竭。因术前甲状旁腺彩超检查仅探及一枚甲状旁腺，考虑于手术中探查其余甲状旁腺，必要时切除右侧甲状腺及清扫右侧中央区淋巴结，避免遗漏增生旁腺。

完善术前检查后，于全身麻醉下行甲状旁腺全切除术，术中探及左下甲状旁腺增生明显，左上甲状旁腺轻度增生，予以切除，而右侧甲状旁腺区未探及明显增生的旁腺组织，遂切除右侧甲状腺，并行右侧中央区淋巴结清扫。术中检查PTH：术前为2289 pg/mL，第一枚旁腺切除后5 min PTH为314.3 pg/mL，第二枚旁腺切除后5 min PTH为202.2 pg/mL，右侧甲状腺切除及右侧中央区淋巴结清扫后PTH为109 pg/mL。

术后第1天查PTH 11.63 pg/mL，每日监测血钙，待稳定后出院，嘱患者每日口服钙片及骨化三醇，门诊定期复查。

病例4：男性，37岁，因"慢性肾病透析2年余，全身瘙痒1年"入院。患者近1个月来出现肩关节疼痛、全身乏力，外院查PTH最高时为1265 pg/mL。查体：全身关节未见明显畸形，全身皮肤色泽灰暗，颈部未触及明显肿物，咽喉黏膜光滑，双侧声带活动可。入院后查血钙2.44 mmol/L，PTH 1632 pg/mL，ALP 264.5 U/L。甲状旁腺超声提示：左叶甲状腺中、下叶背侧甲状旁腺区可探及一实性低回声结节，大小分别为0.55 cm×0.37 cm、0.64 cm×0.37 cm，边界欠清晰，形态欠规则，考虑甲状旁腺增大，右侧甲状旁腺区未见明显占位病变。甲状旁腺显像提示：双侧甲状旁腺腺体增生或腺瘤存在可能。由于患者考虑日后进行肾移植打算，遂完善相关检查后，于全身麻醉下行甲状旁腺切除术，甲状旁腺带蒂移植术。术中切除除右下以外其余全部甲状旁腺，将右下甲状旁腺游离，保护并裸化主要血管蒂，切除其4/5部分后，将残余旁腺放置于颈前带状肌中，暴露于胸骨舌骨肌表面，周围用1号丝线标记（图6）。旁腺切除10 min后测PTH降至144.9 pg/mL。

术后第1天查PTH为49.34 pg/mL，每次监测血钙波动并及时给予葡萄糖酸钙，待血钙稳定后患者出院。术后1个月门诊复查PTH为136.2 pg/mL，血钙1.94 mmol/L。术后8个月，患者行肾移植术，术前查PTH为169 pg/mL，基本稳定。

三、讨论

SHPT已成为慢性肾病常见的并发症，并严重影响患者的生存质量。结合患者的病史、临床表现以及实验室检查对其进行定性诊断并不困难，尤其有些患者存在关节疼痛、骨骼畸形、皮肤瘙痒等典型症状体征时，如病例2中患者的Sagliker综合征表现。诊疗的关键在于对病变的甲状旁腺进行术前定位，这对患者的手术疗效和预后都尤为重要[3]，加之甲状旁腺数目不恒定，分型多，异位率比较高[4]，增加了术前定位的难度。目前常用的术前定位方法包括高频超声、CT、MRI、99mTc-MIBI和SPECT/CT等。但由于MRI、99mTc-MIBI和SPECT/CT等检查术前预约时间较长且检查费用昂贵、操作复杂[5]，术前检查主要依靠高频超声。从有限的经验看，术前大部分能检测到3枚以上增生的甲状旁腺，至少能看到一枚大于1.0 cm增生的甲状旁腺，所以笔者认为如果在高频超声下能够寻找到超过一枚大于1.0 cm增生的甲状旁腺，即可实施手术。需要指出的是，由于超声科医生水平参差不齐，对甲状旁腺的识别能力不一致，所以尽可能由经验丰富的超声科医生检查，若有可能，手术医生亲自进行超声定位非常重要[3]，对在术中寻找病变的甲状旁腺更有帮助。同时，术前超声及其他检查未发现的甲状旁腺,手术医生也可在术中进行常规探查,如术中仍未探查到全部甲状旁腺,则考虑可能为 A3 型甲状旁腺,即甲状旁腺位于甲状腺组织内[6],可切除对应侧甲状腺并行中央区淋巴结清扫。

SHPT 的术式有主要分为 3 种:甲状旁腺次全切除术(SPTX)、甲状旁腺全切除加自体移植术(TPTX+AT)和甲状旁腺全切除不加自体移植术(TPTX),采用何种手术方式主要取决于术者经验。国内外均无明确的术式选择策略,也无强有力的证据支持 3 种式中哪种治疗更优[7]。SPTX 对保留甲状旁腺组织的大小和有无结节增生难以判断,且切割甲状旁腺破坏其包膜可导致甲状旁腺细胞播散,复发率相对较高,所以目前临床上较多采用后两种术式[3,8]。而笔者认为,在不考虑肾移植的前提下,尤其是症状较重的患者,采用 TPTX 更为合适。已有文献[9-10]报道,TPTX 具有复发风险更低、手术时间更短、手术损伤更少等特点,且根据我科近年来诊治的近 70 例 TPTX 病例来看,均未发生永久性甲状旁腺功能减退的情况。可能是由于胸腺内甲状旁腺同源的静止细胞在低钙的刺激下逐渐生长为甲状旁腺细胞有关。为了预防永久性甲状旁腺功能减退,有条件的话可以低温贮藏甲状旁腺,需要时进行再植。

对于有肾移植需求的患者,则选择 TPTX+AT。笔者有 2 例采用带蒂移植的方法,效果良好,并术后成功进行肾移植。即将要保留的相对增生不明显的甲状旁腺游离,保护并裸化血管蒂后,保留近蒂部的小部分甲状旁腺移位移植于颈前带状肌表面,并进行标记(图7)。

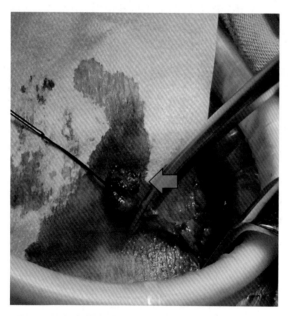 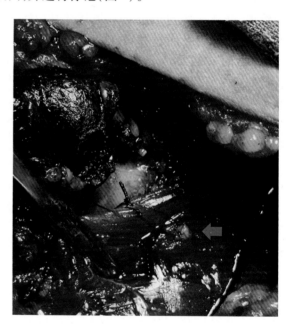

图6　保留血管蒂的甲状旁腺(保留小部分腺体用于移植) 　　图7　移植到带状肌表面的甲状旁腺(并用 1 号丝线作标记)

由于术后 PTH 的快速下降,骨骼迅速摄取血液中的钙引起"钙饥饿"症状,术后容易出现口周及手足麻木,严重时出现手足抽搐甚至危及生命,如病例 1 患者,术后出现严重的低钙血症,最低时达 1.26 mmol/L,并出现精神淡漠等危象。所以术后血钙的监测和维持显得尤为重要。补钙的目标是尽快恢复血钙水平,纠正低钙血症。

四、结论

SHPT 的诊断相对简单;以高频超声为主,包括 CT、MRI、^{99m}Tc-MIBI 和 SPECT/CT 等影像学检查,对甲状旁腺进行术前定位对手术的效果至关重要;手术医师术中应对可能存在甲状旁腺的区域进行仔细探查,切除可能的"甲状旁腺",必要时行中央区淋巴结清扫术,以求完全切除旁腺;对于不考虑肾移植的患者可采取 TPTX,反之选择 TPTX+AT。术后预防低钙血症的发生。

五、诊治体会

SHPT 是一种累及多系统的复杂疾病,需要手术科室、肾内科、内分泌科、检验科、影像科、核医学科、麻醉科、血液净化科甚至 ICU 等多科室的通力合作。由于甲状旁腺的解剖位置复杂多变,给术前定位带来很大困难,而是否能够发现全部甲状旁腺对手术的效果至关重要。高频超声是术前增生的甲状旁腺定位的最简单、可靠、经济的方法。手术医生尽可能参与进行甲状旁腺的超声定位。术中对可能存在甲状旁腺的区域再进行充分探查,避免遗漏。手术的治疗并不意味着治疗的结束,术后应密切观察患者状态,与各学科协同合作。

参考文献

[1]代文杰,徐德全. 继发性甲状旁腺功能亢进外科治疗[J]. 中国实用外科杂志,2014,34(4):314-317.

[2]NAKAI S,SUZUKI K,MASAKANE I,et al. An overview of dialysis treatment in Japan[J]. Ther Apher Dial,2010,14(6):505-540.

[3]田文,贺青卿,姜可伟,等. 慢性肾功能衰竭继发甲状旁腺功能亢进外科临床实践专家共识[J]. 中国实用外科杂志,2016,36(5):481-486.

[4]SCHNEIDER R,WALDMANN J,RAMASWAMY A,et al. Frequency of ectopic and supernumerary intrathymic parathyroid glands in patients with renal hyperparathyroidism:analysis of 461 patients undergoing initial parathyroidectomy with bilateral cervical thymectomy[J]. World J Surg,2011,35(6):1260-1265.

[5]曲军,梁斌,张辉,等. 原发性和继发性甲状旁腺功能亢进症的外科处理问题[J]. 中华普通外科杂志,2015,30(3):223-226.

[6]朱精强. 甲状腺手术中甲状旁腺保护专家共识[J]. 中国实用外科杂志,2015,35(7):731-736.

[7]MADORIN C,OWEN R P,FRASERW D,et al. The surgical management of renal hyperparathyroidism[J]. Eur Arch Otorhinolaryngol,2012,269(6):1565-1576.

[8]PATTOU F N,PELLISSIER L C,NOËL C,et al. Supernumerary parathyroid glands:frequency and surgical significance in treatment of renal hyperparathyroidism[J]. World J Surg,2000,24(11):1330-1334.

[9]AGHA A,LOSS M,SCHLITT H J,et al. Recurrence of secondary hyperparathyroidism in patients after total parathyroidectomy with autotransplantation:technical and therapeutic aspects[J]. Eur Arch Otorhinolaryngol,2012,269(5):1519-1525.

[10]LATUS J,ROESEL M,FRITZ P,et al. Incidence of and risk factors for hungry bone syndrome in 84 patients with secondary hyperparathyroidism[J]. Int J Nephrol Renovasc Dis,2013,6:131-137.

● 专家点评 ●

中国人民解放军第九六〇医院　贺青卿

笔者报道了4例分别选择 TPTX 或 TPTX+AT 治疗继发性甲状旁腺功能亢进症(secondary hyperparathyroidism,SHPT)的诊治过程。基于国内外 SHPT 外科治疗专家共识或诊治指南推荐,TPTX 手术指征选择合理,手术效果显著,改善了患者生活质量,患者从 TPTX 中获益明显。

TPTX 能快速缓解 SHPT 患者骨痛、瘙痒等临床症状而改善生存质量,并降低骨折、心脑血管等不良事件发生率,在降低全因死亡率等方面有积极意义。关于 TPTX 或 TPTX+AT 的选择,基于目前的证据,国内外指南或专家共识并未给出明确推荐,临床实践中具体手术方式的选择需要术者结合临床经验及患者是否有肾移植可能等做出决策。不论以上哪种手术方式,手术成功实施的前提是精准的术前定位诊断,目前推荐超声联合 SPECT/CT 的术前定位手段,其他影像学检查方法可作为重要补充手段。术中核素的应用对于异位甲状旁腺的探查有优势,此外,还可以借助纳米炭负显像、术中快速 PTH 检测试纸等手段进一步确认甲状旁腺,而喉返神经监护系统、超声刀等新技术手段的应用则会加快手术进程、减少手术并发症。与 TPTX+AT 相比,TPTX 在降低 SHPT 复发和再手术风险方面具有优势,由于造成 SHPT 的始动因素始终存在,SPTX 保留腺体和 TPTX+AT 移植物会造成甲状旁腺功能亢进复发,同样影响患者生活质量和长期生存率,临床实践中不推荐采用 SPTX,而移植物复发率高低与移植物标本选择和组织量多少有关。两种手术方式均会造成部分患者术后低 PTH,对 SHPT 患者远期生存率的影响尚无定论。两种术式的远期疗效需要更多高质量大规模的临床研究加以验证。

病例73　原发性甲状旁腺功能亢进症合并继发性甲状旁腺功能亢进症一例诊治体会

石臣磊[1]，高文超[2]

1)哈尔滨医科大学附属第二医院;2)哈尔滨市第一医院

一、前言

甲状旁腺功能亢进症常分为原发性、继发性和三发性三类。原发性甲状旁腺功能亢进症(primary hyperparathyroidism,PHPT)系甲状旁腺组织原发病变致甲状旁腺激素(parathyroid hormone,PTH)分泌过多导致的一组临床症候群,包括高钙血症、肾钙重吸收、尿磷排泄增加、肾结石、肾钙质沉着症和以皮质骨为主骨吸收增加等[1-3]。病理以单个甲状旁腺腺瘤最常见,少数为甲状旁腺增生或甲状旁腺癌。

二、病例资料及诊治过程

患者,女性,46岁,于2018年3月26日入院,主诉"周身骨痛伴瘙痒1年"。现病史:该患者1年前出现周身骨痛伴瘙痒,病情逐渐加重至无法站立,伴吞咽困难、呼吸费力,活动后加重。自发病以来,食欲欠佳,睡眠一般,大便正常,尿量减少,体重稍有下降。既往史:肾功能不全、海绵肾、肾囊肿病史6年。手术史:9年前曾行"甲状腺良性结节切除术",具体术式不详,有输尿管结石手术史。辅助检查:PTH 160 pmol/L(正常值12.4~76.8 pg/mL),血钙(Ca)3.0 mmol/L(正常值2.10~2.55 mmol/L),血磷(P)1.5 mmol/L(正常值0.81~1.45 mmol/L)。详细追问病史:该患者早于1999年体检发现双肾多发结石,经多次手术治疗仍反复发作,但由于当时医疗条件所限,未明确病因。2009年就诊于黑龙江省某三级甲等医院,诊断为"甲状旁腺功能亢进"并接受手术治疗,然而术中并未发现增生甲状旁腺,术后病情无缓解。

入院后完善相关检查。实验室检查(图1):PTH 2463 pg/mL,血Ca 2.89 mmol/L,血P 1.48 mmol/L,血K 2.95 mmol/L,血肌酐299 μmol/L,血尿素氮20 mmol/L,血ALP 936 IU/L,Hb 74.7 g/L,尿酸483 μmol/L;甲状腺功能五项正常,余无明显异常。泌尿系彩超检查示:双肾弥漫性改变、双肾多发囊肿、双肾多发结石、考虑尿酸性肾病可能。电子纤维喉镜:双侧声带颜色正常,边缘整齐,运动良好。骨密度检查提示骨质疏松症。全身放射线检查示:骨质呈囊性改变,右手、颅骨、骨盆骨质疏松、骨质软化及骨质硬化混合存在,颅骨可见"椒盐征"。颈部彩超(图2)示:双侧甲状腺背侧上极及下极实性肿物,最大约5.5 cm×3.5 cm,边界尚清晰,形态欠规则,下极肿物向胸骨下方生长,考虑甲状旁腺来源。

初步诊断:甲状旁腺功能亢进、慢性肾衰竭、高钙血症、低钾血症、中度贫血、肾性骨病。为进一步明确诊断,行颈部增强CT检查,提示:甲状腺后方软组织病变,考虑双侧上甲状旁腺增生伴结节性甲状旁腺肿,不除外部分腺瘤样变,双侧甲状腺下方考虑异位甲状旁腺增生伴结节性甲状旁腺肿,骨骼弥漫性骨质疏松,考虑钙代谢异常。99mTc-MIBI SPECT/CT双时相甲状旁腺显像(图3)示:甲状腺后方椎前间隙占位,不除外恶性病变可能(结合PTH,考虑甲状旁腺来源)。

姓名:	编号: c292018		标本种类: 血			临床诊断: 甲状旁腺功能亢进症			
年龄: 41岁		性别: 女		送检医生:		科别:		样本号: SE0097	
项目: 肝功,肾功,离子,葡萄糖测定(检验科),血清淀粉酶测定						备注:		条码号: 2100032410	
序号	检验项目	结果	单位	参考值	序号	检验项目	结果	单位	参考值
01	*钠	138.3	mmol/L	137-147	24	总胆红素	3.4	umol/L	2-25
02	*钾	2.95 ↓	mmol/L	3.5-5.3	25	直接胆红素	1.6	umol/L	1-14
03	*氯	99.30	mmol/L	99-110	26	间接胆红素	1.80	umol/L	1-14
04	二氧化碳	25.10	mmol/L	18-31	27	胆碱酯酶	6.9	KU/L	4.0-12.6
05	*钙	2.89 ↑	mmol/L	2.1-2.6	28	总胆汁酸	10.6 ↑	umol/L	0-10
06	镁	0.86	mmol/L	0.7-1.2	29	*葡萄糖	4.77	mmol/L	3.9-6.1
07	*磷	1.48	mmol/L	0.8-1.51	30	渗透压	291.26	mOs/kg	280-320
08	*阴离子隙	16.85		10-20	31	血淀粉酶	60.0	U/L	15-115
09	*肌酐	298.9 ↑	μmol/L	44-104					
10	*尿素氮	20.0 ↑	mmol/L	2.3-8.2					
11	尿素氮/肌酐	0.07							
12	胱抑素C	3.23 ↑	mg/L	0.35-1.03					
13	β-2微球蛋白	9.63 ↑	mg/L	0.97-2.64					
14	*总蛋白	69.6	g/L	60-80					
15	*白蛋白	40.0	g/L	35-50					
16	球蛋白	29.60	g/L	20-40					
17	白球比	1.35 ↓		1.5-2.5					
18	*谷丙转氨酶	7.8	IU/L	7.0-45.0					
19	*谷草转氨酶	16.30	IU/L	13.0-35.0					
20	谷草/谷丙	2.09							
21	*谷氨酰胺基转移酶	53.0	IU/L	7-60					
22	碱性磷酸酶	936.0 ↑	IU/L	35-135					
23	前白蛋白	230.1	mg/L	220.0-340.					

图1 患者术前实验室检查结果

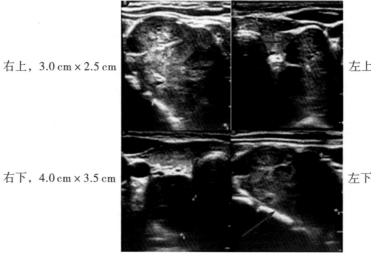

右上,3.0 cm×2.5 cm 左上,2.0 cm×1.5 cm

右下,4.0 cm×3.5 cm 左下,5.5 cm×3.5 cm

图2 术前颈部彩超检查示4枚增大的甲状旁腺

针对患者病情,完善术前准备的同时进行对症诊疗。①纠正离子紊乱:首先大量补充生理盐水(2000 mL/d静脉滴注),扩充血容量使血钙稀释,增加尿钙排泄;其次使用鲑鱼降钙素鼻喷剂,最大剂量(400 IU/d)分次给药以降低血钙水平;静脉补钾纠正低钾血症。同时每日监测尿量、电解质、肾功能。②术前输血、术中备血。③请麻醉科、肾内科、透析科会诊,建立多学科综合治疗协作组(MDT)模式。④考虑患者慢性肾衰竭病史,既往长期少尿,行深静脉大口径穿刺置管术,预防围手术期肾功能持续降低行透析治疗。

围手术期治疗后,于全身麻醉下行手术治疗。完整切除4枚增大可疑甲状旁腺肿物(图4),术中病理回报甲状旁腺结节状增生(图5),切除甲状旁腺15 min后监测术中PTH为161.80 pg/mL,与术前PTH(2463 pg/mL)比较,下降了93%。取140 mg甲状旁腺组织均分为4份,距患者肘窝5 cm处皮下组织内行甲状旁腺自体移植术(图6)。术后3 h:血Ca为2.0 mmol/L,血P为0.7 mmol/L,

SPECT/CT 检查报告单

姓　　名：▨▨▨▨▨	性　别：女	年龄：47 岁	检 查 号：▨▨▨▨▨▨▨▨3
科　　室：门诊	门诊号：-	病床：-	检查日期：2018-03-29
检查部位：颈胸部	显像剂：99mTC-MIBI	剂量：20mCi	采集方式：平面采集
临床诊断：原发性甲状旁腺功能亢进	仪器 SPECT		给药途径：静脉推注

影像所见：

静脉注入 Tc-99m-MIBI 20 毫居后，于 15min 及 2h 分别行甲状旁腺双时相法 SPECT/CT 显像：

CT 可见：甲状腺后方椎前间隙（C7-T3 水平）可见不规则软组织肿块影，<u>肿块向纵隔内浸润生长，包绕食管、气管与之分界欠清晰，边缘不规则，肿块内部密度不均，可见低密度坏死区，纵隔血管前间隙可见肿大淋巴结影。</u>

15 min 早期相 SPECT/CT 融合显像 可见相应部位肿块及淋巴结内异常放射性核素浓聚影；

2 h 延迟相　SPECT/CT 融合显像 随时间延长相应部位肿块及淋巴结放射性核素浓聚影逐渐加重.

左侧第三肋可见骨质密度不均，可见骨痂形成。扫描野诸骨可见骨质密度弥漫性减低，骨小梁稀疏。

图3　99mTc-MIBI SPECT/CT 双时相甲状旁腺显像结果

血 K 为 3.7 mmol/L。给予葡萄糖酸钙 10 g 静脉泵入。术后给予口服足量钙尔奇、罗盖全及静脉补钙治疗，维持血钙在 1.8 mmol/L 以上。患者术后恢复良好，术后 1 d PTH 64.5 pg/mL，无声音嘶哑、饮水呛咳、手足麻木，1 周后顺利出院，骨痛、瘙痒症状明显减轻，半年后可恢复正常行走。

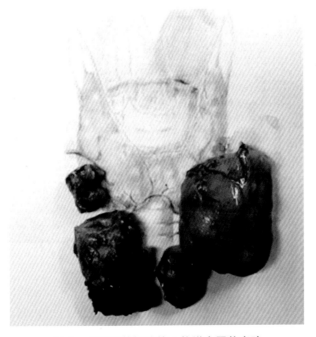

图4　术中完整切除的 4 枚增大甲状旁腺

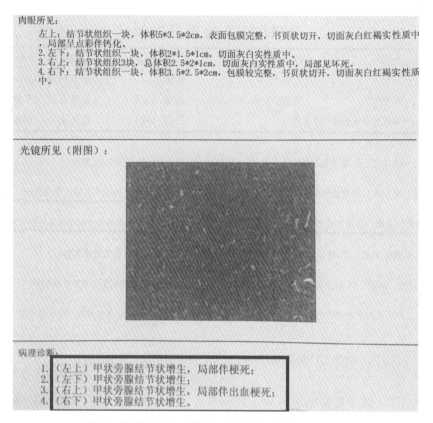

肉眼所见:
左上: 结节状组织一块，体积5*3.5*2cm，表面包膜完整，书页状切开，切面灰白红褐实性质中，局部呈点彩伴钙化。
2.左下: 结节状组织一块，体积2*1.5*1cm，切面灰白实性质中。
3.右上: 结节状组织3块，总体积2.5*2*1cm，切面灰白实性质中，局部见坏死。
4.右下: 结节状组织一块，体积3.5*2.5*2cm，包膜较完整，书页状切开，切面灰白红褐实性质中。

光镜所见（附图）：

病理诊断:
1.（左上）甲状旁腺结节状增生，局部伴梗死;
2.（左下）甲状旁腺结节状增生;
3.（右上）甲状旁腺结节状增生，局部伴出血梗死;
4.（右下）甲状旁腺结节状增生。

图5　术后标本病理学结果（甲状旁腺结节状增生）

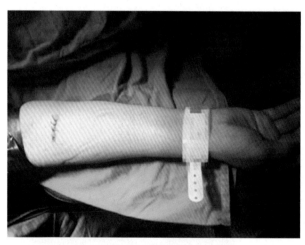

图6　甲状旁腺前臂自体移植

三、讨论

甲状旁腺功能亢进常分为原发性、继发性和三发性三类,确定甲状旁腺功能亢进的类型除要有甲状旁腺激素水平升高外,还要结合病史和其他检查结果进行综合分析。伴高钙血症、低磷血症、高尿钙、高尿磷者为PHPT,低钙血症、低尿钙、高磷血症者为继发性甲状旁腺功能亢进[4]。最终我们认为此患者为PHPT,是由于长期的PHPT导致持续性高血钙,进而加速骨基质释放和尿液酸碱度的改变导致反复尿路结石,钙盐在肾实质内的不断沉积也使肾功能逐渐下降引起肾衰竭,刺激所有的甲状旁腺继续增生。肾功能不全可以是原发性甲状旁腺功能亢进的结果,也可是继发性甲状旁腺功能亢进的原因[5-7]。

手术方式选择上,由于术前颈部彩超及^{99m}Tc-MIBI SPECT/CT 双时相甲状旁腺显像均提示 4 枚甲状旁腺增大。参考继发性甲状旁腺功能亢进的术式,包括甲状旁腺全切除、甲状旁腺全切除加自体移植术、甲状旁腺次全切除术,3 种术式目前国内外尚无统一标准,最终我们选择甲状旁腺全切除加自体移植术,在保证完整切除 4 枚甲状旁腺的前提下,降低手术并发症发生率及复发率,移植于前臂皮下的甲状旁腺既能避免出现永久性甲状旁腺功能减退,又能方便术后甲状旁腺功能监测、复发后易于取出。

四、结论

PHPT 可导致持续性高钙血症,进而加速骨基质释放和改变尿液酸碱度导致反复尿路结石,促使钙盐在肾实质内沉积从而使肾功能逐渐下降引起肾衰竭,最终刺激所有的甲状旁腺继续增生。这种情况发生时我们不能忽视多枚旁腺同时发生增生、功能亢进的病情,术前应完善相关检查,明确定位增生旁腺,术中精准切除及合理自体移植才能达到最终治愈。肾功能不全可以是 PHPT 的结果,同时也可是继发性甲状旁腺功能亢进的病因。

五、诊治体会

PHPT 是一种相对常见的内分泌疾病,国内尚缺乏关于 PHPT 发病率的数据。据国外数据统计其患病率高达 1/1000 ~ 1/500。由于其累及人体多系统的正常功能,导致诸如骨关节损害、复发性泌尿道结石、消化系统异常(消化不良、食欲缺乏、恶心、呕吐及便秘)、神经系统异常(如谵妄、头痛、麻痹)等。但由于过去对该疾病的认识不足,很多早期发病的患者未能明确诊断而给予正确的诊疗,导致病情进展,出现严重临床症状甚至危及生命。随着医疗水平的不断进步,我们对于甲状旁腺功能亢进的认识也在不断加深,如何能够对于甲状旁腺功能亢进患者做到早诊断、早发现、早治疗,仍需进一步探索行之有效的诊疗经验。

参考文献

[1] SILVERBERG S J. Primaryhyperparathyroidism [M]//Rosen C J. Primer on the metabolic bone diseases and disorders of mineral metabolism. 8th ed. USA:A John Wiley & Sons,2013:543-552.

[2] BRINGHURST F R, DEMAY M B, KRONENBERG H M. Hormones anddisorders of mineral metabolism [M]//Kronenberg H M. Williams textbook of endocrinology. 11th ed. Philadelphia:Saunders Elsevier,2008:1203-1268.

[3] ARNOLD A, MARX S J. Familialprimary hyperparathyroidism [M]//Rosen C J. Primer on the metabolic bone diseases and disorders of mineral metabolism. 8th ed. USA:A John Wiley & Sons, 2013:553-561.

[4] BILEZIKIAN J P, KHAN A A, POTTS J T, et al. Guidelines for the management of asymptomatic primary hyperparathyroidism:summary statement from the third international workshop [J]. J Clin Endocrinol Metab,2009,94(2):335-339.

[5]张凌,王文博.继发性甲状旁腺功能亢进症的不同甲状旁腺切除术式治疗[J].中国血液净化,2011,10(5):236-238.

[6]姚力,张凌,刘鹏,等.甲状旁腺切除术治疗难治性甲状旁腺功能亢进症89例疗效评价[J].中国血液净化,2009,8(8):431-436.

[7]CHENG S P,LEE J J,LIU T P,et al. Parathyroidectomy improves symptomatology and quality of life in patients with secondary hyperparathyroidism[J]. Surgery,2014,155(2):320-328.

[8]KANG B H,HWANG S Y,KIM J Y,et al. Predicting postoperative total calcium requirements after parathyroidectomy in secondary hyperparathyroidism[J]. Korean J Intern Med,2015,30(6):856-864.

● 专家点评 ●

天津医科大学总医院　何向辉

原发性甲状旁腺功能亢进症(primary hyperparathyroidism,PHPT)是一种常见的内分泌疾病,临床表现多样,既往根据临床表现分为肾型、骨型和肾骨型,近年来随着对相关专业对疾病的认识和血生化检查中血清钙测定成为常规,临床表现不典型和无症状病例逐渐增多。

作者提供的这例患者自体检发现肾结石到获得确定治疗历时19年,经历了2次甲状旁腺手术。2009年初次手术时术中未能发现增生的甲状旁腺,术后病情无缓解,提示术前进行充分定位诊断的重要性。2018年再次手术前已出现肾功能不全、肾性骨病,作者术前采用多种影像学手段进行充分定位诊断,进行多学科会诊和充分准备,保证了手术成功,经验值得学习参考。术中发现4枚明显增大的增生甲状旁腺,最终选择甲状旁腺全切除加自体移植术,有助于降低复发率和减少并发症。

这类症状严重的PHPT病例目前临床虽然少见,但并不罕见。笔者不认同作者认为该病例是因为PHPT未获得治疗导致继发性甲状旁腺功能亢进的推断,更倾向于病理基础为多腺体增生的PHPT。PHPT中多腺体病变多见,报道中达5%~23%。临床上严重的PHPT合并肾功能不全病例常见,该患者肾功能不全6年,但未接受透析治疗,出现骨痛仅1年,不支持其多腺体病变是慢性肾功能不全造成的继发改变。测定血FGF23、骨化三醇及对病理标本进行基因检测可能有助于鉴别。

该病例还应考虑到多发内分泌腺瘤(MEN),尤其是MEN1的可能。MEN1患者PHPT的发病年龄为20~25岁,而普通PHPT患者发病的平均年龄为55岁。对于年轻的甲状旁腺功能亢进患者,初次诊断时考虑到MEN的可能,进行相关筛查,不仅有利于明确诊断,还有利于手术安全。MEN1患者甲状旁腺多数为多腺体增生,该患者2次手术前均未进行MEN相关筛查,是遗憾之处。该病例提示对于甲状旁腺功能亢进患者,建立多学科综合治疗协作组模式的重要性。

病例74 疑难继发性甲状旁腺功能亢进症多学科协作诊治一例

鲁 瑶,孙小亮,张 凌,张亚军,姜 红

中日友好医院

一、前言

继发性甲状旁腺功能亢进症(secondary hyperparathyroidism,SHPT)是慢性肾功能不全尿毒症患者常见并发症,是由于体内钙磷等代谢紊乱从而引起甲状旁腺代偿性增生以及全段甲状旁腺素(intact parathyroid hormone,iPTH)的分泌增加。临床上常常出现高甲状旁腺素、高钙或低钙血症、持续性高磷,并可导致骨骼系统、神经精神系统、血液系统及心脑血管系统疾病。据统计[1],大约有50%的慢性肾功能不全尿毒症患者死亡原因为血管异位钙化等所致的心血管疾病。目前,尽管可以通过控制磷的摄入以及药物治疗(主要有钙敏感受体激动剂、维生素D及其类似物)在一定程度上可以控制部分患者的甲状旁腺素水平,但顽固性或进展性SHPT患者仍需要外科手术干预[2]。据日本透析医学会[3]报道,透析龄>10年的患者接受甲状旁腺切除术(parathyroidetomy,PTX)的比例约为10%,而透析龄>20年的患者接受PTX的比例则升至30%左右。由于慢性肾功能不全尿毒症患者常伴有严重的心脑血管疾病、骨质疏松、凝血机制异常及术后严重的低钙血症,围手术期处理难度高,手术风险大,尤其是心脑血管意外,即使在医院发生,死亡率也极高[4],导致目前手术治疗SHPT无法普遍开展。临床开展SHPT的外科治疗常需要肾内科、透析室、重症监护室(ICU)、心内科、超声科、麻醉科及外科等多学科协作[5]。我院是目前国内开展SHPT多学科协作较早的中心,其宗旨是为严重SHPT患者提供多学科支持,尽最大限度降低手术风险。很多疑难危重患者在多学科协作模式下、在保证手术安全的前提下获得了很好的治疗效果。多学科协作为SHPT患者解除了病痛,提高了生活质量,延长了生命。我科从最初开展PTX即采用此多学科协作模式,在保证手术安全的前提下将手术并发症降到最低[6]。现将我院多学科诊治的1例疑难SHPT患者的资料报道如下。

二、病例资料及诊治过程

患者,男性,55岁,因"尿蛋白阳性10年,血液透析5年,双下肢关节疼痛1年"入院。患者10年前发现尿蛋白升高,一直定期复查,5年前诊断为慢性肾功能衰竭,从此开始血液透析,医生建议每周至少透析3次,但因为家庭经济原因及生活在农村条件限制,患者经常每周透析2次,甚至有时候每周只透析1次。1年前,患者自觉双足跟和膝关节疼痛,当地医院诊断为骨关节炎,对症镇痛治疗后稍有好转,近3个月骨痛症状加重,活动后明显,一般镇痛药物效果不佳,夜晚经常因骨痛不能睡觉。半年前患者在当地医院透析医生的建议下行血甲状旁腺激素检查,结果为3300 pg/mL(正常值11~55 pg/mL)。当地医生建议患者口服骨化三醇治疗,但因为患者血钙偏高,建议口服西那卡塞治疗,患者因为经济原因拒绝。患者骨痛症状越来越重,并且,短短5年时间身高从175 cm缩短至160 cm,胸廓畸形。患者在当地肾内科医生的建议下来到我院SHTP多学科诊治门诊(诊治中心由肾内科、心内科、麻醉科、普外科、超声介入科组成,如果患者有其他内科基础疾病,会再请相关内科科室一起讨论诊治)就诊。

肾内科专家在仔细询问此患者病史后,得出以下结论:患者平时透析不充分,近来体重增加约5 kg,活动后出现胸闷症状,双下肢水肿;平时不注意饮食控制,当地化验提示血磷明显升高;因经济原因暂不考虑降磷及拟钙剂等药物治疗。

普外科专家建议:患者目前甲状旁腺激素超过800 pg/mL,且有骨痛、身高缩短、胸廓畸形等表现,存在钙磷代谢紊乱,有行PTX的手术指征,但患者目前能否耐受手术,还需要心内科及麻醉科等进一步评估,排除手术禁忌。

心内科专家意见:患者慢性肾衰竭,平时透析不充分,目前双下肢水肿;血肌红蛋白135.6 ng/mL(正常值<58 ng/mL)、肌酸激酶同工酶(MB)4.1 ng/mL(正常值<4.67 ng/mL),肌钙蛋白T 0.118 ng/mL(正常值<0.014 ng/mL),NT-proBNP>35000 ng/mL(正常值<125 ng/mL);心电图提示室性期前收缩、左心室肥大、QT间期延长、ST-T异常(图1);超声心动图提示室间隔及左室后壁增厚,左室射血分数30%;考虑目前患者心功能差,建议加强透析脱水治疗,然后复查心肌梗死指标、心电图及超声心动图,再次评估心脏能否耐受手术。

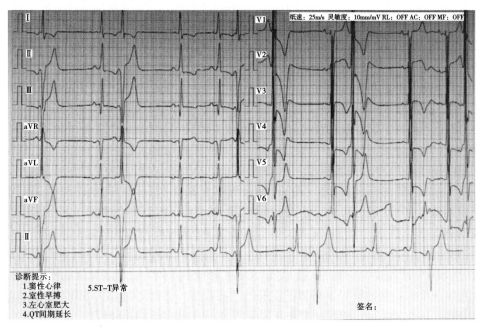

图1 患者术前心电图

麻醉科专家意见:基本同心内科专家,目前此心功能手术风险极大,建议透析脱水后重新评估心功能。

超声介入科专家意见:患者颈部彩超检查发现左上、左下及右上甲状旁腺均增生,最大径超过了1 cm,但未发现右下甲状旁腺(图2),故不能除外异位到胸骨后等超声不能发现的部位,对此类患者介入治疗效果不佳,建议手术治疗;术中应仔细探查右下甲状旁腺可能异位的部位,避免遗漏。

多学科诊治专家最终意见:加强透析脱水治疗2周后复查心肌梗死指标、心电图及超声心动图,若心功能改善则建议手术治疗。

患者加强透析治疗后,复查结果如下:血肌红蛋白85.6 ng/mL、肌酸激酶同工酶MB 2.1 ng/mL,肌钙蛋白T 0.058 ng/mL,NT-proBNP 11350 ng/mL;心电图提示左心室肥大、QT间期延长、ST-T轻度异常;超声心动图提示室间隔及左室后壁增厚,左室射血分数42%。心内科及麻醉科专家评估后,建议:患者加强透析后心功能指标较前改善,但仍存在异常,手术风险仍存在,应充分向患者及家属交代手术风险,尤其心肌梗死、心力衰竭等风险。

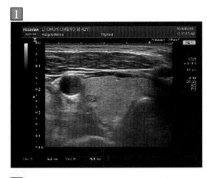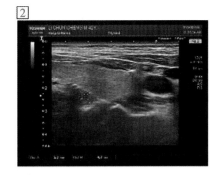

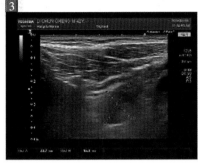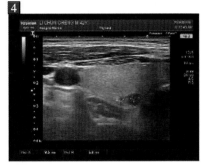

PTH:3200。

甲状腺大小形态可,实质内可见多发低回声结节,较大者位于右叶,大小约0.5 cm×0.4 cm。

甲状旁腺区域:

(病灶1)位于左叶中部后方,大小0.5 cm×0.5 cm,低回声、不均匀,边界清,CDFI:未见血流信号。

(病灶2)位于左叶下极后方,大小2.1 cm×1.6 cm,低回声、不均匀,边界清,CDFI:未见血流信号。

(病灶3)位于右叶中部后方,大小1.0 cm×0.6 cm,低回声、不均匀,边界清,CDFI:未见血流信号。

(病灶4)位于右叶下极后方,大小0.8 cm×0.6 cm,低回声、不均匀,边界清,CDFI:未见血流信号。

图2 患者术前甲状旁腺彩超

肾内科、普外科及麻醉科专家共同向患者及家属交代了患者目前情况及手术的风险,患者坚决要求手术治疗,家属也对手术风险理解,随后收入院准备手术治疗。

术中仔细探查发现右下甲状旁腺异位到胸骨后方(图3),直径约2.5 cm,将增生的4枚甲状旁腺完整切除,手术顺利,术后第1天患者甲状旁腺激素降至5 pg/mL,骨痛症状消失,但出现了面部、手、四肢麻木,血钙1.51 mmol/mL,肾内科专家建议给予高钙液透析、通过中心静脉补充100 g/L葡萄糖酸钙注射液50支,同时口服骨化三醇(1 μg/次,3 次/d)、碳酸钙片(1.5 g/次,3 次/d),血钙稳定后患者顺利出院。随访13个月,患者骨痛症状完全缓解,皮肤瘙痒也明显缓解,血钙、血磷和甲状旁腺激素均在正常范围。

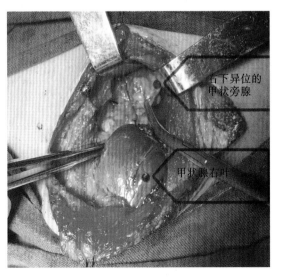

图3 患者术中所见(下方为头侧)

三、讨论

英国学者 Calman 于 1995 年首先报道了多学科专家组(multidisciplinary team,MDT)在癌症诊治中的应用。英国卫生部将 MDT 定义为:能够独立为某一特定患者提供诊治意见的不同专业专家在特定时间(可在同一地点或通过电视或电话会议形式)共同讨论制定该患者诊治方案。目前,肿瘤治疗领域的 MDT 应用最广泛,很多医院都设有肿瘤诊疗中心,此中心一般包括肿瘤外科、肿瘤内科、放疗科、营养科、影像科等学科,实现各科资源和优势的最大化整合,使患者得到最佳的治疗方案,提高诊治质量,从根本上降低医疗费用,大大改善患者就医体验。随着个体化诊治研究的不断深入,个体化治疗模式应运而生,通过 MDT 模式可以为患者制定更详细的个体化诊治方案,使患者得到最佳治疗。国外研究[7]报道,经 MDT 讨论的病例治疗效果更佳。

SHPT 是慢性肾衰竭患者常见的并发症,因肾功能不全、长期透析、高甲状旁腺激素、钙磷代谢紊乱等原因,这些患者常常伴有严重的心脑血管系统、骨骼系统、神经精神系统、血液系统等疾病,使得 SHTP 的诊治更加困难,尤其手术风险很大,这时就需要 MDT 模式,在保证患者安全的前提下得到最佳治疗。

本病例术前心功能极差,手术风险很大,在心内科、肾内科等专家的指导下,使其心功能逐渐改善;超声科考虑到患者右下甲状旁腺可能异位,提醒外科医生术中仔细探查右下甲状旁腺可能异位的部位;因得知患者心脏功能差,术中麻醉科可以应用心排血量监测仪(FLOTRAC)等监测术中输液量等,以保证患者手术安全。在多学科共同努力下,此患者通过手术切除了增生的甲状旁腺,生活质量明显提高。

四、结论

MDT 模式是 SHTP 患者最佳治疗模式,可以在保证安全的前提下为 SHPT 患者提供最佳的治疗方案。

五、诊治体会

SHPT 患者常常合并心功能不全等内科基础疾病,术前应充分评估患者心脏功能,最好在心内科、麻醉科、肾内科专家的诊治后,将患者心脏功能调整到最佳状态再手术,以减少手术并发症,降低死亡率。

参考文献

[1] KOMABA H,TANIGUCHI M,WADA A,et al. Parathyroidectomy and survival among Japanese hemodialysis patients with secondary hyperparathyroidism[J]. Kidney Int,2015,88(2):350-359.

[2] TENTORI F,WANG M,BIEBER B A,et al. Recent changes in therapeutic approaches and association with outcomes among patients with secondary hyperparathyroidism on chronic hemodialysis:the DOPPS study[J]. Clin J Am Soc Nephrol,2015,10(1):98-109.

[3] NAKAI S,SUZUKI K,MASAKANE I,et al. An overview of dialysis treatment in Japan[J]. Ther Apher Dial,2010,14(6):505-540.

[4]鲁瑶,孙小亮,张凌.继发性甲状旁腺功能亢进的手术指征与治疗难点[J].临床外科杂志,2020,28(3):214-216.

[5]杨晓春,杨帆,李根,等.手术治疗继发性甲状旁腺功能亢进症的多学科协作探讨[J].中国临床研究,2015,28(6):757-760.

[6]鲁瑶,孙小亮,张凌,等.甲状旁腺全切除治疗继发性甲状旁腺功能亢进[J].中日友好医院学报,2017,31(2):79-81.

[7]LAMB B W,WONG H W,VINCENT C,et al. Teamwork and team performance in multidisciplinary cancer teams:development and evaluation of an observational assessment tool[J]. BMJ Qual Saf, 2011,20(10):849-856.

● 专家点评 ●

中日友好医院　张　凌

　　继发性甲状旁腺功能亢进(secondary hyperparathyroidism,SHPT)是慢性肾衰竭患者常见并发症,由于体内钙磷等代谢紊乱,从而引起甲状旁腺代偿性增生以及全段甲状旁腺素的分泌增加,临床上常常出现钙磷代谢紊乱,并可导致心脑血管系统、骨骼系统、神经精神系统、血液系统等疾病。据统计,大约有50%的慢性肾功能不全尿毒症患者死亡原因为血管异位钙化等所致的心血管疾病。术前应充分评估SHPT患者的全身情况,尤其是心脏功能。在最初手术时,由于只有肾内科血液透析中心和外科参与,且大部分患者来源于外地,为了减轻患者负担,我们将患者直接收入院检查、手术。有时因心脏功能评估不完善,有的患者手术当天等待1 d或麻醉医生因担心麻醉出问题而推迟手术,让患者难以理解;而且,还出现过术后因心衰而死亡的患者。目前,对于SHPT患者的治疗,越来越多的医院开展了多学科协作诊疗模式,通过此模式,可以最大限度地保证患者安全;尤其对需要手术的患者,术前在肾内科、心内科及麻醉科等学科的充分评估后给出术前所需要完善的检查项目、围手术期可能出现的并发症和相应的预防、治疗措施,可提高手术的成功率,降低手术并发症的发生率和死亡率。

病例 75 原发性甲状旁腺功能亢进症合并窦性心动过缓一例

李 朋,易 辛

北京大学深圳医院

一、前言

原发性甲状旁腺功能亢进症(primary hyperparathyroidism,PHPT)的临床症状主要集中在骨骼系统和泌尿系统。常见骨骼系统症状有四肢乏力、骨痛、纤维囊性骨炎、骨棕色瘤和病理性骨折等;常见泌尿系统病变为多尿和反复发作的泌尿系结石,晚期可发生肾积水、肾功能损害和尿毒症等。钙离子作为人体重要的神经递质和凝血酶,参与人体许多生理代谢的过程,所以血钙异常对全身器官和系统都有影响,而不仅限于骨骼和泌尿系统。PHPT 的临床症状可以多种多样,例如体重骤减、口干、多饮、腹痛、便秘、反复发作急性胰腺炎、药物控制不佳的高血压、心动过缓、精神异常和睡眠障碍等。PHPT 对心血管系统的影响临床报道较少,笔者曾经诊治 1 例 PHPT 合并窦性心动过缓的患者,现报道如下。

二、病例资料及诊治过程

患者,男性,63 岁,因"间断性胸部闷痛 6 年,加重 2 个月"入住我院。患者 6 年前无明显诱因出现间断性胸闷胸痛,与活动无关,向右肩部放射,休息数分钟可自行缓解;2 个月前自觉胸闷胸痛发作较前频繁,去心内科门诊就诊,行 CT 血管造影,提示右冠状动脉近中段软斑块,相应管腔中重度狭窄。门诊以冠心病和急性冠脉综合征收入心内科。患者既往有肾结石病史 10 余年,曾经于 9 年前、6 年前和 4 年前行了 3 次手术治疗。查体:心率 45 次/min,颈静脉无怒张,心界扩大,心律齐,闻及杂音,双下肢无水肿。入院后完善相关检查,其中血甲状旁腺激素(parathyroid hormone,PTH)15.9 pmol/L(正常值1.3~9.3 pmol/L),血钙 3.13 mmol/L(正常值 2.11~2.52 mmol/L),血磷 0.56 mmol/L(正常值 0.96~1.62 mmol/L)。心电图提示:窦性心动过缓,心率 43 次/min,左心室高电压和 ST-T 改变;冠脉造影提示:左主干未见明显狭窄,左前降支可见冠脉肌桥,收缩期 50%×40 mm 狭窄,对角支 50%×20 mm 狭窄,回旋支不光滑,右主干 30%×20 mm 狭窄。考虑患者冠脉狭窄未达到 70%,无放置支架指征,但血电解质异常,故请我科(甲状腺外科)会诊。我科考虑为 PHPT,故转入我科拟行手术治疗。

患者继续完善术前检查,彩超提示:甲状腺右叶中部后方可见 2 cm×1 cm 低回声团块,考虑肿大甲状旁腺可能。患者入手术室后,心电监护提示:心率 40 次/min;遂静脉注射阿托品 0.5 mg 后,观察 20 min,最大心率达到 55 次/min,患者无心悸、胸闷等不适(图 1A、B),故未装临时心脏起搏器。常规实施全身麻醉,行小切口右下甲状旁腺肿瘤切除术,切除后 10 min 抽静脉血查 PTH 为 3.2 pmol/L,较术前下降超过 50%。术中冰冻病理检查提示:甲状旁腺腺瘤。术后给予持续心电监护,手术当天、术后第 1~3 天的心率变化如图 1C~F 所示。患者出院半年后随访,再未出现过胸闷、胸痛,复查血钙、血磷和血 PTH 均恢复正常范围,复查心电图提示窦性心动过缓(心率 53 次/min)。

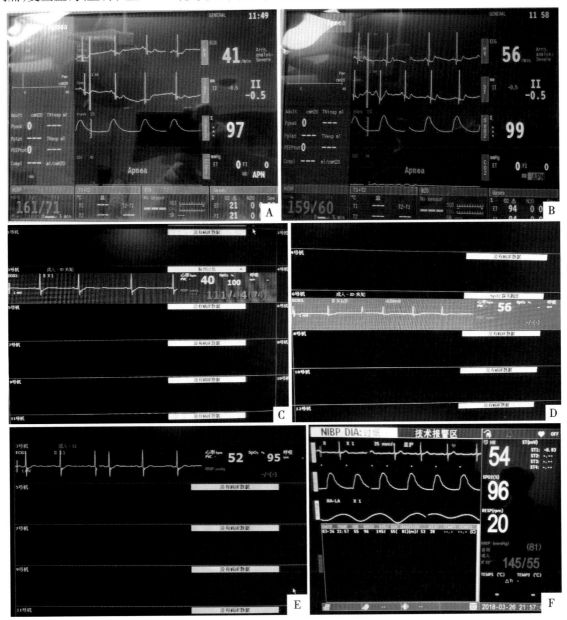

A:阿托品注射前;B:静脉注射阿托品 0.5 mg 后;C:甲状旁腺手术后当天;D:甲状旁腺手术后第 1 天;E:甲状旁腺手术后第 2 天;F:甲状旁腺手术后第 3 天

图 1　患者入院后心率变化

三、讨论

1936 年,Kurt 等[1]招募 21 名志愿者,通过静脉注射钙剂的方法研究高钙对心脏的影响,结果提示 16 例出现心动过缓,2 例窦性停搏;1961 年,Bronsky 等[2]也报道了急性血钙升高导致患者心动过缓的病例。2009 年,Ghaffari 等[3]报道了 1 例由于医源性高钙和高镁导致狗心动过缓、最后死亡的个案。高血钙导致心动过缓的原因尚不清楚,根据上述文献推测可能与以下因素相关:①心肌细胞的去极化和复极化需要细胞内外离子浓度梯度,而高血钙可能通过改变离子浓度梯度而影响心肌细胞功能;②高血钙能直接损害心肌细胞,导致心肌细胞纤维化和死亡;③高血钙可引起钙盐沉积于窦房结,导致心脏正常起搏点功能障碍。该患者由肾结石追溯该患者 PHPT 病史至少 10 年,血钙升高导致心动过缓,6 年前心率降到 40 次/min 左右时出现心前区疼痛,可能与心动过缓导致的冠脉供血不足有关。

PHPT 的主要病理生理特点是高血钙和低血磷,但一般血钙为缓慢升高,所以早期可能不会出现突发的窦性心动过缓,也不会导致有症状的心血管相关事件,但文献[4-5]报道 PHPT 在血钙缓慢升高的过程中,心电图早期就可以显示出各种异常,主要表现在 QRS 波增宽(大于 0.12 s)和 QT 间期(小于 340 ms)缩短。宋秀霞等[4]分析了 84 例 PHPT 患者的心电图,发现异常率高达 83.3%,明显高于健康人群(18.8%);主要表现为 ST-T 改变,QRS 波增宽,左心室高电压和 QT 间期缩短,而且与血钙水平呈正相关关系(血钙越高,心电图异常概率越高)。倪熠等[5]分析了 134 例 PHPT 患者的心电图,也得到类似结论,主要异常表现在 QRS 波增宽和 QT 间期缩短。以上研究表明高血钙对心脏传导功能的影响是持续存在的。该患者在高血钙的情况下,心电图存在左心室高电压和 ST-T 改变,但无明显 QRS 波增宽和 QT 间期缩短,可能与心电图指标存在离散度有关。

高血钙对心率的影响与血钙浓度和血钙升高的速度有关,如果通过治疗使血钙降至正常水平,心率一般能快速恢复到正常范围。Badertscher 等[6]报道了 1 例乳腺癌患者,全身骨转移导致血钙急剧升高(最高达 3.78 mmol/L),而患者心率也从 80 次/min 逐渐下降(最低达 20 次/min),通过药物将血钙降至 2.52 mmol/L 后,心率也得以恢复(达 65 次/min)。Liu 等[7]报道了 1 例误诊为病态窦房结综合征的 PHPT 患者,手术前心率为 38~62 次/min,术后随访发现血钙恢复正常的同时,心率也恢复到 62 次/min。该患者与文献报道情况类似,在手术后第 1 天心率就从 40 次/min 恢复到 56 次/min,说明一旦高血钙的因素去除以后,患者心率能快速恢复到正常。所以我们建议,对于 PHPT 合并心动过缓的患者,术前有必要做阿托品试验,观察心率变化情况;如果同时合并 II 度以上房室传导阻滞,建议放置临时心脏起搏器;血钙较高(大于 3.0 mmol/L),可以考虑使用药物暂时性降低血钙,降低手术和麻醉的风险。

四、结论

急性高钙血症可能导致心动过缓甚至心脏骤停;PHPT 患者一般血钙缓慢上升,早期可表现心电图异常,主要为 ST-T 改变,QRS 波增宽;高血钙对心率的影响,与血钙水平和血钙升高的速度有关;如果通过治疗使血钙降至正常水平,心率一般也能快速恢复到正常范围。

五、诊治体会

在临床上,PHPT 对心血管系统的影响容易被忽视。手术前一定要通过心率、血压、心电图或心脏彩超等指标综合评估心脏功能,而不要有手术后自然会恢复正常的轻率思想。对于 PHPT 合并心动过缓的患者,术前有必要做阿托品试验,观察心率变化范围;如果同时合并 II 度以上房室传导阻滞,建议放置临时心脏起搏器;血钙较高(大于 3.0 mmol/L),可以使用药物暂时性降低血钙,增加手术和麻醉的安全性。

参考文献

[1] KURT B. The effect of calcium injections on the human heart[J]. Am J Med Sci,1936,191(1): 117-121.

[2] BRONSKY D, DUBIN A, KUSHNER D S, et al. Calcium and the electrocardiogram：Ⅲ. The relationship of the intervals of the electrocardiogram to the level of serum calcium[J]. Am J Cardiol 1961,7(2):840-843.

[3] GHAFFARI M S,KHORAMI N,SOROORI S. Clinical and electrocardiogram findings in a bitch with i-atrogenic hypermagnesaemia and hypercalcaemia[J]. Vet Rec,2009,164(6):176-177.

[4] 宋秀霞,姜涛,傅月玥,等.原发性甲状旁腺功能亢进症 84 例心电图特征分析[J].中国循环杂志,2015,30(5):474-477.

[5] 倪熠,王晓峰,荆译萱,等.原发性甲状旁腺功能亢进症患者心电图特征[J].中华骨质疏松和骨矿盐疾病杂志,2018,11(6):540-544.

[6] BADERTSCHER E,WARNICA J W,ERNST D S. Acute hypercalcemia and severe bradycardia in a patient with breast cancer[J]. CMAJ,1993,148(9):1506-1508.

[7] LIU F,XIN Z C,XIA Y L,et al. Bradycardia secondary to primary hyperparathyroidism[J]. J Int Med Res,2019,47(5):2309-2311.

● 专家点评 ●

中山市人民医院　郑炳行

这是 1 例 PHPT 合并心血管系统病变的老年病例,很有借鉴意义。此病例术前特点:①老年,男性,因为"间断性胸部闷痛 6 年,加重 2 个月入院";②CTA 提示冠心病;③有 3 次肾结石手术史;④彩超提示甲状腺右叶中部后方可见 2 cm×1 cm 甲状旁腺低回声团块;⑤PTH 和血钙升高,血磷降低;⑥心电图提示显著窦性心动过缓(心率 40 次/min)。结合病例特点,PHPT 诊断明确。我们需要做以下 3 点分析与补充:第一,患者心血管系统病变诊断与鉴别诊断十分重要。患者心肌缺血主要原因有两方面,分别是冠心病和显著窦性心动过缓。而显著窦性心动过缓的原因最常见有病态窦房结综合征、药物引起、甲状腺功能低下等,PHPT 导致高血钙引起显著窦性心动过缓相对少见,但确实有文献报道。作者通过术前阿托品试验可以排除该患者是病态窦房结综合征的可能;我们也可以通过药物降低血钙治疗来了解心率变化,明确是否因高血钙而引起窦性心动过缓。当然作者通过手术治疗 PHPT 后观察到心率升高(心率 61 次/min)来证明也是很好方法,既可以治疗疾病,也可以明确原因。第二,术前心血管系统评估。我们可以通过心功能评估,通过心脏彩超(特别是射血分数)、心电图、24 h 动态心电图,以及心率、血压等指标综合评估心血管系统情况。第三,患者有多次肾结石手术史,应该考虑可能存在 PHPT,也充分说明泌尿外科对 PHPT 不够重视,以后甲状腺外科与泌尿外科应该增加交流,当然还有骨科、肝胆外科、胃肠外科等。

明确 PHPT 后,就需要手术治疗。传统开放手术效果是显著的,但近年来腔镜手术迅速发展与成熟,我们可以根据患者需求行腔镜下颈部无瘢痕甲状旁腺切除术,同样达到非常满意的效果! 对于合并心血管系统不能耐受手术,我们可以考虑消融治疗,但应在患者接受消融治疗前先排除恶性病变的可能。

病例76 巨大甲状旁腺腺瘤误诊为结节性甲状腺肿一例

李 朋,钟洁愉,易 辛

北京大学深圳医院

一、前言

巨大甲状旁腺腺瘤(giant parathyroid adenoma,GPA)是指肿瘤质量大于3.5 g的甲状旁腺腺瘤,其在临床诊断和治疗原则上与一般原发性甲状旁腺功能亢进症无异,但由于腺体巨大,在临床上一般具有以下特征:①血钙和血甲状旁腺激素(parathyroid hormone,PTH)较高;②临床症状更重,广泛骨骼破坏常见;③影像学容易发现,术前容易定位;④手术切除后一过性低钙常见[1]。另外GPA可能因挤压甲状腺腺体而占据甲状腺的正常解剖位置,如果同时合并腺瘤内囊性改变,容易误诊为结节性甲状腺肿[2]。笔者近期诊治1例将GPA误诊为结节性甲状腺肿的病例,报道如下。

二、病例资料及诊治过程

患者,男性,72岁,因"发现右侧颈部肿块10年余"入院。患者10余年前体检发现右侧颈部肿块,不可触及,由于无不适症状,未特殊重视。10余年来,患者反复发作泌尿系结石,反复服用排石药物治疗;1年前于外院行过肾盂切开取石手术;患者间断性全身骨骼疼痛,颈椎和双膝关节明显,身高明显减少,从172 cm缩短为162 cm;1年前因跌倒导致左股骨颈骨折,行左侧人工髋关节置换手术;右侧颈部肿块缓慢增大,至今约有鹅蛋大小。我院门诊彩超提示:甲状腺右叶混合型肿块,结节性甲状腺肿可能(图1)。入院查体:右侧颈部可扪及一大小约5 cm×4 cm肿物,无压痛,质地硬,边界尚清,可随吞咽上下活动。入院诊断:右侧颈部肿物性质待查:结节性甲状腺肿?由于患者骨骼系统和泌尿系统症状明显,考虑合并原发性甲状旁腺功能亢进可能,入院后遂进一步完善相关检查,其中实验室检查:PTH 119.7 pmol/L(正常值1.3~9.3 pmol/L),血钙3.08 mmol/L(正常值2.11~2.52 mmol/L),血磷0.69 mmol/L(正常值0.96~1.62 mmol/L)。颈胸部CT示:甲状腺右叶混合性团块,大小约5.5 cm×3.5 cm,考虑结节性甲状腺肿囊性变可能;颈部和纵隔未发现其他异常占位(图2)。虽然患者彩超和CT等影像学结果支持结节性甲状腺肿的诊断,但生化指标提示为原发性甲状旁腺功能亢进。根据"一元化"的临床诊断思维,考虑右侧颈部肿物为甲状旁腺来源可能。但是如此巨大的甲状旁腺肿瘤临床罕见,遂在超声引导下行右侧颈部肿物囊液穿刺抽吸术,共抽出暗红色液体10 mL,同时细针穿刺对侧正常甲状腺组织,用1 mL生理盐水制成洗脱液作为对照,一同检测PTH水平,结果回报:右侧颈部囊液PTH>343.0 pmol/L(无法测出),左侧甲状腺组织洗脱液PTH为0.8 pmol/L,二者差异悬殊,考虑右侧颈部肿物为甲状旁腺腺瘤伴囊内出血可能。完善常规术前评估后,在全身麻醉下行颈部肿物探查术。术中所见:右侧颈部肿物位于右侧甲状腺中下部背面,质地韧,边界尚清,与甲状腺正常腺体有粘连,但可分离。遂完整切除肿物,质量为26.114 g(图3)。送术中冰冻病理检查,结果回报:右侧甲状旁腺肿瘤。肿瘤切除后10 min抽血查PTH,结果回报:27.7 pmol/L。手术顺利,术后第1天患者出现双手指尖和口角麻木,复查血钙2.64 mmol/L,血

PTH 0.3 pmol/L,给予静脉和口服补钙,按照血钙水平调整补钙量。1 周后,停用静脉补钙,单用口服补钙,连续 2 d 复查血钙水平正常,患者自觉全身骨痛症状基本缓解,无四肢麻木和抽搐表现,予以出院,嘱患者继续坚持口服补钙,1 个月后门诊复查血钙。术后免疫组化及常规病理结果显示:PTH(+),Ki-67(5%+),D240(-),Cyclin D1(较弥散+);结合免疫组化考虑右侧甲状旁腺肿瘤伴局灶囊性变,局部包膜欠清,建议密切随诊复查。

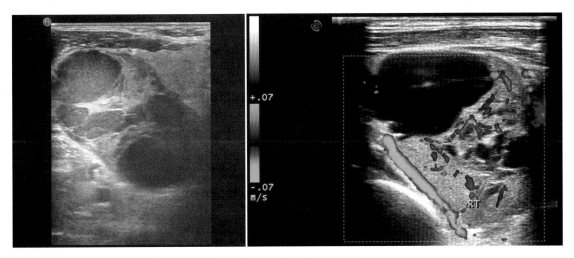

图 1　颈部肿物的彩超图像

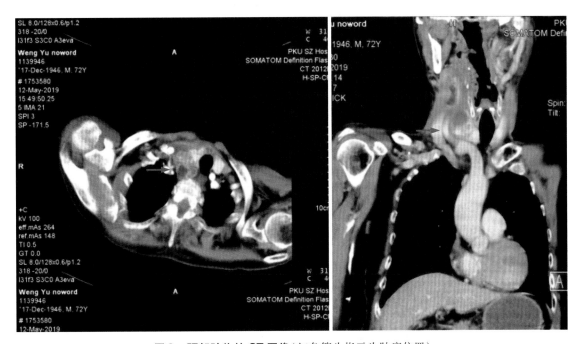

图 2　颈部肿物的 CT 图像(红色箭头指示为肿瘤位置)

患者出院后 1 周,自觉四肢麻木,进行性加重,伴有四肢抽搐,遂急诊入院,复查血 PTH 为 0.6 pmol/L,血钙为 1.65 mmol/L,给予加强补钙治疗 1 周后出院,嘱患者出院后继续门诊定期复查血 PTH、血电解质和颈部彩超。目前已术后随访 9 个月,患者诉骨骼疼痛完全缓解,食欲增加,体重增加,泌尿系结石未再发作,复查血 PTH 和血钙正常水平。

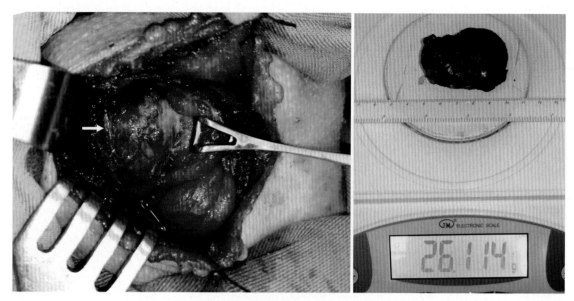

图3　颈部肿物的术中所见（白色箭头指示为肿瘤位置）

三、讨论

生理状态下,甲状旁腺大小约5 mm×3 mm×2 mm,质量为30~50 mg。由于解剖位置狭小,所以一般情况下,甲状旁腺腺瘤体积不会太大。由于胚胎发育规律和重力的作用,上甲状旁腺腺瘤有向后生长的趋势,所以一般外形为类圆形,可发生食管后异位;而下甲状旁腺有向前上纵隔生长的趋势,一般外形为水滴状,可发生前上纵隔异位。在少见情况下,甲状旁腺腺瘤体积巨大,质量大于3.5 g被称为GPA,一般见于病史长的患者。本病例GPA质量为26.114 g,实属罕见,可能与病史长和囊内出血有关。由于GPA体积增大,血钙和PTH水平也较高,临床症状也更典型,常表现为全身严重骨破坏或反复肾结石导致肾功能损害,严重者可发生高钙危象,危及生命[3]。

GPA由于临床症状典型,体积较大,彩超和CT等影像学检查容易发现,所以一般诊断并无困难。但也有一些少见情况导致术前诊断困难:①肿瘤体积较大,离开正常解剖位置,例如上甲状旁腺腺瘤位于食管后方,下甲状旁腺位于前上纵隔,虽然影像学发现颈部占位,但由于临床定势思维,未考虑到GPA的可能;②GPA在正常解剖位置,但由于体积太大,压迫并占据了甲状腺腺体,在影像学上难以区分甲状腺与GPA,误诊为甲状腺肿瘤;③无功能GPA,很罕见,但也见于文献报道,由于术前生物化学指标正常,所以术前诊断一般不会考虑GPA,需要通过手术活检才能获得最终诊断[4]。本病例骨骼和泌尿系统症状非常典型,但由于思维定式,认为甲状旁腺肿瘤不会体积如此巨大,结合影像学检查先入为主,将GPA误诊为结节性甲状腺肿。笔者认为:为减少GPA的误诊,以下两点非常重要:①一定要结合血生化检查,即使影像学表现不典型,但生化指标符合原发性甲状旁腺功能亢进,也要首先考虑GPA的可能;②术前细针穿刺洗脱液或囊内灌洗液检测PTH水平是一项快捷的术前诊断方法,如果洗脱液或灌洗液的PTH明显高于血液中PTH水平,则诊断GPA准确率越高;③遵守"一元化"诊断思维,生化检查指标符合原发性甲状旁腺功能亢进,影像学基本排除异位甲状旁腺后,现有能发现的颈部肿物均要考虑甲状旁腺来源可能。

GPA体积较大,一旦确诊,治疗原则与一般原发性甲状旁腺功能亢进无异,手术治疗为主要手段。手术方式主要有传统颈部两侧探查术和微创手术(minimal invasive parathyroidectomy,MIP),如果术前诊断有疑问,或定位不准确,则选择传统颈部两侧探查术;如果术前诊断明确,定位准确,可选用 MIP,并监测术中 PTH 变化[5]。由于 GPA 体积较大,可压迫喉返神经导致移位,所以手术中注意识别喉返神经并保护其功能,有条件者建议使用术中神经监测技术辅助识别和保护喉返神经。虽然文献[6]报道 GPA 体积增大并未增加癌变概率,但如果术中发现甲状旁腺肿瘤侵犯周围组织器官,则考虑甲状旁腺癌可能,需要整块切除肿瘤和周围组织。

GPA 血钙和 PTH 较高,临床症状重,所以术后发生一过性血钙降低的概率较大,术后需要密切监测血钙。笔者体会是术前症状越重预示着术后补钙量越大,但一过性低血钙发生时间因人而异,如果手术成功,血 PTH 将至正常值或以下,血液中钙离子向骨骼内转移,由于存在"自我输钙"的过程,一般手术当天不需要大量补钙。本病例手术后第 1 天,血钙由术前的 3.08 mmol/L 下降到 2.64 mmol/L,虽然仍高于正常值,但患者出现了四肢麻木的低钙症状,考虑原因可能为患者机体适应了长期高钙状态,血钙水平快速下降后便出现了低钙症状。手术后第 1 天开始补钙,原则上是"边补边查,边查边补",如果仅口服补钙能连续 2 天维持血钙在正常范围,则可以予以出院并同时继续口服补钙。但仍然有一部分患者会发生有症状的低钙血症,需要嘱患者及时返院加强补钙。

四、结论

GPA 的诊断要结合生化检查结果;血钙和 PTH 较高,临床症状重,术后发生一过性血钙降低的概率较大,术后需要密切监测血钙和补钙;少数 GPA 术前诊断困难,术前细针穿刺细胞灌洗液或囊液检测 PTH 水平是一种可靠快捷的诊断方法。

五、诊治体会

1. 无功能 GPA 罕见,所以 GPA 的诊断一定要结合血生化检查,如果生化检查符合原发性甲状旁腺功能亢进的诊断,影像学不典型也要考虑 GPA;反之,影像学典型,但血生化检查不符合原发性甲状旁腺功能亢进的诊断也基本排除 GPA。

2. 遵守"一元化"诊断思维,生化检查指标符合原发性甲状旁腺功能亢进,影像学基本排除异位甲状旁腺后,现有能发现的颈部肿物,即使不符合常见甲状腺腺瘤的临床表现,也要考虑甲状旁腺来源的可能。

3. 术前细针穿刺洗脱液或囊内灌洗液检测 PTH 水平是一项快捷的术前诊断方法,如果洗脱液或灌洗液的 PTH 明显高于血液中 PTH 水平,则 GPA 的诊断准确率越高。

参考文献

[1] RASTOGI A,JAIN M,AGARAWAL T,et al. Parathyroid lipoadenoma:case report and review of the literature[J]. Indian J Pathol Microbiol,2006,49(3):404-406.

[2] CHEN J,MA Z,YU J. Diagnostic pitfalls in a cystic ectopic intrathyroidal parathyroid adenoma mimicking a nodular goiter:a care-compliant case report[J]. Medicine(Baltimore),2019,98(5):e14351.

[3] VILALLONGA R,ZAFÓN C,MIGONE R,et al. Giant intrathyroidal parathyroid adenoma[J]. J Emerg Trauma Shock,2012,5(2):196-198.

[4] MOSSINELLI C,SAIBENE A M,DE PASQUALE L,et al. Challenging neck mass:non-functional giant parathyroid adenoma[J]. BMJ Case Rep,2016,2016:bcr2016215973.

[5]SAHSAMANIS G,GKOUZIS K,SAMARAS S,et al. Surgical management of a giant parathyroid adenoma through minimal invasive parathyroidectomy:a case report[J]. Int J Surg Case Rep,2017, 31:262-265.

[6]ABDEL-AZIZ T E,GLEESON F,SADLER G,et al. Dwarfs and giants of parathyroid adenomas-no difference in outcome after parathyroidectomy[J]. J Surg Res,2019,237:56-60.

病例77　原发性甲状旁腺功能亢进症误诊为晚期骨髓瘤一例

洪　勇，何阳阳

广西壮族自治区南溪山医院

一、前言

原发性甲状旁腺功能亢进症(primary hyperparathyroidism，PHPT)是甲状旁腺自身病变引起甲状旁腺激素(parathyroid，PTH)合成及分泌过多，导致血钙、血磷代谢异常的疾病。PHPT的临床表现各异、轻重不一，大部分发病时无症状或症状无特异性，从而导致病程不明确。很多患者直至出现骨骼系统、泌尿系结石等疾病表现时才开始重视，这时就诊不仅延误诊断而且容易导致误诊，从而导致诊治经过曲折，造成疾病进展及巨大的经济损失。PHPT的主要原因是甲状旁腺腺瘤、甲状旁腺增生及甲状旁腺癌，只要提高对疾病的认识，可以通过B超及PTH测定发现早期患者，提高PHPT的早期诊断率，降低误诊率。

二、病例资料及诊治过程

患者，女性，66岁，因"右侧髋关节疼痛并活动受限2个月"入院。患者在我院住院2周前因右侧髋关节疼痛并活动受限到当地县人民医院就诊，入院后完善全面检查：CA-50 18.56 U/mL，CA-125 10.88 U/mL，CA-199 26.14 U/mL，CA-153 8.56 U/mL，AFP 4.56 ng/mL，CEA 4.33 ng/mL；K 3.88 mmol/L，Na 140 mmol/L，Ca 3.10 mmol/L；CT检查结果提示双侧髋关节骨质破坏，全身多处骨质破坏。未检测PTH。诊断为恶性肿瘤并多发骨转移(未提及原发灶)。家属为进一步治疗，将患者转至我院，门诊首诊于脊柱骨病外科，拟诊：恶性肿瘤并多发骨转移待排，收住院。既往史：患者2002年有脑出血病史，2009年有行子宫肌瘤切除术史，无肿瘤病史；家族无肿瘤病史。

脊柱骨病外科予以完善女性肿瘤标记物全套检测，只有CA-199(28.92 U/mL，正常值0~27.0 U/mL)和血清人附睾蛋白(135.5 pmol/L，正常值≤90 pmol/L)超出正常值，余均在正常范围。电解质：K 3.68 mmol/L，Na 138 mmol/L，Ca 2.95 mmol/L。颈部及肺部CT检查结果(图1)提示：①胸廓构成骨及双侧肩胛骨，双侧肱骨骨质疏松并胸10椎体骨质破坏，考虑肿瘤性病变(多发性骨髓瘤？不除外骨转移瘤)，建议进一步检查；②右肺中叶外段、左肺上叶下舌段、两肺下叶胸膜下区炎性病变；③肺见斑片状磨玻璃样密度影，考虑小气道病变或通气不良；④胸主动脉硬化；⑤胸4~胸7椎体施莫尔结节；⑥颈Ⅵ区肿大淋巴结。骨盆CT检查结果(图2)提示：①所示腰椎、骨盆构成骨、双侧股骨头骨质疏松并多发骨质破坏，考虑肿瘤性病变(多发性骨髓瘤？不除外骨转移瘤)；②腹主动脉、双侧髂总动脉硬化；③背部皮下软组织钙化。双侧髋关节X线检查结果提示：双侧股骨头骨质疏松并多发骨质破坏，右侧股骨颈骨质破坏严重，不除外恶性肿瘤(图3)。全身骨显像检查结果显示：①胸10椎体及左侧第8后肋、双侧股骨颈区异常核素浓聚，提示恶性骨代谢可能；②双侧下肢长骨骨皮质大致对称性增浓。未检测PTH。诊断：多发性骨髓瘤待排。

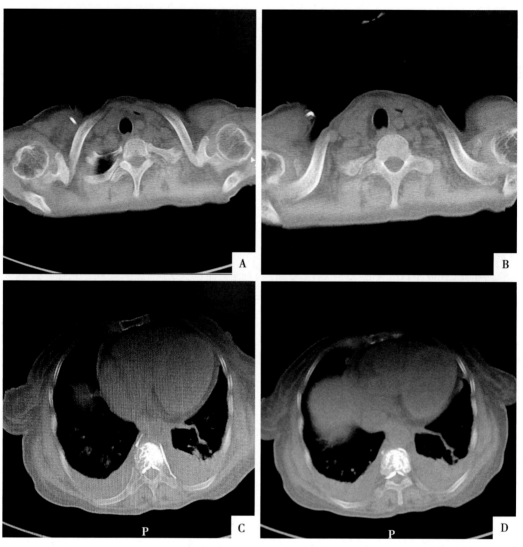

图 1　颈部(A、B)及肺部 CT(C、D)检查结果

　　为进一步明确诊断及同时改善右侧髋关节疼痛的症状,与家属沟通后予以实施髋关节滑膜切除术+股骨颈截骨+人工股骨头置换术。术后免疫组化结果显示:骨髓组织 CD20(-),CD3(-),CD38、CD138 局灶(+),MPO(+),CD61(+),Ki-67(80% +)。镜下见骨、软骨、骨髓及纤维结缔组织,部分骨组织被破坏,局部见似囊壁样纤维组织,内侧可见多核巨细胞均匀排列,并见少量泡沫细胞浸润,局部区域出血,血管增多。结合免疫组化结果提示骨髓组织大致正常,未见明确转移性肿瘤细胞,不除外动脉瘤样骨囊肿。因术后病理诊断不支持原诊断,而术后患者出现严重的恶心、呕吐、反应迟钝、嗜睡、进食困难、营养状态差,患者家属出现情绪的波动,为进一步诊断及治疗,脊柱骨病外科组织院内多学科会诊。我科参加会诊后追问病史,患者有 10 余年全身皮肤瘙痒病史,结合患者目前出现的全身症状,考虑诊断:不除外原发性甲状旁腺功能亢进症合并高钙危象,建议筛查 PTH 及血钙。检测 PTH 1205.00 pg/mL,Ca 3.5 mmol/L。行 ^{99m}Tc-MIBI 显像(图4),提示:静脉注射 ^{99m}Tc-MIBI 10 mCi 后,分别于约 15 min、2.5 h 采集甲状腺影像;15 min 时甲状腺显影稍淡,位置、形态、大小未见异常,于左叶下方见一类圆形放射性分布浓聚灶,边界尚清,直径约 2 cm;2.5 h 时甲状腺放射性分布明显消退,近似本底水平,左叶下部异常浓聚灶仍显示清晰,未见明显消退,考

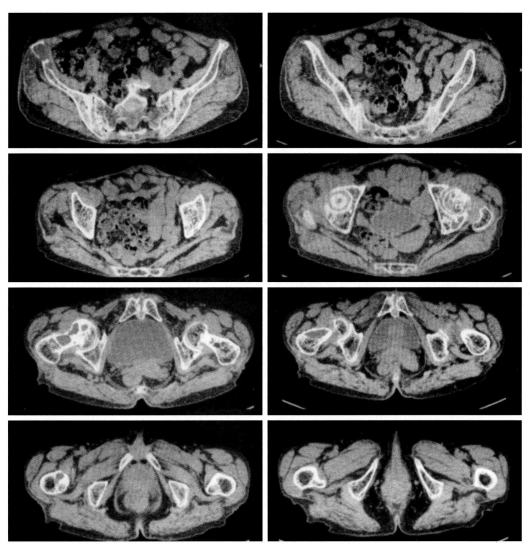

图2 盆腔CT检查结果

虑甲状旁腺功能亢进所致。修正诊断:原发性甲状旁腺功能亢进症合并高钙危象。急转甲状腺外科,完成术前准备后在手术室全身麻醉下行双侧甲状旁腺探查并左侧甲状旁腺腺瘤切除术,术中使用纳米炭行负显影标示甲状旁腺,喉返神经监测仪监测喉返神经以降低手术并发症。手术结束后20 min抽血检测PTH 172.3 pg/mL。术中冰冻及术后病理均提示甲状旁腺腺瘤。患者术后第1天诉皮肤瘙痒症状消失,面部有麻木,未见手足抽搐。予以监测术后血钙、血磷及PTH的变化(详见表1),术后给予静脉补充葡萄糖酸钙注射液及口服维生素D₃钙咀嚼片、骨化三醇胶囊,维持血钙在1.65~1.98 mmol/L。患者因病情时间长,身体消耗大,又并发高钙危象,术后存在严重的营养风险,故同时予以肠外、肠内联合营养支持治疗。术后第10天PTH升至14.59 pg/mL,钙1.98 mmol/L,停止静脉补钙措施,改单纯口服维生素D3钙咀嚼片、骨化三醇胶囊维持血钙水平,患者未出现抽搐等低钙血症表现,食欲逐渐恢复,精神状态良好,观察至术后20 d,予以出院。

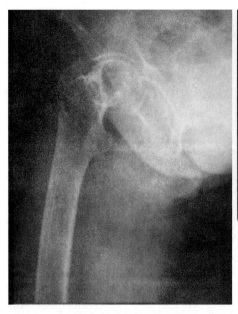
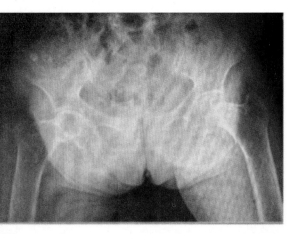

双侧股骨头骨质疏松并多发骨质破坏;右侧股骨颈骨质破坏严重,不除外恶性肿瘤

图3　双侧髋关节 X 射线检查结果

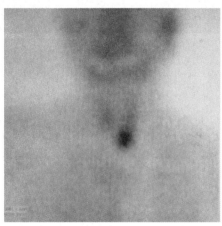
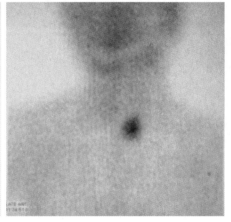

15 min 时甲状腺显影稍淡,位置、形态、大小未见异常,于左叶下方见一类圆形放射性
分布浓聚灶,边界尚清,直径约 2 cm;2.5 h 时甲状腺放射性分布明显消退,近似本底
水平,左叶下部异常浓聚灶仍显示清晰,未见明显消退,考虑甲状旁腺功能亢进所致

图4　患者颈部99mTc-MIBI 核素显像结果

表1　手术前后患者血清 PTH、Ca、P 的监测记录

时间	Ca/(mmol/L)	P/(mmol/L)	PTH/(pg/mL)
术前	3.5	0.46	1205.00
术后 20 min	2.2	0.77	172.30
术后第 1 天	1.98	0.64	9.90
术后第 3 天	1.8	0.53	7.33

续表1

时间	Ca/(mmol/L)	P/(mmol/L)	PTH/(pg/mL)
术后第4天	1.98	0.52	8.55
术后第5天	1.65	0.68	8.75
术后第6天	1.78	0.84	9.80
术后第7天	1.89	0.93	9.41
术后第8天	1.92	0.91	12.15
术后第9天	1.95	0.92	12.35
术后第10天	1.98	1.01	14.59

三、讨论

PHPT主要是甲状旁腺自身病变导致PTH升高而引起的钙磷代谢紊乱,从而导致骨病变、泌尿系结石,更有甚者伴高钙危象导致死亡,目前认为是仅次于糖尿病、甲状腺疾病之后的第三大内分泌疾病[1]。PHPT可分为无症状型和症状型两大类型,有症状PHPT的大部分临床表现为肾结石、骨痛、腹部不适、乏力等[2]。目前,无症状型的报道多为国外文献[3],而国内的文献[4]多为有症状患者的报道,症状多表现为骨质疏松伴骨痛、骨畸形、骨囊肿、四肢无力、反复发作的泌尿系结石以及甲旁亢高钙危象伴有的食欲不振、反应迟钝,严重时伴有嗜睡、昏迷等系统症状。近年来国内相关文献[5-9]的报道,以骨病变发病的患者占33.1%～62.2%,以泌尿系结石发病的患者占8.9%～55.14%,骨病变与泌尿系结石均发病者占5.15%～39.2%。可见,有很大一部分有症状患者就诊时,是仅仅以骨骼系统疾病首诊的;PHPT导致高钙血症并发泌尿系结石的比例确实也很高,但是还是次于以骨骼系统疾病首诊的比例。所以,在遇到骨折、骨痛、骨囊肿、骨质破坏等骨骼系统疾病就诊的患者应该常规筛查PTH[2],以免出现误诊或漏诊。一旦出现漏诊或误诊,PHPT就可能进展,进而导致高钙危象(血钙高于2.75 mmol/L即诊断高钙血症,血钙高于3.75 mmol/L易伴高钙危象,也称甲状旁腺危象)而危及患者生命[10-11]。在PHPT病例中,甲状旁腺腺瘤的比例最高,80%～85%,其中以单发腺瘤为主[12],而且手术效果极好,治愈率高达95%～98%且并发症极低[13]。那么,疾病的准确诊断在PHPT的治疗中就尤为显得关键。只要对这个疾病加深了解,针对可疑病例进行PTH、血钙、甲状旁腺超声等筛查,就可以大大提高PHPT早期的诊断率,可达到更好的治疗效果,为广大患者减轻不必要的经济负担。

四、结论

PHPT主要是甲状旁腺自身病变导致PTH升高而引起的钙磷代谢紊乱的疾病。有症状者多以骨骼系统疾病就诊,其次为以泌尿系统疾病就诊;该疾病发病隐匿且特异性不强,容易误诊或漏诊而导致疾病恶化,危及患者生命且耗费大量不必要治疗费用。应该加深对PHPT的了解,对可疑患者进行必要的PTH筛查,从而提高诊断率,获得更好的治疗效果。

五、诊治体会

PHPT 分为骨型、肾型及骨肾型,其中以骨型居多、肾型其次。大多数患者在 PTH 升高导致骨骼病变或泌尿系病变之前不会引起重视。多数患者会出现长期的难治性皮肤瘙痒症状。在泌尿系结石这种容易引起对 PHPT 重视的疾病出现之前,大部分患者其实已经出现骨骼系统的改变。因此,在门诊中发现骨骼系统病变,如骨质疏松、骨质破坏、骨囊肿等的患者,应该常规筛查 PTH 及测定血钙,以免出现误诊、漏诊。

参考文献

[1] JULIA A S, UDELSMAN R. New directions in the treatment of patients with primary hyperparathyroidism[J]. Curr Probl Surg,2003,40(12):812-849.

[2] 姚晓爱,姜涛,魏伯俊,等.100 例甲状旁腺腺瘤的临床表现和首诊因素分析[J].肿瘤防治研究,2017,44(10):682-685.

[3] VENTZ M,QUINKLER M. Primary hyperparathyroidism[J]. Dtsch Med Wochenschr,2010,135(41):2014-2030.

[4] 王欣,刘亚奇,崔爱民,等.167 例原发性甲状旁腺功能亢进症患者的临床分析[J].首都医科大学学报,2018,39(5):726-731.

[5] 左庆瑶,刘宝岳,邓丽丽.原发性甲状旁腺功能亢进症 85 例临床及病理分析[J].重庆医学,2012,41(20):2027-2028.

[6] 邢小平,王鸥,孟迅吾,等.北京与纽约原发性甲状旁腺功能亢进症临床表现的比较[J].诊断学理论与实践,2006,5(6):483-486.

[7] 朱信心,魏涛,龚日祥,等.136 例原发性甲状旁腺功能亢进的诊治体会[J].中国普外基础与临床杂志,2014,21(4):452-457.

[8] 董建宇,管珩,朱预.甲状旁腺功能亢进症 455 例临床症状分析[J].中国医学科学院学报,2011,33(3):330-333.

[9] 杨志强,朱理玮,王鹏志.48 例甲状旁腺腺瘤和腺癌的临床分析[J].中华肿瘤杂志,2006,28(8):625-627.

[10] 吴一丹,于亮,李晓曦.甲状旁腺危象 19 例诊治分析[J].中国实用外科杂志,2017,37(3):296-298.

[11] AHMAD S,KURAGANTI G,STEENKAMP D. Hypercalcemic crisis:a clinical review[J]. Am J Med,2015,128(3):239-245.

[12] 王静,朱玉春,蔡国强,等.^{99m}Tc-甲氧基异丁基异腈单电子发射型计算机断层扫描仪在甲状旁腺亢进症中的应用[J].山西医药杂志,2020,49(02):147-150.

[13] CHEN H. Surgery for primary hyperparathyroidism:what is the best approach? [J]. Ann Surg,2002,236(5):552-553.

● 专家点评 ●

吉林大学第一医院　陈　光

原发性甲状旁腺功能亢进症(primary hyperparathyroidism,PHPT)是甲状旁腺自身病变(腺瘤、增生、腺癌)引起的甲状旁腺素(parathormone,PTH)分泌过多而导致钙磷和骨代谢紊乱的一种全身性疾病。近年来检出率明显上升,临床表现复杂,缺乏特异性,容易误诊、漏诊。

临床常见分为4型:①症状型高钙血症(又称经典型,我国以此型为主);②无症状型高钙血症(占西方国家PHPT发病的70%~80%,目前我国该病检出率呈明显上升趋势);③正常血钙伴临床症状;④正常血钙无临床症状。

病因学上:①以散发单个甲状旁腺腺瘤(parathyroid adenoma,PA)为多,约占PHPT的89%(文献报道为74%~92%)。②多腺体疾病,其中增生性疾病(parathyroid hyperplasia)约占6%(文献报道为2%~23%),包括散发性、家族性,多发性内分泌肿瘤(multiple endocrine neoplasia,MEN);双(多)腺瘤约占4%(文献报道为3%~12%)。③甲状旁腺癌约占1%(文献报道为1%~5%)。

除家族性PHPT外,累及2枚或以上的PA很少见。PA是由主细胞、嗜酸性细胞或过渡型嗜酸性细胞组成。腺瘤平均质量约1 g,其中许多PA质量小于0.5 g,不足0.1 g的称为微腺瘤,其多无包膜;而较大的PA通常有纤维包膜,细胞呈索状、巢状及滤泡状包绕血管排列。其变异类型包括:①嗜酸性细胞PA;②脂肪瘤也是错构瘤,由成熟脂肪细胞,局部纤维化区域和浸润的淋巴细胞组成;③水样透明细胞腺瘤(极为罕见)。巨大PA是指病灶直径超过3 cm或一般质量大于3.5 g,常可取代整枚甲状旁腺和伴局灶性囊性变。

PHPT的典型症状:①骨骼系统,主要包括骨痛、骨质疏松、纤维囊性变、棕色瘤、脆性骨折等症状;②泌尿系统,主要表现为结石,重者可有肾性尿崩、急性肾衰竭;③中枢神经系统症状,轻者表现为神经官能症,重者如高钙危象时可能出现昏迷;④消化系统,可出现类溃疡样症状。

PHPT是导致肾结石的危险因素,其发生率为20%~40%,已知的PHPT并发肾结石的危险因素包括高钙尿症、重症PHPT、男性及年轻患者等,有效的PA手术切除能降低肾结石风险,在术后10年,其风险可降至正常(肾结石并发PHPT的概率为2%~8%)。事实上,有PHPT病史的患者,始终面临着更高的肾结石风险。PHPT的典型骨骼症状为囊性纤维性骨炎(osteitis fibrosa cystica,OFC),合并骨囊肿、棕色瘤、骨质疏松和脆性骨折。随着疾病的进展,患者所有的骨骼都将受累。

PHPT的诊断包括定性诊断和定位诊断。定性诊断:一般PTH检测值高于正常检测值上限的2倍以上即可定性诊断,但要排除某些药物引起的PTH升高。定位诊断则主要依据影像学诊断。合理的PHPT影像定位选择概括为以下4种情况:①当一线成像方法(超声和甲状旁腺^{99m}Tc-MIBI显像)双阳性符合时,手术成功率为100%;②阴性时,或者当超声检查阴性(阳性)但甲状旁腺显像怀疑异位甲状旁腺病变时(阴性),应考虑结合二线(CT、4D CT、MRI等)检查;③当一二线无创检查为阴性或不明确或有冲突结果的(特别是再手术患者)才选择有创的侵入性检查技术,如FNAC或FNAB洗脱液PTH定量检测,甲状旁腺血管造影等;④目前无创定位检查多无法识别PA增生和双腺瘤腺体异常,有创的侵入性检查技术适用于无创影像不能定位又需要再手术患者。

总体上,PHPT诊断治疗简化为4个定:定性、定位、定数诊断和定点清除治疗。

病例1:原发性甲状旁腺功能亢进症合并窦性心动过缓一例。

由上述内容可见:本病例属于症状型高钙血症PHPT(又称经典型,我国以此型为主)。该病例定性诊断符合PHPT,但超声、CT影像未能定位病灶;为明确诊断,作者直接采用颈部包块FNAB洗脱液 PTH 定量检测确诊定位并对称性对侧行 FNAB 对照。不足之处:①尽管得到定位诊断,应先选一线无创定位检查(如果 MIBI 显像阳性则无须 FNAB,如假阴性再行之)。FNAB 有创定位后或合并有局部种植复发之虞。做对侧 FNAB 增加创伤的做法值得商榷。定位诊断没有选择一线的核素扫描,因 MIBI 显像是功能定位,优点是定位的同时还可以定数,对于巨大 PA 假阴性率、假阳性率极低,准确性高,如果显影则可确定。所以合理的 PHPT 影像定位选择是:当一线成像方法(超声和甲状旁腺^{99m}Tc-MIBI 显像)双阳性符合时,手术成功率为 100%;如果不符合,则选择二线或有创影像学检查。②术中 PTH 的快速定量检测常常遵循 Miami 标准,只做 PA 切除后 10 min 的(同侧颈内静脉 PTH)检测,没有切除前的对照值。对照的优点是防止双或多腺瘤漏切,如果 PTH 下降没有超过50%,术中应行区域或单侧或双侧探查。

术后血钙磷监测及补钙处理合理,因术后免疫组化及常规病理结果:PTH(+),Ki-67(5%),D240(-),Cyclin D1(较弥散+);结合免疫组化考虑右侧甲状旁腺腺瘤,伴局灶囊性变,局部包膜欠清,建议密切随诊复查。复查过程中注意 PTH,血钙磷及维生素 D 的监测及颈部超声检查,如有 PTH 或血钙升高或超声影像改变,则应行核素扫描检查。

对误诊的原因分析到位,符合临床实际。对有些复杂的、再手术或多次手术的 PHPT,需要不断地积累经验,合理选择影像定位检查并遵循诊断治疗的 4 个定:定性、定位、定数和定点清除,多请经验丰富者会诊才能减少 PHPT 的误诊。

病例 2:原发性甲状旁腺功能亢进症误诊为晚期骨髓瘤一例。

该病例也是症状型高钙血症 PHPT(又称经典型,我国以此型为主)。是以骨破坏为主要临床表现的,因为误诊和错误的手术治疗,创伤的增加导致病情加重,进一步进入 PHPT 最危险阶段即高钙危象期,好在多学科会诊及时纠正了错误,抢救手术及相关治疗得当,挽救了生命。

存在不足:①报告病例没有很好整理,杂乱无序;②缺乏误诊原因分析,没有重点分析术前高钙危象的处置及术后低钙的管理。

误诊原因分析:①定式惯性思维,先入为主,根据全身骨骼系统检查结果及下级医院的诊断误诊并导致误治;②主治医生缺乏骨代谢相关知识及会诊延后。查血钙为 2.95 mmol/L,但未检测 PTH。误诊误治后经 MDT 才得以纠正。专科医生有一定经验,经查 PTH 及 MIBI 显像明确诊断,合理治疗。

PHPT 的临床表现可以为无症状型、有症状型或罕见的急性 PHPT(即高钙危象)。据临床观察,认为血钙正常的 PHPT(normocalcemic primary hyperparathyroidism,NCPHPT)可能是 PHPT 第一阶段的临床表现。PHPT 的临床表现与严重程度与血中 PTH 和血钙呈正相关。维生素 D 缺乏会影响 PHPT 的临床表现形式,症状型 PHPT 多发生在严重维生素 D 缺乏地区。长期过量分泌的 PTH,与特异性细胞膜受体(PTH1R,即 G 蛋白偶联受体)结合后,可通过多种机制引起高钙血症:①增加骨钙的重吸收;②增加钙在远端肾小管的重吸收;③通过刺激肾 1α 羟化酶活性,增加 1,25-二羟维生素 D[$1,25-(OH)_2-D_3$]的产量,从而介导肠道对钙的重吸收增加;当血钙升高时 PTH 与 Henle 环上升支的钙敏感受体(CaSR)结合后刺激肾对钙的排泄。所以当血钙浓度超过肾小管重吸收的阈值时,高钙尿症随即出现。

PTH1R 存在于骨细胞、成骨细胞及破骨细胞中,PHPT 分泌 PTH 既能够增加骨吸收又直接促进破骨细胞活性,或者增加细胞核因子 κB 受体活化因子配体(RANKL)即成骨细胞的表达。RANKL将与前破骨细胞中的受体(RANK)相结合,从而增加破骨细胞生成并提高其活性。同时 PTH 还引起骨保护素(osteoprotegerin,OPG)减少。OPG 是 RANKL 的诱捕受体,能够阻止 RANKL 和 RANK 的结合。RANKL/OPG 比例的增高被认为是持续高水平 PTH 导致骨吸收的主要机制。其他的作用机制还包括一些介质的激活,如单核细胞趋化蛋白 1(MCP-1)促进 PTH 对破骨细胞的生成作用。

　　PHPT 的典型骨骼症状为囊性纤维性骨炎(osteitis fibrosa cystica,OFC),骨痛合并骨囊肿、棕色瘤、骨质疏松和脆性骨折。随着疾病的进展,患者所有的骨骼都将受累。临床上可通过双能 X 射线吸收法测定骨密度,X 射线(CT 等)及放射性骨扫描等来检测。

　　在 PHPT 中,高氯性酸中毒是因肾排氢离子减少及碳酸氢盐离子重吸收减少所致。酸中毒降低了钙与血清白蛋白的结合并增加了骨质脱钙,使高钙血症进一步恶化。高钙危象(血钙高于 3.75 mmol/L易伴高钙危象也称甲状旁腺危象)处理不及时或处理不当可危及患者生命,与严重的高钙血症(血钙高于 2.75 mmol/L)有关。在手术治疗的 PHPT 患者中发病率较低(1.6% ~6.6%),一般情况下 PHPT 这一严重并发症继发于长期轻度高血钙失代偿,是由一些并发疾病、创伤、药物使用引起脱水或高血钙加重所致。临床表现为疲劳、精神萎靡虚弱体重减轻和贫血,可以导致多尿,脱水及随之的少尿无尿,恶心呕吐,重者还可能出现抑郁、意识模糊和昏迷。出现危象的 PHPT 患者的血 PTH 浓度,甲状旁腺的重量以及甲状旁腺癌的发生率均高于未发生高钙危象的 PHPT 的患者。高钙危象需要得到快速诊断和治疗(当血钙>3.5 ~3.75 mmol/L,应抢救治疗),措施包括:①扩容、利尿、维持电解质平衡;②降钙素应用;③双磷酸盐应用;④糖皮质激素应用;⑤血液透析治疗或血滤。根本性治疗是有效的病灶切除及术后的相关电解质检测调整和补充。

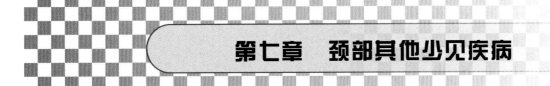

第七章　颈部其他少见疾病

病例78　甲状舌管癌一例

汤苏成,陈伟雄

佛山市第一人民医院

一、前言

甲状舌管是甲状腺胚胎期发育过程中的残留组织。在胚胎形成的第1周,甲状腺通过舌盲孔所在的正中线下降迁移,借助甲状舌管与原始咽底部相连,从而到达其在颈部的正常位置。甲状舌管大多于胚胎期第6周萎缩退化。如退化不全可在颈中线任何部位残留,进而形成甲状舌管囊肿。甲状舌管癌约占甲状舌管病变的1%[1],其组织学类型上多为甲状腺乳头状癌,约80%以上不合并原位甲状腺恶性肿瘤。自1911年Brentano报道第一例以来,国内外共报道了约300例,多以个案报道为主[2-3]。

二、病例资料及诊疗过程

患者,女性,55岁,因"发现颌下肿物4个月"入院。患者4个月前无明显诱因发现颈部肿物,自觉近期逐渐增大,无明显疼痛,无红肿渗出,外院彩超提示:颈部异常混合性回声,性质待查。为进一步治疗来到我院,门诊行颌下肿物穿刺(粗针)提示恶性肿瘤,收入院。查体:颈前正中偏左侧可触及椭圆形肿物,大小约4.5 cm×3.0 cm,质硬,表面欠光滑,边界不清,无压痛,活动差。甲状腺触诊未见异常,颈部未触及明显肿大淋巴结。口腔、口底、口咽未见明显异常。入院后完善颈部彩超示:甲状腺大小形态正常,边缘清,回声欠均匀。甲状腺双侧叶可见几个低回声结节,左侧较大一个位于中部,大小约7 mm×7 mm×7 mm;右侧较大一个位于下极,大小约5 mm×7 mm×5 mm,边界模糊,边缘不光整,形态欠规则,纵横比>1,内部回声不均匀,可见多个强回声。CDFI:结节内部可见短条状血流信号。双侧颈部Ⅵ区可见几个低回声结节,边界清,形态规则,左侧较大一个大小约9 mm×5 mm,右侧较大一个大小约8 mm×4 mm,部分皮髓质结构不清。CDFI显示:其内可见条状血流信号。颌下可见一大小约4.3 cm×2.3 cm混合回声团,边界清,形态欠规则,内可见多个强回声斑。CDFI显示:其内可见点状血流信号(图1)。颈部增强CT影像结果(图2)示:颌下见团状不规则囊实性占位影,边界不清,较大层面范围约4.4 cm×2.0 cm,内见多发小钙化灶,增强实性部分明显强化,双侧颌下腺受压,部分与舌体分界不清。甲状腺增大,双侧叶见多个结节状低密度影,部分伴钙化灶,较大者位于左侧叶,边界不清,范围约 0.9 cm×0.6 cm,增强不均匀较明显强化。双侧颌下、颏下及颈部淋巴结稍增多,部分稍大,较大者位于右侧颌下,约 0.9 cm×0.6 cm。拟诊:甲状腺癌伴颌下淋巴结转移及坏死液化与其他病变鉴别,双侧颌下、颏下及颈部淋巴结稍增多,部分稍大,待排转移。颌下肿物穿刺(粗针)组织学检查结果提示:考虑转移性乳头状癌,甲状腺来源(图3)。甲状腺肿物细针穿刺细胞学检查提示:左侧甲状腺考虑甲状腺乳头状癌,右侧甲状腺癌不排除。实验室检查提示甲状腺球蛋白为 91.5 IU/mL,FT_3、FT_4、TSH、TPOAb 均正常。

入院后诊断:①颌下恶性肿物,淋巴结转移性甲状腺癌?甲状舌管癌?②甲状腺多灶乳头状癌。行颌下肿物扩大切除+甲状腺全切+双侧颈部淋巴结清扫(Ⅰ-Ⅳ、Ⅵ区),术中冰冻切片病理报"颌下肿物为甲状腺乳头状癌,未提示淋巴结结构",考虑甲状舌管乳头状癌(图4)。手术过程顺利,术后恢复好,术后病理:颌下肿物,甲状腺乳头状癌,最大径 6 cm,浸润横纹肌组织,BRAF-V600E阳性。左侧甲状腺多灶乳头状癌,肿瘤直径 0.5～1.8 cm,局部突破包膜;右侧甲状腺多灶乳头状癌,肿瘤直径 0.5～1.0 cm,BRAF-V600E 阳性,左颈部Ⅰ～Ⅱ区 1/5 个淋巴结见癌转移(图5),左Ⅲ区 0/4、左Ⅳ区 0/14、左Ⅵ区 0/4、右Ⅰ～Ⅱ区 0/10、右Ⅲ区 0/5、左Ⅳ区 0/9、左Ⅵ区 0/9。术后给予 TSH 抑制治疗。术后 1 个月复查 Tg 0.3 IU/mL,术后 3 个月行放射性碘治疗,随诊 8 个月无复发。

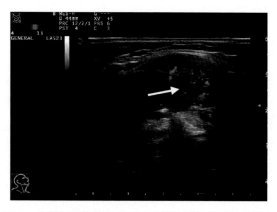

图 1　彩超下颌下混合性肿物(箭头所示为囊内钙化)

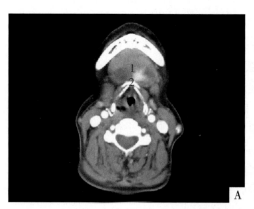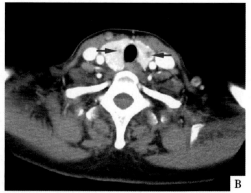

A:CT 所示颌下混合性肿物(1)与舌骨(2)关系密切;B:CT 所示甲状腺病灶(箭头所示)

图 2　颈部增强 CT 检查结果

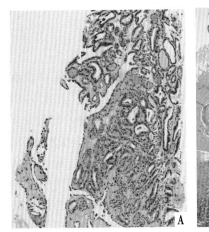
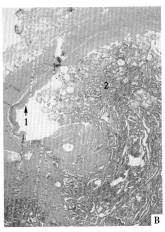
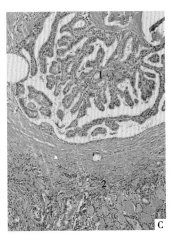

A:提示甲状腺癌细胞呈乳头状排列;B:低倍镜下甲状舌管癌可见囊壁(1箭头所示为囊壁上皮;2为甲状腺乳头状癌);C:甲状腺癌(1甲状腺乳头状癌;2正常甲状腺滤泡)

图3　颌下肿物粗针穿刺组织学检查结果

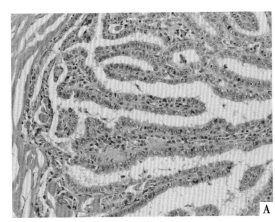
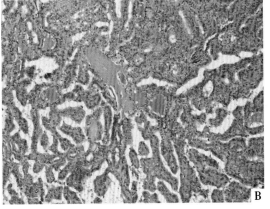

甲状腺叶病灶(A)、甲状舌管病灶(B):细胞形态一致,均呈乳头状排列

图4　术中冰冻切片病理示甲状舌管癌与甲状腺癌细胞形态、排列一致

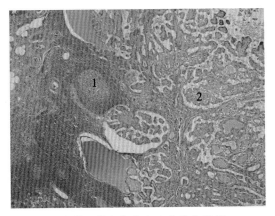

1为淋巴结生化中心;2为乳头状癌

图5　淋巴结转移性乳头状癌病理检查结果

三、讨论

目前,对于甲状舌管癌是来源于残留在甲状舌管内的甲状腺组织恶变还是原位甲状腺癌转移所致存在争议。大多数学者更支持原发于甲状舌管内的残留组织这一观点[1-3]。另一个证据是甲状舌管癌中未发现髓样癌的报道[4],因为髓样癌是来源于 C 细胞,而 C 细胞的胚胎发生及来源与甲状舌管的甲状腺滤泡细胞不同。也有学者提出甲状舌管癌为原位甲状腺癌转移所致[5]:甲状舌管本身可以为甲状腺癌的转移提供一个天然的通道,甲状腺癌可能在其自身的甲状腺组织癌变未被检测到的情况下转移到甲状舌管。本病例同时合并有原位多发甲状腺乳头状癌及甲状舌管乳头状癌,由于病变发展的隐蔽性,发病次序无法考证,咨询我院病理科认为两处病变细胞形态和病理亚型一致,难以支持原发或转移的观点。但结合大多数病例,原发性的学说更有说服力。因为甲状舌管在形成过程中会残留甲状腺组织,而残留的甲状腺组织有恶变的可能,多达 80% 以上的病例并不合并原位甲状腺癌,若均解释为原发灶太小而检测不到太牵强。多灶性的甲状腺癌本身也不少见,同时合并原位甲状腺病灶并不代表是转移来源。

甲状舌管癌的症状没有特异性,容易被当成甲状舌管囊肿切除。对突然增大的颌下囊肿,如果 B 超提示囊肿内附壁病变,有时伴微钙化,或者表现为肿瘤侵犯囊壁,或者 CT 提示囊肿内出现实性结节,或者出现钙化、囊壁增厚或边界不规则,要考虑恶性可能,细针穿刺细胞学检查一般可明确诊断[6-7]。甲状舌管癌的病理特点与原位甲状腺癌还是有区别的,甲状舌管癌一般可以看到囊壁和囊腔,可以没有正常的甲状腺滤泡。而原位的甲状腺癌则可以看到正常的甲状腺滤泡。对甲状舌管囊肿或甲状舌管癌的患者,一定要完善甲状腺 B 超检查,明确有无甲状腺及甲状腺有无病变。此病例以颌下肿物为首发症状,术前检查和穿刺均提示甲状腺乳头状癌。虽然甲状腺乳头状癌淋巴结很少发生颌下区转移,但肿物位于颌下稍偏左,甲状腺有多发病灶,病理、彩超和影像科医生均将颌下肿物误认为是左侧 I 区淋巴结转移。加上我们对甲状舌管癌认识不足,且以前接触过的另外一例病例并不合并甲状腺病灶,我们仍无法排除淋巴结转移可能。手术方案为先探查并切断颌下肿物,术中冰冻切片病理报“颌下肿物为甲状腺乳头状癌,未提示淋巴结结构”,从术后病理可以明显区分甲状舌管癌与淋巴结转移性乳头状癌,排除颌下肿物为淋巴结转移的可能性。回顾病例,我们术前应该完善甲状腺核素扫描（ECT）检查,异位甲状腺可以摄取碘,而转移淋巴结一般不摄取碘,因此我们可以根据甲状腺 ECT 结果有效的鉴别是否为转移性淋巴结。诊断甲状舌管癌还需排除较高位置的椎状叶来源的甲状腺癌,甲状舌管癌一般位置更高,接近舌骨水平。B 超、CT 可见与舌骨关系密切的囊肿或混合性结节,术后病理可见囊壁结构均可明确诊断。

甲状舌管癌是一种预后良好的恶性肿瘤,淋巴结转移率为 16% ~ 25%,远处转移率为 1.3%,均低于原发的甲状腺癌,预后也更优。手术治疗是主要的治疗手段。单纯的甲状舌管癌一般采用 Sistrunk 术式[8]。Sistrunk 术式是治疗甲舌囊肿的标准术式,即颈前部舌甲膜水平皮纹切口,分离囊肿至舌骨中部,可见囊肿蒂与舌骨体部相连,沿囊壁锐性分离,切断与囊肿相连的部分舌骨及以及舌盲孔周围部分组织,与囊肿一并完整切除[9]。是否需行甲状腺切除、颈部淋巴结清扫,目前尚存争议。甲状舌管囊肿预后较好,保留无病变的原位甲状腺,治愈率高达 95%。Patel 等[3]报道甲状腺全部切除并不能改善预后。而 Miccoli 等[10]支持对所有甲状舌管癌患者行甲状腺全切除术。Forest 等[11]认为甲状舌管癌的治疗及预后应该根据高、低危组来决定,高危组需加行甲状腺全切除术。高危组包括:①肿瘤直径>4 cm;②肿瘤直径<4 cm,但肿瘤侵犯囊肿壁或颈部淋巴结肿大或甲状腺异常。低危因素包括:年龄小于 45 岁、无放射线暴露史、临床或影像学检查发现甲状腺无异常、肿物直径小于 4 cm、无颈部淋巴结及远处转移、病理学检查切缘阴性或肿

物无囊外侵犯。本病例合并有原位甲状腺乳头状癌,因此,行甲状腺全切除无争议。但对于是否需要行双侧侧颈部淋巴结清扫,还是存在疑问。由于我们对这个病认识不足,而病理、彩超和影像科医生均将颌下肿物误认为是左侧Ⅰ区转移淋巴结,术前评估双侧侧颈部淋巴结时,彩超、CT均提示有淋巴结肿大,结构欠清,不排除转移。基于这一判断,手术时同时行双侧Ⅰ~Ⅳ、Ⅵ区淋巴结清扫。术后病理则提示除了左侧Ⅰ~Ⅱ区有1枚淋巴结转移,余双侧侧颈部均没有淋巴结转移。术中情况,转移的淋巴结位于颌下肿物周围。如果术前明确为甲状舌管癌,认真评估双侧Ⅱ、Ⅲ区颈部,行淋巴结穿刺活检、冲洗液Tg检测,能排除转移可能,是不是可以只清扫双侧Ⅰ区淋巴结?对于未合并甲状腺病灶,是否同时行甲状腺全切的问题。我们支持术前根据高、低危组来决定的方法,对高危组,病变范围大,淋巴结转移多,同期行甲状腺全切。术后行内分泌抑制治疗,根据侵犯范围及淋巴结转移情况决定是否行放射性碘治疗。但由于病例较少,关于甲状舌管癌的危险程度分级目前尚无统一的指南,只能参照原位甲状腺癌的危险度分级标准。甲状舌管癌是否有其特殊性或容易侵袭的类型,还需要更大宗病例的报道。

四、结论

甲状舌管癌临床罕见,其治疗文献多以个案报道为主,目前尚无规范的治疗指南。仅根据临床特征很难确诊,经常被误诊为甲状舌管囊肿或异位甲状腺癌等。目前其治疗原则基本等同于原位甲状腺癌,包括原发肿瘤的切除、甲状腺和颈部淋巴结的处理、术后TSH抑制治疗、放射性碘治疗等。甲状舌管癌是一种预后良好的恶性肿瘤,由于其发病率低,病例少,其发病机制、治疗原则等还需更多病例的积累和观察。

五、诊治体会

80%以上的甲状舌管癌并不合并原位甲状腺病变,其临床表现和甲状舌管囊肿相似,仅凭临床症状往往难以与良性囊肿相鉴别。通过细致的影像学检查,能为术前明确良恶性提供重要依据。甲状舌管囊肿在超声图像上一般表现为纯囊性结节,如发现颈部肿物为囊实性结节,且实性部分内有细小钙化,需考虑恶性可能。对怀疑恶性的病例,术前增强CT、ECT、细针穿刺细胞学检查是必要的诊断依据。对低危的甲状舌管癌,治疗上局部切除即可。本病例肿物较大,最大直径6 cm,肿物固定,病理提示浸润周围横纹肌,周围淋巴结有转移,甲状腺合并多发病灶,有多个高危因素。治疗上行甲状腺全切+双侧Ⅰ区淋巴结+双侧中央区淋巴结清扫无争议。由于术前准备不完善,双侧Ⅱ-Ⅳ区淋巴结清扫有过度治疗的嫌疑。

由于甲状舌管癌少见,临床医师、B超、影像科医师对本病认识不够,当合并甲状腺病灶的时候,容易误诊为颈部淋巴结转移,导致对疾病临床分期、危险度分级、手术范围、预后判断上的失误。术前行甲状腺ECT可以有效地帮助诊断,需引起外科医生的重视。

参考文献

[1]DOSHI S V,CRUZ R M,HILSINGER R J. Thyroglossal duct carcinoma:a large case series[J]. Ann Otol Rhinol Laryngol,2001,110(8):734-738.

[2]PATEL S G,ESCRIG M,SHAHA A R,et al. Management of well-differentiated thyroid carcinoma

presenting within a thyroglossal duct cyst[J]. J Surg Oncol,2002,79(3):134-139.

[3]PATEL N S,SHEYKHOLESLAMI K. Papillary carcinoma in thyroglossal duct cyst:Two case reports and review of the literature[J]. Ear Nose Throat J,2016,95(3):E36-E38.

[4]IFTIKHAR H,IKRAM M,RIZWAN N K,et al. Papillary thyroidcarcinoma within thyroglossal duct cyst:case series andliterature review[J]. Int Arch Otorhinolaryngol,2018,22(3):253-255.

[5]RATHOD J K,RATHOD S J,KADAM V. Papillary carcinoma of thyroid in a thyroglossal cyst[J]. J Oral Maxillofac Pathol,2018,22(Suppl 1):S98-S101.

[6]胡丽敏,阎志毓,张彤,等.甲状舌管癌的临床诊治并文献复习(附2例报告)[J].中国耳鼻咽喉颅底外科杂志,2019,25(1):73-77.

[7]朱莹莹,赵大春,陈兴明,等.甲状舌管癌的临床特征[J].临床耳鼻咽喉头颈外科杂志,2015,29(2):123-125.

[8]尚静,房宁,史金凤,等.异位甲状腺乳头状癌误诊为甲状舌管囊肿一例[J].中华耳鼻咽喉头颈外科杂志,2012,47(11):953-954.

[9]MICCOLI P,MINUTO M N,GALLERI D,et al. Extent of surgery in thyroglossal duct carcinoma:reflections on a series of eighteen cases[J]. Thyroid,2004,14(2):121-123.

[10]FOREST V I,MURALI R,CLARK J R. Thyroglossal duct cyst carcinoma:case series[J]. J Otolaryngol Head Neck Surg,2011,40(2):151-156.

[11]MOTAMED M,MCGLASHAN J A. Thyroglossal duct carcinoma[J]. Curr Opin Otolaryngol Head Neck Surg,2004,12(2):106-109.

专家点评

汕头市中心医院　杨熙鸿

1. 结合影像所见和体检描述,认为解剖部位描述为颏下三角区较为合适。

2. 病理报告第3点所见,甲状腺锥体叶可见甲状腺组织、横纹肌组织、成熟骨小梁,可见这个病例甲状腺锥体叶解剖位置向上延伸很高,达舌骨水平,认为肿瘤原发于甲状腺锥体叶更合理。

3. 这个病例左右腺叶+锥体叶均为淋巴细胞性甲状腺炎,在桥本甲状腺炎的基础上,出现多灶性甲状腺癌,包括锥体叶甲状腺癌更能解释,更加合理。

4. 肿块最大直径6 cm(后面讨论中描述的),说明肿块很大,无法考究肿块从下往上还是从上往下生长,诊断锥体叶甲状腺癌也成立。

5. 影像所见肿块向上挤压颏舌肌,紧贴舌骨,仅这一点比较支持考虑甲状舌管癌。

6. 治疗上甲状腺全切+双侧中央区+双侧侧颈清扫,并不过度。

病例 79　上颈部乳头状癌一例

郑海涛,张　珂

青岛大学附属烟台毓璜顶医院

一、前言

甲状舌管是甲状腺胚胎期发育过程中的残留组织,如果退化不全可在颈部正中甲状腺下降途径中的任何部位残留,进而形成甲状舌管囊肿。甲状舌骨囊肿是一种常见的先天性甲状腺发育异常,表现为颈部中线肿块[1]。虽然甲状腺囊肿很常见,但原发性甲状舌骨囊肿癌(thyroglossal duct cyst carcinoma,TGDC)却很罕见,仅占囊肿的 0.7% ~1.6%[2]。

甲状腺锥体叶存在于 15% ~75%的一般人群中[3],锥体叶肿瘤发生率极低,具体不详。由于甲状腺锥状叶腺体组织较细小,位置相对表浅,向后紧贴气管前壁的解剖特点,所以导致发病早期体征比较明显,患者多因颈部结节就诊。

临床上 TGDC 与锥体叶癌发病率低,且临床表现具有相似性,表现为位于上颈部中线处的肿物,导致术前诊断往往发生误诊。鉴于还有一些难以鉴别的疾病,Marica 等[4]提出了一个代表这些异质性实体的上颈部乳头状癌(upper neck papillary thyroid cancer,UPTC)的新术语,即包含:①TGDC;②锥体叶癌;③Delphian 淋巴结转移癌;④起源不确定癌。引入 UPTC 的概念可统一此部位肿瘤诊断和术语的混乱,减少误诊误治的情况。

二、病例资料及诊治过程

患者,男性,70 岁,因"发现甲状腺肿物半年,颈部疼痛 1 d"收入青岛大学附属烟台毓璜顶医院。患者于半年前无意中发现颈部肿物,大小约 2.0 cm×2.0 cm,1 d 前肿物有局部胀痛感,逐渐增大,患者自觉颈部疼痛,今日急诊于我院就诊,门诊以"甲状舌骨囊肿出血?"收入甲状腺外科。入院诊断:①甲状舌骨囊肿? ②冠心病、心房颤动。甲状腺彩超检查结果(图 1)示:甲状腺双侧叶大小形态可,包膜尚清晰,左侧叶实质探及囊实性结节,大小约 1.4 cm×0.7 cm,边界尚清,凸向体表,内回声不均匀。峡部:实质内探及低回声包块,大小约 3.4 cm×2.2 cm×3.5 cm,边界欠清,凸向体表,内回声不均匀,内散在点状强回声。CDFI 可见包块内少许血流信号;双侧颈部淋巴结未探及明显肿大淋巴结。超声诊断:峡部包块 TI-RADS 6 级;左叶包块 TI-RADS 3 级。颈部增强 CT 影像结果(图 2)示:甲状腺峡部体积增大,其内可见类圆形低密度影,大小约 3.1 cm×2.2 cm,其内密度不均,可见斑片状稍高密度影及点状钙化影,增强扫描可见不均匀强化;邻近骨质未见明显异常。双侧叶大小形态可,左侧叶见结节状低密度影,大小约 0.9 cm×0.6 cm,增强扫描可见不均匀强化。双侧颈部未见肿大淋巴结影。专科查体:颈软无抵抗,气管居中,活动可,无声音嘶哑,颈动脉无异常搏动,半坐位颈静脉未见充盈,颈部正中可触及肿物,大小约 4.0 cm×3.5 cm,质韧,边界清楚,活动度可,随吞咽上下活动,有压痛,无震颤、血管杂音。伸舌检查包块活动不满意。双侧颈部未及肿大淋巴结。

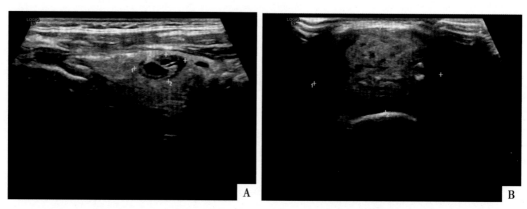

A:甲状腺左侧叶可见一囊实性病灶,考虑为良性,3级。B:甲状腺峡部可见囊实性病灶,大小约3.4 cm×2.2 cm,伴有点状钙化(术中探查证实峡部缺如,实际为肿大的锥体叶)

图1 甲状腺超声检查结果

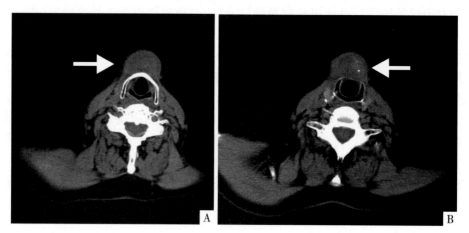

A:颈前可见位于甲状软骨水平的低密度病灶;B:低密度结节内可见钙化影

图2 颈部增强CT检查结果

考虑患者年龄和合并症,与患者及家属沟通后建议先行穿刺,明确性质,拟行消融介入治疗。超声引导下穿刺报告:(颈部囊实性肿物穿刺涂片)送检血性背景中查见甲状腺滤泡上皮团,核拥挤,核膜皱缩,核呈毛玻璃样,可见核内包涵体。FNAB病理诊断:甲状腺乳头状癌。术前诊断:甲状腺锥体叶癌。请麻醉科会诊、心内科会诊、老年医学科等会诊。结合患者病情拟手术方式:甲状腺全切除+双侧中央区淋巴结清扫术/峡部及锥体叶切除+喉前淋巴结清扫术。充分沟通后,家属要求适当姑息手术。术中见峡部缺如,环甲膜前方见锥状叶肿物,大小约4 cm×3 cm质韧,边界尚清,包膜完整,与周围肌肉组织粘连。喉前未见明显肿大淋巴结。术中快速病理:"甲状腺左叶"结节性甲状腺肿;"锥状叶肿物"送检甲状腺组织显著出血、钙化、囊性变,囊壁周围残余少量甲状腺组织,可见少许滤泡上皮增生、核大、有异型性,性质较难以明确。免疫石蜡病理:(甲状腺左叶)结节性甲状腺肿,(锥状叶甲状腺肿物)甲状腺乳头状癌伴鳞状分化(约占80%)。免疫组化结果显示:甲状腺乳头状癌CK19(+),TTF-1(+),CK5/6(−),P63(−),Ki-67(5%+);鳞状分化成分CK19(+),TTF-1(+),CK5/6(+),P63(+),Ki-67(60%+)。山东大学齐鲁医院病理会诊结果:结节性甲状腺肿伴鳞状分化及甲状腺微小乳头状癌,高细胞亚型,周围甲状腺组织呈桥本甲状腺炎改变。最后诊断:①上颈部乳头状癌,锥体叶微小乳头状癌(高细胞亚型);②结节性甲状腺肿伴鳞状分化;③桥本甲状腺炎。

三、讨论

临床上 TGDC 与锥体叶癌发病率低，且临床表现具有相似性，表现为位于上颈部中线处的肿物，往往是囊实性包块，导致术前诊断往往发生误诊。Marica 等[4]收集 28 例术前诊断为 TGDC 病例，术后取病理后，临床诊断为 TGDC 的 PTC 患者中，近 40% 最终被诊断为 Delphian 淋巴结转移或锥体叶癌。锥体叶癌来源由 11% 上升到 29%，Delphian 淋巴结转移率由 4% 上升到 25%。由此可见，对于上颈部正中肿物的误诊率极高，UPTC 强调了此类患者在接受评价和治疗时需要包含的各种诊断[4]，即包含：①TGDC；②锥体叶癌；③Delphian 淋巴结转移癌；④起源不确定癌。对于是否行甲状腺切除，应该取决于 UPTC 的亚分类。

甲状舌管囊肿的恶性肿瘤发生率不足 1%，其中最常见的组织学类型是乳头状癌，约占 85%，其次为鳞状细胞癌[5]。当出现生长快、质硬、固定、形状不规则肿物时，应怀疑其发生恶变。据 Patel 等[6]所述，62 例患者中位随访 71 个月（1～456 个月），5 年和 10 年总生存率分别为 100% 和 95.6%。总的来说，TGDC 的预后十分乐观。在没有阳性组织边缘、囊壁侵犯、转移扩散或甲状腺内病变的情况下，TGDC 病灶切除是足够的。术前影像学或手术所见提示的局部浸润或颈部转移的证据表明，除 TGDC 病灶的全切除术外，还需要进行甲状腺全切除术和颈部淋巴结清扫。

甲状腺锥状叶出现率为 15%～75%，并且常位于甲状腺左侧叶上方[3]。目前还不清楚锥体叶 PTC 的实际发病率。由于甲状腺锥状叶腺体组织较细小，位置相对表浅，向后紧贴气管前壁的解剖特点，所以导致发病早期体征比较明显，病人多因颈部结节就诊。多表现为颈部无痛性包块，边界清楚、表面光滑、质地中等或柔软、可随吞咽移动，实性为主的锥体叶癌常表现为低回声、微小钙化、边缘不规则、纵横比>1、血流信号丰富等。当其发生囊性变时，临床表现与甲状舌管囊肿癌变难以区分。Yoon 等[7]收集了 10 例锥体叶癌的病例，尽管 10 例样本量不大，但已是已知报道的最大样本量，锥体叶肿瘤往往很小（平均直径为 0.7 cm），但其存在与甲状腺外扩张、颈淋巴结转移 BRAF V600E 突变等不良预后因素显著相关，采用 AJCC 分期，锥体束组 70% 的患者为 AJCC Ⅲ/Ⅳ 期，考虑其分期较晚，对于锥体叶癌推荐切除甲状腺。

如果患者最初诊断为 UPTC，临床医生应使用 CT 或超声来检查甲状腺及淋巴结情况，对可疑病灶行细针穿刺活检。术前颈部淋巴结评估以确定这些患者的手术范围。如果最终诊断确实为 TGDC，超声检查发现甲状腺无异常病变，则仅行 sis-trunk 术式即可；如发现甲状腺有其他病灶，建议行甲状腺切除，有淋巴结转移的情况下行淋巴结清扫。Forest 等[8]认为 TGDC 的治疗及预后应该根据高、低危组来决定，高危组需加行甲状腺全切除术，高危组包括：肿瘤直径>1 cm；或者肿瘤直径<1 cm，但肿瘤侵犯囊肿壁或颈部淋巴结肿大或甲状腺异常。Delphian 淋巴结转移癌，考虑到存在甲状腺内的原发病灶，建议行甲状腺切除加双侧中央区淋巴结清扫，结合辅助检查排查侧颈部淋巴结情况，决定是否行侧颈区淋巴结的清扫。

四、结论

TGDC 和锥体叶癌都表现为颈前正中肿物，其术前诊断困难且极易误诊，引入 UPTC 的概念，有助于简化临床诊治混乱。但是要考虑到 UPTC 亚分类的各种可能，手术方式需要根据具体的亚分型进行选择，术前也需要超声、CT、MRI 等辅助检查来确定病灶的位置、大小、与周围组织的关系、有无淋巴结转移等情况，TGDC 如在没有阳性组织边缘、囊壁侵犯、转移扩散或甲状腺内病变的情况下，可只行病灶的切除。

五、诊治体会

本例老年冠心病患者,初步考虑甲状舌管囊肿,后考虑甲状舌管囊肿恶变。术后初步考虑甲状腺锥体叶癌,由于标本中含有4种组织成分,其成分复杂,来源不能确定,诊断UPTC比较合适,不再拘泥于具体组织来源。本例的难点是肿瘤囊性变,临床表现与甲状舌管囊肿癌变难以区分。考虑患者年龄及伴发疾病,在患者及家属同意的情况下,本例处理方式较为姑息。

参考文献

[1] DZODIC R,MARKOVIC I,STANOJEVIC B,et al. Surgical management of primary thyroid carcinoma arising in thyroglossal duct cyst:an experience of a single institution in Serbia[J]. Endocr J,2012,59:517-522.

[2] CHONTICHA S,PICHIT S,KEDSARAPORN Y,et al. Ultrasonographic findings of thyroglossal duct papillary carcinoma:a case report[J]. Int J Surg Case Rep,2017,32:54-57.

[3] SINOS G,SAKORAFAS G H. Pyramidal lobe of thethyroid:anatomical considerations of importance in thyroid cancer surgery[J]. Oncol Res Treat,2015,38:309-310.

[4] MARICA Z,WILLIAM F. Upper neck papillary thyroid cancer (UPTC):a new proposed term for the composite of thyroglossal duct cyst-associated papillary thyroid cancer,pyramidal lobe papillary thyroid cancer,and delphian node papillary thyroid cancer metastasis marica[J]. Laryngoscope,2016,126:1709-1714.

[5] CHU Y C,HAN J Y,HAN H S,et al. primary papillary carcinoma arising in a thyroglossal duct cyst[J]. Yonsei Med,2002,43:381-384.

[6] Patel S G,Escrig M,Shaha A R,et al. Management of well-differentiated thyroid carcinoma presenting within a thyroglossal duct cyst[J]. J Surg Oncol,2002,79(3):134-139.

[7] YOON S G,YI J W,SEONG C Y,et al. Clinical characteristics of papillary thyroid carcinoma arising from the pyramidal lobe[J]. Ann Surg Treat Res,2017,92(3):123-128.

[8] FOREST V I,MURALI R,CLARK J R. Thyroglossal duct cyst carcinoma:case series[J]. J Otolaryngol Head Neck Surg,2011,40(2):151-156.

● 专家点评 ●

中山大学肿瘤防治中心　杨安奎

上颈部乳头状癌(UPTC)是一个概括的诊断,包括了甲状舌管囊肿(TGDC)内或异位甲状腺癌变、甲状腺锥状叶乳头状癌、Delphian(喉前)淋巴结转移灶及起源不确定癌。但在临床中我们仍然需要尽量做出诊断,明确肿瘤来源,并选择适合的治疗方案及随访策略。但上述诊断在获得病理证据前常常难以鉴别且容易误诊,在临床工作中给我们带来了不少困难。所以我们有必要先掌握甲状腺、甲状腺锥状叶、甲状舌管等相关的胚胎学知识。

1. 胚胎学

甲状腺始基形成于舌盲孔,舌盲孔位于舌背部,在轮廓乳头 V 形沟尖部的后方。胎龄第 4 周时,第 1、第 2 对咽囊形成盲孔的腹侧憩室(内侧甲状腺始基),该憩室通过狭窄的颈部与舌体相连,并沿颈中线下降形成甲状舌管,直至到达颈基底部的正常甲状腺位置,甲状腺会在胎龄第 7 周左右于该处分叶。下降路径常位于舌骨前方,但也有可能位于舌骨后方或穿过舌骨,并终止于头几个气管环的前表面。甲状舌管通常会在胎龄 10 周前萎缩消失。但其部分结构以及相关残留甲状腺组织可能会继续存在于舌和甲状腺之间的任何部位,形成异位甲状腺组织。沿甲状舌管分布的舌甲状腺组织是最常见的异位甲状腺。舌异位甲状腺最为常见。TGDC 壁是第二常见的异位部位,在疑似 TGDC 的患者中,异位甲状腺的发生率可达 1% ~ 2%。异位甲状腺多为良性,很少发生恶变。但在颈外侧淋巴结中发现甲状腺组织时(侧生异位甲状腺),应排除甲状腺恶性肿瘤转移。

锥状叶可视为甲状舌管最尾端的残留,大约 1/3 的正常人存在该结构。外侧甲状腺始基由前体 C 细胞构成,源自第 4 对咽囊的神经嵴部分,并最终与下降的内侧甲状腺始基相融合。锥状叶通常起自甲状腺峡部,但也可能起自一侧或两侧甲状腺叶的内侧。

TGDC 是甲状舌管残留部分的囊状扩张,刺激其扩张的因素尚不清楚。一种假设提出甲状舌管相关淋巴组织在局部感染时肥大,阻塞了管道,导致囊肿形成。许多甲状舌管的囊性残留始终未在临床上发现;一项针对 200 例成人的尸检研究发现 TGDC 的发病率为 7%[1]。

2. 鉴别诊断

按照文献[2]报道,原发性甲状舌管癌在甲状舌管囊肿患者中不到 1%。在临床中,也有不少术前诊断为甲状舌管癌的患者在术后修正为甲状腺锥状叶癌或甲状腺癌转移性 Delphian 淋巴结。Zizic 等[3]发表的 UPTC 病例回顾性分析,研究纳入的病例中原发性甲状舌管癌所占比例从术前初步诊断的 53% 下降至术后确诊的 14%,而甲状腺椎状叶乳头状癌和甲状腺癌转移性 Delphian 淋巴结所占比例分别从术前诊断的 11% 和 4% 上升至术后确诊的 29% 和 25%,即有不少误诊为原发性甲状舌管癌的情况。目前建议术前需完善相关影像学检查(超声检查和 CT 或 MR 检查),评估其余腺体有无病灶,有无可疑转移性淋巴结等情况。

甲状腺锥体叶乳头状癌的发病率较低,约占甲状腺乳头状癌的 1%,在影像学上可以根据肿瘤与舌骨等结构的关系辅助鉴别诊断。甲状腺癌转移性 Delphian 淋巴结患者可以通过彩超或 CT 在甲状腺腺体内找到原发病灶,且更倾向伴有多发淋巴结转移。

对于 UPTC 的鉴别诊断通常都是由最终的病理学检查才能确诊。若组织学证据提示在囊肿内存在柱状或鳞状上皮层、囊壁有正常甲状腺滤泡、囊肿中完全不存在淋巴结组织,且超声证据显示甲状腺正常,则可认为癌变源于 TGDC。若无上述证据,则病变可能是甲状腺癌的淋巴结转移,需遵循严格的诊断标准来排除淋巴结内的高分化甲状腺癌病灶。淋巴结内的胚胎期组织残余通常很小,仅包含少量甲状腺滤泡,无乳头状癌的细胞核特征,且应仅存在于淋巴结的包膜区。

3. 治疗及预后

对于甲状腺锥状叶乳头状癌、Delphian 淋巴结转移灶需要完善相关检查,寻找甲状腺癌原发灶,并排除有无合并多癌灶及颈部淋巴结转移等情况后,按照甲状腺乳头状癌诊疗指南常规处理则可。

大多数 TGDC 通过病理学检查后基本可以诊断,若外科医生确认 TGDC(即已排除原发性甲状腺癌),且甲状腺超声检查的结果为阴性,大多可通过 Sistrunk 术式(指的是切除舌骨下囊肿,于颈中线切除舌骨两端 0.75 ~ 1 cm,同时切除舌骨上瘘管及周围组织 1 cm 达舌盲孔)行手术切除得到充分治疗,治愈率为 95%[4]。一项回顾性病例系列研究[5]发现,在 26 例 TGDC 患者中,约 60% 还检出了甲状腺腺体内有分化型甲状腺癌癌灶。如果辅助检查不能排除原发性甲状腺恶性肿瘤、发现继发性甲状腺恶性肿瘤、癌灶有包膜外侵犯或多灶性甲状腺癌时,需行甲状腺全切除。

TGDC 较容易出现淋巴结转移,一项回顾性研究中在 26 例患者中发现淋巴结转移率为 88%[5]。另一项病例系列研究[6]纳入了 18 例乳头状癌源自 TGDC 的患者,大多数(16/18)患者都接受了颈中央部和/或外侧部淋巴结清扫术。结果发现 75%(12/16)的患者都存在淋巴结转移。行中央区淋巴结清扫和侧颈淋巴结清扫的患者中淋巴结转移阳性率分别达 40%(6/15)和 60%(9/15),且其中有 6 例侧颈淋巴结阳性的患者中央区淋巴结却无转移。由此可看出 TGDC 的淋巴结转移途径可能与甲状腺腺叶乳头状癌有所不同,侧颈淋巴结转移风险更高,所以建议 TGDC 的术前影像学检查需要谨慎评估颈部淋巴结有无转移。

另外 TGDC 远处转移并不常见,发生率不足 2%[2]。由于 TGDC 发病率极低,因此还没有标准的分期方案,对于 TGDC、甲状腺锥状叶乳头状癌、Delphian(喉前)淋巴结转移灶的分期和预后还是按照甲状腺乳头状癌指南进行评估。

参考文献

[1] ELLIS P D, VAN NOSTRAND A W. The applied anatomy of thyroglossal tract remnants[J]. Laryngoscope,1977,87(5 Pt 1):765-770.

[2] HESHMATI H M,FATOURECHI V,VAN HEERDEN J A,et al. Thyroglossal duct carcinoma:report of 12 cases[J]. Mayo Clin Proc,1997,72(4):315-319.

[3] ZIZIC M,FAQUIN W,STEPHEN A E,et al. Upper neck papillary thyroid cancer (UPTC):A new proposed term for the composite of thyroglossal duct cyst – associated papillary thyroid cancer, pyramidal lobe papillary thyroid cancer, and Delphian node papillary thyroid cancer metastasis [J]. Laryngoscope,2016,126(7):1709-1714.

[4] WEISS S D,ORLICH C C. Primary papillary carcinoma of a thyroglossal duct cyst:report of a case and literature review[J]. Br J Surg,1991,78(1):87-89.

[5] PELLEGRITI G,LUMERA G,MALANDRINO P,et al. Thyroid cancer in thyroglossal duct cysts requires a specific approach due to its unpredictable extension[J]. J Clin Endocrinol Metab,2013,98 (2):458-465.

[6] HARTL D M,AL G A,CHAMI L,et al. High rate of multifocality and occult lymph node metastases in papillary thyroid carcinoma arising in thyroglossal duct cysts[J]. Ann Surg Oncol,2009,16(9): 2595-2601.

病例 80 食管 Killian-Jamieson 憩室误诊为甲状腺钙化结节一例

张植诚,葛军娜,雷尚通

南方医科大学南方医院

一、前言

咽食管憩室包括 Killian-Jamieson 憩室(KJD)和 Zenker's 憩室(ZD),是下咽少见的憩室,易误诊为甲状腺结节[1-3]。ZD 是食管最常见的憩室,KJD 的发生率约为 ZD 的四分之一[4-5]。在少数患者中,KJD 和 ZD 可以共存[6]。这两种憩室均通过环咽肌附近颈段食管解剖薄弱位置突出。KJD 起源于环咽肌下的前外壁,上外侧起源于食管的长向肌[7],向侧方突出[8];而 ZD 起源于环咽肌后壁,向后突出。较少有临床医生或超声医生能够意识到 KJD 有误诊为甲状腺结节的可能,进而导致不必要的侵入性操作和手术。笔者回顾 1 例无症状的单侧 KJD 误诊为甲状腺结节的病例,报道如下。

二、病例资料及诊治过程

患者,男性,40 岁,因"体检发现左侧甲状腺肿物 1 月余"入院。患者无吞咽困难、声音嘶哑、咽痛、口臭、慢性咳嗽、颈部不适、胃食管反流等症状。入院后行颈部彩超提示:甲状腺左叶上极一个 1.3 cm×1.0 cm 不均质回声团,伴有强回声点和环状低回声区,结节内血流信号丰富,考虑甲状腺癌可能(图 1)。右侧甲状腺未见异常。双侧颈部淋巴结未见异常肿大。血清游离三碘甲腺氨酸、甲状腺素和促甲状腺激素均基本正常,甲状腺相关自身抗体正常。

完善检查后,患者在全身麻醉下行"甲状腺左叶切除和颈部探查术",手术过程顺利。然而,当对切下的左侧甲状腺组织进行书页状剖开时,未见明显可疑肿瘤,仅见部分钙化。术中冰冻切片快速病理学检查结果:(左甲状腺)结节性甲状腺肿伴局灶性钙化。行进一步探查发现,颈段食管左前外侧壁、环咽肌深面有一囊状突出,位于左侧喉返神经入喉处外侧约 5 mm(图 2)。考虑为食管 KJD。因患者无症状且憩室体积小,未行进一步手术。留置负压引流管,逐层关闭切口。术后第 2 天拔出引流管。术后第 3 天,行上消化道正位(图 3A)和侧位(图 3B)造影显示,一个大小约 1.3 cm×1.0 cm 的 KJD 起源于左侧食管壁,位于 C6 ~ C7 水平。行吞咽试验发现,当患者吞咽时,超声下可观察到多个点状强回声(图 4)。强回声点的移动与空气和水进入食管相一致,结节大小、边界和回声等变化证实了咽食管憩室的诊断。患者术后无神经损伤、出血等并发症,按期出院。随访 3 个月,未见吞咽困难、反流、恶心等异常。

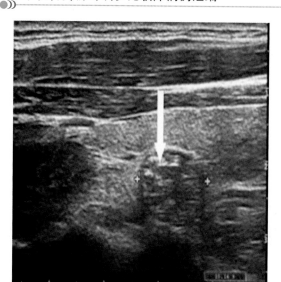

图1 超声提示甲状腺左叶病灶（白色箭头指示病灶内强回声）

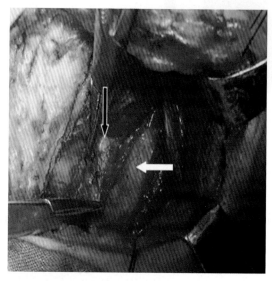

图2 术中探及咽食管憩室（黑色箭头指示憩室，白色箭头指示气管）

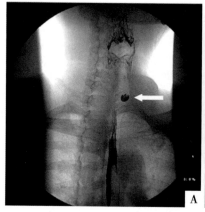

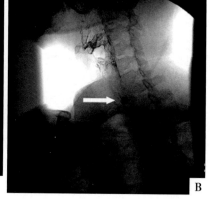

A:正位；B:侧位

图3 术后3 d食管钡餐造影检查结果（白色箭头指示颈段食管左前外侧壁囊状突出，考虑 KJD）

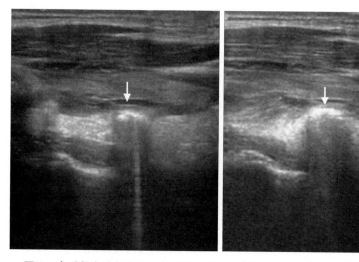

图4 术后复查颈部超声结果（箭头示强回声点随患者吞咽发生形态动态变化）

三、讨论

KJD 是一种从近端颈段食管侧壁向外突出的疾病，由 Killian 首先描述，随后被 Jamieson 证实[9]。环咽肌以下的咽下缩肌下缘与颈段食管近端侧壁之间的区域存在解剖薄弱，KJD 即从此处突出[9-10]。KJD 的发病机制尚不清楚。目前的观点认为 KJD 是食管出现功能性梗阻的结果。环咽肌和食管肌肉长期出现运动失调，食管腔内压力增高，作用在此解剖薄弱区域，迫使黏膜和黏膜下层经此处向外膨出形成憩室。憩室内的食物残渣堆积，继而形成的慢性炎症进一步加重食管蠕动障碍，使憩室增大[8]。

大多数 KJD 患者无症状（89%）[6]。少数患者可能出现吞咽困难、咳嗽、恶心、心前区疼痛等表现。食物滞留于憩室可导致饭后反流和慢性咳嗽，甚至引起吸入性肺炎，这种情况多出现于大憩室患者。

KJD 通常是通过食管造影偶然发现的。当超声观察到疑似甲状腺结节时，也可以是咽食管憩室[8]。KJD 位于甲状腺背侧，较大的憩室可能突入甲状腺组织内，误诊为甲状腺结节；憩室内存在气泡和食物，在超声检查下可表现为不均质回声团伴点状强回声，这些强回声点易被误认为甲状腺乳头状癌的微钙化[2]。为了避免误诊造成不必要的手术治疗，术前应准确区分咽食管憩室与甲状腺结节。KJD 诊断率与医生的工作经验和态度密切相关。在超声检查时进行吞咽试验可能会有很大的帮助。当患者吞咽时，观察肿物是否与甲状腺运动一致。如果肿物形态改变或与甲状腺出现相对运动，则可能为咽食管憩室。也可观察病灶的回声是否随着空气和水进入食管而发生动态变化[11]。但需要指出的是，这些改变并不是在所有病例中都能观察到，如果考虑咽食管憩室，需要进一步行食管钡餐造影检查以明确诊断[12]。

有文献报道细针穿刺检查（FNA）有助于鉴别咽食管憩室和甲状腺肿物[13]。穿刺结果为成熟的鳞状细胞或坏死组织而无甲状腺组织时，倾向考虑为咽食管憩室。虽然 FNA 病例未见有并发症的报道，但是，由于憩室与喉返神经入喉处直接相邻，FNA 有可能损伤喉返神经[4]，故笔者建议慎重选择 FNA。

对咽食管憩室的治疗，如果憩室较小，患者没有症状，可不予切除。如果患者有较大的憩室或有症状，应进行手术干预治疗。如为甲状腺手术中意外发现憩室，则需要仔细解剖这一区域，避免盲目切除，必要时请胸外科协作，以减少神经损伤和食管瘘的发生。

四、结论

咽食管憩室，包括 KJD 和 ZD，有可能突向甲状腺背侧，憩室内空气和食物残渣在超声下可表现为点状强回声，临床上易误诊为甲状腺结节。如果出现甲状腺后被膜占位性病变，临床医生应想到有食管憩室的可能。必要时复查超声和食管钡餐造影有助于鉴别诊断，以避免不必要的侵入性治疗。

五、诊治体会

甲状腺超声是甲状腺疾病的重要辅助检查项目，但由于颈部解剖变异、颈部其他器官疾病和医生经验差异，超声检查也存在误诊。咽食管憩室在超声下易被误诊为甲状腺结节导致不必要的手术治疗。在临床中需要意识到甲状腺后被膜病变有食管憩室的可能，必要时行食管钡餐造影以鉴别。

参考文献

[1]HAYASHI N,TAMAKI N,KONISHI J,et al. Lateral pharyngoesophageal diverticulum simulating thyroid adenoma on sonography[J]. J Clin Ultrasound,1984,12(9):592-594.

[2]KUMAR A,AGGARWAL S,PHAM D H. Pharyngoesophageal (Zenker's) diverticulum mimicking thyroid nodule on ultrasonography: report of two cases[J]. J Ultrasound Med, 1994, 13 (4): 319-322.

[3]MERCER D,BLACHAR A,KHAFIF A,et al. Real-time sonography of Killian-Jamieson diverticulum and its differentiation from thyroid nodules[J]. J Ultrasound Med,2005,24(4):557-560.

[4]REKHTMAN N,REKHTMAN K,SHETH S,et al. A 62-year-old woman with a suspected thyroid nodule[J]. Arch Pathol Lab Med,2005,129(11):1497-1498.

[5]PURICELLI M D,ZITSCH R P 3RD. Is it really a thyroid nodule? Another cause of a lower midline neck mass[J]. Otolaryngol Head Neck Surg,2012,147(2):397-398.

[6]RUBESIN S E,LEVINE M S. Killian-Jamieson diverticula:radiographic findings in 16 patients[J]. AJR Am J Roentgenol,2001,177(1):85-89.

[7]BOISVERT R D,BETHUNE D C,ACTON D,et al. Bilateral Killian-Jamieson diverticula:a case report and literature review[J]. Can J Gastroenterol,2010,24(3):173-174.

[8]KIM H K,LEE J I,JANG H W,et al. Characteristics of Killian-Jamieson diverticula mimicking a thyroid nodule[J]. Head Neck,2012,34(4):599-603.

[9]ZANWAR V G,GAMBHIRE P A,CHOKSEY A S,et al. Killian-Jamieson diverticulum:cervical oesophageal diverticulum[J]. J Assoc Physicians India,2015,63(11):65-66.

[10]ZAINO C,JACOBSON H G,LEPOW H,et al. The pharyngoesophageal sphincter[J]. Radiology, 1967,89(4):639-645.

[11]JIANG L X,HU B,WANG Z G,et al. Sonographic diagnosis features of Zenker diverticulum[J]. Eur J Radiol,2011,80(2):e13-e19.

[12]HUANG Y C,CHEN J W,CHANG C H. Chun-Hsiang C. Is It really a thyroid nodule? [J]. Gastroenterology,2013,145(4):726-913.

[13]SEIBERLING K A,DUTRA J C,GUNN J. Ultrasound-guided fine needle aspiration biopsy of thyroid nodules performed in the office[J]. Laryngoscope,2008,118(2):228-231.

● 专家点评 ●

广东省人民医院　丛淑珍

甲状腺疾病发病率高,超声检查时经常发现结节,其中5%～15%为恶性结节,如何鉴别甲状腺结节良恶性至关重要。甲状腺内部及周围的肿物,不一定都是甲状腺来源,超声医生应该有临床思维能力,充分认识食管憩室等其他疾病,并对每一疾病的声像图特征准确把握,只有这样才能避免误诊的发生。